Sanidad

Farmacología básica

Para el uso responsable de medicamentos

Flor Ángela Tobón Marulanda

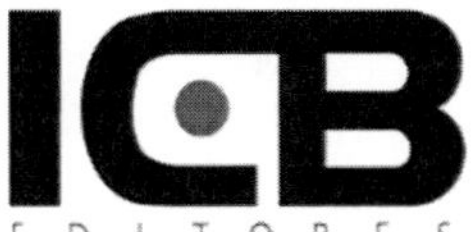

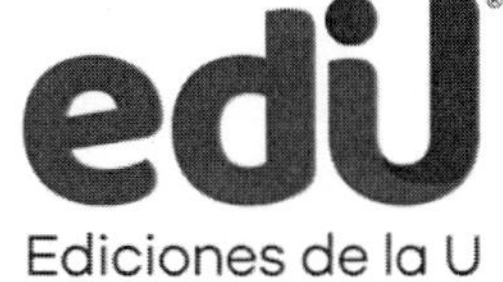

Edición original publicada por © Ediciones de la U
Edición autorizada a ICB, S.L. (Interconsulting Bureau S.L.) para España

Cerebro, educación y vivir humano

Flor Ángela Tobón Marulanda

1ª Edición

ISBN: 979-13-87684-88-4
CÓDIGO: MAIC005225

Impreso en España- *Printed in Spain*

Contenido

Índice de figuras

Índice de tablas

Introducción

Este texto desarrolla aprendizajes de la farmacología básica del principio activo (PA) de la forma farmacéutica (FF) o sistema de entrega del fármaco (SENF) y afines, utilizados por prescripción o automedicación en los servicios de atención primaria en salud (APS) del primer nivel de complejidad del Sistema General de Seguridad Social en Salud (SGSSS) colombiano, en este proceso complejo de enseñanza-aprendizaje significativo hacia el avance en la comprensión del estudio científico-técnico de la farmacocinética y la farmacodinamia de un PA por nombre genérico y clasificación farmacológica de uso en Colombia dentro una política farmacéutica nacional e internacional.

Este conocimiento mejora paralelo al progreso de la medicina en relación a la investigación del diseño, formulación y tecnología de las FF/SENF, cada vez más potentes, pero, en Colombia, es muy poco desarrollada. Esto significa que el PA cause una eficacia farmacológica y terapéutica mayor, en cada paciente individual, acorde a las condiciones de cada país y a la necesidad clínica en cada caso particular. En este sentido, los PA no se descubren por casualidad, sino que, por el contrario, son el resultado de un proceso arduo, planeado y estructurado hacia el desarrollo de una FF/SENF que se constituyen en elementos útiles en el transcurso complejo de la salud y la enfermedad. No obstante, si bien ayudan a la prevención, tratamiento, recuperación y al mantenimiento de la salud (efecto terapéutico), ellos pueden a la vez, inducir eventos no deseados, como una reacción adversa medicamentosa (RAM), interacción con otro PA de otros medicamentos, causar algún problema relacionado con el uso del medicamento (PRUM) hasta la contraindicación.

El estudio de los efectos farmacológicos del PA (terapéutico y no terapéutico) de una FF/SENF de un medicamento, una vez ingresa al organismo, origina procesos cinéticos de tipo biológico-fisiopatológico relacionados que influyen en las fluctuaciones de la concentración del PA en el tiempo en el torrente sanguíneo. Dichas variaciones son probables en cada ser humano único y entre poblaciones, en las cuales influyen factores de riesgo (FR) de origen multifactorial, como: visiones y presiones diversas de tipo político, económico, ideológico, psicoafectivo, sociocultural, ambiental, tecnológico, entre otras, que incide en la acción-efecto farmacológico-clínico de cualquier PA de un medicamento.

Así, el enfoque de la orientación del proceso de comprensión-aprendizaje biopedagógico de la farmacología holista debe estar centrada en una política farmacéutica beneficiosa (PFB) por la seguridad del paciente. Esta es dependiente de las ciencias biomédicas, sociohumanísticas y otras ciencias, las cuales proporcionan argumentos a los estudiantes y profesionales no especializados para tener en cuenta en el uso responsable de los medicamentos y afines.

El uso adecuado de los medicamentos está ligado a la compresión de la farmacoseguridad que exige desarrollar capacidades y habilidades amplias en dos puntos esenciales: uno, tener autoconciencia de la decisión de elegir un determinado fármaco frente a otros en el mercado farmacéutico. Dos, la comprensión del perfil farmacocinético, farmacodinámico y farmacoepidemiológico teórico y experimental de la FF/SENF en términos de cuatro variables fundamentales: la seguridad, la eficacia terapéutica, el costo justo y el acceso oportuno, desde la atención primaria en salud (APS); una PFB por la protección, el bienestar, la recuperación, mantener la salud y esperanza de vida de los seres humanos.

En esta perspectiva, tener en cuenta ensayos de tipo farmacocinético y farmacodinámico de la FF *in vitro* e *in vivo* en biomodelos experimentales que puedan ser extrapolados al ser humano; seguidos de estudios posmercadeo (vigilancia farmacológica —VF—) y seguimiento farmacoterapéutico. Además de garantizar buenas prácticas de manufactura (BPM), buenas prácticas de laboratorio (BPL) y el control de la calidad de la prescripción y la dispensación de los medicamentos. Estas prácticas permiten identificar y valorar el(los) efecto(s) deseable(s) (terapéutico) y el(los) efecto(s) no deseado(s), alguna RAM, en especial la RAM/tóxica del PA. Esta última debe ser identificada, valorada y notificada al SGSSS y ejecutar intervención educativa para la prevención de otros PRUM.

En este sentido, la educación-formación biopedagógica cognitiva de la farmacología es un reto y una oportunidad de mejorar y fortalecer la innovación conceptual multidimensional de este saber holístico sistemático en el contexto de las realidades sociales y el uso responsable de los fármacos en Colombia, a otro nivel de autoconciencia y conciencia de los demás. Se trata de repensar conductas y prácticas de uso imprudente de los medicamentos y afines para cada síntoma y signo, sin un estudio completo de la historia clínica del paciente y un diagnóstico claro y preciso de cada caso clínico particular.

Por esta razón, previo a la prescripción, el médico, apoyado por un farmacéutico integral, debe responder interrogantes como: ¿cuál fármaco utilizar?, ¿por qué usarlo o no?, ¿cuándo se debe usar?, ¿cómo utilizarlo? Considerando que el uso irracional de los medicamentos se constituye en un problema de salud pública (SP), en el cual puede existir, en ciertos casos, corresponsabilidad del prescriptor, el equipo de salud y el paciente, quienes deben considerar la identificación, prevención e intervención de la morbi-mortalidad por PRUM probables.

En esta perspectiva, el contenido del libro se estructura por unidades y capítulos, a fin de promover en los estudiantes de pregrado y los profesionales no especializados de las ciencias de la salud el uso prudente de los medicamentos coherente al diagnóstico. En esta ambición, en la medida en que ellos expresen opiniones asertivas sobre este texto, se contribuye a mejorar y a fortalecer la calidad cognitiva de esta herramienta educativa, útil en la aplicación clínica cotidiana del saber hacer en el deber ser significativo y oportuno, mediante tipificación del objeto de estudio de las ciencias farmacéuticas: los medicamentos y afines que modifican los sistemas biológico-fisiopatológico del organismo.

La educación-formación biopedagógica de la farmacología desarrolla capacidades en las dimensiones del ser, saber, tener, hacer, servir y transcender en el tiempo, relacionada con la promoción del uso responsable de los medicamentos y hasta donde sea posible promover otros tratamientos alternativos coadyuvantes o no usar fármacos, según cado caso clínico particular, en la búsqueda de educar-formar en otra cultura superior de promoción de la salud integral y de la prevención de FR asociados a PRUM por prescripción o automedicación en el proceso complejo de la salud-enfermedad y las culturas.

La capacitación integral en este conocimiento biomédico-sociohumanístico busca lograr tres retos, como propósitos esenciales: 1) la comprensión de cómo el PA del medicamento cambia procesos interrelacionados de tipo biológico-fisiopatológico específico de cada ser humano único, que ayuda a la recuperación y al mantenimiento de la salud, sin que se agrave su estado clínico; 2) la apropiación de esta autoconciencia desde pregrado para transferir conocimiento al paciente y a las comunidades y 3) la promoción de la investigación de la farmacoseguridad de la FF/SENF por la seguridad del ser humano.

Esta mirada amplia de la farmacología con enfoque social se entiende como el reto actual de una renovación del proceso complejo de la orientación de la comprensión-aprendizaje biopedagógico que capacite en la influencia de FR probables de origen diverso, cuyo objeto de análisis debe ser reflexivo para decidir usar o no medicamentos en cada caso individual y, hasta donde sea posible, elegir una monoterapia, cuando exista una necesidad real apoyada en un diagnóstico claro y preciso, por la seguridad, esperanza y calidad de vida del paciente.

Esta actitud requiere de un raciocinio juicioso de cómo afecta el uso de los medicamentos y afines al paciente inmerso en un mundo globalizado y al SGSSS. Por estas razones, se propone el estudio de la farmacología básica a partir de la clasificación de los medicamentos más usados en cada contexto por nombre genérico y énfasis en los eventos tóxicos e interacciones del PA de impacto clínico notable, desde la fisiología aplicada al proceso patológico de la enfermedad por unidades temáticas y capítulos, teniendo en cuenta que la síntesis de los PA, cada vez más potentes, no se descubre por casualidad, sino que, por el contrario, es el resultado de un proceso arduo, planeado y estructurado de estudios *in vitro* e *in vivo* de la farmacocinética y la farmacodinamia del PA en biomodelos experimentales que puedan ser extrapolados al ser humano.

Estos estudios buscan identificar efectos deseables del PA y que este carezca de reacción adversa medicamentosa (RAM/tóxica), garantizar buenas prácticas de manufactura (BPM), buenas prácticas de laboratorio (BPL) y de control de calidad en la investigación del diseño, formulación y tecnología de la forma farmacéutica (FF) o del sistema de entrega del fármaco (SENF) del PA del medicamento, según la necesidad del paciente.

La consideración de este conocimiento pretende motivar la prudencia en el uso de los medicamentos y afines por prescripción o automedicación, evitando el uso irracional, un problema de salud pública (SP), en el cual existe cierta corresponsabilidad social del prescriptor y del equipo de salud de repensar conductas y prácticas acerca de cuál fármaco utilizar, cuándo y cómo utilizarlo. En cualquier decisión, se requiere explicar al paciente, al igual que a la comunidad, por qué se debe evitar la automedicación.

Se trata de forjar el estudio de la farmacología a otro nivel de conciencia que incluye la educación-formación integral en capacidades y habilidades para advertir visiones y presiones diversas de tipo político, económico, ideológico, psicoafectivo, sociocultural, ambiental, tecnológico, entre otras, hacia el análisis reflexivo de la conveniencia o no de usar determinado fármaco solo cuando sea necesario realmente, acorde al diagnóstico preciso.

En la medida en que se expresen opiniones asertivas, es posible mejorar y fortalecer la calidad de la formación en farmacología social de los estudiantes del área de la salud, para que esta rama del conocimiento sea cada vez más útil, clara y aceptada como herramienta educativa *del saber hacer en el deber ser significativo y oportuno* en el proceso complejo de la salud y la enfermedad.

Este texto brinda una guía integral a los docentes y estudiantes de pregrado, prescriptores y profesionales no especializados del área de la salud hacia la motivación del estudio estructurado de la farmacología, orientada a la tipificación del objeto de estudio: los medicamentos y afines clasificados para el uso correcto, un enfoque teórico-filosófico que diferencia este libro de otros textos del mercado al resaltar la necesidad de la educación y formación integral en farmacocinética y farmacodinamia en forma escalonada hacia una política farmacéutica beneficiosa (PFB) para la seguridad del paciente.

En suma, este libro sobre farmacología básica busca contribuir en los siguientes cuatro aspectos notables: 1) capacitación de estudiantes y profesionales de especialidades en aprendizajes no relacionados con la farmacocinética y la farmacodinamia del PA de los medicamentos más usados en el primer nivel de complejidad del SGSSS colombiano desde la APS; 2) una innovación conceptual reflexiva del estudio de la farmacología básica ligada a la farmacoseguridad biopedagógica del PA, hacia la comprensión de que, cuando un PA ingresa al organismo de un ser humano inmerso en un entorno medioambiental globalizado, este puede causar algún efecto impredecible; 3) una transmisión del conocimiento farmacinético y farmacodinámico del PA organizado que conduzca a una participación activa y cierta adquisición de este por los estudiantes; 4) énfasis en la fisiología aplicada al proceso patológico del paciente para decidir cuál medicamento usar e ilustrar un perfil integral relacionado al uso prudente de los medicamentos e integrado al contexto.

En esta perspectiva, esta propuesta se diferencia de otros textos de farmacología en el mercado ya que esta considera cuatro argumentos notables: 1) la clasificación farmacológica del PA por su nombre genérico, describe y analiza el mecanismo de acción (MA) de los efectos terapéuticos y de las RAM/tóxica probables en el marco de un proceso fisiopatológico de un ser humano único que presenta fluctuaciones por múltiples factores; 2) el análisis cognitivo de la RAM/tóxica e interacción del PA con un enfoque teórico-filosófico-social; 3) la renovación del estudio de la farmacología holista y 4) la promoción del uso responsable de los medicamentos junto con la prevención de FR asociados a PRUM.

Esta mirada implica comprensión y construcción de otras culturas conexas a estudios de la vigilancia farmacológica y del seguimiento farmacoterapéutico por la seguridad del paciente. Considerando que los medicamentos, a través del desarrollo de la medicina, se constituyen en una herramienta esencial de tratamiento para el SGSSS, cuyo uso racional exige de los profesionales sanitarios saberes básicos que les permitan interactuar con el paciente para explicarle la farmacoterapia y educarlo para que aporte a la prevención e intervención de la morbi-mortalidad relacionada con el uso de medicamentos para impulsar programas de factores protectores de la salud y de prevención de FR asociados al uso indiscriminado de fármacos desde la APS.

Marco conceptual

Este libro busca aportar a la construcción y ampliación de conceptos cognitivos en el área de la farmacología, para lo cual se apoya en los enfoques de diversos autores reconocidos y los complementa con otros de la autora y su cimentación epistémica de la práctica en un lenguaje técnico-científico en aproximación al pensamiento del modelo de fuerzas motrices de Carlos Corvalán (1997), considerando que el estudio de la ciencia farmacológica es la suma de saberes transdisciplinares multiculturales.

Modelo de fuerzas motrices. Se refiere a una representación teórica de la complejidad de la realidad mediante cinco categorías que llama "fuerzas motrices" (motivacionales) y corresponden a: presiones, estado, exposición, efecto, acciones (FPEEEA). Estos conceptos, aplicados al uso responsable de los medicamentos, se interrelacionan como una red de conexiones que permite analizar las causas múltiples de factores que inciden en la utilización o no de un medicamento y en la posibilidad de efectos diversos sobre la salud de tipo farmacológico y clínico. Este perfil de precisión y conceptualización de términos surge por la presión demográfica y por las características de cada contexto específico que conducen a la apropiación y al uso de los recursos.

Presión. Se entiende como el grado de influencia de un FR en la *transformación de actitudes y prácticas* de un individuo frente al uso de medicamentos, es decir, qué tanto se afecta su decisión de usar o no un determinado fármaco que pueda originar o no un *cambio* a los ecosistemas del entorno medioambiental. La presión y los cambios que origina en cada contexto particular pueden ser de grados distintos hasta convertirse en un peligro para la salud (ecología humana) y para los ecosistemas del entorno medioambiental. El impacto depende de categorías o variables diversas, entre las que se destacan la *exposición en función del tiempo* y la *frecuencia*.

Las fuerzas motrices relacionadas con el uso de medicamentos actúan de un modo estructural determinando "presiones" sobre el ser humano y el entorno medioambiental, en forma de deshechos, agotamiento de recursos naturales, emisión de contaminantes, entre otros. Desde ciertas dimensiones de desarrollo humano integral, son presiones también el crecimiento económico, tecnológico, poblacional y cultural que influyen en el proceso complejo de la salud y la enfermedad, conexo al consumo indiscriminado de medicamentos.

Exposición. Se refiere a los FR físicos vitales que involucran peligros ambientales, como son el suelo, el aire, el agua, los alimentos, *los medicamentos y afines*, los insecticidas, entre otros. Estos FR requieren de la evaluación de los efectos potenciales de ciertas variables determinantes que inciden en la *exposición* a los medicamentos de acción hormonal, los psicotrópicos, los antiinfecciosos, entre otros, y su impacto sobre la salud física, mental, ambiental y social en términos de frecuencia, correlación y coexistencia en el tiempo.

Existen variables heterogéneas que exacerban o reducen la *exposición y el efecto de los medicamentos*, como las condiciones climáticas, las variables psicosociales (VPS), el modelo político-económico, la cultura, los avances tecnológicos, entre otras, conexas a las ciencias biomédica y sociohumanísticas que admiten disponer de estrategias pedagógico-académicas y científicas hacia la búsqueda de la evidencia de la mayor seguridad posible. Se necesita que el estudiante y el profesional biomédico se hagan cuestionamientos como ¿cuál medicamento usar, comparado con los medicamentos más estudiados?, ¿dónde estudiarlo?, ¿cuándo usarlo?, ¿cómo usarlo?, de acuerdo al caso clínico particular.

Desde esta visión amplia, se busca que el estudio de la farmacología con enfoque social contribuya a la capacitación de estudiantes de pregrado y de profesionales en la habilidad de aplicación de los conceptos farmacocinéticos y farmacodinámicos básicos cognitivos en el uso adecuado de los medicamentos y afines por prescripción o automedicación, cuando estos sean realmente necesarios. Se busca, además, que este estudio les permita interactuar con los otros integrantes del equipo de salud, con el paciente y con las comunidades.

Conceptos y diferencias entre términos de farmacología básica

La farmacología. Consiste en el estudio descriptivo y analítico de los procesos de tipo farmacocinético, farmacotóxico-cinético, farmacodinámico y farmacotóxico-dinámico de los PA de las FF o SENF, mediante la experimentación y la observación posmercadeo. Ella depende de las ciencias biomédicas y es conexa a lo saberes sociohumanísticos.

El principio activo. Es aquella molécula química bioactiva principal responsable de la acción-efecto farmacológico terapéutico o no terapéutico, de origen natural, semisintético o sintético. El PA es la base para el diseño, elaboración y tecnología de la FF o del SENF de los medicamentos y afines, conforme al sistema de garantía de calidad en toda la cadena del medicamento hasta al suministro, prescripción o dispensación del medicamento.

Medicamento o fármaco. Se consideran términos equivalentes; ambos se refieren al PA condicionado en una FF o SENF para el uso terapéutico de diagnosticar, prevenir, mitigar, curar, rehabilitar y mantener la salud. Se debe administrar según necesidad del paciente por vía oral (VO), local (recto, vagina, piel, mucosas), intravenosa (IV), intramuscular (IM), subcutánea (Sc), inhalatoria, entre otras. El medicamento tiene tres definiciones:

1) *Medicamento por nombre genérico*: es la designación de la Organización Mundial de la Salud (OMS) que identifica el medicamento en cualquier parte del mundo. Se refiere a la molécula química del PA de la FF/SENF obtenida por las normas técnicas farmacéuticas, en una dosis con ciertas características farmacocinética, farmacodinámica y farmacotécnica de referencia legal de la OMS que permitan identificar y garantizar el perfil de eficacia (efecto terapéutico deseado) y seguridad suficiente (no tóxico) para la salud integral y del ambiente.

   El medicamento por nombre genérico no está protegido por patente, se fabrica normalmente con *licencia obligatoria*, pero sin la licencia del laboratorio innovador (original). Se comercializa después de expirada la patente o cualquier otro derecho de exclusividad de la patente original, si la hubiere, y puede ser intercambiable farmacéuticamente con el medicamento innovador. Las FF/SENF en su nombre genérico pueden comercializarse con la denominación común aprobada o la denominación de marca, aunque esta tiene un significado diferente de un país a otro.

   En los documentos técnico-científicos del registro de un medicamento, se debe evitar utilizar los términos "producto genérico" y "producto farmacéutico" y, en su lugar, se debe utilizar FF/SENF de origen múltiple que a veces se comercializa en presentaciones o concentraciones distintas de la FF/SENF innovadora.

2) *Nombre químico*: hace referencia a la estructura química de la molécula del PA.

3) *Nombre comercial*: es la designación del PA de un medicamento registrado como marca establecida por el laboratorio productor o el comerciante. El

fin es diferenciar la FF de otros laboratorios farmacéuticos diferentes en el mercado.

Medicamentos esenciales. Son FF/SENF considerados indispensables clínicamente para tratar las enfermedades prioritarias en un determinado país o región. Deberían ser seleccionados según la necesidad del paciente con base en la morbi-mortalidad de enfermedades en cada contexto específico, en términos de eficacia, seguridad, acceso oportuno y costo favorable para las mayorías, y ser incluidos en la Lista de Medicamentos Esenciales de la OMS y en la lista de medicamentos del SGSSS colombiano.

Medicamentos huérfanos. Son medicamentos no rentables para la industria farmacéutica, debido a que para esta no se justifica producirlos en cantidades pequeñas para tratar *enfermedades olvidadas o enfermedades huérfanas*, muy escasas, aunque estas tengan la posibilidad de producir minusvalías graves y amenacen la vida. Dichas enfermedades, por lo general, afectan a comunidades en condiciones críticas extremas (marginados, excluidos), llamadas enfermedades emergentes, reemergentes por vectores y las de origen social.

Droga. Este concepto se interpreta de forma ambigua e inconsistente. Según la OMS, es una sustancia (química o natural) que, administrada a un organismo vivo, por cualquier vía, estimula o deprime el sistema nervioso central (SNC), provocando alteración física y/o psicológica, como nuevas sensaciones o la modificación de un estado psíquico (cambio del comportamiento). No obstante, se debería interpretar desde dos sentidos:

1) *Droga en el sentido químico* es aquella materia prima bioactiva de origen natural (vegetal, animal, mineral o químico), sin elaboración farmacéutica. Se utiliza para extraer un PA de una FF que presente acción-efecto terapéutico junto con acción-efecto tóxico de diferentes grados de severidad. P. ej., la **escopolamina** y la **atropina** son PA de origen vegetal (droga), pero cuando tienen un diseño, formulación y tecnología se convierten en una FF/SENF, como gotas oftálmicas de uso terapéutico para dilatar la pupila. Sin embargo, ingeridas como drogas por VO u otra vía, presentan neurotoxicidad, entre otras RAM.

2) *Droga en el sentido social*, denominada sustancia psicoactiva (SPA), es aquel PA que, en un sentido más amplio desde lo científico, es todo agente psicotrópico (APST) que estimula o deprime funciones mentales, emocionales y motoras en el SNC. Se diferencia de droga en el sentido químico por ser de uso legal e ilegal; en varios casos, utilizada a dosis altas y por tiempo prologando, produce dependencia física y psicológica.

Agente psicotrópico (APST). Es aquel PA bioactivo principal que tiene una propensión alta a estimular o a deprimir el SNC. Puede ser de origen natural, químico, semisintético o sintético, con o sin elaboración de una FF, y utilizado por automedicación (ilegal) y por prescripción (legal). EL APST es capaz de causar *tolerancia*, trastornar las funciones neuronales de tipo fisiológico, neuropsíquico y neuropsicológico hasta producir farmacodependencia (FD) de tipo física y psicológica. En términos del lenguaje cognitivo aplicado a la farmacología, debería emplearse la expresión APST para incluir el sentido del uso legal o ilegal (prescripción, automedicación) de los psicotrópicos y evitar la ambigüedad e inconsistencia con los términos medicamento, droga y SPA, ya que estos no reflejan lo científico ni lo complejo del estado clínico de la acción-efecto farmacológico (neurotóxico) del PA estimulante o depresor sobre el SNC a corto, mediano o largo plazo.

Drogodependencia. Un término inadecuado para denominar la adicción a psicotrópicos en el sentido químico, pero es un término coloquial inconsistente que no se recomienda en el lenguaje científico- técnico, debido a que no diferencia ni se refiere al consumo cada vez mayor de un PA, un APST (legal o ilegal) de uso cada vez más por automedicación o por prescripción, con/sin elaboración farmacéutica que causa (tolerancia), es decir, dependencia psicológica y física.

Dependencia física. Alteración fisiológica del organismo que conduce a un conjunto de síntomas y signos clínicos de una enfermedad somática (temblor, sudor, angustia, miedo, entre otros) al suspender un APST o un hábito.

Tolerancia. Es la necesidad, actitud y práctica compulsiva (sin voluntad) de una persona de usar un PA, droga o APST o de practicar un hábito cada vez mayor en cantidad y frecuencia para obtener el efecto deseado y evitar los efectos no placenteros por el no consumo o falta de la práctica cotidiana de un hábito, hasta llegar a la dependencia.

Dependencia. De una persona a algún medicamento, APST (con/sin FF) o a un hábito sin utilidad terapéutica o beneficio clínico que origina efectos de tipo farmacológico, clínico, psicoafectivo, sociocultural, ambiental, económico, político y legal. Se trata de una subordinación continua de forma compulsiva; el adicto consume cada vez mayor cantidad y con mayor frecuencia (tolerancia).

Dependencia psicológica. Trastorno de origen neuropsicológico, neuropsiquiátrico o ambas que causa la necesidad compulsiva, irracional e insaciable de una conducta o del consumo de un APST y altera la función ejecutiva del adicto, en la búsqueda de bienestar y relajación hasta llegar a la dependencia física, dependencia psicológica y *síndrome de abstinencia*. El propósito del consumidor es experimentar efectos psíquicos-psicológicos y evitar sensaciones o situaciones desagradables, o bien experimentar sensaciones placenteras. El adicto puede ser consciente del riesgo para su salud y su realización personal.

El síndrome de abstinencia. Es el estado clínico complejo que implica alteración del SNC en las áreas neurológica, psicológica, psiquiátrica y autonómica de una persona intoxicada por la privación brusca de la ingesta habitual de un APST como el etanol, nicotina (tabaco), diazepam, fluoxetina, tetrahidrocannabinol (THC, marihuana), cocaína, codeína, morfina, cafeína, solventes orgánicos, entre otros, o por la interrupción de un hábito como comprar, jugar, almacenar objetos, entre otros.

Según la OMS, la frecuencia de consumo del APST por el FD puede ser de 1 a 3 veces por día, semana (sem.) o mes, causando efectos farmacológicos-clínicos de alteración de la percepción, estado de ánimo y de las propiedades cognitivas que origina morbi-mortalidad de impacto multidimensional sobre la salud integral conexa al desarrollo humano armónico.

La farmacoterapia. Estudia el uso prudente de los medicamentos con base en un diagnóstico preciso de la enfermedad, acorde a la correlación entre las acciones-efectos probables, conexos a los procesos de tipo fisiopatológico, bioquímico o microbiológico de la enfermedad, entre otros, para tratar la causa más que para aliviar los síntomas o signos.

La farmacología clínica. Esta determina, en forma experimental, la utilidad real de los fármacos en el tratamiento de enfermedades acorde a un diagnóstico preciso, prevención, tratamiento y rehabilitación de la enfermedad en cada caso particular, aplicando conceptos básicos de la farmacología a fin de mantener la salud, según necesidad del paciente en una FF, dosis y los efectos de esta.

La vigilancia farmacológica. Los profesionales de la salud involucrados en el seguimiento farmacoterapéutico deberían acompañar la farmacoterapia y otras terapias en equipo con el paciente para la identificación, registro y evaluación sistemática de la información sobre las RAM, para poder así detectar precozmente las más graves y hacer los estudios posibles de asociación causal de la RAM con un PA. El término farmacovigilancia resulta ambiguo, pues el fármaco no vigila.

La farmacoepidemiología. Es la parte de la farmacología que estudia la morbi-mortalidad de los efectos terapéutico y tóxico del (los) PA de los medicamentos y afines asociados a FR desde lo técnico-científico, sociocultural, psicoafectivo, legal, ilegal, político-económico y el entorno medioambiental.

La farmacogenética. Es la parte de la farmacología que estudia los conceptos esenciales relacionados con los polimorfismos genéticos distintos de cada ser humano único que originan el efecto de determinado fármaco en un individuo, como consecuencia de su variabilidad genética, así como el genotipo del polimorfismo del metabolismo rápido o lento por la presencia o no de enzimas que median reacciones bioquímicas en el hígado y el fenotipo del polimorfismo que expresa la alteración o no del efecto terapéutico. Ambos influyen en la seguridad y eficacia del PA de la FF o SENF de un medicamento.

La farmacogenómica. Es la parte de la farmacología que estudia la identificación molecular y las diferencias del genoma de individuos para reconocer e intervenir ciertos receptores (Rs) biológicos moleculares del PA de importancia para el diseño, formulación y tecnología de FF o SENF, dirigida a una célula, tejido, órgano o sistema específico con cierta seguridad (prevención de RAM/tóxica e interacciones medicamentosas) y eficacia (dosis, frecuencia) en cada paciente en particular.

La *farmacogenética* y la *farmacogenómica* se relacionan con la idiosincrasia del ser humano al efecto de un PA, es decir, la variabilidad biológica a los efectos del fármaco. En suma, estas ciencias evidencian la necesidad de individualizar el uso de fármacos.

Variabilidad individual. Efecto farmacológico endógeno de ciertos PA de medicamentos y afines diferente en cada persona, interindividuos y de una población a otra, de carácter idiosincrático e inesperado de tipo biológico y fisiopatológico. Se presenta a una misma dosis por cualquier vía en términos de intensidad, magnitud y duración del efecto.

La farmacognosia. Es la parte de la farmacología que estudia los caracteres de la estructura anatómica, la composición química de los PA de origen natural, la síntesis de los extractos obtenidos de órganos u especies vegetales o animales y la elaboración de una FF.

Toxicología general. Es el área de la farmacología que estudia la farmacotóxico-cinética y la farmacotóxico-dinamia de los xenobióticos de grado tóxico diferente, como los PA de medicamentos y afines que están en el medio ambiente, doméstico, social e industrial, responsables del deterioro de la salud y el ambiente.

Toxicología ambiental. Estudia las condiciones, conductas, prácticas y mecanismos que promueven la aparición de contaminantes de tipo ambiental e industrial en aguas, aire, tierra y alimentos, como residuos químicos (sólidos, gases, líquidos) y residuos biológicos que pueden causar impacto negativo temporal o permanente al ser humano, a comunidades, a animales, al ambiente o a los ecosistemas del entorno medioambiental.

Uso de medicamentos como cultura de consumismo. La palabra latina ***cultūra*** tiene un rango amplio de significados, como habitar, cultivar, proteger, honrar con adoración. Estos han evolucionado así: *"honrar con adoración"* se convirtió en **culto** (hacer crecer la fe interior, lo que brota del alma); *"habitar un lugar"* se convirtió en **colono** (el surgir de la gente en un lugar no habitado antes); *"cultivar la tierra"*, hacer brotar la biodiversidad del reino vegetal. Hoy se entiende en el sentido de que *"lo que brota del ser humano"* se convierte en *cultura*, p. ej., el uso irracional de fármacos por razones diversas y condiciones de vida.

Xenobiótico. Del griego "extranjero", es un PA extraño al organismo de importancia clínica, como los medicamentos y afines, químicos carcinógenos (colorantes, saborizantes, pesticidas, preservativos, endulzantes, insecticidas, bifenilos policlorados [PBC, del inglés *polychlorinated biphenyls*]), gases, partículas, gérmenes, entre otros, que ingresan al entorno medioambiental por rutas diversas.

Introducción a la farmacología básica

La palabra farmacología proviene del griego *pharmakon.* Es una ciencia que estudia los conceptos teóricos y el análisis de los procesos paralelos de la farmacocinética y la farmacodinamia del PA de una FF o un SENF de los medicamentos y afines en un sistema biológico complejo, como el organismo del ser humano.

Esta ciencia se encarga de *analizar los procesos biológicos farmacocinéticos y farmacotóxico-cinéticos* de liberación (L), absorción (A), distribución (D), metabolismo (M) y excreción (E), reunidos en la sigla LADME, de un PA de un medicamento, conexos a la comprensión de *la farmacodinamia y de la farmacotóxico-dinamia*, que estudian la *selectividad y afinidad* de un PA por estructuras fisiopatológicas de carácter proteico macromolecular como la estructura química de ciertas células llamadas Rs, "diana" o "blanco" y que, por reacciones bioquímicas y fisicoquímicas, causan alguna acción-efecto farmacológico favorable o desfavorable de forma simultánea.

Desde estos aspectos, en la historia de la farmacología se viene contribuyendo a la salud mediante el descubrimiento de PA innovadores y potentes para el uso terapéutico. No obstante, si bien los medicamentos contribuyen a recuperar la salud, al mismo tiempo ocasionan RAM con diferente grado de severidad que puede llegar hasta una RAM/tóxica que afecte algún órgano o sistema vital, pudiéndose convertir en un FR para la vida.

Para prevenir los FR probables asociados al uso de los medicamentos y afines, el prescriptor y los profesionales de la salud tienen la responsabilidad social de apoyarse en los conceptos de la farmacología básica y en otros conocimientos integrados dependientes de otras ciencias, en el diálogo de saberes, como la fisiología, la patología, la sociología, la antropología, la microbiología, el derecho, la farmacoseguridad, entre otras.

El conocimiento teórico de esta ciencia básica y profesional integrado a lo experimental y social es una herramienta educativa que contribuye a la comprensión de la bioactividad del medicamento en un organismo vivo, una necesidad para racionalizar su uso en el proceso complejo de la salud y la enfermedad.

La farmacología básica, como una herramienta educativa esencial dirigida a los estudiantes y profesionales de pregrado de las ciencias biomédicas como la medicina, ciencias farmacéutica, medicina veterinaria, odontología, psicología y bacteriología, busca que se comprendan los procesos biológicos de los PA y se razone el objetivo educativo holístico sistemático en relación a la pesquisa del diseño, formulación y tecnología de los PA innovadores. Analizar figura 1.

En la figura se observa la conceptualización cognitiva de la farmacología dependiente de otras ciencias, una red de conceptos que construye el conocimiento amplio técnico-científico de los medicamentos por nombre genérico para el uso terapéutico óptimo, con base en cuatro reflexiones notables: la seguridad, la eficacia, el acceso oportuno y el costo asequible, conforme a un diagnóstico claro y preciso.

Retos del proceso comprensión-aprendizaje de la farmacología básica

El conocimiento experimental y teórico de la farmacología básica es una herramienta educativa-formativa holística y sistemática. Este proceso de adquisición de conocimiento integral analiza la bioactividad del PA de un medicamento en los sistemas biológicos del organismo vivo, para el uso responsable

Figura 1.
La farmacología básica y conceptualización en el diálogo de saberes con otras ciencias

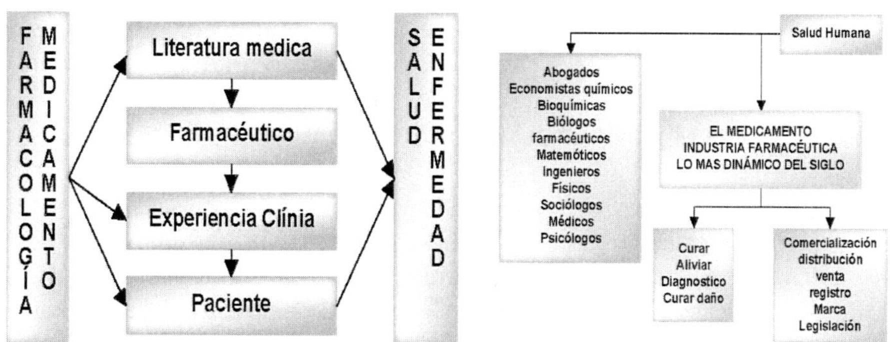

El esquema de la izquierda señala la interrelación del conocimiento integral de la farmacología con el papel que tienen los medicamentos en el proceso complejo de la salud-enfermedad. La representación de la derecha ilustra la dependencia de la farmacología de otras ciencias, correlacionadas para el uso adecuado de los medicamentos y afines. Fuente: elaborado por la autora.

de este en el proceso complejo de la salud y la enfermedad en términos de la eficacia terapéutica, la exploración, identificación, evaluación y la notificación de FR asociados a problemas relacionados al uso de medicamentos (PRUM) para prevenirlos en forma oportuna y efectiva, en especial los medicamentos innovadores.

Los estudiantes de pregrado y profesionales no especializados de las ciencias biomédicas tienen el reto de razonar la interrelación del estudio de la farmacología en cada contexto con sentido sociohumanístico, médico-legal y desde la SP, iniciando el desarrollo de capacidades que permitan la comprensión de la relación de estas ciencias desde el aula de clase de pregrado para aplicarlo en la APS, acorde a una PFB. Una responsabilidad social desde la *Ley del arte* (Le Tourneau et all., P., 2007). (autor, año) de *saber hacer en el deber ser* oportuno de transferir estos aprendizajes a pacientes y a los ciudadanos sobre el uso conveniente o no de medicamentos y afines, a partir de dos puntos fundamentales:

1) El aprendizaje de los nombres de medicamentos debería ser por nombre genérico en la prescripción cotidiana, agrupados según la acción-efecto principal en el sistema fisiológico del organismo vivo (*lenguaje cognitivo tangible*). No se recomienda expresar los nombres de los medicamentos

por su estructura química o por su acción sobre un sistema fisiológico figurativo (lenguaje abstracto). Este aprendizaje es impreciso para el uso terapéutico óptimo en cada caso específico.

2) La comprensión consciente de los estudios científico-técnicos sobre los procesos farmacocinéticos y farmacodinámicos del PA de una FF en un ser vivo es el pilar esencial para definir el fármaco de uso terapéutico, sin renunciar a la objetividad del diagnóstico de la enfermedad en cada caso clínico en particular.

Estos saberes farmacológicos interrelacionados son la herramienta objetiva para decidir con consciencia la conveniencia o no de una prescripción prudente en cada caso clínico específico. Desde esta perspectiva, el estudio de la farmacología básica debe resaltar la importancia de apoyarse en la farmacoseguridad como herramienta educativa-formativa integral que orienta el estudio y uso responsable de los fármacos. Estos son elementos químicos complejos, no son inertes, causan acciones y efectos biológicos impredecibles. Por esto, el uso garante debe considerar análisis de los FR probables de origen multidimensional de tipo psicoafectivo, político-económico, sociocultural, tecnológico y medioambiental, los cuales inciden en la actitud y práctica de uso, abuso y consumo de fármacos en la cotidianidad.

UNIDAD UNO

Capítulo 1

Etapas farmacocinéticas de un principio activo

Objetivos generales

Razonar las bases teóricas de los procesos cinético-biológicos del PA de un medicamento como parte del estudio de la farmacología básica, para aplicarlos en el uso óptimo de los medicamentos y afines de interés clínico.

Proporcionar conocimiento teórico y análisis de las fases farmacocinéticas para responder a la inquietud de: ¿cómo el PA alcanza la concentración plasmática (Cp) óptima vs. el t?, conexa a interrogantes de la farmacodinamia como: ¿dónde actúa el PA?, ¿cómo actúa este en el organismo?, entre otras.

Conceptos y términos relacionados

La farmacocinética. Es la parte de la farmacología que estudia las etapas biológica, dinámica y cuantitativa de la Cp del PA de la FF o SENF del medicamento administrado en función de la dosis y el t que alcanza el sitio de diana.

La biofarmacéutica o biofarmacia. Estudia las primeras fases de la farmacocinética del PA que influye en el diseño, formulación y tecnología de la FF o SENF del medicamento para que este sea biodisponible en el ser vivo y alcance los Rs en el sitio de diana.

Biodisponibilidad. Es la fracción de la dosis administrada de un PA o de un metabolito activo de una FF o SENF de un medicamento, droga o APST que se absorbe y alcanza la circulación sistémica en una cantidad, velocidad (Vo) y t determinados para que esté disponible en el sitio de acción del organismo y origine efectos farmacológicos.

La farmacocinética clínica. Estudia la relación cuantitativa-cualitativa de los efectos del PA de tipo farmacológico y clínico, según la dosis y la frecuencia, mediante la definición de los valores de la Cp del PA en los fluidos biológicos después de ser administrado. Esta relación es importante para la elección del medicamento de mayor seguridad y eficacia comparado con otros y para modificar el régimen farmacoterapéutico.

LA FF o SENF en denominación genérica. Corresponde al nombre del medicamento elaborado por un laboratorio farmacéutico y no dispone de patente propia (nombre comercial). El nombre genérico aparece posterior a la caducidad de la patente del fármaco innovador y se comercializa en el marco de la Denominación Común Internacional o de un nombre nuevo de marca. La OMS denomina a este tipo de medicamentos como *"productos farmacéuticos de múltiples orígenes".*

La FF o SENF innovador. Se refiere al medicamento diseñado, formulado y desarrollado por el primer laboratorio farmacéutico que presentó a las autoridades *competentes* la documentación de la síntesis química, los estudios de investigación en las etapas preclínica, clínica y posmercadeo, *in vitro* e *in vivo*, sobre su eficacia, seguridad y calidad para obtener el registro sanitario de mercadeo.

Bioequivalencia farmacéutica intercambiable. Para la OMS, dos o más FF o SENF de un mismo PA de medicamentos de laboratorios farmacéuticos distintos podrían ser intercambiables si se demuestra mediante el estudio de biodisponibilidad a cada una de las FF o SENF un estudio en voluntarios sanos que no presenten diferencia significativa.

Bioequivalencia terapéutica. Esta se presenta cuando se establece que dos o más FF o SENF de un mismo PA de laboratorios distintos ocasionan un efecto terapéutico similar en voluntarios con la patología para la que se usa el medicamento.

Precio diferencial de fármacos. La disposición política y práctica de algunos Gobiernos en acuerdo con la industria farmacéutica fue la de fijar precios distintos a los medicamentos para distintos mercados. No obstante, los medicamentos esenciales en cualquier lugar del planeta deberían tener precios equitativos. El fijar precios con el nombre de "escalonado", "preferencial", "descuento" o "mercado segmentado" es un sofisma que fija un precio desproporcionado y desfavorable a comunidades de recursos económicos bajos.

Precio equitativo. Debería ser una política farmacéutica pública, beneficiosa e institucional que garantice un precio justo y asequible de los medicamentos del SGSSS, un derecho fundamental del ser humano, en especial para las comunidades en condiciones de vulnerabilidad crítica. Esto facilitaría un acceso oportuno a los medicamentos, lo que no significa fijar el precio más bajo.

Alternativas farmacéuticas. Se refiere a dos o más medicamentos con el mismo PA, pero la formulación y elaboración de la FF tienen un carácter químico diferente, tales como el PA en forma química de sal, como éster, clorhidrato o de una forma, entre otras del PA. Dicha FF influye en la vía de administración, frecuencia, dosificación y en la potencia farmacológica.

Compartimiento. Espacio o estructura fisioanatómica por la cual tiene afinidad un PA tóxico o metabolito y donde el PA se absorbe y se distribuye.

Excipiente o vehículo. Sustancia farmacológicamente inerte, empleada para el diseño, formulación y tecnología de una FF o SENF para preservar las características convenientes de presentación, conservación, administración o A, P. ej.: polietilenglicol, vaselina, gluconato de calcio, lactosa, entre otros.

Fases farmacocinéticas y procesos biológicos de un principio activo

La farmacocinética es la ciencia que estudia la cinética de un PA de una FF o SENF de un medicamento durante su proceso biológico, desde que se administra por determinada vía (compartimiento externo, exógeno), ingresa al organismo vivo e inicia el proceso biológico (compartimiento interno, endógeno). Observar la siguiente figura 2.

La farmacocinética de una FF forma parte del estudio de la farmacología básica, p. ej., la FF administrada por VO de un PA inicia el proceso cinético con la desintegración, disolución (dsln) y la liberación (L) del PA. Estas tres fases constituyen la primera parte de la cinética de un PA de un fármaco y demás componentes químicos (excipientes o vehículos) para iniciar los procesos biológicos a través de las membranas celulares, llamada procesos cinéticos biofarmacéuticos o estudio de la biofarmacia, los cuales valoran la Cp que alcanza el PA en la biofase o diana, membranas celulares receptoras y en cada una de las etapas que ocurren durante la permanencia en el organismo, donde desencadena cambios de la Cp en el t, originando ciertas acciones y efectos farmacológico-clínicos hasta que se elimina más del 95 % del PA de la FF.

Figura 2.
Procesos cinéticos biofarmacéuticos de un PA.

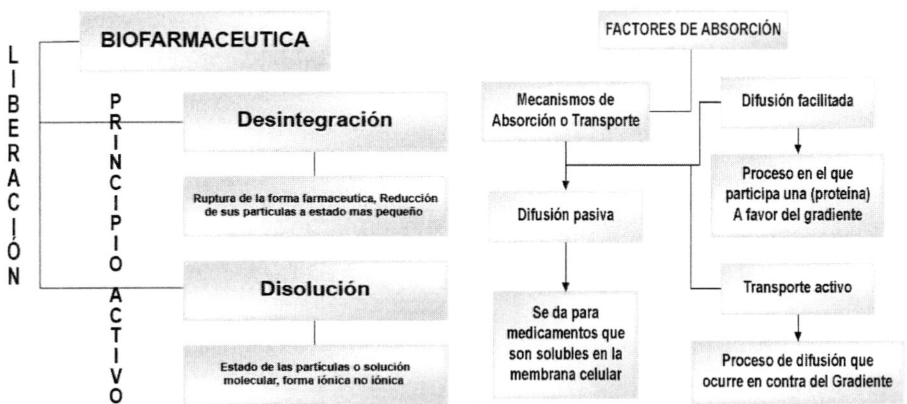

El esquema conceptual de la izquierda indica la primera etapa biofarmacéutica del PA de una FF de un medicamento, previa a los mecanismos de transporte del PA y luego iniciar su A (esquema del lado derecho). Fuente: elaborado por la autora.

Procesos cinéticos biofarmacéuticos de un principio activo de una FF

> "La razón por la cual las píldoras podían atravesar el estómago sin disolverse dependía del estado del paciente, de la composición de la píldora o de la naturaleza de la cubierta".
> Proctor

La ciencia biofarmacéutica o biofarmacia de un PA de una FF o SENF de un medicamento por VO estudia la Vo de cambio de la Cp vs t del PA a través de un organismo vivo, tal como ocurre en cada una de las fases sucesivas de la farmacocinética del PA y este pueda ingresar al organismo y cruzar las barreras biológicas (BB). Observar la figura 3.

1) *La desintegración.* En esta etapa, ocurre la separación del PA de la FF del medicamento de los otros PA de los excipientes o vehículos que integran su formulación. Se inicia en la cavidad oral y permite la conversión de las moléculas complejas del PA en partículas más pequeñas, solubles en los líquidos biológicos.

2) *La Vo de L.* Es el tiempo en el cual ocurre la disolución (dsln) del PA, una condición prioritaria para la dsln del PA en determinado compartimiento.

3) *La Vo de dsln del PA y de los excipientes o vehículos que constituyen la FF o SENF de los medicamento y afines.* Ocurre en la capa acuosa de las membranas biológicas para que el PA pueda ser transportado, cruce las barreras de las membranas celulares y llegue a fluidos biológicos, como la secreción gástrica o intestinal, o a los tejidos durante el transcurso por el organismo.

El ensayo de la Vo dsln[1] *in vitro* simula la Vo de agitación del estómago (peristaltismo gástrico *in vivo*). Allí, las partículas sólidas se disuelven en la superficie de las membranas gástricas. Este ensayo se debe realizar previo al estudio de la Vo dsln *in vivo* de una FF sólida, para predecir la A del PA en el estómago. Esta prueba *in vivo* establece el grado de solubilidad acuosa del PA en el tracto gastrointestinal (TGI), donde forma una solución (sln) saturada, llamada capa estancada del PA en el fluido biológico, cuya concentración se difunde desde los sitios de mayor concentración del PA a los sitios de menor concentración de este; controlando la Vo de A sistémica de las partículas de la molécula química del PA y la cantidad de estas que llegan a la estructura química biológica semejante, llamada la biofase, Rs, blanco, diana o target (ver figura 3).

Figura 3.
Procesos de desintegración, liberación y disoluación de una FF por vía oral.

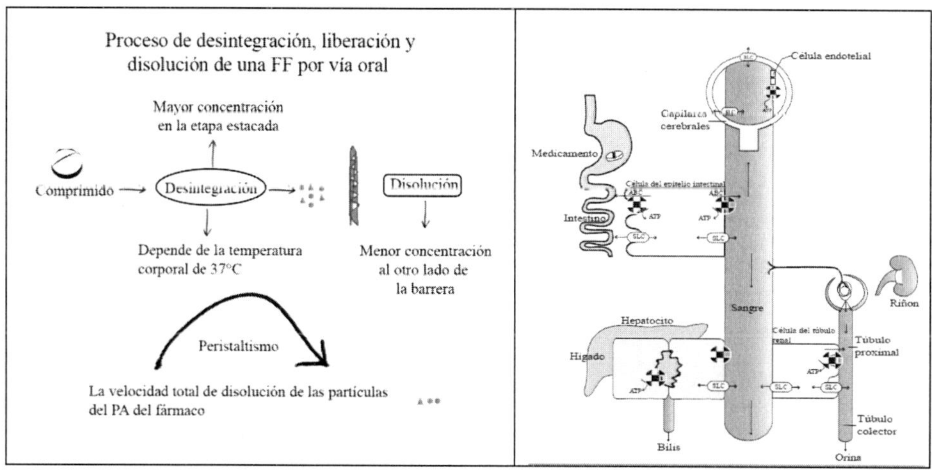

A la izquierda, proceso biofarmacéutico de una FF sólida *in vivo* para ser transportada a través de las barreras biológicas y alcanzar el sitio diana en el organismo. A la derecha, farmacocinético de un PA por vía oral. Fuente: modificado de *Farmacología: texto y atlas*, p. 29.

[1] Según la Farmacopea de los Estados Unidos (USP), 32 de 2010, la desintegración completa de una FF es un parámetro de control de calidad total de la manufactura de la FF e incide en la biodisponibilidad del PA in vivo, pero no indica la VoA del PA.

El estudio biofarmacéutico de la FF o SENF del medicamento determina la biodisponibilidad del PA durante el tránsito por el organismo. La biodisponibilidad varía según el laboratorio farmacéutico que produce la FF o SENF y el modelo cinético que siga el PA en el organismo. Este se clasifica principalmente de dos formas:

1) *La cinética de orden uno*. El PA de la FF o SENF presenta un proceso cinético que es proporcional a la Cp vs. t del PA y depende de la velocidad de A (VoA) sistémica limitada por la velocidad de liberación (VoL) del PA, según la vía de administración y la Vo de eliminación (VoE). No obstante, el estudio previo de velocidad de disolución (Vodsln) *in vitro* de ciertas FF o SENF de L controlada, administrados por VO, es solo un referente del modelo de cinética probable del PA *in vivo*.

2) *La cinética de orden cero*. El PA del medicamento presenta una cinética que no sigue la VoA limitada por la VoL del PA. La Vo es constante e independiente de la Cp del PA; posiblemente por la variabilidad biológica impredecible que presenta cada ser humano frente a los efectos farmacológicos del PA en el TGI o en cualquier otro sitio del organismo.

La vía de administración, la Vo de dsln y la VoA del PA, entre otros factores, son determinantes en el modelo cinético de este y, a su vez, limitan la definición del diseño, elaboración y tecnología de una FF o SENF de un PA en solución, jarabe, tableta, gragea, polvo, ampolla, cápsula, supositorio, inhalador, crema, entre otras FF nuevas de liberación sostenida de los PA innovadores.

Asimismo, el estudio de la Vo vs. t de cada una de las etapas biológicas farmacocinéticas del PA guía la meta de lograr cuatro parámetros básicos de garantía de calidad de la FF o SENF, entre otros, a tener en cuenta en la decisión de elegir determinado medicamento frente a otros en el mercado: 1) la seguridad, 2) la eficacia clínica, 3) el acceso fácil y 4) el precio justo.

Formas farmacéuticas o sistemas de entrega del fármaco innovadores

La reingeniería farmacéutica en las últimas décadas busca, mediante la elaboración de otras FF diferentes a las convencionales, la modificación y control de la liberación y dsln del PA de la FF o del SENF convencional. Así, las FF nuevas se dirigen con precisión mayor a un blanco específico. De tal forma que el PA alcance la Cp óptima en la *biofase* a cierto t más rápido, con mayor seguridad y eficacia farmacológica-clínica.

En esta perspectiva, el diseño, formulación y tecnología de las FF o SENF innovadores de los medicamentos presentan una VoL, dsln y A del PA más rápida, paulatina y prolongada de manera continua, llamada de liberación retardada, frente a la L y dsln del PA de las FF tradicionales. Tales FF innovadoras buscan que el PA se libere, disuelva y absorba a un t de inicio más rápido y que su Cp permanezca constante y lenta hasta donde sea posible sin picos (Cp del PA alta o baja), para que produzca una acción-efecto farmacológico sostenido vs. t. Esto significa FF o SENF nuevos de dosificación de liberación controlada, según la necesidad y estado clínico del paciente, buscando evitar que ocurran cambios excesivos en la Cp del PA y no se produzca un efecto farmacológico aumentado (tóxico) o disminuido (subterapéutico). Entre las FF o SENF innovadoras están:

La FF de liberación rápida extendida. Llamada también de liberación controlada o sostenida. Este tipo de diseño, formulación y tecnología de una FF sólida por VO permite la VoL y la VoE de una cantidad del PA a determinado t. La cantidad excretada es reemplazada a una Vo constante, de tal modo que el PA presente fluctuaciones sanguíneas mínimas, independiente del pH y del contenido iónico dentro del segmento entérico del TGI. Estas FF o SENF permiten una dosificación de mantenimiento en el t y reducen al menos 2 veces (v) la frecuencia de uso del medicamento comparada con una FF tradicional, lo que favorece la adherencia del paciente al tratamiento.

La FF de dosificación de liberación retardada, controlada o modificada. Esta permite la L del PA por fracciones pequeñas en un determinado t, aunque puede liberar una fracción de carga (doble) más rápido después de la primera administración. Un ejemplo, es la FF de **teofilina** en tableta con cubierta entérica, diseñada para la L del PA de la dosis inicial y luego liberar fracciones sucesivas programadas en ciertos t posteriores hasta su L completa en el intestino delgado (ID). La **teofilina** se absorbe y alcanza la Cp necesaria en el sistema respiratorio para producir la acción-efecto farmacológico-clínico broncodilatador.

La FF de dosificación y liberación del PA en nanosistemas dirigidos a la biofase. Consiste en incorporar en un vehículo *nanotransportador inteligente* una cantidad mínima del PA para que sea conducida a un sitio fisiológico determinado o cerca de él, donde ejercerá su acción-efecto farmacológico específico. El *nanotransportador inteligente* es una molécula de un tamaño de milmillonésimas de metro que actúa como vehículo del PA; es una nanopartícula cien veces más pequeña que un micrón y tiene la particularidad farmacocinética de la L extendida o de la L inmediata del PA, mediante la asociación a una proteína recombinante.

La proteína recombinante se obtiene por síntesis tecnológica *in vitro* mediante la unión de las secuencias de ADN provenientes de dos organismos de especies diferentes. Estas secuencias de ADN contienen una cabeza pequeña, donde se incorpora el PA como un misil que aumenta la *afinidad, selectividad y especificidad* por la biofase y, por ende, la potencia farmacológica-clínica específica.

Las FF de dosificación en liposomas. Son sintéticas, creadas por una o más bicapas concéntricas de fosfolípidos que engloban en su interior un PA macromolecular, hidrosoluble o liposoluble. La FF liposoma favorece la A del PA en células diversas como enzimas, hormonas, antígenos (Ag) o material genético incorporado en cosméticos, medicamentos antifúngicos y antineoplásicos. La biofase tiene la capacidad de atrapar más rápido estos PA incorporados en liposomas.

El diseño y formulación de una FF o SENF implica el estudio de los procesos biológicos biofarmacéuticos, farmacocinéticos y farmacodinámicos que permitan la orientación del PA a los receptores específicos (Res) donde estos existan en mayor cantidad de células (biofase) o a ciertas células específicas, como las células cancerosas de un tumor o las células muertas, sin dañar las células sanas. P. ej., una FF que atraviese la barrera hematoencefálica (BHE) y libere el PA a los Res del SNC para tratar ciertas enfermedades cerebrales degenerativas, a Res de hongos multirresistentes a PA antimicóticos tradicionales o a Res que estimulen la regeneración celular, entre otros.

Desde esta perspectiva, la reingeniería farmacéutica es un avance técnico-científico importante en el diseño, formulación y tecnología de FF innovadoras que mejoren la VoL y VodsIn del PA para ser transportado al interior del organismo a una VoA rápida y con una fluctuación mínima de la Cp del PA en el t, hasta que alcance los Res, buscando una acción y un efecto terapéutico óptimo, con RAM/tóxica exigua por la seguridad del paciente.

Mecanismos de transporte de un principio activo (PA) para su absorción

El transporte del PA de una FF/SENF de un medicamento consiste en trasladarlo por mecanismos distintos desde el sitio de administración (compartimiento externo), como la cavidad oral, sublingual, intramuscular, intravenosa, dérmica, vaginal, rectal, entre otras, con el fin de que se absorba en el compartimiento interno principal del organismo (circulación sanguínea). Para esto, se requiere el paso de las partículas químicas del PA a través de las membranas celulares biológicas/barreras biológicas (BB) compuestas por una bicapa lipídica bimolecular que actúa como una barrera de A. Es decir, que estas barreras permiten la permeabilidad o no de elementos extraños (xenobióticos) al organismo, como los PA de medicamentos y afines, lo que depende de las propiedades fisicoquímicas, como la temperatura (T°) y el pH del compartimiento biológico y el grado de liposolubilidad del PA. Los mecanismos de transporte de un PA para su A en el organismo son los siguientes:

Pinocitosis o endocitosis y fagocitosis. Estos mecanismos de transporte biológico del PA de medicamentos son poco comunes y de carácter vesicular, según la concentración del PA ingerible. La endocitosis consiste en envolver pequeñas partículas del PA disuelto en el fluido biológico en forma de vacuolas y transportarlo al sitio de A. La fagocitosis es el transporte de moléculas grandes, como de la glucosa a la pared celular vascular, donde se requiere otra fase endocitósica de otro PA: la insulina. Esta debe extraer la glucosa de la circulación sanguínea (compartimiento central) al ámbito extracelular, mediante vacuolas formadas en el fluido biológico, y transportarla para su A en las células musculoesqueléticas y cerebrales, su biofase, sitio de acción-efecto farmacológico-clínico energético.

Transporte por poros. Las membranas celulares poseen estructuras químicas biológicas permeables al paso del PA en forma de canales o poros de carácter proteico hidrosoluble, llamadas enzimas porinas, por donde pasan y se absorben, p. ej., la penicilina G sódica, la penicilina G benzatínica, la fructosa y moléculas pequeñas, como la urea, el agua y los electrolitos, entre otras.

Transporte por formación de pares iónicos. Las células biológicas que realizan este transporte presentan su carga molecular en forma de pares iónicos a todos los valores de pH fisiológico. Este transporte permite muy poco el paso de PA polares a través de las membranas celulares biológicas, ya que, cuando estos se unen a un ion de carga opuesta (apolar), se forma un par iónico. Este se difunde por la membrana celular fácilmente, como un complejo con una carga neutra. P. ej., el transporte del *propranolol en ácido oleico* y la *quinina en hexilsalicilato* para su A y excreción renal.

Transporte activo. Es un proceso de transporte especializado de un PA en contra de un gradiente de concentración en el organismo; requiere del consumo de energía y de un transportador transmembrana. Esta molécula puede ser selectiva para un PA que tenga una estructura química semejante al substrato natural, al que transporta en forma activa a los sitios de su biofase, donde interaccionan ambas moléculas y los receptores del PA pueden ser saturados, si la concentración del fármaco es muy alta. Este también es un mecanismo de tránsito de molécula(s) de un PA a través de una membrana celular semipermeable en contra de un gradiente de concentración, de mayor a menor concentración o de potenciales electroquímicos desfavorables. Requiere gasto de energía, originada por la enzima ATPasa dependiente de la bomba de K^+/Na^+ y de secreción biliar alta para la eliminación renal de ciertos PA o metabolitos, p. ej., la ampicilina.

Transporte mediado por un transportador. Es un mecanismo constituido por un sistema celular, como un acarreador, que circula a lo largo de un gradiente de concentración y de los sitios de interacción entre el transportador y el PA. Si la Cp del PA es muy alta, sus Res pueden ser saturados, permitiendo una difusión facilitada del PA. Esto diferencia el *transporte mediado por un acarreador*, una macromolécula química específica saturable comparada con la molécula selectiva de un PA por *transporte activo.*

Transporte por difusión facilitada. Requiere menos energía que los transportes anteriores y no altera el gradiente de concentración del contenido biológico con el PA. Es un proceso de difusión normal, pero la concentración extracelular del PA puede influir en el gradiente de concentración intracelular de este, sin aumentar su VoA significativamente.

Transporte pasivo. Es el mecanismo de transporte principal de la mayoría de los PA (ácidos o bases débiles) de medicamentos y afines u otros compuestos extraños en forma no ionizada (NI). Consiste en la difusión de PA hidrosoluble de peso molecular bajo (tamaño de 4 ángstrom de radio) o de iones inorgánicos pequeños como el agua, urea, PA de compuestos polares y no polares, entre otros, de un compartimiento externo a otro interno (endógeno, dentro del organismo). Se realiza mediante dos mecanismos: por *filtración* de los PA a través de poros o canales de iónicos celulares de las membranas biológicas/BB (moléculas químicas hidrofílicas) y por *difusión simple*, donde se acarrea una cantidad del PA de una FF administrada en una dosis determinada por las BB celulares.

Etapas biológicas farmacocinéticas de un principio activo

El proceso biológico, farmacocinético y farmacotóxico-cinético del PA de un medicamento en el organismo comprende el estudio de la Vo de desintegración, seguida de la Vo de cambio de la Cp del PA en el t, durante las fases de LADME del PA. La indagación de estas fases biológicas de un PA administrado por cualquier vía debe realizarse para obtener la patente de acreditación de la FF o SENF por la autoridad sanitaria competente antes de colocarlo en el mercado farmacéutico. Analizar la siguientes figura 4:

Figura 4.
Farmacocinética de un PA y factores que la influyen en forma de tríada farmacoepidemiológica.

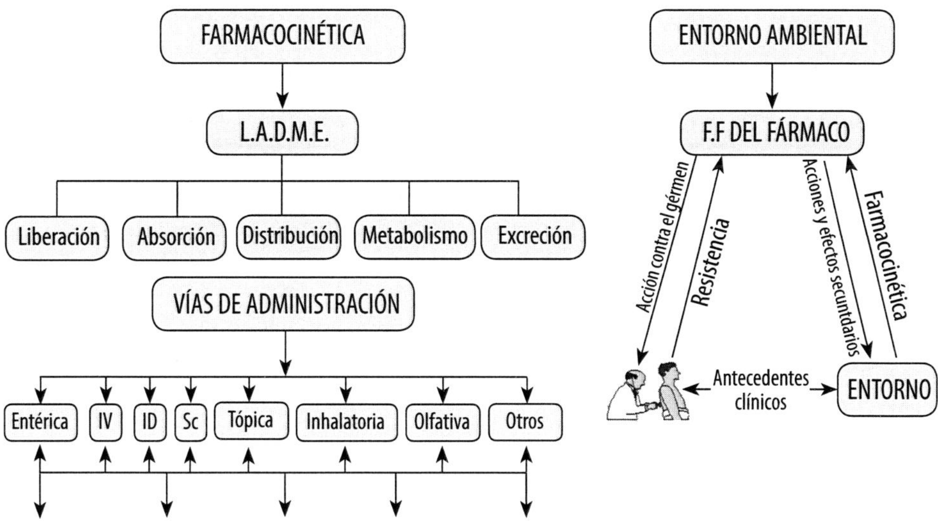

A la izquierda, relación de los procesos farmacocinéticos biológicos de un PA de una FF con la vía de administración. Esta determina el grado A que alcanza una Cp vs. t, para originar la acción-efecto terapéutico. IV: intravenosa, ID: intradérmica; Sc: subcutánea. A la derecha, interrelación entre factores endógenos y exógenos en tríada farmacoepidemiológica que influyen en el proceso biofarmacéutico, farmacocinético y farmacodinámico de un PA de un medicamento, p. ej., un antiinfeccioso. Fuente: elaborado por la autora.

La administración del medicamento es más común por VO, por ser una ruta segura que no requiere de personal entrenado ni técnicas estériles estrictas. Esta vía permite alcanzar una Cp lenta del PA vs. t y, si se produce una RAM/tóxica, esta es fácil de tratar. Sin embargo, el uso por VO de un medicamento está contraindicado en el paciente inconsciente, entre otros casos.

Tanto en la Vo de cambio del PA vs. t durante las etapas farmacocinéticas como en el proceso farmacodinámico simultáneo a estas, influyen factores múltiples relacionados entre sí en forma de tríada farmacoepidémica.

Respecto a la figura 4 de la derecha:

En el vértice superior. Entre los factores que influyen el cambio de la Cp vs. t relacionados a la FF o SENF del fármaco están: la elaboración, la vía de administración, el carácter químico del PA y las características fisicoquímicas de la molécula del PA y de los excipientes o vehículos (liposolubilidad, grado de disociación o no, T°, pH, pK).

En el vértice de la base izquierda. Entre los factores endorgánicos del ser humano que intervienen en la variabilidad biológica individual al PA/metabolitos de la FF están: iatrogénica[2], genético, estructura fisioanatómica de las barreras celulares; estado fisiopatológico del TGI, sistemas renal, cardiovascular (CV), hepático; estado de conciencia o no; estilos, conducta de vida (consumo de sustancias psicoactivas, dormir poco, sedentarismo, entre otras); peso corporal, sexo; antecedentes familiares y clínicos.

En el vértice de la base derecha. Entre los factores exógenos relacionados al entorno medioambiental están las condiciones de vida del ser humano (hacinamiento, pobreza, seguridad alimentaria) y factores del medio ambiente (contaminación, cambio climático).

Etapa farmacocinética de velocidad de absorción de un PA

Esta fase estudia la VoA del PA de una FF o SENF administrado por cualquier vía y depende de la Vo de difusión pasiva (Vodp), es decir, de la cantidad de la dosis administrada en una FF. ¿Qué cantidad del PA (Cp) alcanza el compartimiento central? La Vodp es esencial para determinar en un t de vida media de A ($t^{1/2}$A) la Cp del PA en la biofase y en los órganos del sistema biológico. P. ej., en el $t^{1/2}$A de un PA de una FF administrada por VO, influye la Vodp en la cavidad bucal y en el tránsito del PA por el contenido gástrico, ID, desde el colon hasta en el ano, como se indica en la siguiente figura 5.

La FF de un PA por VO es la más utilizada en la APS. Esta debe tener la capacidad de desintegrarse, disolverse, liberarse, difundirse y absorberse a una VoA en un $t^{1/2}$A óptimo para alcanzar la Cp adecuada en la biofase. El $t^{1/2}$A es el periodo en el cual la Cp del PA se reduce a la mitad. Este t es el t en el cual transcurre la etapa de tránsito del PA, cuando atraviesa las BB e ingresa al organismo.

[2] Iatrogénica: efecto impredecible propio de cada ser humano a un tratamiento o procedimiento clínico, entre ellos a un medicamento o afines.

Figura 5.
Factores de absorción que influyen la Vodp.

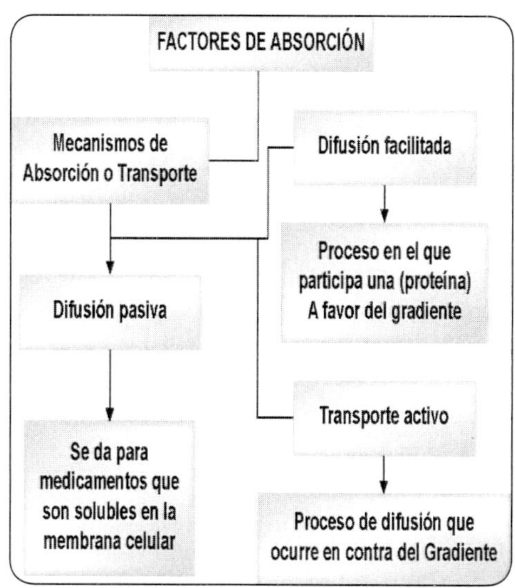

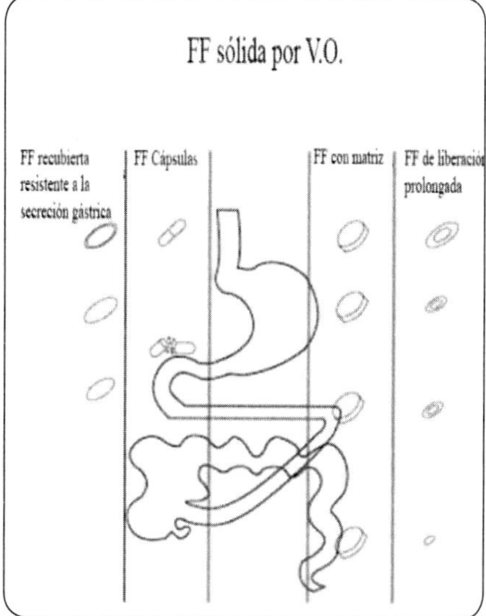

Indica los factores que influyen la Vodp de un PA de una FF sólida de un medicamento administrado por VO a través de su tránsito por el TGI. Fuente: tomado de *Farmacología: texto y atlas*, p. 13.

La desintegración comienza en la cavidad bucal, continúa al esófago, pasa por la faringe, por los cardias y por el esfínter esofágico, que previene el reflujo ácido del estómago. En el esfínter esofágico, algunas FF, como la tableta (tabl.) o las cápsulas (cáp.), p. ej., la **tetraciclina HCl**, pueden detenerse y causar irritación local, especialmente cuando no se ingiere con más de 200 ml de agua.

La Vodp se define por la *ley de Fick*, según la cual depende máxime del gradiente de concentración (C) del PA en el compartimiento externo (C_1) y de la C del compartimiento interno (C_2) en el área de superficie celular disponible para el paso del PA en ambos lados de la membrana celular (C_1-C_2); la A a través de las BB depende del grosor de estas (representado con la letra d) y de la constante de difusión (Fd) del PA, de carácter químico (ácido o base débil), que altera el pH gástrico e influye en los efectos terapéuticos y las RAM/gastrotóxicas. Se representa con la fórmula:

$$\text{Vodp} = (C_1 - C_2) \,.\, \text{Fd} \,.\, \text{A/d}$$

La Vodp y la Vo de cambio de la Cp vs. t del PA establecen la cantidad y la VoA del PA a través de las BB hasta un compartimiento interno (célula, tejido, órgano o sistema biológico). En cada una de las etapas farmacocinéticas, el tiempo de vida media ($t^{1/2}$) es diferente; p. ej., en el caso del uso de una FF por VO, esta pasa por el epitelio del TGI y de allí puede distribuirse al SNC, sistema cardiovascular (SCV), parénquima hepático, placenta, bronquios, entre otros.

Factores que influyen en la VoA de una dosis de un PA

La VoA del PA depende de variables múltiples que afectan la farmacocinética, el cambio de la Cp vs. t desde el sitio de administración (cavidad oral, subcutánea, intratecal, entre otros) de la FF (tableta, cápsula, gragea, ampolla, entre otras), en una dosis y frecuencia determinadas; asimismo, y en forma paralela, la farmacodinamia del PA se afecta por variables múltiples, influyendo en la cantidad de PA que alcanza la circulación sanguínea, es decir, la Cpy, por ende, la biofase a una Vo determinada en un t (Cp/t).

La Cp/t determina la relación de los efectos farmacológico-clínicos llamados efectos terapéuticos de eficacia deseada con una potencia farmacológica en determinado t, paralelo a algún efecto no deseado (RAM) de grado distinto, según la variabilidad biológica de cada ser humano. Es decir, no existe un PA de un medicamento que sea inocuo (no cause alguna RAM) ni que actúe exactamente igual en cada ser humano. Observar la figura 6.

Figura 6.
Representación matemática del cambio de Cp/t de un PA por VO.

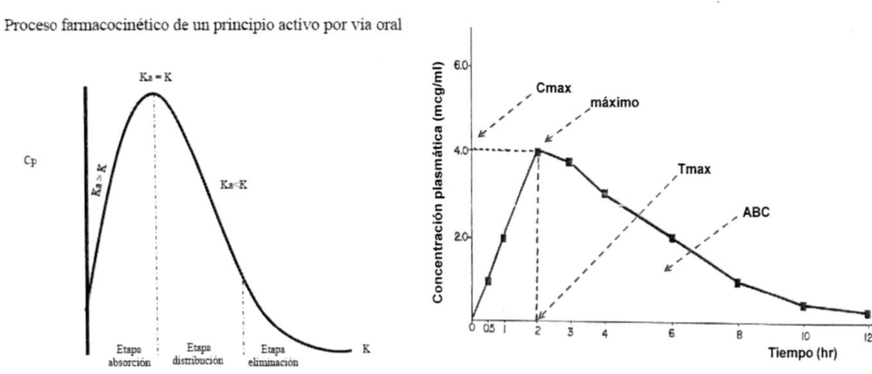

Perfil de una curva farmacocinética del de cambio de la Cp/dt de un PA de una FF por VO. Fuente: revisión documentada por la autora.

La composición química de la mayoría de las FF o SENF de los medicamentos tiene un carácter químico ácido/base débil. Este incide en la Vodp y en la VoA del PA, que establecen el grado de ionización (I), es decir, PA polar (hidrosoluble), o el grado de no ionización (NI), PA apolar (liposoluble). El t de contacto de la forma NI del PA con los Res en las membranas celulares origina la acción-efecto terapéutico; esto depende, en esencia, de los factores fisicoquímicos del PA, como la liposolubilidad, el pH del compartimiento y el grado de disociación (I o NI) del PA en las células biológicas, el tamaño de la partícula del PA y la vía de administración, entre otras. Observar tabla 1.

La forma NI del PA es la más liposoluble y tiene una facilidad mayor de traspasar las BB a una VoA más rápida y en un $t^{1/2}$A más corto. Este proceso farmacocinético se explica por la ecuación de Henderson-Hasselbalch, esta indica la relación directa del valor de la VoA de un PA en diferentes compartimientos del organismo con el coeficiente de partición (pK, ácido/básico) del PA y el pH del compartimiento donde el PA liposoluble (NI) tiene un contacto celular mayor en comparación con el contacto celular del PA hidrofílico (I). Dicha relación se representada por la siguiente fórmula:

$$\mathrm{pKa} = \mathrm{pH} + \log \frac{[\text{ácido débil no disociado} - \text{ND}-]}{[\text{ácido débil disociado} - \text{D}-]}$$

La ecuación de Henderson-Hasselbalch para una base débil figura así:

$$\mathrm{pKb} = \mathrm{pH} + \log \frac{[\text{base débil no disociado}]}{[\text{base débil disociado}]}$$

Tabla 1.

Relación del grado de I o NI de un PA y el carácter químico ácido o básico débil.

Ácido	HA	HB^{+}	Base
Cromoglicato de sodio (2,0)	↓	↕	Diazepam (3,3)
Furosemida (3,9)			Cimetidina (6,.8)
Sulfametoxazol (6, 0)			Morfina (8,0)
Fenobarbital (7,4)			
Fenitoína (8,3)			Amantadina (10,1)
	A	B	

Parámetros farmacocinéticos de la absorción y biodisponibilidad de un PA

La cantidad de PA necesaria que se absorba en el organismo en términos de la Cp vs. t es propia de cada molécula química de PA para iniciar la acción-efecto famacológico-clínico, es decir, la biodisponibilidad del PA de una FF o SENF de un medicamento disponible en el organismo. Esta se inicia cuando el PA alcanza *la concentración plasmática mínima efectiva (CME)* en un *tiempo de latencia o retardo (tro) del PA*; este ocurre entre el inicio de la A del PA hasta el t en el cual este alcanza la CME. Aunque el tro de ciertos PA en algunos individuos no inicia de inmediato, debido a que en él también influyen factores múltiples; además, el *tro* es distinto al t de inicio (to) de la VoA del PA administrado por VO a una dosis única y a cierta frecuencia en el t (observar figura 6).

La duración de la acción-efecto farmacológico-clínico depende de que la Cp del PA vs. t sea superior a la CME; aquella fracción (f) del PA que alcanza la circulación sanguínea y es biodisponible por cierto periodo, dependiente de los procesos biológicos de la Vo de distribución (VoD) a algún depósito (tejido, órgano); de la Vo del metabolismo (VoM), también llamada biotransformación, y de la VoE del PA. Estos procesos se representan así:

$$PA_1 \rightarrow PA_2 \rightarrow PA_3$$

Constante de A (Ka) Constante de eliminación (Kel)

PA_1 = f en el contenido gastrointestinal. $PA_{2\,=}$ fen sangre o plasma. $PA_{3\,=}$ f biotransformada VoM o VoE. Es decir, la Ka = VoA y la Ke = VoE. Por consiguiente, el PA tiene eficacia terapéutica por cualquier vía de administración cuando alcanza la CME, es decir, la Ka > Ke. Mientras que si la Ka < Ke, el PA no alcanza la CME ni presenta eficacia terapéutica, lo que indica que se debe cambiar la vía de administración del PA (observar figura 6).

La estimación cuantitativa de la biodisponibilidad del PA en modelos experimentales *in vitro* e *in vivo* y en voluntarios sanos, después de administrar la FF o SENF por cualquier vía, distingue el estudio de tres parámetros farmacocinéticos. Estos indican la f (biodisponibilidad) del PA que se absorbe de la cantidad del PA administrado y alcanza la Cp a una velocidad y magnitud determinadas. El valor f se obtiene de la diferencia entre la VoA en el organismo (*Cp/dt*) menos la constante de VoE (*Kel*) del PA. La f puede variar entre 0 a 1, donde 0 significa que el PA no se absorbe y 1 que el PA se absorbe al 100 %. Los tres parámetros farmacocinéticos son:

1) *La Cp máxima ($Cp_{máx}$) o eficaciade la f del PA que se absorbe.* Es directamente proporcional a la dosis de la FF o SENF del medicamento administrado, la cual depende de las constantes Ka y Ke de estos procesos cinéticos. Sin embargo, algunas veces la VoA de un PA y su $Cp_{máx}$ o Cp pico es igual a la VoE, luego la Vo de cambio de la Cp es igual a 0.

2) *El tiempo de vida media máxima ($t^{1/2}{}_{máx}$).* Es el tiempo necesario para que el PA de una FF alcance la $Cp_{máx}$ (eficacia) y significa la intensidad del efecto farmacológico-clínico del PA en el sitio deseado del organismo.

3) *La extensión o magnitud de la A del PA o área bajo la curva (ABC).* Se determina mediante el cálculo matemático del ABC del efecto de los procesos biológicos farmacocinéticos LADME al PA. El ABC señala la duración e intensidad del efecto farmacológico-clínico en determinado t.

El estudio de la biodisponibilidad de un PA de una FF comprende el análisis de dos aspectos, entre otros: (1) la validación de calidad de la FF según criterios farmacéuticos de una farmacopea internacional (entre las variables de calidad a valorar se encuentran la desintegración, la Vo de dsln del PA *in vitro*, el análisis de las propiedades organolépticas y el estudio microbiológico de la FF) y (2) la evaluación cuantitativa de la biodisponibilidad de la FF o SENF en estudio.

La estimación de bioequivalencia farmacéutica comparable/intercambiable. Se refiere al estudio biofarmacéutico cuantitativo experimental de la biodisponibilidad de dos o más FF o SENF de un PA de un medicamento en estudio, producido por laboratorios farmacéuticos distintos. Los criterios de inclusión del estudio son: usar por la misma vía, administrar una dosis única, condiciones experimentales iguales y aplicación de un análisis estadístico acorde al diseño experimental apropiado.

La bioequivalencia farmacéutica intercambiable. Se precisa cuando la diferencia máxima entre cada uno de los tres parámetros farmacocinéticos de la biodisponibilidad del PA de cada FF en estudio no supera un rango del 20 %, comparado con los datos de biodisponibilidad del PA de la FF o SENF del laboratorio innovador.

La evaluación de bioequivalencia terapéutica similar. Insinúa los estudios clínicos de más de dos FF o SENF *in vitro* e *in vivo* utilizados por cualquier vía. Cada FF debe lograr los objetivos de: (1) producir el mismo efecto terapéutico o clínico (eficacia) en pacientes con la patología específica; (2) conocer el perfil de seguridad del PA de la FF a evaluar en los pacientes participantes, acorde a los principios éticos y a las condiciones especificadas por la Administración de

Medicamentos y Alimentos (FDA), rotulado en el empaque de la FF o SENF del medicamento mediante un código registrado; (3) *poseer bioequivalencia farmacéutica intercambiable*; (4) tener certificación de elaboración farmacéutica según la regulación de buenas prácticas de manufactura (BPM) y buenas prácticas de laboratorio (BPL) vigente y (5) evaluar el efecto farmacológico-clínico deseado de las FF o SENF producidas por laboratorios farmacéuticos distintos en pacientes enfermos y participantes voluntarios en el estudio, como se observa en la siguiente figura:

Biodisponibilidad farmacéutica comparable de FF por VO y el efecto farmacológico

Figura 7

Perfil de la bioequivalencia farmacéutica comparable.

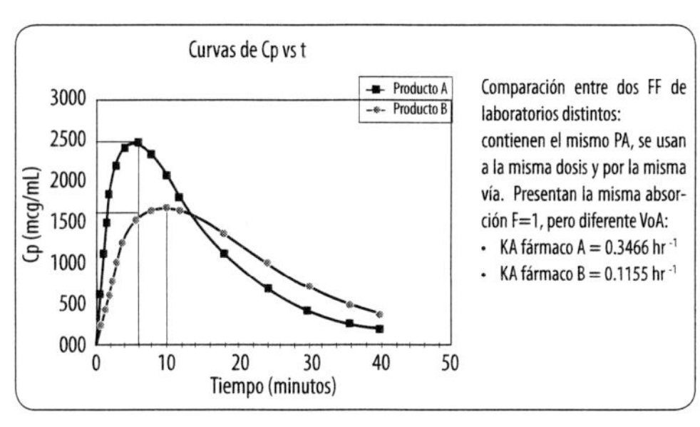

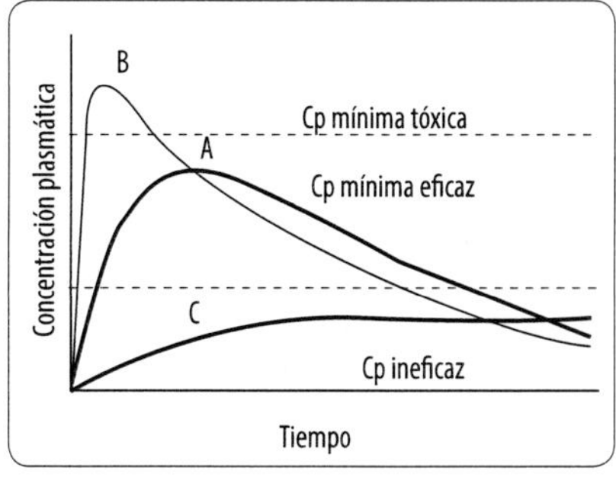

Fuente: revisión documentada por la autora.

Si las FF o SENF en estudio producidas por laboratorios farmacéuticos distintos y evaluadas en pacientes enfermos cumplen los objetivos referentes mencionados, quiere decir que las FF evaluadas se aproximan a un efecto terapéutico similar en los pacientes participantes, para lo cual también es importante considerar que tengan un índice terapéutico (IT) amplio (farmacoseguridad), acceso fácil y un precio asequible para los más necesitados.

El PA de una FF o SENF usado por vía IV alcanza una Cp más rápida en el sitio diana y el $t^{1/2}$A es más corto, originando una intensidad y duración del efecto farmacológico-clínico más rápido comparado con la VoA de un PA de una FF administrada por otra vía. Esto, debido a que el PA por IV no tiene que pasar BB y se absorbe el 100 %. No obstante, la vía IV debe reservarse para casos de necesidad específica del paciente: p. ej., cuando el paciente está inconsciente, la VO es ineficaz y se requiere de la aplicación de grandes volúmenes del PA. Algunas de las desventajas de usar la vía IV son: probabilidad mayor de RAM/ tóxica de difícil tratamiento; está contraindicada para aplicar un PA insoluble; requiere técnicas estériles y causa irritación en el vaso sanguíneo donde se aplica el medicamento, que depende del carácter químico del PA. La VoA de un PA por IV es similar a la VoA de un PA por vía intraperitoneal o inhalatoria, pero esta última requiere de la incorporación de un vehículo volátil al PA.

Etapa farmacocinética de velocidad de distribución de un PA

La fase farmacocinética de la VoD de un PA vs. t de la mayoría de las FF se representa mediante un modelo matemático monocompartimental simple que valora el grado de D del PA por el organismo. En algunos casos, el PA de ciertos medicamentos se almacena en algún compartimiento biológico; estos PA siguen un modelo farmacocinético bicompartimental que describe, una vez el PA se absorbe, una VoM y una VoE extensas, lo que significa un periodo de D que se inicia con la fijación a proteínas plasmáticas, como la albúmina o la globulina, de forma reversible, formando un sistema circulante temporal del complejo constituido por el PA unido a la albúmina, principalmente, que no especifica la forma del PA inactivo o la forma libre. Esta última es la parte activa farmacológica potente en el organismo que puede llegar a ser tóxica.

La proteína transporta la cantidad de PA fijado y va controlando la liberación de este a los sitios de D (células, tejidos, órganos y sistemas biológicos del organismo, donde produce efectos farmacológicos) por los fluidos sanguíneos e intersticiales. Es decir, el PA unido a una proteína busca un equilibrio entre la forma libre y la forma no libre, hasta su D a la biofase y demás sitios no específicos.

El PA se distribuye con cierta VoD y uniformidad, aunque cierta f de algunos PA tiene afinidad por otros receptores inespecíficos (Rsi), donde se fija (almacena, deposita) por más tiempo en ciertos tejidos u órganos (huesos, tejidos, órganos o sistemas del organismo). Allí, el PA establece un equilibrio cíclico por tiempo prolongado y se libera lentamente. P. ej., el **tiopental sódico** es un PA muy liposoluble, pasa fácil la BHE y origina el efecto farmacológico rápido de deprimir el SNC; de igual modo, sale rápido del SNC y se redistribuye al tejido graso, donde se almacena por un t mayor. De allí se libera lentamente y cuando se administra una segunda dosis del fármaco, se potencian las RAM/tóxicas depresoras del SNC en diferente grado de severidad hasta llegar a ser fatal.

Factores biológicos que afectan la velocidad de distribución de un PA

La Vodp de un PA de una FF o SENF de un medicamento o afín a través de las BB es acorde a la teoría de la ecuación de Henderson-Hasselbalch y sus propiedades físicoquímicas específicas. Las BB son una multitud de capilares que protegen los órganos y, en ciertos casos, limitan la Vodp del xenobiótico a los órganos vitales (permeabilidad celular), produciendo un efecto terapéutico/ RAM no deseado. En la Vodp de un PA influyen factores múltiples conexos en forma de trilogía farmacoepidemiológica, tales como la unión a proteínas, el fenotipo metabólico y el paso o no del PA a través de las BB. Estos factores pueden modificarse mediante un rediseño, elaboración y tecnología de la FF. Entre las BB vitales del ser humano están las siguientes:

1) *La barrera hematoencefálica (BHE)*. Está formada por capilares y células estrechamente empacadas, resistentes y no permeables al paso de cualquier PA; si este pasa, la BHE se distribuye por el líquido cefalorraquídeo (LCR), un fluido biológico acuoso bajo en proteínas. La Vodp de un PA a través de la BHE es directamente proporcional al grado de liposolubilidad del PA; si este es apolar (ND), pasa la BHE en un $t^{1/2}$A ultracorto o corto.

   El PA (xenobiótico) liposoluble cruza fácilmente la BHE y se almacena en el SNC. Allí, el LCR lo depura de forma lenta y continua y lo transporta a la capa celular aracnoides. La Vodp a través de la BHE aumenta si las meninges del SNC (duramadre, aracnoides, piamadre) están inflamadas; este estado clínico hace más permeables y sensibles estas membranas celulares a la acción-efecto farmacológico de un PA administrado directamente en el SNC dentro de los ventrículos cerebrales (vía intratecal), causando un efecto local.

   En este sentido, los PA psicotrópicos, ácidos débiles o bases débiles liposolubles pasan fácil la BHE por ser muy poco ionizados. El paso de la BHM depende de dos procesos cíclicos, uno en las neuronas y tejidos cerebrales y otro en la vesícula biliar. Entre estos PA están el **tiopental sódico**, **ketamina**, **fenobarbital**, **halotano**, **clonazepam**, **éter etílico**, **clorferinamina**, **difenhidramina**, **prometazina**, **hidroxicina**, **acetaldehído**, **solvente orgánico**, **paratión**, **dicloro difenil tricloroetano (DDT)**, entre otros.

   Estos PA pasan y salen rápido del SNC y se redistribuyen al tejido graso periférico, saturándolo en un porcentaje alto; allí se almacenan y se eliminan lentamente ($t^{1/2}$D larga). Así, el *DDT* permanece en el organismo alrededor de 50 años, debido a que se une fuertemente a los Rs mediante enlace covalente al tejido graso y causa RAM/hepatotóxica (ictericia colestásica) que aumenta en personas obesas sometidas a dieta.

También la **morfina** y derivados, el **diazepam**, el **etanol**, el **THC** (en *Cannabis sativa*, marihuana), **metanfetaminas**, **cocaína**, **dietilamida de ácido lisérgico** (LSD) y **la cafeína** pasan la BHE, pero son menos liposolubles y permanecen menos t en el SNC ($t^{1/2}$D intermedia), lo que favorece que estos psicotrópicos causen RAM/neurotóxica más frecuente comparada con otros PA que no pasen las BB.

2) *La barrera de los capilares biliares (BCB).* Está formada por los conductos biliares adyacentes a los capilares sanguíneos en el hígado. Los PA que pasan esta barrera son hidrosolubles o metabolitos conjugados hidrosolubles de un peso molecular mayor a 500 milimoles (mmol) que atraviesan fácilmente la BCB. No obstante, ciertos PA se incorporan a la bilis mediante un proceso de transporte activo, debido a que el poro celular es tan pequeño que no permite el paso de proteínas como la albúmina, por lo que no aparece en la bilis. Entre los PA que cruzan la BCB e ingresan a la bilis está la **ampicilina**; por tal razón, una de sus RAM/tóxicas es la diarrea, que puede convertirse en una *colitis pseudomembranosa*. La **estreptomicina** se ioniza a todos los pH del TGI y por eso no se absorbe por VO, sino que debe administrarse por VI o IM. El **metotrexato** y la **oxitetraciclina HCl** por VO pasan la BCB, ingresan a la vesícula e inician el ciclo biliar. Por esta razón, el proceso farmacocinético es lento y crece el FR de una RAM/neurotóxica.

3) *La barrera transplacentaria (BTP) o de las membranas placentarias.* El PA que pasa esta barrera se asemeja a la A del PA en el TGI por difusión pasiva de la forma NI. Los iones orgánicos de tamaño molecular grande presentes en la sangre no pasan a la sangre fetal; mientras que los PA de tamaño molecular pequeño y lípidosolubles se absorben y producen efectos farmacológicos en la madre, en el nonato o en ambos. P. ej., cuando se usa la **atropina** durante el preparto, causa incremento de la frecuencia cardiaca (FC) de la madre y del nonato, pero su derivado, el **metilbromuro de atropina**, solo aumenta la FC materna. El efecto no cardiaco de este último PA en el nonato se atribuye a que no atraviesa la BTP y permite inferir que se distribuye al fluido extracelular del nonato.

La **morfina** y derivados, el **clonazepam**, el **diazepam** o el **fenobarbital** utilizados antes del parto presentan una Vodp alta en la circulación fetal y tienden a permanecer allí, ocasionando más RAM/tóxica; siendo más graves en el nonato, porque este tiene su sistema enzimático hepático y renal muy inmaduro; él no puede M ni E el PA por sí solo y la madre es quien lo metaboliza para eliminarlo. Por tal razón, estos PA tienen $t^{1/2}$D y E alto en el neonato, lo que favorece la RAM/depresión respiratoria prolongada, hipoxia cerebral y posibilidad de sufrimiento fetal significativo. También estos fármacos en un neonato hijo de una madre adicta pueden causar la RAM/depresión respiratoria prolongada.

Otros ejemplos son la **lidocaína**: tiene afinidad por el cordón espinal neonatal y, si se administra a madres gestantes, puede producir arritmia; la **demeclociclina** o la **oxitetraciclina**: si son usadas *durante la gestación, interaccionan con el* Ca^{2+} *de los nutrientes* formando un quelato, un complejo que no se absorbe y se deposita en los huesos y en los dientes del nonato o el niño, alterando el crecimiento y el desarrollo de estos e induciendo a osteoporosis; en el nonato puede provocar incluso un efecto teratogénico (deformación del cráneo); y el **sulfametoxazol**: atraviesa la BTP, se deposita en los riñones del neonato y de la madre y origina *litiasis renal*. Además, compite con la *bilirrubina endógena* por el sitio de unión a las proteínas; desplaza la *bilirrubina* de la unión a la proteína y la deja libre, farmacológicamente activa. Los neonatos no tienen las enzimas necesarias para metabolizar la *bilirrubina*, por lo que esta se acumula en el organismo y produce *hiperbilirrubinemia* o *kernícterus*, una *ictericia nuclear* que causa encefalopatía neonatal y puede producir un retardo mental.

4) *La barrera de las membranas de la glándula mamaria.* La VoD de un PA que pasa esta barrera depende de la proporción de disociación o no del PA (I/NI) entre los compartimientos de la sangre y la glándula, como la **eritromicina** y el **etanol**. Este último es una molécula pequeña NI, por lo que cruza los poros del epitelio en el TGI y pasa a la circulación general. Allí llega por filtración a la glándula mamaria y pasa a la leche materna, pudiendo causar RAM/neurotóxica en caso de ingerir *bebidas etílicas* durante la gestación.

Cuantificación de la Vo de distribución de un PA

La cinética de VoD, es decir, la Cp del PA vs. t, establece en algunos compartimientos la difusión del PA en otros sitios diferentes a la biofase o diana, lo cual afecta el inicio, la intensidad y la duración del efecto farmacológico-clínico en determinado $t^{1/2}$ de un PA; este efecto puede ser ultracorto, corto, intermedio o prolongado. La VoD se cuantifica determinando el volumen aparente de distribución (V_{da}); define la localización del PA en células, tejidos, órgano o sistema del organismo y se representa mediante la siguiente fórmula:

$$V_{da} = \frac{\text{Dosis o cantidad de PA en la FF del medicamento administrado}}{\text{Concentración plasmática del PA del medicamento}}$$

La V_{da} es un parámetro farmacocinético, aquel volumen (vol.) de fluido biológico en el cual aparentemente se distribuye un PA, considerando que el organismo humano normal, de 70 kilogramos (kg), contiene un vol. alrededor de 41 litros (l) de H_2O que equivale al 58 % del peso corporal y se distribuye en fluido intracelular: 41 % = 29 l y fluido extracelular: 17 % = 12 l. El fluido extracelular tiene un vol. de sangre entera del 8 %, equivalente a 6 l, distribuidos así: plasma 4 % = 3 l y las células rojas 4 % = 3 l.

Según el vol. de fluido biológico del compartimiento donde se encuentra la molécula química del PA, se determina el grado de distribución de este. Por ello, se puede inferir que, acorde a la ecuación de la fórmula arriba descrita, existe una relación indirecta entre el V_{da} y la Cp del PA y una relación directa entre el V_{da} y la dosis de PA contenida en la FF administrada al paciente. En este sentido, un valor de V_{da} alto de un PA señala que este es liposoluble y tiene afinidad alta con Res en determinado sitio del organismo (biofase), donde se une a sus Res y se deposita. Por tanto, el PA permanece muy poco tiempo en el vol. sanguíneo y más tiempo en el sitio de la acción y el efecto farmacológico. P. ej., la **β-metildigoxina**.

Etapa farmacocinética de metabolismo o biotransformación de un PA

El M de un PA ocurre principalmente en el hígado, pero existen otros órganos donde también puede ocurrir la biotransformación de algunos PA en menor proporción: pulmones, riñones y en las glándulas suprarrenales. El M se refiere al periodo en el cual las moléculas químicas complejas extrañas (xenobióticos) se convierten en otras moléculas hidrosolubles más pequeñas que puedan ser reabsorbidas a la circulación o ser eliminadas como metabolito activo, inactivo o igual al PA original. Este proceso de M sucede en primer lugar mediante reacciones metabólicas bioquímicas de tipo I y tipo II; reacciones celulares en el sistema de las enzimas monooxigenasas del citocromo P_{450} (CYP_{450}), dependiente del sistema enzimático de cada ser humano único. Analizar el siguiente en figura 8:

Figura 8.
Pérfil del proceso farmacocinético conceptual del M de una PA.

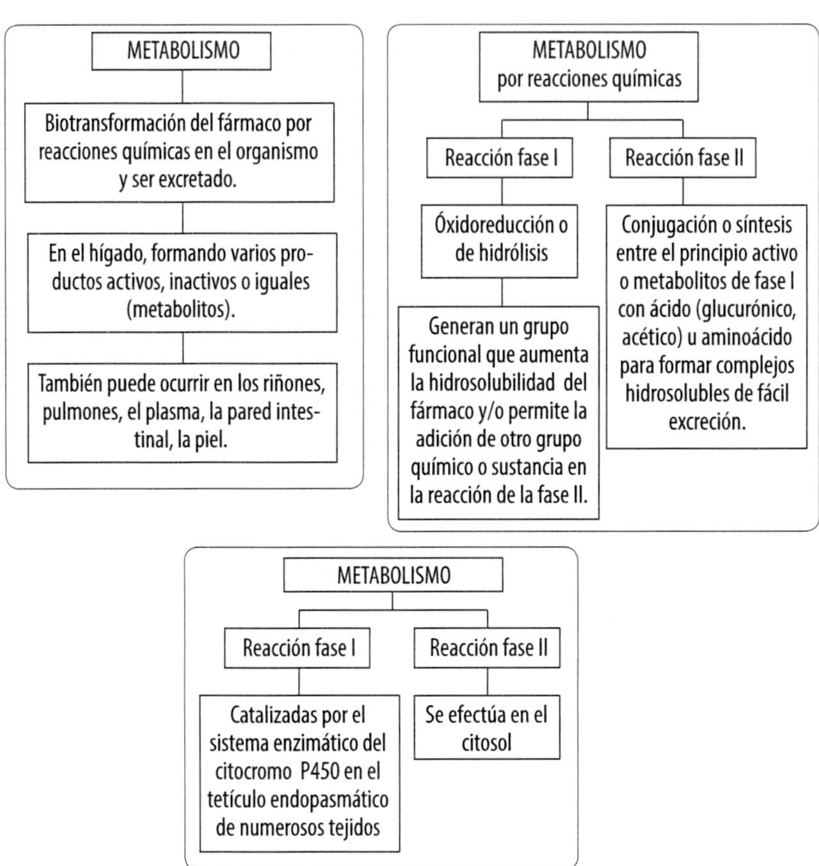

Fuente: elaborado por la autora.

El sistema CYP_{450} también se llama sistema oxigenasa de función mixta. Este interviene en las reacciones metabólicas de muchos PA, en las cuales un átomo de oxígeno de la coenzima nicotinamida adenina dinucleótido fosfato (NADP) se une a la molécula del PA por 1/2 átomo de hidroxilo (-OH) y el resto de la molécula se convierte en agua e induce la reducción equivalente de la coenzima NADP oxidada (NADP+) a NADP reducida (NADPH), así:

$$RH^{3} + O_2 + NADPH + H \longrightarrow R\text{-}OH + H_2O + NADP$$

[3] Representa el radical libre del xenobiótico tóxico que altera la salud y es contaminante del medio ambiente, resultado de la transformación mediante reacciones bioquímicas de tipo REDOX.

La mayoría de los PA de los fármacos, substratos extraños (pesticidas, productos de petróleo, la mezcla de bifenilos policlorados [PCB]), moléculas endógenas (esteroides, eicosanoides, ácidos grasos y retinoides), entre otros, presentan un metabolismo microsomal o no microsomal catalizado por la coenzima NADF en su forma NADP+ y en su forma NADPH.

Las reacciones bioquímicas metabólicas de tipo I de un PA son de prototipo de oxidación y reducción (REDOX). Estas modifican la reacción bioquímica del PA e incrementan su acuosolubilidad para que pueda ser eliminado del organismo. Los tipos de M de un PA por oxidación se clasifican en dos tipos:

1) *La oxidación microsomal.* Esta puede ser del tipo de una reacción bioquímica de oxidación e hidroxilación de grupos alifáticos o aromáticos (N-desalquilación; N-oxidación o N-hidroxilación; sulfoxidación; desaminación; desulfuración, deshalogenación, epoxidación, peroxigenación) o de reacciones de hidrólisis catalizadas por enzimas esterasas. La reacción de oxidación microsomal más común de los PA es la *reacción bioquímica de oxidación*, que implica la adición de oxígeno o la remoción de hidrógeno del PA y tiene una denominación diferente según el sitio donde se origina:

   - *Oxidación microsomal en el retículo endoplasmático liso.* Es la oxidación del PA en células de varios órganos, más comúnmente del hígado, donde las enzimas del sistema CYP_{450} son las responsables de la oxidación del PA.
   - *Oxidación microsomal de componentes subcelulares en el retículo endoplasmático.* Estos componentes subcelulares son llamados subunidades microsomales y pueden ser aislados por centrifugación de los microsomas homogenizados. P. ej., las subunidades microsomales 30_S o 50_S.
   - *Oxidación microsomal de componente primario en el sistema enzimático del CYP_{450}.* Esta es mediada por una enzima reductasa.

2) *La oxidación no microsomal.* Este metabolismo de algunos xenobióticos en el citosol o en la mitocondria celular ocurre mediante enzimas solubles, p. ej., la enzima alcohol deshidrogenasa (EADH), que oxida el etanol a acetaldehído, y la enzima aldehído deshidrogenasa (EALDH), que oxida el acetaldehído a ácido acético para que el organismo lo elimine en forma $CO_2 + H_2O$ por el sudor. Otros ejemplos de enzimas metabólicas son la enzima xantina oxidasa, que convierte la hipoxantina a xantina y la xantina a ácido úrico; la enzima tirosina hidroxilasa, que metaboliza la enzima tirosina a dihidroxifenilalanina (DOPA), un sustrato inicial de la vía metabólica de la síntesis de los neurotransmisores como la dopamina (Do), adrenalina (ADRE), noradrenalina (NA), serotonina (SERO); y la enzima monoaminooxidasa (MAO), que

metaboliza los neurotransmisores intracelulares. Todas estas reacciones bioquímicas endógenas requieren de la coenzima $NADP^+$.

Las reacciones bioquímicas metabólicas de reducción de fase I. Son menos frecuentes que la reacción del M por oxidación de muchos PA. Entre ellas están la nitrorreducción y la azorreducción, p. ej., el M del **etanol**, que antagoniza/reduce la EADH que lo metaboliza a **acetaldehído**, el cual se acumula en la circulación y es un metabolito tóxico que satura el organismo por ser liposoluble, máxime el SNC (neurotóxico).

Las reacciones metabólicas bioquímicas de tipo II o de fase 2. Son reacciones bioquímicas de hidrólisis por metilación, sulfatación, acetilación, con el glutatión o con ciertos aminoácidos (aa). Convierten el PA en hidrosoluble o amplían su hidrosolubilidad, convirtiéndolo en un metabolito(s) inactivo(s) de fácil eliminación. Las reacciones bioquímicas de M por hidrólisis se clasifican en tres tipos: 1) *no microsomal*, en otros sistemas endógenos, incluyendo el plasma, 2) *microsomal* y 3) *la de conjugación*, el PA se conjuga con el ácido glucurónico en el sistema enzimático CYP_{450}, convirtiendo el PA original en un metabolito polar inactivo. En esta reacción de M intervienen enzimas hemoproteínicas específicas biocatalizadoras que inducen o inhiben el M del PA. El M de un PA por hidrólisis se ilustra en el siguiente esquema:

$$CYP_{450} \text{ reducido} \longrightarrow CYP_{450} \text{ oxidado} = RH + O_2 \longrightarrow R\text{-}OH + H_2O$$

Si los PA muy poco liposolubles (hidrófobos) podrían permanecer en el sitio adiposo por periodos casi ilimitados. Por eso, el PA mediante la reacción de fase 2 debe transformarse a un metabolito inactivo/menos activo por hidroxilación previa a su conjugación. Así el PA/metabolito podrá ser excretado por la orina o la bilis. Existen algunos PA de FF, llamados "profármacos", que son inactivos, pero, una vez se absorben en el organismo, se convierten en la forma activa.

Un ejemplo de "profármaco" es la **amoxicilina**, que en el organismo se convierte en **ampicilina** (forma activa). De igual modo, el organismo convierte ciertas moléculas químicas activas (xenobióticos) a metabolitos inactivos, una forma de eliminación fisiológica de substancias tóxicas (desintoxicación).

El polimorfismo genético del M de los PA es propio de cada ser humano único y se clasifica en dos fenotipos metabólicos: el fenotipo de M rápido y el fenotipo de M lento. Ambos fenotipos ocurren mediante una reacción bioquímica asociada a la variabilidad biológica para metabolizar xenobióticos (PA de medicamentos y afines). En ambos fenotipos se afecta el metabolismo del PA de forma individual, lo que puede causar complicación clínica de grado de severidad diferente, según el tipo de PA usado y las condiciones clínicas del individuo.

El fenotipo de M lento implica la ausencia genética de una enzima o de alguna isoforma (isoenzima) específica de la enzima, necesaria para el M de un xenobiótico determinado, p. ej., el PA que presenta metabolismo de fenotipo lento se convierte en un inductor enzimático de otro PA cuando se usan juntos. El fenotipo acetilador rápido/lento modula la incidencia de RAM/tóxica o de ciertas interacciones medicamentosas de la farmacoterapia, p. ej., los individuos que tengan *deficiencia de la enzima acetiltransferasa* muestran un M lento y, a su vez, reacciones bioquímicas de acetilación lenta del PA de la **isoniacida** o del **fenobarbital**, entre otros medicamentos.

La *isoniacida/el fenofarbital* se acumula en el organismo y alcanza una Cp alta hasta presentar RAM/tóxica o alguna complicación clínica. Por el contrario, el fenotipo de M rápido de un PA se relaciona a una disposición genética de una enzima específica que aumenta la transcripción del acido ribonucleico mensajero (mRNA) del sistema enzimático del CYP_{450}. Aunque, en algunos casos, la transcripción del mRNA puede implicar la estabilización enzimática u otro mecanismo que estabilice el mRNA, como un efecto de traslación. Cuando una persona presenta un M de fenotipo rápido del PA, este estimula las enzimas que lo metabolizan, alcanza una Cp subterapéutica y se elimina más rápido.

Las isoformas enzimáticas de la enzima del CYP_{450} que intervienen en el M de los fármacos son alrededor de 150. Estas son codificadas por genes y nombradas por su raíz simbólica abreviada CYP, seguida por un número arábigo que designa la isoforma de la familia o de la subfamilia de la enzima, por una letra mayúscula y un número arábigo subíndice que indica el tipo de la familia de la enzima ($CYP1A_1$). Ver la siguiente tabla:

Las isoenzimas del sistema CYP_{450} son específicas en cada caso individual. P. ej., los fumadores poseen una Cp más alta de estas enzimas e isoformas en el sistema del CYP_{450} y en algunas otras células y tejidos del organismo comparadas con quienes no fuman. Así, el uso de cigarrillo con el PA **nicotina/THC/pasta impura de cocaína**, a pirólisis (combustión) de los PA del cigarrillo, es mediada por reacciones bioquímicas de hidroxilación que originan otras moléculas químicas más tóxicas, como los hidrocarburos policíclicos aromáticos (HPA), metabolitos activos neurotóxicos, cardiotóxicos, hepatotóxicos, procarcinógenos y carcinógenos, los cuales ingresan al organismo por inhalación de humo; los fumadores pasivos, especialmente los niños y las personas inmunosuprimidas, son más sensibles a estas moléculas tóxicas.

Tabla 2.
Isoenzimas del sistema CYP450 implicadas en el metabolismo.

Isoenzimà	Medicamento metabolizado por isoenzima del CYP_{450}
CYP $1A_1$	Teofilina
CYP $1A_2$	Cafeína, ondansetrón, paracetamol, teofilina
CYP $2A_6$	Metoxiflurano
CYP $2C_9$	Ibuprofeno, ácido mefenámico, fenitoína, tolbutamida, warfarina
CYP $2C_{19}$	Omeprazol
CYP $2D_6$	Clozapina, codeína, metoprolol, imipramina
CYP $2E_1$	Etanol, enflurano, halotano
CYP $3A_{4/5}$	Ciclosporina, eritromicina, etinilestradiol, losartán, lidocaína, nifedipina

Fuente: revisión documental de la autora.

Por su parte, la enzima monoaminooxidasa (MAO) presente en el espacio extracelular presináptico en el SNC se constituye en un subtipo de enzima e isoenzima del sistema del CYP_{450}. Allí, los PA (xenobióticos) se metabolizan por un sistema de enzimas e isoenzimas, como las enzimas MAO o las enzimas del sistema citocromo P_{450} (alrededor de 14 familias), codificadas por el genoma humano. Estas enzimas e isoenzimas median reacciones bioquímicas biológicas que convierten el PA a metabolito activo/inactivo mediante el incremento de la solubilidad en agua (polaridad) hacia la depuración y excreción del PA.

La inducción y la inhibición enzimática del M de un PA por otro PA son dos tipos opuestos de mecanismo de interacción bioquímica-farmacológica. Estos ocurren cuando se utilizan dos o más PA juntos y pueden ser de tres tipos: entre medicamento + medicamento, fármaco + alimento o medicamento + prueba de laboratorio. Dichas interacciones son influenciadas por FR múltiples de tipo genético, edad, sexo, historia clínica, dieta, ritmo circadiano, propiedades fisicoquímicas de los PA, dosis, vía de administración, entre otros.

Es importante tener en cuenta los FR para la comprensión de los efectos en el paciente de tipo farmacológico-clínico, prever alguna RAM/tóxica o evitar alguna interacción del PA, a fin de antagonizar algún efecto/interacción no deseada y buscar cómo intervenir la diana del PA de uso terapéutico/no terapéutico, hacia la prevención de una posible complicación al estado clínico del paciente o evitar la inducción de enfermedades de origen medicamentoso.

Un ejemplo común de interacción entre medicamentos es el uso conjunto de la **warfarina** y el **fenobarbital**. Este último causa hipertrofia al retículo endoplasmático liso del hígado, originando un aumento de la actividad del CYP_{450} de 3-4 veces (v) mayor en un periodo de 4-5 días (d). La isoenzima $CYP2C_9$ metaboliza el *fenobarbital* y lo convierte en un inductor enzimático de ella, aumentando la Cp de dicha enzima de 3 a 4 v en el paciente que usa *fenobarbital*, comparado con un CYP_{450} normal de una persona que no lo usa. Esta isoenzima también metaboliza la **warfarina** y hace que su M sea más rápido. Así, cuando se usa junto con **fenobarbital**, este amplía más el M de la **warfarina**. Por eso, la Cp de la **warfarina** decrece y el $t^{1/2}$E es más corto, por lo que el efecto anticoagulante es subterapéutico, pudiendo inducir una coagulación sistémica y demandar un aumento de la dosis para lograr el efecto terapéutico anticoagulante.

Etapa farmacocinética de eliminación y excreción (E) de un PA

La farmacocinética de un PA, es decir, la velocidad de excreción (VoE), se representa por un modelo matemático cuantitativo que muestra una gráfica de la Cp vs. $t^{1/2}$E y una constante de eliminación (Kel) del PA. La Kel indica la probabilidad de VoE vs. t de un PA por el organismo, después del proceso metabólico a través de la excreción renal o de la excreción biliar. El estudio de la VoE vs. t establece los mecanismos de eliminación de los PA. La vía renal es el principal mecanismo de E de estos, pero existen otras rutas, como la depuración y las que se muestran en la siguiente figura 9:

La VoE vs. t de un PA puede seguir dos tipos de modelo cinético: *la cinética de eliminación de orden 0*, la presentan los PA saturables y la disminución de Cp vs. t es lineal. La Cp del PA no depende de la dosis, sino que se mantiene hasta que desciende por debajo de la saturación. Es decir, la variación de la Cp vs. t permanece constante y el PA se excreta según el número de moléculas que se eliminan por unidad de t. Este modelo cinético se acerca a la cinética de Michaelis-Menten (KM), es decir, la relación entre la Cp de saturación del PA en el 50 % del proceso, según la cual, el descenso de las Cp vs. t depende de la dosis máxima ($D_{máx}$) del PA, de los procesos biológicos LADME y de la constante de metabolismo para estimar dos constantes farmacocinéticas del PA del xenobiótico: la Kel y la K de aclaramiento.

La cinética de primer orden. Es común para la mayoría de los PA de medicamentos no saturables disponibles para la E por difusión pasiva, filtración glomeru-

Figura 9.
Vías de eliminación de principios activos de medicamentos.

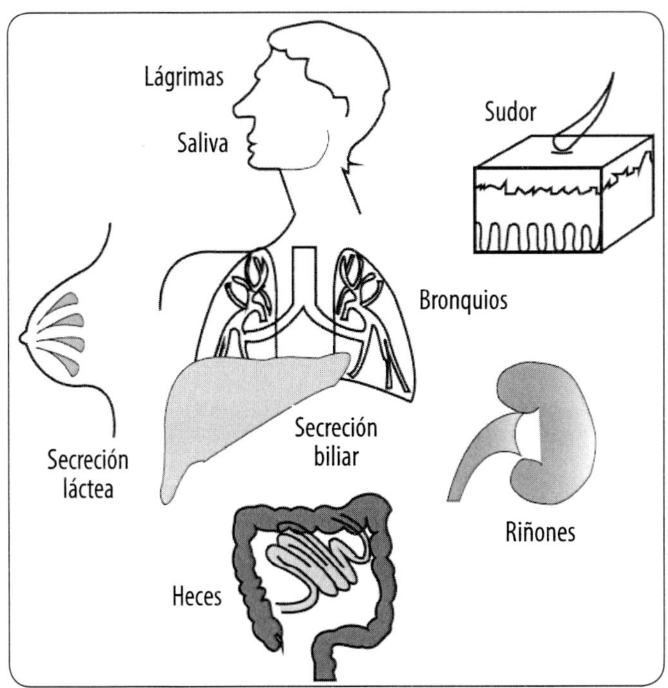

Fuente: elaborado por la autora.

lar y secreción activa. En esta cinética, el descenso de la Cp vs. t es exponencial en una representación gráfica matemática donde la Cp (Y) vs. t (X) es rectilínea (depende de la dosis administrada) y, en su representación semilogarítmica, la Kel es igual a la pendiente de dicha recta.

La cantidad de aclaramiento renal, clearance *(Cl) o depuración del PA.* Es aquel vol. de sangre, plasma u orina que contiene el PA y que se elimina del organismo en un vol. vs. t. La *Cl* es proporcional a la VoD y al $t^{1/2}E$ en el cual la Cp del PA se reduce a la mitad (50 %). Se representa por la ecuación: $t^{1/2}E = Cp/2$. La Cl es el periodo en el cual se elimina un PA del organismo que depende de la VoE, asume un vol. de distribución (Vd) vs. t y a una Kel de 0,693. Se calcula con la fórmula:

$$Cl = Vd\,(Kel) / t^{1/2}E = Vd\,(0{,}693) / t^{1/2}E$$

La VoE puede ser lineal (orden cero) o exponencial (orden uno) y el $t^{1/2}E$ indica el cambio de la Cp del PA por la depuración y el Vd. Este tiene una relación inversa con la Kel y calcula el porcentaje (%) de E mediante la siguiente fórmula matemática, para una cinética de orden 1:

$$t^{1/2}E = \frac{0,693}{Kel} \quad \text{De ahí la } Kel = 0,693 / t^{1/2}E$$

P. ej., una Kel de 0,02 h^{-1} indica que alrededor del 2 % de PA se elimina en una hora; mientras que una Kel de 0,20 h^{-1} señala que el PA se elimina cerca del 20 % en una hora. Esto indica que, a mayor VoE del PA, mayor Kel y menor $t^{1/2}E$. El proceso cinético biológico de E de un PA se realiza en la nefrona (unidad funcional del riñón) mediante tres procesos fisiológicos:

1) *La filtración glomerular.* Consiste en una ultrafiltración del plasma en la red vascular del glomérulo de la nefrona (cápsula de Bowman), donde se realiza el aclaramiento de los PA extraños y metabolitos biotransformados, es decir, la depuración. Esta se determina en el laboratorio en relación a una aproximada de la Cp de la creatina endógena, resultado del metabolismo muscular que se elimina por filtración glomerular y se excreta por la orina.

2) *Reabsorción o transferencia tubular de dos tipos.* Una se hace por *transferencia tubular pasiva* del PA al epitelio del *túbulo contorneado distal* (TCD), una barrera lipoproteica que permite el paso a las moléculas liposolubles (apolares, NI) presentes en el filtrado glomerular que se reabsorben al torrente sanguíneo, dependiendo del pH de la orina y el pK del PA. Otra es la *transferencia por secreción activa del PA*, que consiste en difundir las moléculas más ionizadas de los PA en la sangre y las muy poco liposolubles en la orina a través del epitelio vascular hacia el filtrado glomerular, según la ecuación de Henderson-Hasselbalch.

   La reabsorción o no de un PA en la vía renal está condicionada por el pH de la orina y el pK del fármaco, lo que permite aumentar o disminuir la VoE de un PA y determina la permanencia o excreción de este, es decir, la prolongación o disminución del $t^{1/2}E$ que incide en la acción-efectos farmacológicos. P. ej., si se aplica una dosis simple de **doxiciclina** (ácido débil) a biomodelos experimentales (ratones), su orina se alcaliniza a un pH entre 7,4-8,0. Por tanto, el t de excreción de este PA se disminuye del 60,8 % a alrededor de 39,2 %.

   En contraste, la **doxiciclina** a un pH de la orina entre 5,3-6,3 se excreta en el 37,1 %. Esto explica por qué este antiinfeccioso alcanza una solubilidad máxima en lípidos en su punto isoeléctrico a un pH de 5,6, condición que favorece la reabsorción tubular. Otro ejemplo es la **fenfluramina** (base débil), que, cuando está a un pH de 5 de la orina, la excreción de esta es 20 v mayor comparada con un pH de la orina igual a 8.

De igual modo, la excreción o la reabsorción tubular de los PA se reduce o se aumenta en dos casos importantes: 1) interacción farmacocinética entre dos PA, conforme a su carácter químico (ácido o base débil), pK del PA y pH del compartimiento; 2) interacción farmacodinámica de dos PA que compiten por el mismo sitio de unión a proteínas plasmáticas, como es el caso del ácido acetilsalicílico (**ASA)** y la **warfarina**, entre otros.

3) *Transporte tubular activo.* Este mecanismo de excreción lo presentan los PA ionizados en grado alto y parece que ocurre en el túbulo proximal, mediante dos mecanismos: *uno* para la secreción de PA ácidos orgánicos débiles y *otro* para las bases débiles. Estos pueden ser transferidos a la orina tubular contra gradientes de concentración alta. Entre los PA que se excretan por transporte activo están el **sulfametoxazol**, **ácido oxálico**, **hidroclorotiazida**, **acetazolamida**, **hexametonio**, **probenecid** e **histamina**.

La E de un PA por secreción activa se aprovecha en ciertas interacciones farmacológicas terapéuticas entre dos PA que compiten por esta vía de E. Uno de los PA antagoniza la excreción del otro y aumentas su Cp y el $t^{1/2}$E; un ej.. en la teoría, pero escaso en la práctica, es el uso simultáneo de **ampicilina** con *probenecid*. Este último inhibe la excreción de la *ampicilina*, aumenta su Cp y hace que permanezca más t en la sangre; y, su efecto farmacológico-terapéutico antiinfeccioso es más potente; mientras el **probenecid** se elimina.

La velocidad de eliminación de un PA por excreción biliar

Los PA que se eliminan por *secreción biliar* cruzan las células parenquimatosas hepáticas en una fracción alta frente a la Cp de dichos PA en los sinusoides hepáticos. Las células del parénquima hepático es una barrera biológica porosa entre la sangre y la bilis, permeable al paso de la mayoría de las moléculas de los PA más pequeños que las proteínas. Estos son transferidos a la bilis como metabolitos conjugados, de donde regresan a la sangre por las sinusoides, pasan a la nefrona y son eliminados por la orina.

La secreción vascular activa de un PA de masa molecular mayor de 300 dalton se presenta a la luz tubular como un anión enlazado a las proteínas plasmáticas y por transporte activo pasa de la sangre a la bilis, donde alcanza una concentración mayor que en la sangre. En este sentido, cuando un PA de un fármaco se absorbe en el TGI, este pasa al hígado por la vena porta (interlobular), allí atraviesa los sinusoides hepáticos de los lóbulos del hígado y regresa a la circulación general por la vena hepática central. En consecuencia, el aumento de la excreción biliar del PA es proporcional al tamaño de la masa molecular y también a la disminución de la Vo de excreción urinaria.

Los medicamentos como la **fluoxetina**, la **tranilcipromina**, el **carbonato de Li** y la **griseofulvina** son lipofílicos. Esta última tiene mayor posibilidad de entrar al ciclo biliar, donde aumenta su Cp cuando se administra con alimentos ricos en lípidos. Esta interacción estimula la producción de la bilis y los ácidos biliares, que prolongan el $t^{1/2}E$ y la Cp del PA en el organismo, potenciando el efecto terapéutico antimicótico. Dicha interacción equivale casi a la administración de otra dosis del fármaco, lo que puede potenciar las RAM/neurotóxica anticolinérgica y cardiotóxica de la griseofulvina.

La excreción urinaria e intestinal son rutas de eliminación importantes de algunos PA liposolubles (NI). El carácter polar del metabolito(s) o del PA original determina el aclaramiento renal y, en consecuencia, el $t^{1/2}E$ del organismo es más rápido. En contraste, los PA que tengan *circulación enterohepática* como el **cloranfenicol**, **estilbestrol**, **sulfametoxazol** y el **propranolol**, entre otros, tienen un $t^{1/2}E$ más lento.

La vía de excreción renal de los metabolitos del PA tiene interés farmacológico y clínico por la posibilidad de tratar enfermedades localizadas en órganos del tracto genitourinario (TGU), como infecciones urinarias, o antagonizar una RAM/tóxica. P. ej., para valorar el riesgo indirecto de un PA con índice terapéutico estrecho (ITE) en el lactante que se elimina por la leche materna (**fenitoína**, **teofilina**), mediante el estudio de la VoE del metabolito(s) del PA de estos fármacos en la saliva.

Entre las variables múltiples que afectan el $t^{1/2}E$ de un PA de un medicamento está, entre otras, la *unión a proteínas del PA*. Esta ocurre en diferentes sitios del organismo, como el enlace del PA a la proteína muscular. Un ejemplo son la **lovastatina**, **pravastatina** y la **simvastatina**, cuyo resultado es un $t^{1/2}E$ lento que origina la RAM/miopatía hasta la muerte (rabdomiólisis). El PA unido a una proteína plasmática es farmacológicamente inactivo (no disponible para el organismo), su VoD por el organismo es restringida y su VoE y $t^{1/2}E$ por el riñón es muy largo o no se elimina.

Otro ejemplo: la **oxitetraciclina** y la **ciprofloxacina** se enlazan casi de forma irreversible a iones mono, di o trivalentes (Cl^-, Na^+, Ca^{2+}, Zn^{2+}, Mg^{2+}, Al^{3+}, Fe^{3+}) endógenos o administrados vía exógena (medicamentos multivitamínicos, antiácidos, alimentos), cuya unión celular ocasiona una reacción química de quelación, formando un quelato, compuesto insoluble (inactivo farmacológicamente) que no tiene efecto antiinfeccioso.

La interacción anterior induce RAM/tóxica al fijarse a los tejidos de crecimiento rápido (huesos, pelo, uñas, dientes), principalmente en poblaciones vulnerables (nonatos, neonatos, niños, adultos mayores, embarazadas, premenopáusicas), aumentando el riesgo de alterar el crecimiento, causar osteoporosis, debilitar los dientes y hacerlos más susceptibles a la caries.

En suma, los procesos cinéticos biológicos LADME de un PA de una FF o SENF determinan la biodisponibilidad del PA e inciden en los parámetros farmacodinámicos del inicio de la acción, la intensidad y la duración del efecto farmacológico del PA del medicamento en un t explícito. Los procesos cinético-biológicos LADME se valoran mediante modelos matemáticos, uno de orden cero y otro, más común, de primer orden.

El modelo matemático de primer orden aplica a un PA de una FF de Vo de disolución rápida, como una sln, tabl., cáp., supositorios, entre otras FF de uso por la VO, IM o por vía rectal. El modelo matemático indica la CME que requiere un PA a t de latencia o retardo para alcanzar la Cp sistémica a una Vo constante (Ko).

En este sentido, los PA de medicamentos administrados por vía IV siguen un modelo farmacocinético de VoE bicompartimental más complejo. Este indica la VoD y VoE del PA mediante el valor de la constante de distribución ($t^{1/2}\alpha$) y la Kel ($t^{1/2}\beta$).

La farmacocinética para el uso responsable de los fármacos

¿Para qué y por qué saber lo básico de la farmacocinética?

El conocimiento de la farmacocinética de un PA permite la comprensión del proceso complejo de la comprensión-aprendizaje, una parte de la farmacología básica, la cual capacita en habilidades humanas y académicas integrales para la aplicación del *saber-hacer en el deber ser oportuno y efectivo* de la farmacoseguridad en la cadena del medicamento, especialmente en la prescripción, la dispensación, el seguimiento farmacoterapéutico y la vigilancia farmacológica. Además, ilustra a los profesionales del equipo de salud para que expliquen a los pacientes y a la comunidad en general los efectos terapéuticos y la RAM/tóxica posible e impredecible al organismo por cualquier PA.

Recapitulando lo básico de los procesos biofarmacéutico y farmacocinético para el uso responsable de fármacos:

- De la FF y la vía de administración depende la desintegración y la liberación del PA para que alcance la circulación general con una Cp necesaria en el sitio diana, para producir la acción-efecto farmacológico y clínico y la mínima RAM posible.
- Cuando predomina la forma NI del PA (liposoluble), esta tiene una mayor A, D y concentración en ambos lados de la membrana celular. Asimismo, la forma NI influye en la afinidad del PA por ligarse a un sitio fisiopatológico (Re).
- La elección de prescribir una FF de un PA debería considerar sus propiedades fisicoquímicas que establece la vía de administración, el sitio de aplicación, entre otras, ligadas a las variables diversas de tipo genético, fisiopatológico, iatrogénico y del entorno medioambiental del paciente (tríada farmacoepidemiológica).

1) El efecto del primer paso de un PA

Se refiere al primer metabolismo que tiene una facción de un PA en algún sitio del organismo (estómago, circulación sanguínea, pulmones o hígado). P. ej., el propranolol se une a la albúmina y este complejo no pasa los poros de los capilares, donde presenta cierto metabolismo efecto del primer paso en la circulación sanguínea. El metabolismo de este complejo disminuye la biodisponibilidad y el efecto farmacológico antihipertensivo, razón por la cual debe ingerirse sin alimentos para incrementar su Cp conexa a los efectos de hipotensión arterial y de hipotensión ortostática.

El ciclo enterohepático de un PA

El PA una vez pasa la membrana celular, sigue la circulación mesentérica, pasa a la vena porta hepática, llega al hígado y pasa a la vesícula biliar. En el sistema enzimático del CYP450 inicia el metabolismo de una parte del PA mediante reacción bioquímica de conjugación en la bilis por enzimas hidrolíticas (β-glucuronidasas, sulfatasas, acetilasas); otra fracción del PA la metabolizan enzimas secretadas por la flora saprófita intestinal en el duodeno por reacciones químicas de hidrólisis a metabolitos no polares que se reabsorben a la circulación general y regresan al hígado. Allí son reconjuga dos o excretados por la bilis o son reabsorbidos e inician el ciclo de nuevo; finalmente, otra fracción de PA producto de la hidrólisis por las bacterias del duodeno continúa el metabolismo mediante la reacción de conjugación con el ácido glucurónico, pasa al colon y se excreta por las heces. Este ciclo enterohepático se repite de forma sucesiva hasta eliminarse lentamente más del 98 % del PA, lo que disminuye la Cp del PA en el t y, a su vez, afecta la biodisponibilidad y los efectos farmacológicos deseados del medicamento.

La farmacogenética y la farmacogenómica influyen en el genotipo metabólico. Aquellos efectos farmacológicos de un PA mediados por los cromosomas y ligados a la variabilidad biológica del metabolismo del PA conexo a los efectos farmacológicos. Ellas determinan *la variabilidad biológica metabólica de los PA*, esta varía de forma intraindividual, de una persona a otra y entre poblaciones. Dicha *variabilidad biológica metabólica* depende de factores múltiples en una relación dinámica y estrecha de tríada farmacoepidemiológica, máxime las variables asociadas al ser humano de tipo genético, molecular, iatrogénico, edad, sexo, raza, antecedentes clínicos, estado de ayuno o no. Estos factores influyen las acciones y los efectos del PA mediante procesos biológicos, únicos en cada ser humano único.

Actividad académica de acompañamiento

1) Describa cómo influyen los factores interrelacionados en tríada farmacoepidemiológica en la farmacocinética de PA (analizar figura 4), sobre este análisis, apliquelos al uso frecuente de cinco ejemplos de medicamentos en la APS salud (APS).

2) Después de analizar la figura 10 de vías de administración de un medicamento, analice cómo la vía de administración interviene en la biodisponibilidad del PA de cada una de las FF de los cinco ejemplos de uso común en la APS, consultados en el ítem 1.

3) Analice si el cambio de la Cp del PA en el tiempo incide o no en la cantidad del PA en el sitio de acción (biofase) y en el efecto farmacológico-clínico. Argumente su respuesta.

4) Realice el ejercicio de enunciar, describir y comparar. ¿En cuál compartimiento (en la glándula mamaria o en la circulación sanguínea), la eritromicina alcanza A y distribución mayor? Luego analice los efectos de la eritro-

micina en cada uno de los compartimientos y sus implicaciones diversas para el paciente.

Figura 10.
Vías de administración de un medicamento e influencia en la biodisponibilidad

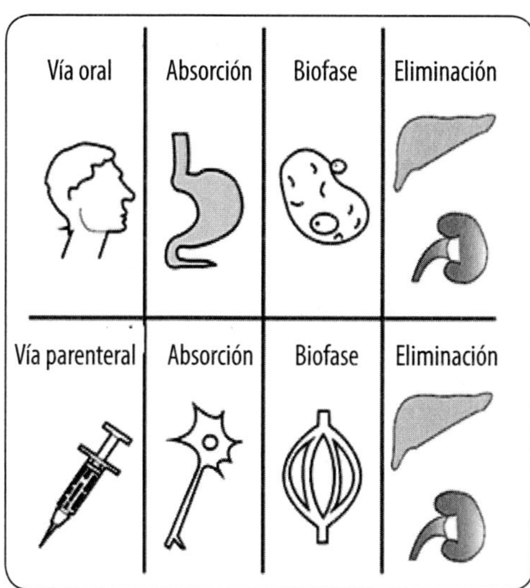

Describa cómo la vía de uso del PA de las FF de los cinco ejemplos registrados en el INVIMA de uso común en la APS, consultados en el ítem 1, afecta su biodisponibilidad. Analice si el cambio de la Cp/t del PA incide o no en la cantidad del PA en el sitio de acción (biofase) y en el efecto farmacológico.

Fuente: elaborado por la autora.

5) Consulte cinco medicamentos que presenten efecto del primer paso y cinco que tengan ciclo enterohepático. Analice las diferencias conceptuales entre estas nociones.

6) Analice en la siguiente tabla 3: ¿en cuánto $t^{1/2}$E y en cuántas h se elimina más del 98 % de la Cp de etanol vs. t, ingerido de una botella de aguardiente de 375 ml?

Tabla 3.
Tiempos de vida de eliminación del etanol en el tiempo.

# de $t^{1/2}$E	mg iniciales	mg eliminados	% total de eliminación
0	56,25	56,25	00,00
1	28,13	28,13	50,00
2	14,06	42,19	75,00
3	7,03	49,22	87,50

4	3,52	52,73	93,75
5	1,76	54,49	96,88
6	0,88	55,37	98,44
7	0,44	55,81	99,22
8	0,22	56,03	99,61
9	0,11	56,14	99,80
10	0,05	56,20	99,90
11	0,03	56,22	99,95
12	0,01	56,24	99,98
13	0,01	56,24	99,99
14	0,00	56,25	100,00

Después de analizar este ejercicio como referente, haga la misma instrucción con la administración de una dosis única de la fluoxetina (depresor selectivo del SNC. Antidepresivo de segunda generación).

7) Enuncie, describa y analice para cada tipo de interacción metabólica de los PA que se metabolizan por la misma isoenzima CYP señalada en las siguientes tablas 4 y 5:

Tabla 4.
Medicamentos inductores enzimáticos del CYP_{450}

Inductor enzimático	Interactúa con... y disminuye su metabolismo
Fenobarbital	Warfarina
Rifampicina	Etinilestradiol, levonorgestrel
Griseofulvina	Betametasona, prednisolona (y otros glucocorticoides)
Fenitoína	Ciclosporina
Etanol (alcohol)	
Carbamazepina	

Tabla 5.
Medicamentos inhibidores enzimáticos del CYP_{450}

Inhibidor enzimático	Interacciona con... y aumenta su metabolismo
Disulfiram	Warfarina
Alopurinol	Mercaptopurina
Cloranfenicol	Fenitoína

Inhibidor enzimático	**Interacciona con... y aumenta su metabolismo**
Prednisona	Imipramina (antidepresivos tricíclicos), ciclofosfamida
Cimetidina	Amiodarona, fenitoína,
Eritromicina	Ciclosporina, teofilina
Ciprofloxacina	Teofilina

Fuente: revisión documental por la autora.

Capítulo 2

Farmacodinamia de un fármaco en los procesos biológicos

Objetivos generales

Ofrecer conceptos teóricos que capaciten a los estudiantes y orienten a profesores y profesionales del área de la salud en el valor del conocimiento básico de la farmacodinamia como herramienta educativa que aporta a diferenciar entre los efectos terapéuticos deseados o no del PA de la FF o SENF de tipo agonista o antagonista.

Razonar el estudio de la farmacodinamia del MA bioquímica, molecular, celular o física entre el PA y estructuras celulares que originan la acción y el efecto primario del PA, considerando que estos procesos biológicos son paralelos a la farmacocinética del PA e intuir el alcance de estos procesos complejos de los PA de los medicamentos y afines de interés clínico en la APS, según necesidad del paciente y enfoque de uso racional.

Conceptos y diferencias entre términos relacionados

La farmacodinamia y la **farmacotóxico-dinamia.** Estudian los mecanismos de interacción (la unión) entre un PA y la(s) célula(s) diana o blanco (estructuras celulares del organismo de carácter proteico macromolecular) que desencadenan una acción-efecto farmacológico terapéutico o tóxico, respectivamente, mediante reacciones celulares, bioquímicas y moleculares, entre otras.

Afinidad. Del fármaco por su(s) Re. Se denomina CE_{50} la concentración necesaria de PA para producir el efecto farmacológico o tóxico en el 50 % de una población. Los efectos adversos del PA o RAM se deben, por lo general, a que se une a Rs inespecíficos distintos y de afinidad diferente (valor de CE_{50}).

La acción farmacológica y acción tóxica. Es aquella interacción endorgánica entre una molécula(s) pequeña(s) de un PA o ligando de un medicamento o tóxico con su Rs en una célula, tejido o sistema endógeno, donde se forma un complejo entre el PA unido al bioR. Este complejo en el equilibrio activa el sistema del segundo mensajero e induce cambios intracelulares endorgánicos de tipo fisiológico, celular, bioquímico o molecular (acciones farmacológicas de tipo terapéutico [deseada] y nociva [no deseada]). Se caracteriza porque no se puede observar mediante los órganos de los sentidos y es muy difícil de valorar por técnicas experimentales convencionales.

El efecto farmacológico principal deseado o terapéutico. Es la manifestación exógena de la acción endógena del PA del medicamento y afines, droga, APST, como resultado de la modificación intracelular, molecular o bioquímica sobre células, tejidos, órganos o en un sistema vivo. Se identifica por los órganos de los sentidos y técnicas convencionales.

El efecto tóxico, RAM o efecto no terapéutico. Es aquel efecto nocivo sobre las células, tejidos, órganos y sistemas endógenos. Se presenta, por lo general, a dosis altas e implica efectos deletéreos directos para el estado de salud y clínico del paciente.

El efecto secundario. Un efecto remoto consecuencia indirecta de la acción principal producida por el medicamento en el organismo.

El efecto colateral. Es aquel efecto que se produce por dosis terapéutica del medicamento y corresponde a su acción farmacológica inevitable, pero no deseable. P. ej., la morfina produce un efecto analgésico potente, terapéutico deseado, pero es inevitable que a la vez origine el efecto colateral de dificultad respiratoria (disnea) hasta ser fatal.

El efecto iatrogénico. Se fundamenta en un daño causado por cualquier tratamiento o procedimiento realizado por un profesional del área de la salud.

El efecto idiosincrático. Es aquel efecto deseado o RAM propia de cada ser humano a un PA de un medicamento. Además, se refiere a la posibilidad de que los fármacos representen un FR, pues pueden producir RAM no deseada, ocasionando síntomas y signos clínicos o una enfermedad medicamentosa.

El efecto de hipersensibilidad, hiperreactivo o hipersusceptibilidad. Consiste en una acción farmacológica anormal (patológica) de un individuo a un PA. Es un efecto exagerado independiente de la dosis administrada de un medicamento y distingue a la persona que es o se vuelve alérgica.

Anafilaxis o anafilaxia. Se trata de una reacción inmunológica entre un Ag y un anticuerpo, exacerbada por exposición previa a un xenobiótico (antígeno), como el PA de medicamentos y afines, alimentos, plantas, animales, entre otros. Esta causa un efecto de hipersensibilidad mediada por inmunoglobulinas (anticuerpos) y la liberación significativa de sustancias vasoactivas como la histamina, quinina, prostaglandinas (PG_S), entre otras, que afectan el SCV y el sistema dérmico del organismo hasta ser letal.

Índice terapéutico. Es el valor del rango de la dosis administrada que determina la eficacia y la seguridad de los PA de medicamentos y afines; relaciona la dosis efectiva 50 (DE_{50}) y la dosis letal 50 (DL_{50}). Este relaciona la dosis terapéutica y la dosis tóxica; las cuales se altera según determinantes crono-biológicos. P. ej., el IT de medicamentos anti-tumorales, anti-infecciosos, anti-depresivos y de fármacos de acción hormonal, entre otros.

La DE_{50}. Se define como aquella dosis de un PA capaz de originar el 50 % de eficacia máxima farmacológica en el 50 % de los animales en experimentación. En efectos graduales de un PA, es la cantidad que causa *efecto del todo o nada.*

DL_{50}. La dosis letal 50 especifica la cantidad de un PA capaz de originar la muerte al 50 % de los individuos de una población en estudio.

Cronofarmacología o cronoterapia. Se define como el estudio de la variación de la farmacocinética y de la farmacodinamia de los PA de los medicamentos en función del reloj biológico y los ritmos circadianos para establecer el tipo de medicamento más eficaz a prescribir, la hora más conveniente de la administración, la dosis y la frecuencia.

La farmacoseguridad. Se define como el estudio de los PA de los medicamentos haciendo énfasis en dos áreas esenciales de las ciencias farmacéuticas conexas a la salud pública: (1) el seguimiento farmacoterapéutico (SFT) hacia la construcción de una cultura de la prevención de FR relacionados con problemas asociados al uso de los medicamentos y afines (PRUM), unidos a la adherencia al tratamiento; (2) la vigilancia farmacológica (VF) posmercadeo al uso de los medicamentos para la identificación, valoración, comprensión y prevención de eventos adversos o algún PRUM.

Generalidades de la farmacodinamia de un PA

La farmacodinamia de un PA implica el estudio de los conceptos teóricos y las técnicas experimentales de la fisiología, bioquímica, microbiología, farmacogenética, farmacogenómica y patología para entender la interacción del PA (molécula química) con las estructuras biológicas del ser humano, donde se origina un complejo PA-Rs y desencadena acción-efectos de tipo farmacológico y clínico deseados y no deseados. Además, estudia cómo intervenir un efecto farmacológico no deseado, precisar el uso terapéutico, la frecuencia de la dosis y las contraindicaciones, entre otros.

Las modificaciones farmacodinámicas endógenas de un PA pueden ser de prototipo celular, bioquímico o molecular. Estos cambios dependen de la Cp que el PA alcanza en el sitio diana a una Vo dada en un t y de la afinidad del PA por ciertos Rs endorgánicos en una cantidad suficiente en determinada h del día. Además, dichas modificaciones (acciones farmacológicas) son dependientes de variables múltiples interrelacionadas en forma de tríada farmacoepidemiológica entre PA, el ecosistema del ser humano y el ecosistema medioambiental, las cuales intervienen en el inicio, la intensidad y la duración de los efectos farmacológicos del PA de la FF o SENF en el t.

Estos conceptos se observan en muchos ejemplos cotidianos de varios APST por prescripción y automedicación, p. ej., el uso de la **morfina**, **meperidina**, **tramadol HCl** y la **heroína**. Estos fármacos interaccionan con bioreceptores específicos (bio-Res) del SCV y originan un complejo. P. ej., la morfina se une al Re del dolor y a receptores inespecíficos. Este complejo induce también al estímulo de los neurotransmisores adrenalina (ADRE) y noradrenalina (NDRE) de acción estimulante en tejidos, órganos o sistemas vitales, como el SCV, y depresión del centro respiratorio en el SNC. El cambio bioquímico en la molécula del neurotransmisor genera las acciones farmacológicas no deseables (cardiotóxica y neurotóxica) con el riesgo de que se produzca desde RAM/tóxica de depresión respiratoria, arritmias, paro cardiaco e infarto agudo del miocardio (IAM) hasta la muerte.

El MA y la acción farmacológica de los medicamentos mencionados no se aprecian con los órganos de los sentidos, pero la expresión de la acción farmacológica se observa mediante los síntomas y signos clínicos de la persona que son los efectos de tipo terapéutico y no terapéutico RAM. P. ej., con el órgano de la visión (contracción notoria de la pupila); con la auscultación (aumento de la FC y reducción de la frecuencia respiratoria). Estos efectos farmacológicos se pueden evaluar clínicamente y mediante técnicas convencionales de imagen con un escáner, fisiógrafo o con el electrocardiograma (ECG), estos dispositivos valoran efectos orgánicos en el miocardio.

Otro ejemplo, el MA farmacológica del ibuprofeno es la interacción de este PA con ciertas PG_S y leucotrienos; esta causa la acción principal de antagonizar PG_S y Leucotrienos, cuyo efecto deseado es disminuir/antagonizar la inflamación y quitar el dolor (analgesia). Pero, a la vez, produce efectos no deseados, RAM/tóxica, como lesionar el riñón (nefrotóxico) y alterar la mucosa del estómago (gastrotóxico).

El estudio del MA farmacológico-clínico de los PA se basa en los conceptos de receptor específico (Re) y receptor inespecífico (Rs) de un PA. Se define Re como una estructura molecular endógena específica (*biofase*) de carácter proteico, como una enzima, hormona, neurotransmisor o ion, donde se une el PA o su(s) metabolito(s) o ligando en una relación directa a la Cp del PA vs. t. La unión del PA del fármaco (F) al Re (F-Re) forma un complejo mediante una reacción bioquímica de enlaces iónicos, enlaces covalentes, puentes de hidrógeno o fuerzas de Van der Waals. El complejo F-Re acoplado induce procesos de señalización de transmisión nerviosa de mensajes intercelulares, interpretados por las células mediante mecanismos moleculares y bioquímicos complejos. Las células receptoras son sensibles a cambios pequeños de la Cp del PA bioactivo en el t, la cual evidencia la acción y el efecto del PA, como se enseña en la siguiente figura 11:

Figura 11.
Interacción farmacodinámica entre el principio activo y receptores orgánicos .

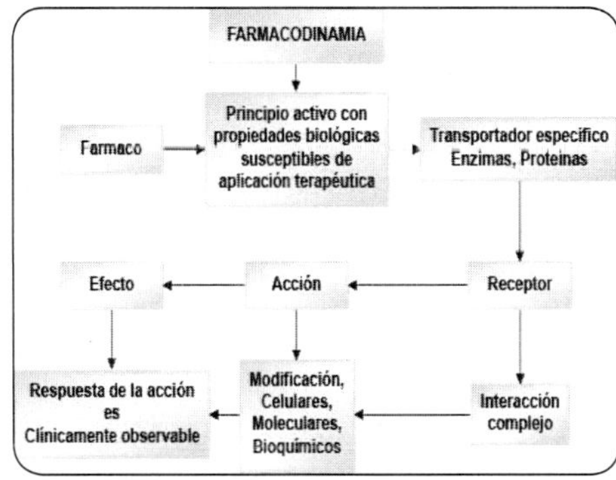

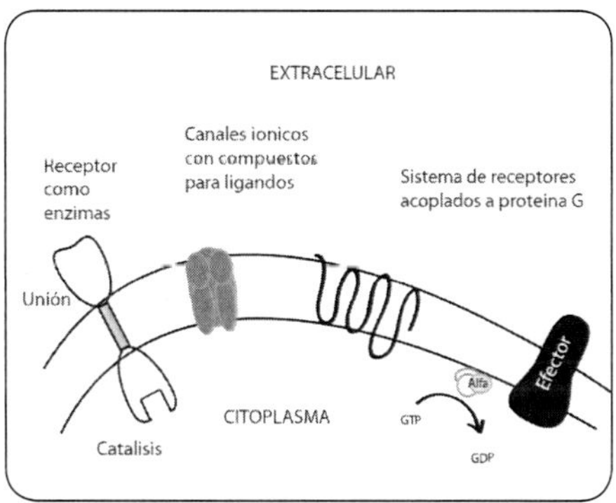

A la izquierda, concepto de farmacodinamia (elaboración de la autora). A la derecha, perfil del mecanismo de interacción entre el PA y Rs de la membrana celular que induce una transmisión de señales y causa el efecto farmacológico. Fuente: tomado y modificado de *Farmacología: texto y atlas*, p. 29.

La célula Re es una molécula bioquímica de un organismo vivo que tiene una estructura compuesta por un sistema de células superficiales que, al interactuar, inician señales por medio de proteínas de tipo cinasa o fosfatasa que se comportan como Rs intracelulares, como el segundo mensajero guanosín trifosfato (GPT). Estas proteínas permiten la interacción de la célula, el tejido o el órgano con otras moléculas (Rs) que ligan el PA del F. Este complejo por la unión entre F-Re y F-Rs produce una transmisión de señales e impulsos nerviosos (actividad intrínseca), es decir, el MA, seguido de la acción y los efectos farmacológicos y clínicos.

El mecanismo de acción, acción-efecto terapéutico y RAM/tóxica del PA

Los procesos farmacodinámicos biológicos del PA de una FF en un organismo vivo originan el MA, la acción y el efecto terapéutico o RAM/tóxico del PA. El estudio de estos procesos son teorías aceptadas o hipótesis probables, pero no certezas rigurosas. Ello debido a la variabilidad biológica, que hace muy complejo para las ciencias médicas probar un hecho biológico absoluto, pues este depende de factores múltiples. Un hecho biológico se relaciona a una hipótesis mediante datos obtenidos de varios ensayos *in vitro* e *in vivo* en células, animales, seres humanos y poblaciones distintas (farmacoepidemiología), mediante los cuales los efectos farmacológicos y clínicos del PA se asocian en cada ser humano único con la hiposensibilidad, sensibilidad o hipersensibilidad, en cada caso concreto.

La ciencia de la farmacodinamia parte de la farmacología básica y estudia tres parámetros esenciales del PA de los medicamentos: la **afinidad**, la **selectividad** y la **especificidad** por una macromolécula (Re). El PA se une al Re y forma un complejo F-Re; esta interacción bioquímica es reversible e induce a una biotransformación configuracional, molecular, celular o bioquímica endógena que causa una(s) acción(es) y efecto(s) favorable(s) o desfavorable(s). La acción-efectos farmacológicos dependen del ritmo biológico del ser humano durante las 24 h del día (cronofarmacología). Este orienta la hora más conveniente a la cual debe administrarse el fármaco para que alcance la *Cp adecuada en el sitio diana* y origine la acción-efecto farmacológico que sea mejor tolerado.

Así se asegura la eficacia y la seguridad de la farmacoterapia, es decir, la cronoterapia pertinente, en especial para prevenir el riesgo (R) y aprovechar el beneficio (B), es decir, valorar el R/B del uso del medicamento para prevenir o controlar la intensidad de los síntomas y signos de una enfermedad que varía a través del t, como la rinitis alérgica, artritis, asma, IAM, ICC, cáncer, accidentes cerebrovasculares, depresión, la úlcera péptica, entre otras.

De modo que los *efectos farmacológicos* (deseado y RAM) son el resultado del MA farmacológica de un PA que origina otras reacciones bioquímicas posteriores a la unión del F-Re, en las que interviene un segundo mensajero que activa el mecanismo celular y orienta el efecto de *señalización* del complejo F-Rs a otras células, tejidos, órganos y sistemas *distintos al sitio diana*.

Entre algunos ejemplos de MA de un PA están: cómo causa la contracción o relajación del músculo liso; cómo estimula o antagoniza las funciones del SNC; cómo afecta la secreción de una glándula; cómo influye en el cambio de la permeabilidad de la membrana celular para la apertura o el bloqueo de un canal iónico; cómo un PA estimula o inhibe un neurotransmisor, una enzima o una proteína intracelular.

Un ejemplo: el MA del **salbutamol** es la manera selectiva como este PA se liga a Re-β_2 de la ADRE (agonista adrenoreceptor), donde activa los sistemas del segundo mensajero, la enzima adenilciclasa y la vía del trifosfato de inositol (TPI) y produce el efecto farmacológico deseado, la broncodilatación.

Clasificación de un PA según la afinidad por receptores endorgánicos

El PA de un medicamento tiene afinidad por ciertos Rs orgánicos, los cuales se tipifican en Re y en Rs no específicos. Los Res son de *carácter proteico*, donde el PA se liga y se fija. P. ej., un PA puede activar la apertura de *canales iónicos* selectivos (otros Rs), como el canal *de calcio —Ca^{2+}—, potasio —K^+—, sodio —Na^+—, cloruro —Cl^-—*, nombres propios estructuras biológicas *adyacentes al sitio diana*. El PA tiene afinidad por alguno de estos canales iónicos, donde se une de forma específica y permite el ingreso del ion respectivo, una puerta de entrada a un neurotransmisor como la *acetilcolina (ACh), la adrenalina (ADRE), el glutamato, el ácido gamma-aminobutírico (GABA), la glicina* o a *un segundo mensajero* para inducir un efecto farmacológico estimulante o depresor, agonista o antagonista en el organismo.

Los canales iónicos. Se definen por las características selectivas de los iones, como la estructura y el tamaño del poro, su revestimiento celular y el mecanismo de apertura-cierre que controla la transición entre el estado abierto o cerrado del canal. Están localizados en la membrana celular y algunos actúan como Re o Rs transmembrana, ligados a la enzima trifosfato de guanosina (GTP), dependiente de la proteína G. *Los canales iónicos* inciden en el tipo de acción-efectos farmacológicos terapéuticos o RAM/tóxica del PA. En general, el PA, aunque se localice en sus Re, también puede tener afinidad por otros Rs, tales como:

1) *Rs diferentes de ligandos diversos.* Actúan por mecanismos bioquímicos similares de los Rs ligandos del PA, como los Rs de la NA y de la acetilcolina (ACh).

2) *Rs múltiples.* Interaccionan con moléculas o iones pequeños específicos de algunos PA o excipientes por mecanismos que no involucran la interacción directa con Re del PA. La acción del PA depende de su afinidad por los Res y los Rs múltiples, conexa a la Cp del PA en el sitio diana, cuya modificación exhibe los efectos farmacológicos. P. ej., el **gluconato de calcio** administrado por vía IV en dosis altas aumenta la concentración intracelular del Ca^{2+}, lesiva a las células de órganos o tejidos, y altera la función celular (acción farmacológica no deseada). El Ca^{2+} intracelular induce efectos farmacológicos en el metabolismo, excitabilidad neuronal, muerte celular, contracción muscular y vascular (vasoespasmo coronario e irritación del miocardio), entre otras.

En este sentido, la acción farmacológica se caracteriza porque no se ve, no se palpa y es muy difícil de medir. Por el contrario, el *efecto farmacológico* por sobredosis de **heroína** se puede observar y valorar por signos clínicos en el SCV, como disminución de la FC, bradipnea y miosis puntiforme. Además, en el SNC, por depresión respiratoria (RAM/tóxica).

La RAM/tóxica de un PA son efectos que ocurren por medio de *aceptores* denominados *Rs transmembrana.* Estos actúan por mecanismos distintos a un ligando específico; una vez se acopla a la forma estructural del Re, el PA se enlaza para influir en la *integración* de las señales; desde el complejo F-Re y F-Rs inespecíficos *regula las acciones* (modificaciones) celulares a través de los sistemas de Re y de Rs-efectores en la célula blanco. Dicho complejo desencadena modificación en la estructura y función celular, produciendo acción-efecto farmacológico positivo o negativo, mediante los siguientes dos mecanismos:

1) *Mecanismo directo.* El PA del F se une a una proteína (P) de una célula diana; su acople origina el complejo efector PA-proteína (F-P).

2) *Mecanismo indirecto.* El PA se une a un Re selectivo, quizás una proteína efectora que no es el componente celular final en la cadena de la interacción y señalización entre F-P. Este requiere sintetizar o liberar otro PA señalizador de mensajes que reconozca el complejo F-P, blanco o sitio celular. Allí, un metabolito secundario o un ion, denominado *segundo mensajero*, por medio de otras moléculas intermediarias llamadas transductores o a través de impulsos nerviosos, transmite el mensaje a otros blancos celulares en órganos o sistemas orgánicos donde causa efecto terapéutico o RAM probable.

Este proceso complejo de interacción farmacodinámica es similar a la unión de una enzima a un *sitio activo* de un sustrato que sigue parámetros similares a los de la ecuación de Michaelis Mendell, referente para describir la relación entre el efecto farmacológico y la CE_{50}. Ejemplos de estos son los Res de **etanol, fenobarbital, meprobamato, fenitoína** (depresores selectivos del SNC, hipnosedantes ansiolíticos), como se indica en la figura 12:

Figura 12.
Mecanismo de acción de un PA para originar acción y efectos farmacológicos

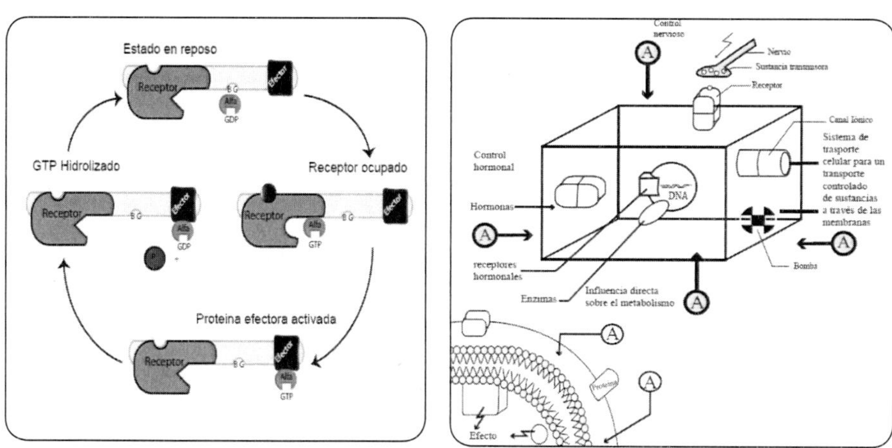

En la izquierda, se ilustra el rol de la proteína G en la unión PA-Re. A la derecha, se indican sitios de acción celular farmacológica de un PA. Fuente: tomado y modificado de *Farmacología: texto y atlas*, p. 69.

Según lo planteado, el PA de un medicamento unido al Re produce modificaciones favorables y desfavorables, pero a la vez regula o modifica funciones fisiológicas del organismo. En este proceso, la molécula química del PA identifica y reconoce la molécula bioquímica Re e interacciona también con otras moléculas endógenas determinadas para transmitir la propagación de una señal reguladora a la célula diana, tejidos y órganos (efecto).

La acción y efectos farmacológicos de los PA son modulados en el organismo conforme a la *ley de Clark o ley de acción de masas*, según la cual, el efecto farmacológico favorable o desfavorable depende del Re y del número de Rs ocupados por el PA hasta un efecto máximo (saturación), siguiendo una relación lineal entre la ocupación de Rs por el PA según su *afinidad* y *selectividad*, que depende de la concentración efectiva 50 (CE_{50}), a la cual el PA alcanza la eficacia media máxima ($E_{50máx}$), es decir, el efecto farmacológico.

Clasificación de los tipos y subtipos de receptores de algunos PA

Los receptores de los PA de fármacos son medicamentos de tipo agonista o antagonista, la cual depende del tipo de enlace del PA a sus Re y a sus Rs no específicos, mediante reacciones bioquímicas reversibles, tales como uniones iónicas, puentes de hidrógeno, fuerzas de Van der Waals y por reacción bioquímica no reversible, es decir, enlace covalente. Esta última es de acción muy prolongada y es la RAM/tóxica (no deseada). Los tipos de Rs principales son:

Receptores selectivos simpaticomiméticos o adrenérgicos. Mimetizan, simulan o emulan las acciones y efectos farmacológicos endógenos de los receptores alfa (α_1, α_2) y beta (β_1, β_2 y β_3) de los neurotransmisores adrenalina (ADRE) y noradrenalina (NA), también llamadas epinefrina y norepinefrina, respectivamente.

Receptores selectivos parasimpaticomiméticos, colinomiméticos o colinérgicos. Emulan la acción-efectos farmacológicos de neurotransmisores endógenos como la acetilcolina (ACh) sobre Re de la muscarina (MU), llamados *muscarínicos* M_1, M_2, M_3 y M_4, y de la nicotina, llamados *nicotínicos*, los cuales son antagonizados por la **atropina**, **tubocurarina** y **pancuronio** (relajantes neuromusculares).

Receptores proteínas cinasas con dominio enzimático intracelular. Están ligados a una proteína diana en membranas celulares plasmáticas mediante una reacción bioquímica de fosforilación. Esta interacción causa acciones farmacológicas individuales o influye las interacciones con otras proteínas reguladoras o efectoras. Los Rs proteínas cinasas se clasifican en cinco subtipos básicos, entre otros:

1) *Receptores de la enzima tiroxina.* Estos Rs tienen efectos enzimáticos en la fosforilación de residuos específicos de la hormona tiroxina, la hormona insulina y en proteínas intracelulares (blanco), donde se fijan formando el complejo Re-tiroxina-PA que desencadena reacciones bioquímicas que conducen al efecto celular del PA de aumentar o disminuir la secreción de la hormona tiroxina, según el caso. P. ej., la acción de la unión de un PA a Re de la hormona de la insulina induce efectos sobre el factor de crecimiento epidérmico y la unión a Re de plaquetas induce efectos de agregación o disgregación plaquetaria.

2) *Receptores de enzimas proteínfosfatasas, treonina quinasas o serina/treonina-serina.* Se ensamblan a hormonas en un dominio catalítico extracelular y forman un complejo de cadena corta de aa hidrófobos. Este complejo cruza la membrana plasmática y se une a la proteína intracelular, donde produce

cambios celulares (acción) y origina la transducción de señales intracelulares, el efecto farmacológico.

Estos subtipos de Rs cinasas ligan una variedad de proteínas adaptadoras de señalización de mensajes endógenos que inducen efectos farmacológicos. P. ej., ellos enlazan al factor 2 asociado al Re o a una proteína de dominio de muerte celular de factor de necrosis tumoral (TNF). Se destaca de estos Rs las isoformas de enzimas receptoras del factor beta (β), transformadoras del crecimiento celular.

3) *Receptores proteínas cinasas sin dominio enzimático intracelular.* Son enzimas que tienen importancia en experimentos celulares de tipo bioquímico y genético. Estos Re ligan o activan enzimas cinasas citosólicas independientes en la membrana celular en respuesta a un PA agonista. Entre estas enzimas están las enzimas fosfatasas de tiroxina, que interaccionan con Rs de péptidos neurotrópicos y con Rs antigénicos de los linfocitos T y B, desencadenando reacciones de fosforilación para su efecto regulador farmacológico.

4) *Receptores con otra actividad enzimática.* Presentan dominio intracelular por otra enzima ciclasa de guanina que sintetiza el segundo mensajero, el guanosín monofosfato cíclico (GMP_C), acoplado a Re de feromonas en invertebrados. Así, el GMP_C envía otras señales de mensajes endógenos diferentes a la actividad de una proteína cinasa.

5) *Receptores acoplados a proteínas G reguladoras.* Son una familia de proteínas heterotrimétricas hidrófobas con subunidades denominadas con los símbolos alfa (α), beta (β) y delta (δ) ubicadas en la membrana plasmática. Asimismo, varias proteínas G pueden ser reguladas por Rs de algunos PA que presentan efectos farmacológicos al antagonizar o al potenciar moléculas que transmiten señales de mensajes por otras enzimas o canales iónicos de la membrana celular. Los Rs acoplados a proteínas G son utilizados por los neurotransmisores NA, serotonina (SERO), Do, PG_S (eicosanoides) y hormonas peptídicas entre otros compuestos endógenos.

Un ej. de estos Rs es el Re de la trombina, que antagoniza la acción de la enzima adenilciclasa y activa la enzima fosfolipasa C, por interacción con dos proteínas G diferentes. De igual forma, una sola proteína G puede regular varias moléculas efectoras mediante la interacción entre el Re-proteína G-órgano efector. Esta interacción establece redes complejas de efectos farmacológicos convergentes y divergentes que permiten una regulación polifacética de la señalización de los mensajes de un PA, por medio de un Re de un neurotransmisor endógeno de tipo colinérgico nicotínico o muscarínico, noradrenérgico, serotoninérgico, dopaminérgico o Re de benzodiacepina. Estos Re interaccionan con proteínas efectoras específicas ligadas a la proteína GTP en sitios precisos del citoplasma, encargadas de la regulación y de la selectividad de diferentes proteínas, como la enzima adenilciclasa, las fosfolipasas A_2, C y D y de canales iónicos fijados para el Cl^-, Ca^{2+}, Na^+, K^+.

Receptores proteínas cinasas sin actividad enzimática intracelular. Están acoplados directamente a canales iónicos con múltiples subunidades que forman el canal para la entrada de ligandos. Un ejemplo son los canales Cl^- acoplados en forma alostérica a los Res del **diazepam**, **clonazepam**, **alprazolam** (depresores selectivos del SNC-hipnosedantes). Al formase este complejo, se modifica el potencial de acción (PoA) de la membrana celular o de la composición iónica que se hace más polar. Esto induce la transmisión de señales a través del impulso nervioso cerebral, la acción depresora selectiva del SNC que causa el efecto hipnótico sedante y ansiolítico potente.

Los canales iónicos tienen importancia farmacológica y toxicológica (RAM-neurotóxica), como en el uso de **diazepam**, **clonazepam**, **alprazolam**, debido a que estos medicamentos transportan el ion Cl^- y estimulan la apertura de su canal al estimular los Res de la isoforma $GABA_A$ que aumentan la entrada de GABA, neurotransmisor depresor del SNC. Estos Re $GABA_A$ activan el canal de K^+ o inhiben el canal de Ca^{2+} en el cerebro, entre otros; además, estimulan otros neurotransmisores, como el aspartato, el glutamato, el ácido glutámico tipo N-metil-D-aspartato (NMDA), la glicina y el ácido nicotínico en el sistema nervioso autónomo colinérgico.

Receptores que regulan la transcripción del ADN. Se encuentran intracelularmente y pueden ser de dos tipos: (1) *Re de un gen* que *se une al ADN en ausencia de las hormonas tiroideas* (T_3 y T_4) y actúa modificando la transcripción del ADN; (2) *Re de un gen que se une al ADN en presencia de las hormonas tiroideas.* Estas hormonas activan el gen, el cual, a su vez, estimula la transcripción del ADN. P. ej., la **prednisolona**, **hidrocortisona** y **dexametasona** se unen a su Re y conforman el complejo F-Re, que, en presencia de la hormona tiroxina, altera la transcripción del ADN intracelular.

Estudio del mecanismo de acción del PA de un fármaco antagonista o agonista

Los estudios teóricos y experimentales de los mecanismos de unión del PA a sus Re se acercan al concepto de estructura de dominio, el cual permite avanzar en los conocimientos de la estimulación de un PA agonista o antagonista que causa modificaciones diferentes de tipo celular, molecular, biológico y bioquímico; responsables de la acción y el efecto farmacológico del PA. Las estructuras de dominio se consideran de dos tipos:

1) *Dominio de unión del ligando (PA).* El PA del fármaco identifica la estructura de dominio de los Res y afinidad por estos en la secuencia de un aa primario o de la estructura tridimensional de una proteína, donde se establece la estructura compleja entre el ligando acoplado al Re (F-Re), unión que desencadena la acción y los efectos farmacológicos. Este tipo de dominio tiene importancia para los PA con ITE como la **warfarina** y la **β-metildigoxina**. Este tipo de medicamentos debe usarse con precaución, ya que altera el transporte iónico (vital para la mayoría de las células) al unirse a su Re y antagonizar la enzima adenosín trifosfato parcialmente dependiente de sodio (Na^+) y potasio (K^+).

   Este MA farmacológica es dependiente de la enzima Na^+-K^+/ATP_{asa}, la cual aumenta la concentración de Na^+ intracelular y se intercambia por el Ca^{2+} extracelular, aumentándose el Ca^{2+} intracelular. Este incremento causa inotropismo (+) y crece el riesgo de taquiarritmia (RAM/tóxica). La **β-metildigoxina**, por estos efectos, tiene un ITE y hoy se usa poco, ya que cualquier cambio en la dosis terapéutica puede causar una RAM/tóxica.

2) *Dominio de unión al órgano o tejido efector.* El PA tiene predominio por la estructura biológica donde se une. Esta afinidad del ligando por el *órgano o tejido efector* propaga una señal o un mensaje que se convierte en la acción-efecto farmacológico. P. ej., el **metotrexato** libera radicales libres, metabolitos activos de *dominio por las vías urinarias*, donde causa cistitis hemorrágica (RAM/tóxica). Esta se antagoniza con el medicamento citoprotector **mesna**, el cual tiene dominio de los Res del efector (la vejiga). Esta afinidad lo liga a dichos Re, estimula la captura de radicales libres por fagocitosis y los elimina rápido por la orina. Por tanto, el medicamento citoprotector **mesna** antagoniza la cistitis hemorrágica aguda que produce el **metotrexato**.

Grosso modo, la acción-efecto farmacológico de un PA es más potente y selectivo cuando la proteína transductora presenta dominio de los Res e induce la acción biológica y efectos farmacológicos relacionados a la modificación de la información extracelular. Dicha proteína transductora integra y coordina señales de ligandos múltiples entre sí y de la actividad metabólica de las células acopladas a Re y a otros Rs con actividad enzimática, como las enzimas *cinasas de proteínas, de dominio enzimático intracelular o no, los Rs acoplados a proteínas G reguladoras, Rs acoplados sin actividad enzimática y Rs que regulan la transcripción del ADN.*

El dominio de los Rs e interacciones enzimáticas complejas del PA determinan el tipo de mecanismo de interacción entre el F-Re. Este es acorde a los procesos fisiológicos de la familia de subunidades de la proteína G agonista (G_S), que origina acción estimulante, o de la proteína G antagonista (Gi), que causa inhibición mediante el inicio de una cadena de reacciones bioquímicas en cascada, como la fosforilación de proteínas. Estas reacciones activan o inhiben la enzima adenilciclasa, que produce segundos mensajeros, como el adenosín monofosfato cíclico (AMP_c) o la enzima fosfodiesterasa, que origina el GMPc en los órganos efectores.

Teoría del mecanismo de acción-efecto de los segundos mensajeros citoplasmáticos

Los segundos mensajeros citoplasmáticos son mecanismos de regulación de los procesos biológicos que influyen de forma directa o indirecta en cómo ligar blancos intracelulares a los PA exógenos e inducir una acción-efecto farmacológico. Aunque esta teoría aún está en estudio, permite la figuración de señales fisiológicas integradas dentro de las células. Se destacan tres segundos mensajeros endógenos bioactivos:

1) *El adenosín monofosfato cíclico (AMP_c).* Este segundo mensajero extracelular activa células diana del ligando y luego estimula la producción de un primer mensajero extracelular (sustancia endógena), que puede ser una hormona, neurotransmisor, enzima o fármaco (sustancia exógena) que incrementa la concentración intracelular del AMP_c.

   El proceso de este MA y efecto farmacológico requiere de tres proteínas de la membrana plasmática: *el receptor específico, una proteína reguladora y la enzima adenilciclasa.* La proteína regula la afinidad del agonista exógeno (PA) al Re. La enzima adenilciclasa codifica la actividad intrínseca del ligando de unirse al nucleótido de guanina y activar el complejo F-Re. Este complejo se acopla a la enzima GTP, la cual se autorregula por su capacidad de originar la hidrólisis del guanosín trifosfato a difosfato de guanosina (GDP), lo que origina su propia inactivación.
   Por consiguiente, el MA y efecto farmacológico de un PA agonista y la proteína moderadora (enzima adenilciclasa) son independientes. No obstante, ambos se unen en el organismo a otros Rs, como moléculas o tejidos, para acoplarse y formar un complejo dinámico. Este activa la proteína reguladora que, a su vez, activa la afinidad de la enzima adenilciclasa por el sustrato, el adenosín trifosfato (ATP) dependiente de magnesio (ATP/Mg^{++}) y lo biotransforma en AMP_c.

Esta reacción bioquímica endógena proporciona equilibrio entre la síntesis e identificación del AMP_c por la enzima adenilciclasa y su degradación por la enzima fosfodiesterasa. El AMP_c produce un efecto estimulante en células eucariotas y parece ser mediado por la proteína G_S y antagonizado por la proteína G_i. En estos procesos biológicos, también intervienen otras isoenzimas de la enzima adenilciclasa. De igual manera, cada una de las isoenzimas tiene un dominio propio de efecto regulatorio: unas son estimulantes o antagonistas de la proteína G y otras son estimuladas de iones Ca^{2+} o de la unión compleja entre el Ca^{2+}-calmodulina, como se indica en la siguiente figura 13:

Figura 13.
Representación de mecanismos de acción básica-efecto farmacológico de un PA

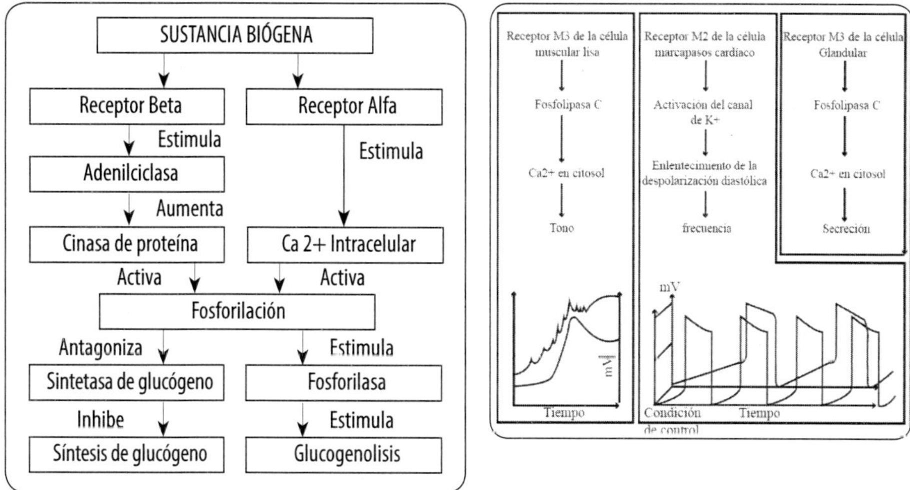

A la izquierda, vías de señalización activadas por un PA de un medicamento (elaboración de la autora). A la derecha, ejemplos de efectos del PA. Fuente: tomado y modificado de *Farmacología: texto y atlas*, p. 51.

Las isoenzimas también pueden tener su propio dominio de acción-efecto farmacológico estimulante o antagonista por la reacción bioquímica de la fosforilación en la regulación de la interacción del PA en la biofase (diana). P. ej., las células nerviosas de los órganos del sentido (olfato, visión, gusto, audición, propiocepción) son estimuladas por la reacción bioquímica de fosforilación del AMP_C, mediante la activación alostérica de los canales de Ca^{2+} que estimulan la producción del AMP_C. Este estimula las propiedades organolépticas de ciertos PA y modula el envío de señales directas causadas por el PA al SNC mediante transporte activo regulado y metabolizado por una reacción bioquímica de hidrólisis.

De igual modo, algunas proteínas o isoenzimas estimulan las células o canales iónicos y permiten la salida del AMP_C, el cual, a su vez, estimula y regula innumerables proteínas intracelulares o enzimas cinasas de proteínas ciclasas dependientes de este, a la vez que modifica la permeabilidad iónica de la membrana celular y regula la entrada de Ca^{2+}.

2) *El ion calcio (Ca^{2+}).* Este interacciona con Re del Ca^{2+}, mediadores proteicos como las enzimas proteína C cinasa y la calmodulina. Dicha interacción regula la actividad celular que interviene en los sistemas endógenos de señalización. La concentración citoplasmática del ion Ca^{2+} depende de su liberación desde los sitios de reserva intracelular y de la regulación de la apertura y cierre del canal de Ca^{2+} en la membrana plasmática mediante una reacción bioquímica de fosforilación mediada por la enzima proteína cinasa cíclica dependiente del adenosín monofosfato (AMP). Esta enzima puede ser antagonizada por la proteína G_i o estimulada por la G_s.

   En general, la teoría del MA y efecto farmacológico por segundos mensajeros se hace por modificación del PoA celular, ocasionando una despolarización eléctrica mediada por la proteína G_S y el ion potasio (K^+). Los efectos del AMPc y del ion Ca^{2+} como segundos mensajeros intracelulares están relacionados y originan una acción-efecto farmacológico agonista o antagonista, según el tipo de PA. Ambos segundos mensajeros regulan el metabolismo del glucógeno por la ADRE y NA (neurotransmisores) a través de los receptores β_2 y α_1. El Re-ADRE β_2 regula el aumento del AMPc, mientras que el Re-ADRE α_1 origina incremento del Ca^{2+} intracelular.

3) *El inositol 1, 4, 5 trifosfato (IP_3).* Este segundo mensajero también media la liberación del ion Ca^{2+} de los depósitos intracelulares, blanco de algunos PA. El IP_3 potencia señales bioquímicas mediante la hidrólisis del Bifosfato de Fosfatidilinositol 4,5 (PIP_2), regulada por la enzima fosfolipasa C, que incita la transducción de la señalización de la acción del PA.

   Los segundos mensajeros activan enzimas cinasas que regulan la actividad de enzimas diversas involucradas en el metabolismo celular, como las enzimas sintetasas de glucógeno y las enzimas fosforilasas, mediante una cascada de reacciones bioquímicas que señalan mecanismos fisiológicos endógenos que originan acción farmacológica, la base teórica para la comprensión de las vías de señalización de los efectos de los PA de los medicamentos de uso terapéutico o de metabolitos tóxicos que causan intoxicación en las células, tejidos, órganos y los sistemas biológicos, acorde al estado fisiopatológico de la persona.

De ahí que los efectos de tipo farmacológico-clínico de los PA de los medicamentos y afines, máxime los efectos de los APST, varíen acorde al estado fisiopatológico, variabilidad biológica, edad, sexo, cantidad y frecuencia de uso, consumo y abuso influenciado por el entorno inmediato de la persona, entre otros (Analizar la fig.4). Algunos de las RAM tóxicas son crisis de ansiedad, alucinación, convulsión, concentración deficiente, dificultad para tomar decisiones adecuadas, cambios de humor incontrolables hasta descarga de ira, cambio extremo psicoafectivo, conducta delictiva, depresión respiratoria, temblor, sudoración, arritmias y muerte. Estas RAM tóxicas se tratan con un antagonista del PA, p. ej., el **flumazenil** (ligando), antagonista del **diazepam** y del **alprazolam al desplazarlos** de su Re benzodiazepínico y originar un complejo F-Re inactivo; antagonizando la estimulación de la apertura del canal de Cl^- que permite la entrada de una cantidad mayor del neurotransmisor GABA, depresor del SNC. Lo cual antagoniza la RAM tóxica de Diazepan/Alorazolam.

Clasificación de la interacción farmacodinámica biológica del PA con los Rs

Cuando un PA se une a una estructura biológica (Re), su interacción farmacodinámica está mediada por una *regulación de la unión del PA a otros Rs*, la cual modifica la sensibilidad de las células blanco (Re) al PA, mediante una reacción bioquímica catalítica del organismo que regula los mecanismos de control homeostático. El organismo se ajusta a procesos de tipo fisiológico, molecular, bioquímico y celular que puedan causar un PA mediante los siguientes mecanismos de acción:

1) *La interacción agonista total.* Esta interacción se presenta entre la unión de un PA agonista y sus Res u otros Rs de un componente endógeno (neurotransmisor, hormona, enzima), emulando las acciones y efectos de este. El PA agonista posee las siguientes cuatro acciones farmacológicas:

    - *Primera. Afinidad del PA agonista por el Re.* Esta se origina por una proteína autorreguladora capaz de unirse a la enzima adenilciclasa. Estas dos enzimas activan el complejo F-Re y este fija nucleótidos de guanina y produce el GTP. Esta interacción fisiológica conduce a la autoinactivación del PA y la terminación del efecto farmacológico, mediante la reacción bioquímica de hidrólisis que convierte el GTP en GDP.

- *Segunda. Selectividad del PA.* Este selecciona sus Re para producir una acción-efecto de tipo terapéutico o tóxico. Los insecticidas organofosforados, p. ej., tienen selectividad alta e irreversible por la enzima acetilcolinesterasa (AChE).

- *Tercera. Especificidad del PA.* La estructura química del PA (exógena) debe ser específica y semejante a la estructura bioquímica de los Res endógenos para el acoplamiento perfecto de unión entre F-Re, como la precisión del guante a la mano o la llave a la cerradura.

- *Cuarta. Eficacia o actividad intrínseca de un PA.* Esta describe la capacidad del PA de anclarse (afinidad) a su Re situado en una diana celular y formar el complejo F-Re. La relación estrecha del PA unido a cierto número de Re y Rs inespecíficos regula las reacciones bioquímicas en cadena que originan la señalización de la acción y el efecto farmacológico deseado y no de un PA. La eficacia del efecto del PA depende de la relación entre los procesos biológicos farmacocinéticos (Cp del PA en las fases de LADME vs. t), lo que el organismo le hace al PA y los cambios fisiológicos que el PA le causa al organismo, procesos biológicos farmacodinámicos.

La *interacción agonista* de un PA de un medicamento es *completa* cuando emula las cuatro acciones farmacológicas explicadas arriba por la molécula bioquímica mensajera intracelular (Re), lo que significa una *eficacia* de valor igual a uno o actividad intrínseca del PA. P. ej., la **escopolamina** (colinomimética) interacciona con los Res de la acetilcolina (ACh) y simula las acciones y efectos (agonista) de este neurotransmisor. Otro caso: la **efedrina** (simpaticomimética) presenta una *interacción agonista* con los Res de la adrenalina (ADRE) y este PA emula los efectos de los Res de este neurotransmisor.

2) *La interacción agonista parcial.* En esta interacción, el PA posee una *afinidad y eficacia* menor a uno por los Res del componente endógeno, por lo que produce una acción-efecto farmacológico menos potente que el efecto máximo del componente endógeno (agonista completo), dependiendo de la dosis administrada del medicamento. P. ej., el **tramadol HCl** presenta un efecto analgésico menor frente al efecto analgésico potente de la **morfina**, aunque ambos PA son agonistas de los Res mi (μ), transmisores del dolor.

3) *La interacción antagonista.* El PA tiene afinidad, selectividad y especificidad por sus Res y se une a ellos, pero no produce eficacia (actividad intrínseca). El complejo F-Re no activa el sistema del segundo mensajero y antagoniza la acción-efecto farmacológico del PA agonista. El prototipo de interacción

antagonista de un PA puede ser de cuatro tipos:

- *Uno. Antagonismo competitivo.* Los PA involucrados compiten por el mismo Re y el que logre ocuparlo más rápido antagoniza los efectos del PA agonista. P. ej., la **atropina** es el PA de compuestos *organofosforados*, ella compite por los Res de la ACh (neurotransmisor, PA agonista endógeno). Por consiguiente, la **atropina** es antagonista de los efectos de la ACh en el organismo producidos por la intoxicación con paratión. Este insecticida es antagonista de los efectos colinérgicos endógenos de la ACh. Otro ej. es la **naloxona** antagonista de la RAM tóxica por la *morfina, heroína* y derivados.

- *Dos. Antagonismo parcial.* Los PA involucrados actúan sobre el mismo Re, pero uno de ellos bloquea en forma parcial la acción-efecto farmacológico del otro, dependiendo de la dosis. P. ej., la **anfetamina** estimula la FC (taquicardia) al estimular los Res de la *ADRE* endógena, el **metoprolol** antagoniza total o parcialmente los Resβ de la ADRE y bloquea la taquicardia, el **propranolol**, a dosis terapéutica, es antagonista parcial no selectivo de los Rs ADRE β_1 y β_2 y el **pindolol** es antagonista selectivo de los Res β_1.

- *Tres. Antagonismo fisiológico.* El PA exógeno es antagonista de Res distintos de un PA endógeno. P. ej., la **penicilina G benzatínica, la ampicilina** o el PA de algún alimento o toxina ingerida por vía exógena en algunas personas hipersensibles sensibilizan a los Rs del PA ubicados en los mastocitos de la piel y de los sistemas respiratorio y vascular. En estos sitios, se origina una reacción inmunológica entre el PA-Ag. Este complejo, llamado hapteno, estimula la producción de anticuerpos (Ac, inmunoglobulinas) e induce la liberación de *histamina* (autacoide neurotransmisor endógeno) en cantidad alta. En esta interacción grave e imprevisible del PA exógeno (del fármaco o xenobiótico) con los Res de la histamina, aumenta la Cp de esta, causando vasodilatación de los pequeños vasos y angioedema en el sistema vascular, hipotensión severa en el SCV, vasoconstricción y broncoconstricción en el sistema respiratorio y erupción, prurito o edemas severos en la piel. El conjunto de estas acciones y efectos fisiológicos de la *histamina* se constituye en un efecto de hipersensibilidad en ciertas personas, llamado shock anafiláctico, cuyo antagonista fisiológico es la NA.

- *Cuatro. Antagonismo químico.* Es una interacción entre dos PA de origen químico, uno origina la intoxicación y el otro la antagoniza. P. ej., la intoxicación por cianuro la antagoniza el azul de metileno.

4) *La interacción entre el PA-Re y la permeabilidad iónica de la membrana celular.* Los PA implicados en esta interacción pueden actuar sobre la membrana celular modificando la permeabilidad iónica que cambia la estructura conformacional de las proteínas que funcionan como canales iónicos. Estos dominios de fijación de los PA son inductores del cambio de la permeabilidad iónica selectiva a un determinado grupo de iones, con base en dos principios fundamentales: la variación de la distribución iónica a ambos lados de la membrana y la alteración del PoA de la membrana de la célula. P. ej., el **prazosín** (*antagonista selectivo de los Res-*α_1*ADRE* presinápticos) también se liga a Rs de los iones Ca^{2+} que activan proteínas diversas. Esta unión entre el Ca^{2+} y proteínas estimula a otras enzimas u otras proteínas efectoras para producir la acción y el efecto farmacológico antihipertensivo. Asimismo, la acción-efecto de algunos PA o metabolitos tóxicos depende de los cambios en la concentración intracelular del Ca^{2+} (acción fisiológica) que afecta la permeabilidad de la membrana celular al ion Ca^{2+} y su depósito intracelular se modifica mediante la proteína *calmodulina*, la fijadora de Ca^{2+} más importante, que se encuentra en todas las células nucleadas.

5) *La interacción entre el PA-Re y los efectos coligativos.* La interacción del PA no requiere de Re de una estructura bioquímica específica. El PA actúa por aumento de la osmolaridad en el contenido de los líquidos del organismo, estimulando cambios en la distribución del agua. Así, el **manitol** (diurético) estimula la diuresis, la disminución de edema cerebral, entre otros. Estos efectos farmacológicos dependen de la dsln concentrada del soluto **manitol**, la vía de administración y la Cp en la circulación sanguínea.

6) *La interacción entre un PA antagonista de una enzima que interviene en una reacción metabólica no mediada por Rs.* La interacción entre un PA y una enzima modifica reacciones bioquímicas celulares y establece el MA-efecto farmacológico-clínico, tales como:

   La **neostigmina** y la **fisostigmina** *antagonizan la enzima acetilcolinesterasa* (AChE) *en forma reversible*, bloqueando el metabolismo de la ACh y aumentando su Cp en forma indirecta. Por tanto, estos medicamentos colinérgicos son agonistas de la acción-efecto de la ACh y su uso terapéutico es para tratar ciertas patologías por deficiencia de la ACh, como el íleo paralítico, atonía intestinal postoperatoria y la miastenia gravis. En contraste, el **paratión** (insecticida organofosforado) es un tóxico potente que aumenta significativamente la ACh al *antagonizar irreversiblemente* la AChE. El tratamiento consiste en bloquearla con la **atropina sulfato**, antagonista competitivo de la ACh.

El **disulfiram, metronidazol, cefamandol**, entre otros, antagonizan la enzima *aldehído deshidrogenasa*, bloqueando el metabolismo del acetaldehído y evitando que se convierta el **etanol** ingerido en ácido acético y se elimine en forma de $CO_2 + H_2O$. El aumento de la Cp de acetaldehído provoca síntomas y signos de tipo neurotóxico, cardiotóxico y hepatotóxicos a corto, mediano y largo plazo.

La **penicilina benzatínica, amoxicilina, cefalotina** y la **cefalexina** antagonizan la enzima *transpeptidasa bacteriana*, MA farmacológico bactericida de estos PA.

El **ibuprofeno** y el **ASA** antagonizan la enzima *ciclooxigenasa o prostaglandina sintetasa*, inhibiendo la síntesis de PG_S, autacoides responsables de la inflamación, dolor y la fiebre por causas diversas fisiopatológicas. Este MA farmacológico origina el efecto analgésico, antiinflamatorio y antipirético.

La **betametasona** y la **prednisolona** antagonizan la enzima *fosfolipasa* A_2, bloqueando la síntesis de las PG_S y de los leucotrienos (LEU). Por eso, estos fármacos inhiben la broncoconstricción, alergias e inflamación, entre otros síntomas y signos patológicos.

La **tranilcipromina** antagoniza la *enzima monoaminooxidasa (MAO)*, bloqueando el metabolismo intracelular de la *ADRE* y de la *NA*, impidiendo que estos se conviertan en metabolitos desaminados inactivos. Por este mecanismo se produce la acción antidepresiva.

La FF **levodopa + carbidopa** antagoniza la enzima *DOPA-decarboxilasa*, sustrato inicial necesario para convertir la *dihidroxifenilalanina* (DOPA) en Do, NA o ADRE. Por este mecanismo se origina la acción antiparkinsoniana.

La **α-metiltirosina** antagoniza la enzima *tirosina hidroxilasa* y se inhibe la transformación de la *tirosina* (hidroxifenilalanina) a DOPA y esta en Do, NA o ADRE. Por este mecanismo se produce la acción simpaticolítica y el efecto farmacológico antihipertensivo.

La **trimetoprima** antagoniza la enzima *dihidrofolato reductasa* y, unido al **sulfametoxazol**, produce una interacción farmacológica de potencia, MA bactericida secuencial al inhibir la síntesis de aa para la síntesis del ácido fólico en las bacterias sensibles.

El **omeprazol** antagoniza la enzima *ATPasa de la bomba de* H^+ y bloquea la secreción gástrica del *HCl* y de las enzimas *gastrina y pepsina*, irritantes gástricos potentes.

7) *La interacción entre el PA y dominios de Rs de hipersensibilización o desensibilización*. Esta interacción entre cierto PA exógeno con el Re y otros Rs endógenos de una sustancia biogena induce una acción-efecto de hipersensibilidad o *desensibilización* prolongada. Un caso es la estimulación o depresión del SNC por el efecto de un PA agonista de los Res endógenos, donde el PA agonista o antagonista reduce la síntesis de Re adicionales por su uso frecuente, causando gasto celular alto y desensibilización de los Rs.

Los medicamentos y afines usados con frecuencia alta y cada vez en dosis mayor originan un estado refractario que disminuye la afinidad del PA por el órgano diana (Re), disminuyendo el efecto deseado (*desensibilización*), llamado también tolerancia. Esto puede aumentar la RAM/tóxica a dosis repetidas (*hipersensibilización*). Esta interacción se aplica para tratar la *dependencia física y psicológica* por el uso, consumo y abuso de psicotrópicos como la **cocaína**, **anfetaminas**, **etanol**, **THC**, **flumazenil**, **diazepam** y **clonazepam**. La regulación de desensibilización del PA por la unión a Re puede ser de dos clases:

7.1) *Regulación homóloga de la interacción*. El fármaco agonista a concentración alta regula su propia unión a los Res y a otros Rs. Una vez ligado, el PA va reduciendo los Res hasta la pérdida total del efecto de este. También por principio fisiológico, todo fármaco u hormona regula la sensibilidad del sitio celular diana (Re). Este proceso origina variación en el número de Rs y cambia la interacción entre el F-Re, que depende de la Cp del PA, y altera la afinidad de este por el Re mediante dos mecanismos:

- *En primer lugar, interacción positiva entre la unión PA-Re*. Con este enlace aumenta la afinidad del PA por otro Re u otra molécula adyacente (otros Rs) a las que se fija, convirtiéndose en una interacción farmacológica de potencia. Este mecanismo explica cómo una molécula de oxígeno liga la hemoglobina y cómo la ACh se une al Re nicotínico.

- *En segundo lugar, interacción negativa entre la unión PA-Re*. Se refiere a un fenómeno en términos de la biología celular, p. ej., el enlace del PA a Re de moléculas como el ADN, proteínas y fosfolípidos con largas cadenas compuestas por subunidades idénticas o casi idénticas. Cuando estas moléculas sufren cambios en la fase de unión del PA a sus Res, se pueden presentar cambios en la afinidad del PA por estos, debido a una saturación progresiva de los Rs. Dos ejemplos son: 1) la disminución de la afinidad del PA por sus Res coincide con la fijación o no a estos; 2) el PA se une al Re por enlace covalente (intoxicación). Este vínculo requiere de una transformación rápida mediante una reacción bioquímica de fosforilación que origine una reacomodación o destrucción del PA dentro de la célula y evite la muerte. Es un efecto contrario producido por enzimas o Rs que presentan sitios de unión en fases de transición distintas.

7.2) *Regulación heteróloga de la interacción.* El PA regula la unión a sus Res y a otros Rs de otro PA, variando la interacción entre el PA-Rs por un mecanismo de retroalimentación (+) o (-). P. ej., los Res de la **insulina** o la **prednisolona** actúan en una vía única de señalización de mensajes entre el eje *hipotálamo-hipófisis-glándulas suprarrenal* y los Res del **etinilestradiol** y el **levonorgestrel** actúan en una sola vía de señalización de mensajes entre el eje *hipotálamo-hipófisis-ovarios.* Estos medicamentos de acción hormonal antagonizan la eficacia de dichos ejes y, en consecuencia, se produce un desequilibrio del eje hasta la atrofia de la glándula suprarrenal o de los ovarios, respectivamente.

El uso continuo de hormonas por prescripción o automedicación (vía exógena), como el etinilestradiol + levonorgestrel (anticonceptivo), la insulina o Metilprednisolona, que actúan en estos ejes o sistemas fisiológicos, puede originar una retroalimentación (-) de las acciones fisiológicas de la hormona. Es decir, se induce una desensibilización potente de los Res y de otros Rs similares mediante un MA y efecto de los PA de estimulación o depresión de forma continua por el uso crónico.

La interacción farmacodinámica biológica entre dos PA

La administración simultánea de dos o más fármacos origina interacciones bioquímicas que facilitan una activación del Re de cada uno de los PA involucrados en la interacción. Esta puede aumentar el efecto terapéutico (sinérgico de potencia o de suma) paralelo a una RAM/tóxica o disminuir el efecto farmacológico deseado (subterapéutico) de uno de los PA interactuante. Entre estas interacciones farmacológicas las más comunes son:

1) *La interacción agonista o antagónica.* Los dos PA involucrados en la interacción farmacológica tienen afinidad y selectividad por el mismo Re u otros Rs diferentes del sitio diana, como ya se explicó antes. No obstante, la interacción entre más de un PA de acción endógena agonista o antagonista es sutil y difícil de establecer. Ciertas interacciones entre dos PA antagonistas o agonistas no son detectadas oportunamente. Estas se explican por ensayo-error, cuando se presenta un efecto subterapéutico o aumento de una RAM/tóxica que puede agravar el estado clínico del paciente. Ejemplos de estas interacciones son:

Efecto farmacológico sinérgico potente de suma: se presenta cuando se usan dos o más fármacos juntos que se ligan a los mismos Re. P. ej., el uso simultáneo de dos o más fármacos como **imipramina**, **quinidina**, **haloperidol** o **loratadina** causa efectos anti-ACh, debido a que estos inhiben el mismo Re muscarínico de la ACh; juntos suman las RAM/tóxica de retención urinaria, estreñimiento, xerostomía. Otro ejemplo es el uso simultáneo de **morfina** y **heroína**; ambos PA se unen a los mismos Re del dolor y esta interacción provoca una RAM/tóxica depresión respiratoria grave, la cual se antagoniza administrando **naloxona**.

Efecto farmacológico sinérgico de potencia: se presenta cuando se usan dos o más fármacos conjuntamente que se ligan a distintos Re. P. ej., el uso simultáneo de medicamentos depresores del SNC, como el **etanol** con el **diazepam**, la **heroína** con el **fenobarbital**, los cuales actúan en Re diferentes.

En suma, en las interacciones entre dos o más PA, el complejo F-Re de cada uno de los PA que interaccionan se origina por la actividad intrínseca o no de este complejo, es decir, por la capacidad de producir una acción-efecto bioactivo que potencia o disminuye un cambio de la permeabilidad iónica de la membrana celular mediante una reacción bioquímica, cambios celulares o modificaciones moleculares que regulan o modulan la homeostasis del organismo. Así, los PA bioactivos endógenos y exógenos pueden causar una metilación de fosfolípidos u otras reacciones bioquímicas endógenas complejas en cascada, las cuales estimulan o antagonizan un neurotransmisor, hormona, PG_S, entre otros.

Otro ejemplo, el uso conjunto de la **betametasona** y **dexametasona** o **Prednisolona** *antagoniza la enzima fosfolipasa* A_2 e impide la formación y liberación fisiológica de las PG_S. De igual modo, el uso conjunto de **ASA** y **diclofenaco** o **ibuprofeno** antagoniza las PGs al inhibir la enzima ciclooxigenasa y produce RAM/nefrotóxica. Este MA farmacológico se produce sobre la propia célula o células vecinas, donde se modulan los efectos deseados de antiinflamación y antialérgico potente paralelos a la RAM/tóxica osteoporosis, gastrotóxica, neurotóxica, entre otras. El MA fisiológico de estos PA es antagonizar las PG_S de tipos distintos y de acción localizada, como segundos mensajeros que median entre el Re y la enzima adenilciclasa para estimular la formación de AMP_c.

Relación entre las etapas farmacocinética y farmacodinámica de un PA

La relación entre la acción y el efecto farmacológico de los PA depende, en general, de la dosis administrada y la frecuencia de uso en el t, para que el PA alcance la concentración en el sitio de acción (Re y otros Rs). Es decir, los procesos biológicos farmacocinéticos y farmacodinámicos determinan la magnitud, la intensidad y la duración del efecto farmacológico, los cuales se identifican por estudios experimentales preclínicos efectuados *in vitro* e *in vivo* en curvas matemáticas de la relación entre la Cp vs. t, la farmacocinética y la dosis-efecto (farmacodinamia) en órganos aislados o células únicas. Sumados a estudios *in vivo* posmercadeo.

Los datos registrados de estos estudios pueden originar tres tipos de curvas poblacionales con las mismas variables:

1) *La curva cuantal:* indica la ley *"del todo o del nada"* en relación a la Cp del PA y el efecto farmacológico evidente o no, terapéutico y RAM/tóxica. P. ej., el efecto tóxico de la estricnina sobre el SNC se puede clasificar como muerte o convulsión.
2) *La curva dosis-efecto sigmoidea*: de esta se puede deducir la dosis que produce el efecto efectivo 50 (DE_{50} o dosis media), determinada en el 50 % de la población estudiada. También expresa la toxicidad de un fármaco en términos de la dosis que mata al 50 % de la población expuesta (DL_{50} o dosis mortal media).
3) *La curva gradual o cuantitativa*: mide el efecto farmacológico absoluto del PA en términos de bioactividad.

En una curva matemática de dosis-efectos de un PA, se observan cuatro parámetros farmacodinámicos esenciales para analizar de un medicamento:

1) *La potencia:* se refiere a la relación inversa entre la dosis y el efecto máximo. Es decir, cuanta menos dosis de un PA sea necesaria para producir el efecto máximo (hasta la toxicidad), este presenta una mayor potencia farmacológica y clínica.
2) *La pendiente:* correlaciona la Cp del PA con su margen de seguridad. En una curva matemática, una pendiente grande indica variaciones pequeñas de la dosis, produciendo efectos farmacológicos y clínicos diferentes significativos.
3) *La eficacia máxima*: relaciona la Cp máxima que alcanza el PA en t, con el efecto farmacológico máximo. Esta se relaciona con la afinidad del PA por su R.
4) *La variabilidad individual:* descrita y analizada en generalidades.

Estos parámetros farmacodinámicos son impactados por factores múltiples en forma de tríada farmacoepidemiológica e inciden en la unión del PA con los Res en la biofase que induce reacciones de tipo bioquímico, celular y molecular. Dichas reacciones influyen todos los procesos cinéticos biológicos del PA de manera distinta intraindividual, de un individuo a otro y de una población a otra. Estos procesos constituyen la intensidad (potencia) en un t determinado de la acción, los efectos farmacológicos de tipo terapéutico y las RAM/tóxicas posibles. Además, inciden en el ITE o IT amplio de un PA, llamado también la ventana terapéutica de una FF.

El rango terapéutico (RT), ventana terapéutica (VT) o índice terapéutico (IT) es el intervalo comprendido entre la CME, aquella Cp por encima de la cual se inicia la acción, y los efectos terapéuticos y la concentración mínima tóxica (CMT) de un PA. Esta es la Cp a la cual se percibe la acción y el efecto tóxico y también representa una medida de la seguridad de un fármaco, a partir de la siguiente proporción:

$$IT = \frac{DE_{50} \text{ del efecto no deseado}}{DE_{50} \text{ del efecto deseado}} = \frac{DL_{50}}{DE_{50} \text{ del efecto deseado}}$$

El IT permite determinar el porcentaje de individuos de una población dada que muestra un efecto tóxico definido a varias concentraciones del PA. Un IT mayor o igual a 20 no es tóxico; igual a 4, es de riesgo alto; igual a 1, es un tóxico potente.

El efecto farmacológico es más potente a medida que la Cp del PA aumenta, hasta un máximo en que se convierte en tóxico, ya que los Res y otros Rs se saturan. Por tanto, aunque se aumente la concentración del PA, no se aumenta el efecto farmacológico deseado, pero sí aumentan las RAM/ tóxicas. Este tipo de curva registra la relación entre la Cp terapéutica vs. t y representa la administración de un fármaco que sigue una cinética de orden cero e indica el efecto máximo ($E_{máx}$) lineal farmacológico probable entre el 20 %-80 %.

Relación entre la dosis efectiva 50 (DE_{50}) y la dosis letal 50 (DL_{50}) de un PA

Un PA con ITE como la **fenitoína** (entre 10-20 mg/L), definido sobre la base de una población en la cual alcanza una Cp por encima del 80 %, debería tener un efecto terapéutico o $E_{máx}$ igualmente del 80 %. A partir de este $E_{máx}$, se debería presentar la protección anticonvulsivante máxima y evitar la RAM/tóxica nistagmus y taquiarritmia en algunos pacientes, por lo que los efectos deben monitorearse de forma individual.

De igual modo, cuando se elige usar un medicamento por prescripción (como la morfina, fenitoína, entre otros), por automedicación (ibuprofeno, acetaminofén, ASA, entre otros) o consumir un APST (bebida etílica, cocaína, heroína), es de importancia vital el conocimiento básico de la farmacocinética y la farmacodinamia de estos PA para considerar sus posibles efectos deseados y RAM/tóxica neurotóxica, cardiotóxica, hepatotóxica y FD, un problema crítico complejo de SP.

Desde esta perspectiva, se realza la importancia del estudio básico de *la relación entre la etapa farmacocinética ligada a la farmacotóxico-cinética y la farmacodinamia ligada a la farmacotóxico-dinamia* de un PA para establecer el uso terapéutico, la dosis, la frecuencia, las precauciones y las contraindicaciones del PA de un medicamento o APST. Sin embargo, los mecanismos de acción de los fármacos y de PA tóxicos son teorías aceptadas o hipótesis probables, no certezas. Considerando que en la ciencia biomédica es muy complejo "probar" una teoría, por lo general, se comprueba una hipótesis mediante datos obtenidos de varios experimentos *in vitro* e *in vivo*, a partir de los cuales los efectos farmacológicos-clínicos se verifican. Observar la figura 14.

Figura 14.
Curvas que indican la relación dosis-efecto terapéutico o tóxico de un PA en ratones.

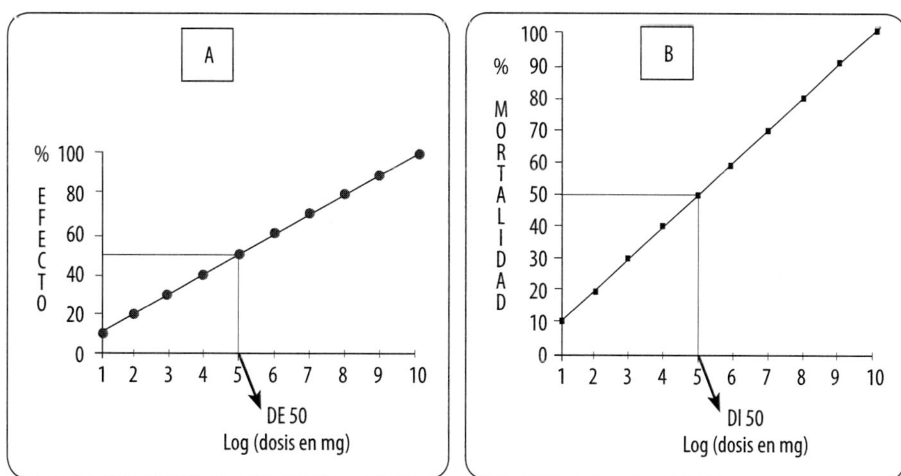

En el lado izquierdo, una curva gradual: efecto de la NA sobre el tono del ID de conejo. Al lado derecho: curva de tipo cuantal, efecto tóxico de la **meperidina**. Fuente: elaborado por la autora.

La cronofarmacología conexa a la cronofarmacocinética y a la cronofarmacodinamia

En el uso de un medicamento influye la cronofarmacología, es decir, la hora del día o de la noche a la cual es más conveniente administrar el medicamento *para alcanzar la biodisponibilidad óptima del PA en el sitio diana*, considerando que las variaciones del ritmo circadiano (reloj biológico) de los mamíferos fluctúan según las 12 h de oscuridad (noche) y las 12 h de luz solar (día). La cronofarmacología forma parte de la farmacología básica y permite razonar la dosis y la frecuencia del medicamento en el t. Observar la siguiente figura 15.

El estudio de la cronofarmacología de un PA de un medicamento busca indagar efectos farmacológicos proporcionados entre el beneficio y el riesgo (B/R) del PA. Este tema implica la reflexión sobre a qué hora se debe administrar un medicamento, como un anticonceptivo, otras hormonas o ciertos antiinfecciosos. La cronofarmacología es un conocimiento relevante sobre la base del ritmo biológico de 12 h luz y 12 h oscuridad del ser humano, para alcanzar y mantener una Cp del PA constante en el t, acorde a la acción-efecto farmacológico en el sitio diana deseado. P. ej., a ciertas mujeres, la luz les estimula la producción de la hormona sexual estrógeno que contribuye a la estimulación de la fecundación y esta, a su vez, varía según conductas de la vida cotidiana.

La cronofarmacología de un PA es un campo de interés de la investigación y el desarrollo de FF innovadoras de un medicamento de acción-efecto farmacológico agonista o antagonista que influye en la Cp del PA objeto de estudio en los Res. Ella permite dirigir el PA a un neurotransmisor(es), ciclo hormonal, enzima, gen, segundo mensajero, entre otros, involucrados en el mecanismo(s) de señalización biológico que induce a un cambio en las células cuando se comunican entre sí. A fin de regular y modular el proceso biológico farmacocinético y farmacotóxico-cinético del PA, paralelo al proceso farmacodinámico y farmacotóxico-dinámico hacia el logro de más seguridad y eficacia del PA del medicamento.

Alteración de Re o de Rs inespecíficos relacionados a enfermedades secundarias

El transtorno fenotípico de un Re en un órgano o sistema efector donde actúa un PA cambia ciertas vías de señalización de los efectos fisiológicos y causa cierta patología, lo que demanda del uso de medicamentos con efectos farmacológicos específicos, tales como:

Figura 15.
Perfil fisiológico del ritmo biológico del ser humano.

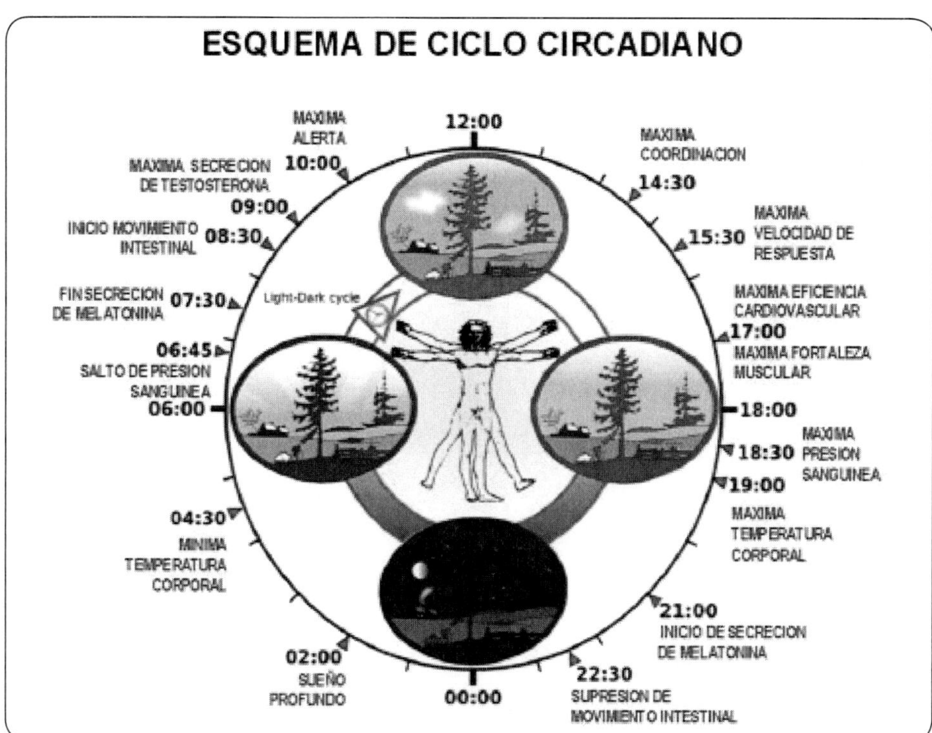

- El *síndrome de feminización testicular*: este ocurre por deficiencia genética en los Res de las hormonas sexuales (los andrógenos) y causa aumento de los Res de los estrógenos, encargados de definir las características sexuales femeninas.

- La *miastenia gravis esta es una enfermedad específica y es su nombre es propio:* es una patología autoinmune del organismo, debido a la reducción de los Res nicotínicos de la ACh. Este neurotransmisor no tiene Re donde ligarse, por lo que se origina una flacidez muscular por deficiencia del sistema de señalización del efecto neuromuscular despolarizante de la ACh.

- La *diabetes mellitus (tipo 2)*: *esta es una enfermedad específica y es su nombre propio* es una enfermedad adquirida por conductas de vida poco sana que originan *resistencia del organismo a los Res de la insulina*. Es similar al mecanismo bioquímico que produce la *miastenia gravis*, pero, en este caso, se produce la depleción antiinmunitaria de los Res de la insulina. La disminución o ausencia de la insulina en el organismo altera el metabolismo de carbohidratos, lípidos y glucosa; además, esta última no se puede transportar desde el plasma a los sitios donde debe cumplir su efecto fisiológico energético (en el cerebro, músculo esquelético, entre otros).

- El *pseudohipoparatiroidismo (tipo I)*: es un síndrome endocrino originado por la deficiencia heterocigótica de la proteína G_S. Esta proteína induce la fijación de ciertos PA a Res y forma el complejo PA-Re. Dicha unión requiere de la mediación de la enzima adenilciclasa para estimular la vía de señalización de los efectos farmacológicos del PA.

- *Las neoplasias:* estas se originan por una mitosis celular desordenada o ectópica de Res, órganos efectores o proteínas de acoplamiento, pudiendo producir hipersensibilidad, hiposensibilidad u otros efectos celulares inadecuados provocados por un PA.

La farmacodinamia y el uso responsable de medicamentos

El uso racional de los fármacos implica comprender las reacciones fisiológicas y bioquímicas endógenas a las que induce el anclaje del PA a los Res para originar el MA y efectos farmacológico y clínico, los cuales son dependientes de:

- El grado de modificación, regulación o modulación inducido por el PA al organismo a nivel celular, molecular o bioquímico, lo que se relaciona con tres parámetros esenciales: 1) la concentración del PA en el sitio de acción en el t, 2) la selectividad y 3) la especificidad del PA para ligarse al Re. Ejemplos de esto son:
  - ✓ El **propranolol**: es antagonista de efectos de la ADRE al unirse a los Res-β_1 y β_2 ADRE.
  - ✓ El **atenolol** y el **metoprolol**: son antagonistas selectivos de los Res-β_1 ADRE.
  - ✓ El **salbutamol**: es agonista selectivo al ligarse a Re-β_2 ADRE en los pulmones.

- La propiedad fisicoquímica del PA. P. ej., medicamentos polares (hidrosolubles), como la **ACh**, la **NA** y ciertas **hormonas**, no pueden atravesar las barreras celulares y ejercen su acción-efecto con mayor probabilidad al ligarse a Re situados en la membrana celular.

- La liposolubilidad. Los PA liposolubles, como el tiopental sódico, el fenobarbital, la ketamina y la fluoxetina, atraviesan las membranas celulares con mayor facilidad y sus *blancos terapéuticos* pueden ser órganos o tejidos intracelulares, como vesículas de secreción (tales como mitocondrias o simples enzimas solubles del citoplasma).

- La simultaneidad de los efectos terapéuticos y RAM. P. ej., la **metilprednisolona**, la **hidrocortisona**, el **etinilestradiol** y el **levonorgestrel** activan Re citoplasmáticos a los que se unen. Este complejo se transporta al interior de las células, donde se fija a otros Res dentro del núcleo celular y en los ácidos nucleicos y desencadena la acción-efecto farmacológico terapéutico paralelo a RAM/tóxica.

El estudio de *la farmacodinamia y farmacotóxico-dinamia de una dosis de fármaco (que puede llegar a ser tóxico) a través del t* indica qué le produce el *PA* del medicamento al organismo. Es decir, la relación entre la Cp del PA y los efectos, deseados o no, que este produce en un ser vivo a cierta Vo. La reflexión sobre esta relación por los prescriptores es importante ya que los medicamentos son moléculas químicas activas, sintetizadas cada vez con mayor potencia para beneficiar a los seres humanos, pero también pueden ser tóxicos en algunos casos idiosincrásicos y por sobredosis.

Por esto, para el uso responsable de los medicamentos, el prescriptor debe estudiar la farmacodinamia con conciencia de los efectos de tipo farmacológico y clínico de un PA, máxime los efectos de los APST, los analgésicos, los antiinfecciosos, entre otros. Considerando que en el uso de estos influyen factores múltiples de tipo sociocultural, psicoafectivo, entorno medioambiental, legal, tecnológico y político-económico, y sus efectos dependen de la cantidad y frecuencia de uso y la variabilidad biológica.

Farmacocinética, farmacodinamia, farmacoseguridad y uso responsable de medicinas

Estos saberes son importantes en la historia de las civilizaciones, conexos al proceso complejo de la salud-enfermedad. Si bien los medicamentos producen efecto terapéutico deseado, también originan RAM impredecibles de manera simultánea. Por estas razones, la necesidad de innovar cada vez más el diseño, formulación y tecnología de los PA en determinada FF o SENF que causen el efecto terapéutico preciso y presenten RAM exiguas por la seguridad del paciente, considerando que en los procesos biológicos de los fármacos en un organismo vivo influyen factores múltiples. Ver figura 4 .

Actividad académica de acompañamiento

1) Describa y analice el impacto de la RAM/tóxica de hipersensibilidad denominada shock anafiláctico producida por *penicilina G benzatínica, ampicilina, alimentos marinos o toxinas de animales* desde el MA, las acciones y efectos farmacológicos.

2) Analice de forma escrita el MA-efectos farmacológico-clínico de la RAM tóxica Shock Anafiláctico asociado al uso de un medicamento en la APS, ¿cuál debe ser el tratamiento farmacológico y no farmacológico en los sistemas que más afecta?

3) Describa y analice de forma escrita el MA-efectos farmacológico-clínico de la RAM/tóxica Stevens-Johnson de un mediacmento de uso frecuente en la APS, ¿cuál debe ser el tratamiento farmacológico y no farmacológico en los sistemas que más afecta?
4) Mencione cinco fármacos que puedan originar la RAM hipersensibilidad tóxica shock anafiláctico y cinco medicamentos que puedan originar RAM/dermotóxica Stevens-Johnson.

Lecturas recomendadas

Alzate de Saldarriaga, R., Tobón Marulanda, F. Á., Archbold Joseph, R., Agudelo Viana, G., Valencia de Vanegas, G. A., Ramírez López, G., ... & Quiceno Benítez, M. L. (1994). "Estudio comparativo de bioequivalencia de ocho preparados comerciales de captopril". *Vitae*, *3*(1), 11-21.

Benore, M. & Sufka, K. (2003). Teaching Receptor Theory to Biochemistry Undergraduates. *Biochemistry and Molecular Biology Education, 31*(2), 85-92.

Corvalán, C., Kjellström, T. & Smith, K. R. (1999). "Environment and sustainable development: identifying links and indicators to promote action". *Epidemiology, 10*(5), 656-60.

Le Tourneau, P., López, M., Bello, D., Carrillo, R., Cesano, J. y Santos, J. (2007). Deber de actuación diligente (Lex Artis y su incidencia en materia médica). En: M. J. López (Ed.), Tratado de responsabilidad médica: Responsabilidad civil penal y hospitalaria (pp. 78-86). Buenos Aires: Legis.

Linares, A., Milián, P., Jiménez, L., Chala, J., Alemán, H., Betancourt, B., ... & Martín, L. (2002). "Interacciones medicamentosas". *Acta Farm. Bonaerense, 21*(2), 139-148.

Prüss-Üstün, A. & Corvalán, C. (2006). *Preventing disease through healthy environments. Towards an estimate of the environmental burden of disease*. Geneva: WHO.

Tobón Marulanda, F. Á. (2005). "Reingeniería farmacéutica. Los liposomas como vehículos de sistema de liberación de fármacos". *Revista Nuevos Tiempos, 13*(1), 73-84.

Tobón Marulanda, F. Á. (2010). "Interacción farmacocinética entre un medicamento y un nutriente". *Revista Nuevos Tiempos, 18*(1), 73-84. Retrieved from http://hdl.handle.net/10495/7410

Tobón Marulanda, F. Á., Gómez Serna, M. C. & Salamanca Florez, R. (2001). "Responsabilidades en los actos farmacéuticos". *Vitae, 8*(1-2), 37-46. Retrieved from http://hdl.handle.net/10495/6047

Wilkinson, G. R. (2005). "Drug metabolism and variability among patients in drug response". *New England Journal of Medicine, 352*(21), 2.211-2.221. https://doi.org/10.1056/NEJMra032424

UNIDAD DOS

Capítulo 0

Medicamentos de acción y efecto en el Sistema Nervioso (SN)

Objetivos generales

Orientar una cultura de habilidades necesarias para observar, advertir, describir y analizar acciones y efectos de tipo farmacocinético y farmacodinámico de los PA en el SN.

Promover reflexión y precaución en el uso de agentes psicotrópicos (APST).

Conceptos y términos relacionados

Medicamentos con actividad simpaticomimética intrínseca (ASI). Tienen el efecto farmacológico específico de estimular el tono simpático, cuando este está disminuido.

Feocromocitoma. Tumor del SNAS constituido por células cromafines de la médula adrenal en el órgano de Zuckerkandl o en el tejido de un paraganglio. Este origina un síndrome de hiperfunción de la médula adrenal que secreta 20 % ADRE y 80 % NA, causando estimulación CV y crisis hipertensiva.

Mal de San Vito. RAM/tóxica por ciertos APST o signo clínico de las enfermedades de Parkinson y corea de Huntington. Esta última se origina por una mutación genética que origina una perturbación neuropsiquiátrica y neurológica hereditaria llamada el baile de San Vito.

Manía. Signos clínicos de alteración de la salud mental de origen neuropsiquiátrico y neuropsicológico, expresados como una exaltación afectiva y euforia extrema hasta el éxtasis, conductas desproporcionadas que pueden manifestarse en excesiva actividad física, pensamiento con aceleración en el flujo y fuga de ideas sobrevaloradas, atención dispersa, lenguaje logorréico o actitud amistosa hacia los desconocidos. Comportamientos asociados a inestabilidad insólita de éxtasis que pasa de forma impredecible a la depresión severa hasta el suicidio, denominada trastorno afectivo bipolar (enfermedad maniaco-depresiva).

Mareo. Se refiere a una percepción subjetiva de inestabilidad por alteración del SNC, SCV o TGI por una RAM/tóxica o trastorno del metabolismo, en la mayoría de los casos por el movimiento (cinetosis).

Síncope. Evento crítico y súbito de pérdida de la consciencia, de carácter transitorio y duración variable por causas diversas. Se considera un efecto clínico. Por lo general, es benigno, aunque causa incertidumbre, ansiedad y temor en el paciente. No es una patología, pero puede llegar a ser un signo de mal pronóstico e indicador de una muerte súbita provocada por un estado clínico del paciente o por una RAM/tóxica a un PA.

Mioclonías. Representan un síndrome discinético por la alteración de los movimientos paroxísticos (sacudida repentina y brusca) e involuntarios de uno o varios grupos musculares de tipo focal o multifocal. Estos movimientos son de duración corta y pueden afectar los miembros superiores, inferiores, la cabeza y los músculos abdominales y del diafragma (coordinada con la elevación y apertura del Cardias y la contracción del Píloro. La causa posible corresponde a la etiología de la epilepsia o una RAM/tóxica de un APST.

Narcolepsia. Signo clínico de depresión incapacitante del SNC que altera el sueño. Provoca una somnolencia excesiva, frecuente e impredecible a intervalos de t durante el día, asociado a un tipo de epilepsia o a RAM/tóxica por un PA.

Posición de Trendelenburg. Es un procedimiento de oxigenación al paciente. Este se acuesta de cúbito dorsal y se le colocan los pies en una posición más elevada que la cabeza.

Priapismo. Erección permanente del pene producida por una RAM/tóxica de un PA.

Vértigo. Es una sensación personal de alucinación o percepción de que el entorno está en movimiento, los objetos se vienen encima y que el piso se hunde.

Aspectos generales fisiológicos básicos de la función del SN en el ser humano

El SN es uno de los sistemas más complejo del organismo humano. Se divide en tres sistemas: sistema nervioso autónomo (SNA), que se subdivide a su vez en el sistema nervioso autónomo simpático (SNAS) y en el sistema nervioso autónomo parasimpático (SNAPS); sistema nervioso periférico (SNP) y sistema nervioso central (SNC). Estas áreas regulan, modulan y organizan una red inalámbrica de miles de millones de neuronas y células gliales. El SNC se interrelaciona de forma dinámica y estrecha con los demás sistemas nerviosos, desde el encéfalo que conecta a la médula espinal a través del foramen magno (agujero occipital) hasta el coxis.

El SN tiene alrededor de 100 mil millones de neuronas. De allí emergen doce pares de nervios craneales (rama derecha e izquierda), numerados del I al XII, conectados a la médula espinal y nervios espinales, ganglios nerviosos, plexos entéricos y Rs sensitivos, los cuales inervan una región específica del organismo, derecha o izquierda.

El SNC recibe mensajes externos por una vía eferente exógena a través de los órganos de los sentidos, por PA bioactivos (fármacos) y por medios físicos o mecánicos. Una vez el SNC recibe este mensaje, transmite un efecto inmediato. Observa la siguiente figura 16.

Como se observa en la figura 16, el SNC tiene tres tipos de neuronas con sus respectivas funciones fisiológicas básicas: 1) *neurona sensitiva*: transmite la información a través de los Res de los órganos de los sentidos que transmiten impulsos nerviosos internos. Esta información sensorial la integra al SNA o al SNP; 2) *neurona motora*: una vez que la neurona sensitiva integra la información sensorial, esta segunda neurona induce la información del efecto del impulso nervioso al órgano efector (como contraer un músculo o estimular la secreción glandular); 3) *función integradora entre la neurona sensitiva y la neurona motora*: mediante esta integración en el SNC, el cerebro analiza y procesa la información sensitiva y conserva parte de esta para originar efectos de tipo fisiológico, patológico, farmacológico o clínico, acorde al estado de salud integral en contexto del ser humano.

La interacción entre el PA-Re en un área del SN induce reacciones bioquímicas complejas y modifica un conjunto de impulsos nerviosos que originan la señalización de la transmisión neuronal que le permite al ser humano la regulación de su conducta, es decir, la homeostasis (la función de los órganos internos

Figura 16.
Mecanismo de acción de un PA sobre el sistema nervioso central y SNP.

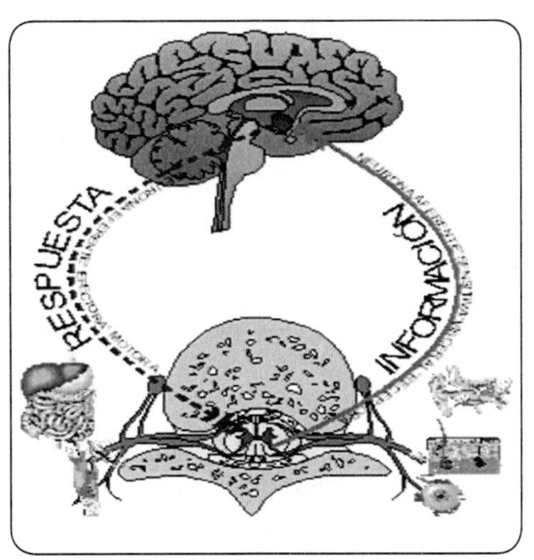

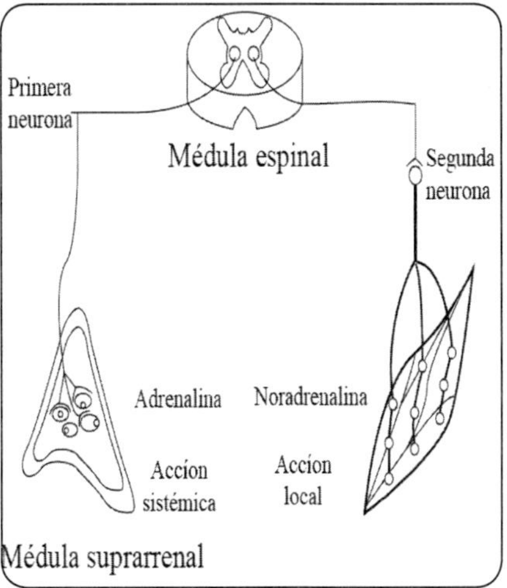

A la izquierda, la transmisión de información sensitiva de una fibra nerviosa aferente al SNC y esta produce un efecto farmacológico a través de una neurona motora eferente. A la derecha, p. ej., se indican fibras eferentes preganglionares que terminan en centros ganglionares cerca del órgano a inervar mediante fibras posganglionares y estas causan efecto farmacológico. Fuente: tomado de *Farmacología: texto y atlas*, p. 89.

con el entorno medioambiental externo). La homeostasis del organismo la modificación de la transmisión de los impulsos nerviosos desde las neuronas del SNA y el SNP hacia el encéfalo (SNC) y de este a la médula espinal. Este equilibrio permite, según el caso clínico, la armonización o no de la estimulación o la inhibición de áreas del organismo a través de los órganos de los sentidos o por los efectos de un PA. P. ej., la percepción de olores, el lenguaje coherente, la conservación de la memoria antigua y reciente, la coordinación de los movimientos corporales, la secreción de neurotransmisores, hormonas, entre otros.

Clasificación farmacológica de los medicamentos de acción-efecto sobre el SN

La clasificación farmacológica de los fármacos que actúan en el SN se presenta según la división de la estructura fisioanatómica del SN del ser humano, donde ocurre la unión del PA del medicamento a su Re de uno o varios *neurotransmisores* (ADRE, NA, ACh, entre otros). Observar la siguiente figura 17.

Figura 17.
Clasificación farmacológica de medicamentos que actúan en el SN.

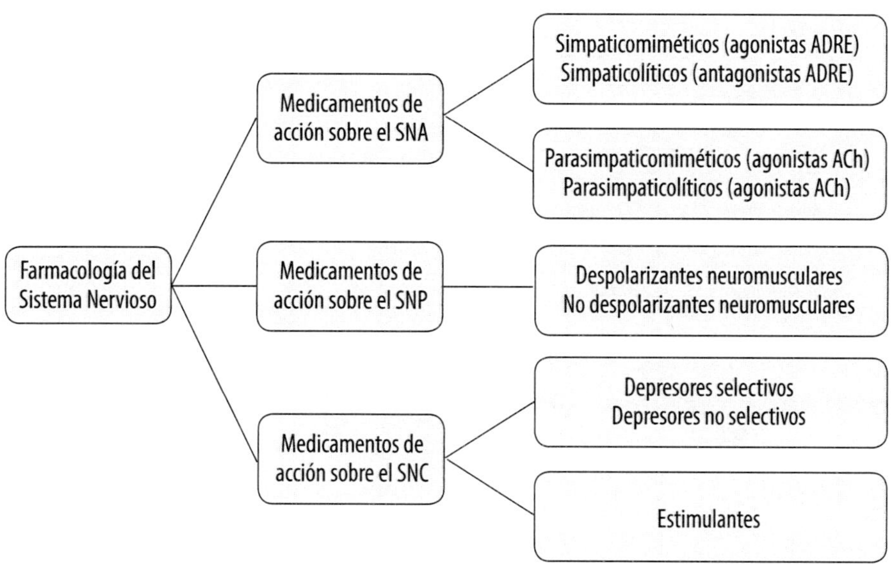

Fuente: elaborado por la autora.

La regulación de la función fisiológica del organismo (homeostasis) se entiende como la relación estrecha dinámica entre los pensamientos (mente) y emociones del ser humano con su entorno medioambiental. Esta relación armoniosa o desbalanceada incide en la conducta, la actividad motora, las propiedades cognitivas y las funciones endoorgánicas en general. La homeostasis del ser humano puede ser modificada por el uso de cualquier medicamento, mediante la interacción entre el complejo PA-Re que desencadena reacciones bioquímicas en cadena y ocasiona cambios bioquímicos, celulares o moleculares impredecibles que alteran la señalización de mensajes complejos transmitidos por impulsos nerviosos a los órganos efectores del organismo.

El PA de los medicamentos de acción en el SN interacciona sobre alguna estructura fisioanatómica del SNAS, SNAPS y el SNC, mediante la unión de dos fibras nerviosas: una presináptica y otra postsináptica. La conexión de estas dos fibras nerviosas origina la sinapsis y la transmisión del impulso nervioso a los órganos efectores. Donde los PA de los medicamentos que actúan en el SNA causan acción-efecto agonista o antagonista en órganos vitales, lo que permite la clasificación farmacológica de estos fármacos. Ver figura 18.

Figura 18.
Efectos fisiológicos adrenérgicos colinérgicos (SNAPS) en órganos vitales

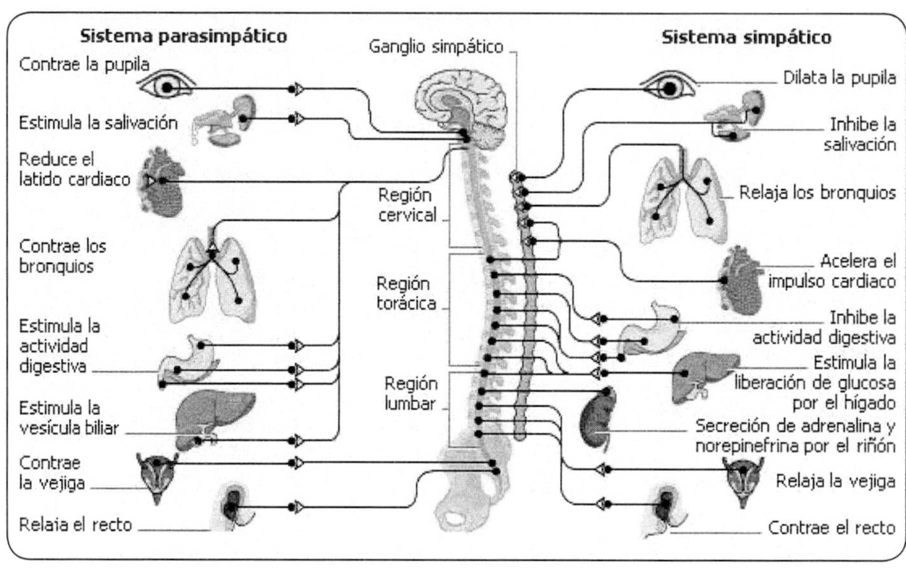

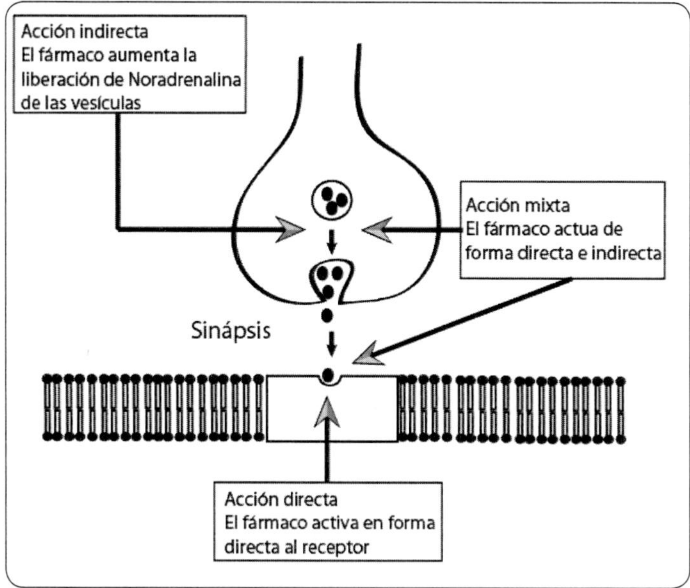

La imagen superior muestra la división del SNA, sitios de acción de los fármacos agonistas o antagonistas de la ADRE y de la ACh en los órganos efectores. La imagen inferior, el mecanismo de acción de los agonistas de la ADRE. Fuente: tomado de *Farmacología: texto y atlas*, p. 97.

Capítulo 1

Farmacología de medicamentos simpaticomiméticos

Los medicamentos *simpaticomiméticos del SNAS* regulan o modulan acciones rápidas, forzadas e intensas que se realizan en centros nerviosos, máxime en el SNC, desde donde dirigen la acción-efecto farmacológico a las vísceras (órgano efector) de forma autónoma e integral, es decir, no se actúa con control de la conciencia, sino que la acción se realiza por una transmisión del impulso nervioso a través de fibras nerviosas aferentes desde las raíces de los nervios preganglionares paravertebrales al SNC y de allí, a través de fibras nerviosas eferentes (motoras), que transmiten el impulso nervioso a órganos efectores posganglionares. Los PA de los fármacos agonistas simpaticomiméticos son aquellos que emulan la acción-efecto estimulante o antagonista de los Res y otros Rs de los neurotransmisores **ADRE, NA, SERO y Do** en el SNAS, según la necesidad de cada persona, de tipo fisiopatológico o circunstancial del entorno medioambiental.

Los medicamentos simpaticomiméticos presentan acción-efecto farmacológico en la primera área del SNA, llamada sistema toracolumbar, que comprende el primer segmento dorsal hasta el segundo o tercer segmento lumbar. Allí, estos fármacos inervan los órganos y tejidos pre y paravertebrales de los ganglios del SNAS. Ver las figuras 18, 19 y la tabla 6.

Los medicamentos simpaticomiméticos ocasionan efectos farmacológicos complejos que mejoran la alerta, tolerancia, estado de ánimo y actividad motora y preparan al organismo para enfrentar reacciones de emergencia mediante la interacción del PA, máxime con los Res subtipos α_1, α_2, β_1, β_2, β_3 de la ADRE. Ellos controlan e integran el impulso nervioso del SNAS para transmitirlo a nervios periféricos autónomos de los órganos, donde se produce el efecto farmacológico y clínico. De igual modo, estos fármacos simpaticomiméticos inducen efectos compensatorios del organismo, p. ej., regulan la pérdida de calor para mantener la T° mediante el estímulo a los R-α_1 en la piel que originan vasoconstricción. En contraste, el estímulo de los R-α_2 ocasiona vasodilatación, se libera calor y aumenta el sudor para conservar la homeostasis. Observar la tabla 6.

Figura 19.
Mecanismo de acción de medicamentos simpaticomiméticos agonistas y antagonistas.

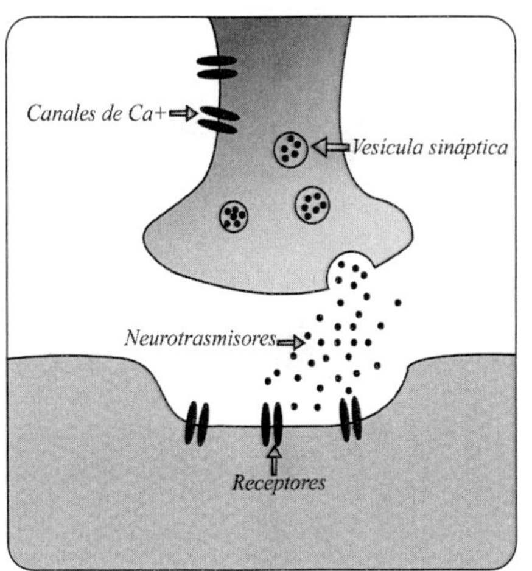

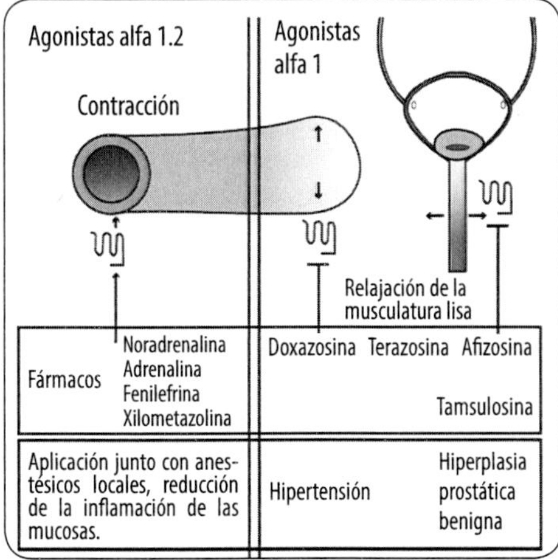

En la imagen de la izquierda se observan fibras nerviosas presinápticas y postsinápticas durante el proceso fisiológico de la sinapsis del impulso nervioso, cuando el PA pasa el espacio sináptico y se une a los receptores α o β. A la derecha, un ejemplo del efecto de un agonista de los Rs de ADRE de uso vasoconstrictor local para tratar la inflamación de la mucosa nasal en el resfriado y provocar un efecto antagonista útil en la terapéutica de la HTA. Fuente: tomado de *Farmacología: texto y atlas*, p. 99.

Tabla 6.
Efectos fisiológicos de los Rs de los neurotransmisores ADRE y NA .

Órgano efector		**Receptor de los impulsos nerviosos**		
		Rs-α	**Rs-β**	**Rs-M**
	Músculo circular		β_2, midriasis	Miosis
	Músculo ciliar	α_1, midriasis		
	Glándulas lagrimales	$_1$, secreción		Secreción

Órgano efector		Receptor de los impulsos nerviosos		
		Rs-α	Rs-β	Rs-M
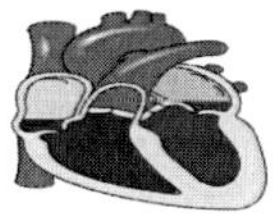	Frecuencia			
	Conducción		β_1, aumenta	
	Fuerza contráctil		β1, aumenta	
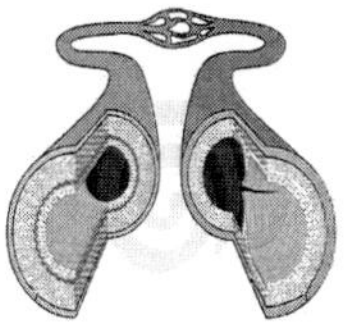	Cutáneos	Constricción		
	Músculos esqueléticos		Aumento contracción captación de K	
	Cerebrales	α_1, constricción leve		Dilatación
	Coronarios	α_1, α_2, constricción	β_2, dilatación	Constricción
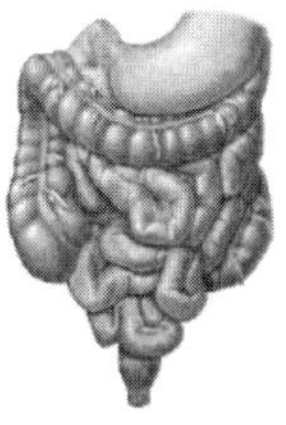	Músculo bronquial		β_2, relajación	Contracción
	Glándulas bronquiales	α_1, disminución de la secreción	β_2, aumento de la secreción	Estimulación
	Glándulas salivales	α_1, secreción de K y agua	β, secreción de amilasa	Secreción de K y agua
	Motilidad y tono	α_1, α_2, disminución	β_2	Incremento
	Esfínteres	α_1, contracción		Relajación
	Secreciones	α_1, inhibición		Estimulación
	Vías biliares	α1, β2	β2	
	Hígado	α1, glucogenólisis, gluconeogénesis	β2	
	Acinos pancreáticos	α1, disminución de la secreción		Secreción

Órgano efector		Receptor de los impulsos nerviosos		
		Rs-α	Rs-β	Rs-M
	Piel			
	Músculos piloerectores	1, contracción		
	Glándulas sudoríparas	α1, secreción localizada		Secreción generalizada
	Uréter, motilidad y tono	1, incremento		Incremento
	Vejiga		β2, relajación	
	Detrusor		β2, relajación	Contracción
	Trígono	α2, contracción		Relajación
	Útero de embarazada	α2, contracción	β2, relajación	Variable
	TGU masculino	α1, eyaculación		Erección

Fuente: elaboaración de la autora

Clasificación farmacológica de los medicamentos simpaticomiméticos

Los medicamentos simpaticomiméticos se clasifican acorde al MA del PA cuando se liga a los Res de la *ADRE, NA o SERO* ubicados en el asta intermedio lateral de la médula espinal. Esta unión origina el complejo F-Re que inicia la síntesis del segundo mensajero y desencadena señales intracelulares para transmitir el impulso nervioso y originar la acción y el efecto farmacológico a órganos o sitios distintos del organismo mediante el estímulo o bloqueo del impulso nervioso. Analizar las figuras 18, 19 y la tabla 6 .

Medicamentos simpaticomiméticos agonistas selectivos de acción directa

Estos fármacos y algunos APST simpaticomiméticos aumentan la liberación de los neurotransmisores *ADRE, NA, SERO.* Estos causan acciones y efectos farmacológicos tales como vasoconstricción, midriasis (aumento del tamaño de la pupila), elevación de la resistencia periférica, disminución de la capacitancia vascular (eleva la presión arterial), cierra el esfínter interno de la vejiga urinaria, entre otros. Son de uso terapéutico local, como descongestionante de irritación nasal y ocular, y se clasifican en dos subtipos:

1) *Agonistas selectivos de los Res* α_1 *de la NA en pequeños vasos.* Sus efectos son especialmente *en arteriolas y venas*: de origen natural, *la ADRE y la NA*; de origen sintético, la **etilefrina**, **metaraminol**, **fenilefrina**, **tetrahidrozolina**, **oximetazolina** y **nafazolina**. La FF de mayor uso de estos es gotas (gt) de aplicación nasal de efecto farmacológico descongestionante y uso oftálmico, antagonista de la irritación de la mucosa ocular.

2) *Agonistas no selectivos (inespecíficos) de los Res de ADRE y NA.* Tienen mayor afinidad por los Res $\alpha_1 \geq$ *los Res* β_2[4]. Entre estos están la **efedrina**, la **fenilefrina** y la **pseudoefedrina**, fármacos de uso terapéutico en el resfriado común, rinitis u otitis media por congestión de la trompa de Eustaquio.

Medicamentos simpaticomiméticos agonistas selectivos de acción indirecta

Los simpaticomiméticos de acción indirecta son antagonistas inespecíficos de los Res α_2 de la **NA**, **ADRE** y la **SERO** en la neurona presináptica. Este bloqueo impide la recaptación de estos neurotransmisores, lo que aumenta su liberación por vía endógena desde las vesículas o reservas citoplasmáticas a los Res de los órganos efectores postsinápticos, donde se ligan a estos. Los simpaticomiméticos se clasifican en 4 categorías farmacológicas:

1) *Antagonistas selectivos de los Res* α_2 *presinápticos de la NA.* Estos PA inhiben los Res α_2 en la neurona presináptica y bloquean la recaptación de la **NA** hacia las vesículas de almacenamiento en el SNC. Son un ejemplo de esto la

[4] Los agonistas β2: disminuyen de forma discreta la resistencia periférica, incrementan la glucogenólisis en músculo e hígado, aumentan la liberación de glucagón, relajan el músculo liso del útero, entre otros efectos.

cocaína, APST estimulante de uso irracional, y la **imipramina**, **clorimipramina** y **amitriptilina**, nombres propios antidepresivos.

2) *Agonistas selectivos de los Re-*α_{2A} *de la ADRE y la NA en el SNC.* La **clonidina** estimula el lecho vascular y antagoniza la liberación de la *insulina* en el terminal sináptico, aunque sus efectos farmacológicos esenciales son la disminución de la resistencia vascular periférica (RVP) de la renina plasmática, del gasto cardiaco (GC) y de la hipertensión arterial (HTA). Este último uso terapéutico se reserva para tratar la HTA en pacientes refractarios a otros fármacos, en el tratamiento del dolor posoperatorio y en la rehabilitación de farmacodependencia. El MA de la clonidina en el tratamiento de la FD es poco claro.

3) *Agonistas selectivos de los Res que liberan el neurotransmisor NA.* Se encuentran entre estos las **anfetaminas**, APST de uso irracional para estimular el SNC; el **metilfenidato** (derivado de anfetamina), de uso terapéutico en el síndrome de concentración y atención, y la **fentermina**, **mazindol fenfluramina** y **fenproporex** de uso anorexígeno.

4) *Antagonistas de Res de la enzima monoaminooxidasa (MAO) o de las isoenzimas* MAO_A, MAO_B *o ambas.* Estas enzimas metabolizan los neurotransmisores NA, SERO y la Do intracelular a nivel presináptico en el SNC. Entre estos medicamentos se encuentran la **tranilcipromina** y la **fenelzina** (inespecíficos), que antagonizan las isoenzimas MAO y tienen un uso terapéutico antidepresivo, y la **selegilina** (específica), que antagoniza la isoenzima MAO_B involucrada en ciertos procesos fisiopatológicos de la enfermedad de Parkinson (patología degenerativa), ayudando en el tratamiento de esta.

Medicamentos simpaticomiméticos agonistas inespecíficos dependientes de la dosis

La **ADRE** (*epinefrina*), agonista no selectivo de los Res β_1, β_2, α_1 y α_2 por vía IV, IM, Sc o intracardiaca. De uso terapéutico en dosis de 0,2 a 0,5 mg/kg/min, produce vasodilatación y la presión arterial disminuye. En dosis mayor a 0,5 µg/kg/min, aumenta la resistencia vascular sistémica, efecto cronotrópico e inotrópico positivo, y en dosis de 1,0 mg/kg/min, se usa en reanimación cardio-cerebro-respiratoria. Entre las RAM de la ADRE están cefalea, extremidades frías, contribuye al aumento de la concentración de lactato y acidosis, RAM/tóxica, taquicardia, hemorragia cerebral y edema pulmonar.

La **NA**, agonista de los Res β_1 y $\alpha \geq$ los Res β_2. Se usa por vía IV a dosis de 8-12 µg/kg/min. Ejerce un efecto mayor sobre los Res α que la *ADRE* y origina efecto farmacológico broncodilatador muy poco potente, debido a que estimula muy poco los Res β_2 en el sistema respiratorio. La NA es de uso terapéutico hipertensor, cardioestimulante y broncodilatador y provoca RAM semejantes a las de la ADRE, pero tiene mayor riesgo de causar RAM/tóxicas, como necrosis de tejidos por extravasación y bradicardia. Está contraindicada en embarazo y en el antecedente clínico de vasoconstricción significativa.

La **Do** actúa a través de los Re dopaminérgicos tipo Do_1, Do_2 y Do_3, principalmente. La Do vía exógena es agonista selectivo de Res dopaminérgicos Do_1 periféricos y estimula los *Res de la ADRE* β_1, β_2, α_1 y α_2 del neurotransmisor endógeno. Los PA exógenos agonistas de los Res Do_1 a baja dosis producen efectos dopaminérgicos predominantes de vasodilatación cerebral, mesentérica renal, vasodilatación coronaria, causa aumento de la excreción de H_2O y Na^+ en el riñón y es precursor y estimulante de la liberación de la *NA* de las terminaciones nerviosas. Los agonistas de los Res Do2 de la Do a dosis alta estimulan más los Re α1 y Re β1 y causan efectos cardiacos potentes, como inotropismo (+), aumento del GC y un efecto mínimo en la FC. Estos efectos CV aumentan el flujo sanguíneo coronario, el gasto de O2 miocárdico, la presión sistólica y a veces la conducción auriculoventricular (AV). Mientras que, los agonistas de los Res Do2 de la Do a dosis baja producen vasodilatación periférica, antagonizan la NA en la médula adrenal, riñón, arteria mesentérica y el corazón.

La **bromocriptina**, *agonista selectiva de los Res dopaminérgicos* Do_2 *periféricos.*

La **dobutamina** exógena (derivada sintética de la *Do*) posee mayor afinidad por los Res adrenérgicos $\beta_1 \geq \beta_2 \geq \alpha_1, \alpha_2$. Por esto causa efectos CV potentes, como inotropismo (+), al interactuar sobre los Res β_1. A dosis baja presenta efecto presináptico de estimulación de los Res Do_2 y β_2, puede antagonizar la liberación de NA y causar vasodilatación, aumento del flujo en el lecho mesentérico, renal, coronario y cerebral, disminución de la HTA y en algunos casos taquicardia refleja. El uso terapéutico por vía IV es cardioestimulante e hipertensor en dosis de 2,5-10 µg/kg/min.

Agonistas estimulantes inespecíficos de la ADRE de mayor afinidad por los Res $\beta_1 \geq \beta_2$

El **isoproterenol** es un estimulante potente del Re ADRE β_1 por vía IV en dosis de 0,5-10 µg/kg/min. Este mecanismo farmacológico de estimulación aumenta la lipólisis e incrementa la contractilidad miocárdica. El isoproterenol es de uso terapéutico cardioestimulante y broncodilatador y puede causar la RAM/cardiotóxica taquicardia. Está contraindicado en pacientes con IAM.

Agonistas estimulantes inespecíficos de la ADRE de afinidad mayor por los Res $\beta_2 \geq \beta_1$

La **terbutalina, salbutamol** y **fenoterol** de uso broncodilatador y uteroinhibidor.

Farmacocinética de medicamentos simpaticomiméticos

La **pseudoefedrina** (PA de medicamentos antigripales), el **salbutamol** y la **terbutalina** son fármacos simpaticomiméticos de uso por VO. Este tipo de PA tienen algunos aspectos farmacocinéticos LADME esenciales como: buena A en el TGI, un $t^{1/2}$A corto y un metabolismo de primer paso. La **etilefrina, orciprenalina, metaraminol, ADRE, NA, Do** o **dobutamina** son de uso parenteral, acorde al caso clínico; el **isoproterenol**, la **terbutalina** y la **ADRE** se absorben por vía Sc e inhalatoria (en inhaladores y por nebulización) y presentan un $t^{1/2}$A corto. La **efedrina**, la **fenilefrina** y la **oximetazolina** se usan por vía tópica en gt, tienen poca asistémica y pasan poco la BHE.

La **ADRE**, la **NA** y la **Do** se metabolizan intracelularmente por las enzimas MAO y se metabolizan extracelularmente por la enzima catecol orto metiltransferasa (COMT), por lo que tienen $t^{1/2}$E y efectos cortos; mientras que los demás simpaticomiméticos sufren metabolismo hepático. Estos fármacos presentan recaptación presináptica.

FF, dosis, vía y uso terapéutico de los simpaticomiméticos

La noradrenalina. Ampollas (amp.) IV (no se puede usar sin diluir) en solución de 4 mg en 1.000 ml de dextrosa al 5 %.

La dopamina. Amp. IV. Los efectos farmacológicos dependen de la dosis. Cuando la dosis es infusión de 0,5-2 μg/kg/min, el efecto predominante es el dopaminérgico, que produce vasodilatación renal, mesentérica, coronaria y cerebral. Dosis de 2-10 μg/kg/min, estimulan los receptores β_1 cardiacos, lo que produce inotropismo positivo, con el aumento del gasto cardiaco y pocos efectos en frecuencia. Dosis de 10-20 μg/kg/min, se estimulan los receptores α y la vasoconstricción. Dosis en adultos: se recomienda empezar con 0,5-2 μg/kg/min con ajustes cada 10-30 min de ser necesario. Usos terapéuticos en insuficiencia cardiaca congestiva (ICC) refractaria, enfermedad vascular oclusiva, hipotensión profunda después de la eliminación de feocromocitoma, shock cardiogénico y séptico. En niños, la dosis es de 1-20 μg/kg/min.

La dobutamina. No se requiere de dosis de carga. Amp. IV. Dosis para adultos y niños IV: infusión de 2,5-10 µg/kg/min y se debe de ajustar a las necesidades y respuesta. Es compatible con diluyentes como cloruro de sodio (NaCl) al 0,9 %, dextrosa al 5 % o 10 % y sln Ringer lactato con dextrosa al 5 %. La infusión debe ajustarse en cantidad y tiempo, según efecto clínico y control de la FC, la arritmia, la presión arterial, el flujo urinario y la presión venosa central. Uso terapéutico en cirugía cardiaca o en pacientes con ICC o IAM.

La efedrina. IV amp. de 50 mg/ml, inyectable de uso hospitalario y 4 mg/1 y 4 ml. Dosis en adultos: 5 a 25 mg/dosis IV, cada 5-10 min; inicialmente, según la necesidad y respuesta del paciente, luego c 4-6/h. Dosis niños: 0,2-0,3 mg/kg/dosis c 4-6/h.

La etilefrina. Amp. IV de 10 mg/ml; sol. 7,5 mg/ml y tabl. 5 mg. Dosis para adultos: infusión IV; de 10 hasta 40 mg/h o establecer dosis según la respuesta y necesidades del paciente, quirófanos o unidades de cuidado intensivo. Para vía IM o SC, 10 mg. Dosis para niños: ≥ 2 años, 0,2 mg/min. Para vía IM o SC: mayores de 2 años, 0,4-0,7 mg a intervalos de 1-3 horas según la respuesta y la necesidad.

La fenilefrina HCl. Amp. 10 mg/ml. Dosis para adultos: vía IV 0,5 µg/kg/min en sln de dextrosa 5 %, en un tiempo no mayor de 10-15 min. Dosis niños: 0,1-0,5 µg/kg/min dosificando respuesta y necesidades del paciente.

La oximetazolina. Solución nasal, 25 mg/ml (niños) y 0,5 mg/ml (adultos); dosis en niños y adultos: 2 gotas dos veces al día. La gt se aplica inclinando la cabeza hacia atrás e instile una gt en cada fosa nasal con una leve presión sobre el envase invertido.

La tetrahidrozolina. En solución oftálmica 0,5 mg/ml. Dosis para adultos: 1 o 2 gotas 2-3 v/d. Uso terapéutico en la congestión de la mucosa nasal, nasofaríngea y de la conjuntiva ocular.

La nafazolina. Solución oftálmica 0,5 mg/ml. Dosis adultos: 1-2 gotas/c 4-6 h en cada fosa nasal.

La imipramina. VO grageas de 25 mg. Dosis para adultos: inicial de 25 a 100 mg/día en 2 o 3, máximo 300 mg/d, según efecto clínico; reducir gradualmente hasta la dosis usual de mantenimiento de 50-75 mg/d. Dosis en niños con *depresión o síndrome depresivo*: inicial de 1,5 mg/kg/d; se puede aumentar 1 mg/kg c 3-4 días; máxima de 5 mg/kg/d en 1 a 4 tomas. Enuresis: mayor de 6 años, 10-25 mg al acostarse, se puede incrementar 25 mg/d sin exceder 2,5 mg/kg/d ni 50 mg (entre 6 y 12 años, ni 75 mg si es mayor de 12 años) al acostarse. En TDAH, 0,3 mg/kg/d en la noche.

La amitriptilina. VO solución oral 10 mg/ml, jarabe 200 mg/ml y tabl. 25 mg. Dosis para adultos: inicial de 75 mg/d hasta 100 mg/d; máxima 300 mg/d, mantenimiento 25-100 mg/d; coadyuvante en dolor crónico y neuropático 25-75 mg/d. Dosis en niños: dolor crónico y profilaxis de la migraña: inicial: 0,1 mg a la hora de acostarse, se puede aumentar a 0,5 a 2 mg/kg según la tolerancia luego de 2-3 semanas. Desórdenes depresivos: 1-1,5 mg/kg/d en 3 dosis. Enuresis: 10-50 mg/d, actúa en 2-4 semanas y el tratamiento dura mínimo un mes más después de desaparecidos los síntomas. TDAH: 0,5-1 mg/kg/d.

El Metilfenidato. VO. Dosis para adultos y adolescentes: inicial es de 5-10 mg/d con aumentos graduales de 5 mg semanalmente y las dosis se dividen en 2-3 v/d tratando de coincidir con los períodos de mayores dificultades escolares, conductales y sociales. Dosis máxima es de 60 mg/d. Dosis niños: 18 mg/d. Uso terapéutico en el tratamiento de *trastorno de déficit de atención e hiperactividad* y para el manejo de la *narcolepsia.*

El mazindol. VO. Dosis para adultos: inicial de 1 mg 1 v/d; ajustar a 1 mg 3 v/d hasta 2 mg 1 v/d una hora antes del desayuno o el almuerzo. Uso terapéutico *anorexígeno* coadyuvante para tratar la obesidad exógena a corto plazo de 6-12 sem., con monitoreo médico.

La tranilcipromina. Ver el tema de la farmacología de SNC-antidepresivos.

La selegilina. VO tabl. 5 mg. Dosis para adultos: 2,5 mg/d. Dosis máxima 10 mg/d. Este PA se usa como antagonista irreversible y selectivo de la isoenzima MAO_B en la *depresión endógena* como monoterapia, en *demencia tipo alzhéimer* o como coadyuvante del tratamiento *antiparkinsoniano* con *levodopa/carbidopa.* No obstante, esta asociación presenta poco efecto clínico.

El isoproterenol. Amp. IV 2 mg. Es un medicamento β-agonista con mayor efecto en β1 que β2; aún tiene uso esporádico como un potente estimulante cardiaco dado que su alto potencial lo hizo peligroso. Dosis usual es de 0,5-10 µg/min en infusión continua hasta alcanzar la respuesta deseada. Se utiliza para el tratamiento agudo de la taquicardia de puntas torcidas, como medida transitoria, mientras se pasa a un marcapaso transvenoso.

La terbutalina. Vía IV: amp. 0,5 mg/ml. VO: tabl. 2,5 mg o jbe. 0,3 mg/ml. Vía inhalatoria: nebulización 10 mg/ml y 10 ml. Dosis para adultos: 1-2 inhalaciones TID-QID en adultos y niños mayores. Oral 2,5-5 mg c 8 h; vías SC, IM, IV lenta

250-500 µg; jarabe 3-4,5 mg 2-3 veces al día. Dosis para niños: 3-12 años se da una inhalación (500 µg) c 6 h si es necesario, niños 75 µg/kg por dosis TID; jarabe 0,75-5 mg BID-TID. Uso terapéutico en *asma, bronquitis crónica, enfisema, broncoespasmo y en afección pulmonar complicada como obstrucción reversible de las vías respiratorias.*

El salbutamol. VO: tabl. 2 y 4 mg; jbe. 1 y 2 mg/5 ml. Vía inhalatoria: 100 y 200 µg/inhalación; solución para nebulización al 0,5 %. Dosis para adultos: para episodios agudos de broncoespasmo en adultos y niños mayores de 12 años son 200 µg (2 inhalaciones) c 4-6 h. Dos inhalaciones 15 min antes de un ejercicio se recomiendan para prevenir los ataques de asma inducido por el ejercicio. Vía oral 4 mg 3-4 v/d, máximo 8 mg/d. Por vía SC o IM 0,5 g repetidos c 4 h de ser necesario. Por inyección IV lenta: 0,25 mg repetibles de ser necesario. Solución para nebulización: 2,5-5 mg en 2-3 ml de solución salina c 4-8 h. Dosis niños: las dosis inhaladas son de 100 µg y hasta 200 µg de ser necesario 3-4 v/d. Vía oral en niños menores de 2 años: 100 µg/kg c 6 h; de 2-6 años, 1-2 mg 3-4 v/d y de 6-12 años, 2 mg 3-4 v/d; solución para nebulizar: 50-150 µg/kg (mín. 1,25 mg, máx. 2,5 mg) en 2,3 ml de solución salina c 4-6 h. Usar solo por indicación médica.

El fenoterol. VO: tabl. 2,5 mg y jbe. 2,5 mg/5 ml; solución para nebulizar 0,5 %. Dosis para adultos: 1-2 tabl. c 8 h, 5-10 ml/5 ml c 8 h. Nebulizaciones: 0,5-1 mg c 8 h. Para niños de 6-12 años: 1 tabl. c 8 h, 5 ml de jarabe c 8 h. Para niños de 2-6 años: 2,5 ml de jarabe c 8 h. En general, el médico ajustará el tratamiento individual de la sln por vía inhalatoria (nebulización) diluyendo en H_2O destilada o en sln de Na^+ fisiológica a un volumen de 3-4 ml para nebulizar por 7 min, desechando cualquier resto de sln diluida. Por VO debe administrarse antes de las comidas; en general, la dosis se aumenta o se reduce según el efecto farmacológico broncodilatador en cada paciente.

Farmacodinamia y farmacoseguridad de fármacos simpaticomiméticos

RAM/ tóxica de los simpaticomiméticos

ADRE, NA y Do. Pueden causar en el SCV: arritmia y HTA; en el SNC: hiperactividad, cefalea, temblor distal, mareo, insomnio, trastorno visual, FD hasta trastorno de la voluntad y de la salud mental; en el TGI: náusea y sequedad de boca; y en el TGU: disminuye la micción. Algunas RAM son exclusivas de uno o varios PA. Así, la **fenilefrina** en dosis alta causa taquicardia, cefalea y efectos leves como vómito y hormigueo en manos y pies.

La **NA** tiene un efecto estimulante potente sobre los Res β_1 (cardioestimulantes) y α_1 (estos causan vasoconstricción potente en piel, mucosas y área esplácnica, incluida la circulación renal de arteriolas y de vénulas), y un efecto mínimo sobre los Res β_2, por lo que no provoca vasodilatación, pero aumenta la resistencia periférica (RP) y la capacitancia vascular (aumenta la presión diastólica y la presión arterial). Por tanto, es un cardioestimulante potente y tiene un efecto similar al de la **ADRE**, que aumenta la FC, la contractilidad, el volumen/min y la presión arterial sistólica (PASis), atraviesa parcialmente la BHE y tiene efecto sobre el SNC poco potente. Por vía intradérmica produce sudoración.

Nafazolina, oximetazolina y tetrahidrozolina. A dosis alta y continua, producen irritación, ardor y lesionan los tejidos sobre los que actúan. En la mucosa nasal pueden producir estornudos, aumento de la rinorrea, obstrucción local de la mucosa con hiperemia, ruptura de la microcirculación nasal (epistaxis), rinitis vasomotora o una conjuntivitis crónica. En altas dosis aplicadas a lactantes (A nasal) o a adultos (administrado por vía parenteral en un acto delictivo), puede causar efectos graves en el SCV (hipotensión marcada, bradicardia) y en el SNC (depresión marcada, miosis, somnolencia, coma, depresión respiratoria e hipotermia), además de hipoglucemia.

Imipramina, clorimipramina y amitriptilina. En el SCV: RAM/cardiotóxica HTA; sistema respiratorio (SR): taquipnea; en el SNC: síndrome serotoninérgico; efectos poco graves: sudoración excesiva, rash cutáneo, prurito, sobrepeso, diarrea, efectos anti-ACh (visión borrosa, retención urinaria, xerostomía), movimientos orofaciales de succión, masticación, inestabilidad motora, movimientos lentos, hipotensión. Aunque poco graves, en algunos casos estos efectos farmacológicos pueden agravar el estado clínico, según antecedentes del paciente.

Metilfenidato. En el SCV: taquicardia, HTA, precordialgias; en el SNC: ataxia, alerta, fiebre; otros sistemas: hematomas, artralgias; menos graves: rash cutáneo, urticaria. El uso crónico puede producir cambios en el estado de ánimo o mental y pérdida de peso.

Fenfluramina y **Mazindol.** En el SNC: estimulación, irritabilidad, ansiedad, mareo, insomnio, psicosis anfetamínica, tolerancia, dependencia física y psicológica; en el SCV: HTA, taquicardia; en el SNAP: efecto anti-ACh (visión borrosa, boca reseca, retención urinaria).

Do y dobutamina. En el SCV: HTA. El uso de la **dobutamina** desarrolla tolerancia y, en ciertos pacientes con fibrilación, presenta mayor riesgo de cardiotoxicidad, porque incrementa el automatismo y puede aumentar el tamaño del infarto por una demanda mayor de O_2 del organismo para mantener la homeostasis.

Salbutamol. En el SCV: angioedema, hipotensión, hipopotasemia severa y, poco frecuente, reacciones de hipersensibilidad (angioedema). Menos graves: calambres musculares transitorios y urticaria. Por vía inhalatoria puede producir broncoespasmo paradójico, en cuyo caso se debe suspender de inmediato el fármaco e instituir otra terapéutica alternativa.

Interacciones medicamentosas de interés clínico

La **Selegilina**. Usada junto con la *fenelzina*, produce un efecto sinérgico depresor del SNC.

La **tranilcipromina**. Potencia el efecto broncodilatador de la *terbutalina* y antagoniza el efecto antihipertensivo del *propanol*, cuando se administra junto con alguno de estos.

La **etilefrina**. Utilizada a la vez con *amitriptilina*, *imipramina* o *guanetidina* o con alimentos que contengan Ca^{2+}, potencia el efecto de la ADRE endógena. Cuando se administra **etilefrina** junto con *quinidina*, esta última aumenta el metabolismo de la primera y disminuye su Cp paralela a la disminución del efecto vasoconstrictor e hipotensor.

La **efedrina**. Los fármacos *clonidina*, *salbutamol*, *orciprenalina*, *nifedipina*, *nitrato de isosorbide*, *hidroclorotiazida* o *furosemida* disminuyen el efecto vasoconstrictor de la **efedrina**, cuando se administran junto con esta. La **efedrina** usada junto con *cocaína*, *anfetaminas* o *cafeína* produce sinergismo potente del efecto estimulante del SNC y junto con *β-metildigoxina* o *levodopa*, aumenta el riesgo de taquiarritmia.

La **fenilefrina**. Los fármacos *haloperidol*, *fentolamina* y *labetalol* inhiben el efecto vasopresor de la **fenilefrina**, cuando se aplican junto con esta.

La **pseudoefedrina**. Ingerida antes o después de anestesia general con **ciclopropano** o **halotano** en pacientes con historias de cardiopatía puede tener más riesgo de causar arritmia ventricular severa; utilizada junto con *propranolol* o *carvedilol*, reduce el efecto anti-HTA de estos; junto con la *nitro-*

glicerina, reduce el efecto antianginoso de esta y junto con la *tranilcipromina*, esta prolonga e intensifica los efectos vasopresor y cardioestimulante de la **pseudoefedrina**.

La **Do**. Usada con anestésicos generales por inhalación aumenta el riesgo de arritmia ventricular severa; junto con la *amitriptilina*, *β-metildigoxina* o *levodopa*, origina efecto sinérgico de la RAM/tóxica en el SCV; junto con la *nitroglicerina*, disminuye el efecto antianginoso de esta y en dosis altas junto con la *ergotamina*, esta inhibe el efecto vasoconstrictor periférico de la Do.

La **imipramina**. Cuando se administra junto con *cimetidina*, esta inhibe su metabolismo, aumenta su Cp, amplía su efecto antidepresivo y sus RAM/tóxicas en el SCV. Es antagonista del efecto hipotensor de la *guanetidina* de la *clonidina*, cuando se ingieren juntas. Los medicamentos *haloperidol* y *metilfenidato* aumentan la A, la Cp y la biodisponibilidad de la **imipramina**, al tiempo que intensifican y prolongan su efecto antidepresivo simultáneo a las RAM, cuando se ingieren al tiempo que esta. La *Imipramina* ingerida adjunta a un *anticonceptivos* por VO de $t^{1/2}E$ largo, el estrógeno es antagonista de las isoenzimas hepáticas CYP_{2D6} del metabolismo del antidepresivo; aumentando su Cp, $t^{1/2}E$ y su biodisponibilidad hasta RAM/cardiotóxica taquiarritmia. Para evitar la interacción de la Imipramina con el anticonceptivo VO, una opción podría ser utilizar un anticonceptivo oral con dosis más bajas de *estrógeno* para evitar la inhibición enzimática de la Imipramina). Otra opción es usar un anticonceptivo de barrera o hacer el ajuste de la dosis de la **imipramina**.

El **mazindol**. Administrado con la *guanetidina* o con la *metildopa*, disminuye los efectos hipotensores de estos anti-HTA y, administrado de forma simultánea con *Do*, algún estimulante del SNC o con hormonas tiroideas (T_3 y T_4), potencia las RAM en el SCV.

El **fenoterol**. Utilizado junto con el *fenobarbital*, *tranilcipromina*, *metoxiflurano* o *ciclopropano*, potencia la sensibilidad del miocardio a la ADRE y la NA e induce fibrilación auricular; suspender su utilización 48 h antes de usar otro depresor del SNC. El **fenoterol** concomitantemente con *betametasona, cafeína, ipratropio bromuro* o *salbutamol* potencia el efecto broncodilatador de estos. En cambio, el *propanolol* administrado junto con alguno de estos disminuye su efecto broncodilatador.

Precauciones y contraindicaciones en el uso de medicamentos simpaticomiméticos

La **ADRE, NA** y demás simpaticomiméticos. Deben tener el control de las RAM/tóxicas hipotensión y broncoespasmo agudo, en especial en pacientes con historia de enfermedad pulmonar obstructiva crónica (EPOC) o asma. En la decisión de prescribir un simpaticomimético, evaluar el R/B en pacientes con antecedentes clínicos de bradicardia, taquicardia ventricular, bloqueo cardiaco parcial, arterioesclerosis severa, acidosis, hipoxia, hipertiroidismo, trombosis vascular periférica o mesentérica.

El **salbutamol**. De uso en la amenaza de parto prematuro (uteroinhibidor), requiere monitoreo continuo. No obstante, los pocos estudios existentes no muestran claro que su uso tenga total inocuidad en el primer trimestre del embarazo o en lactantes.

La **Do**. Usada junto con cualquier otro fármaco adrenérgico está contraindicada; su uso debe ser solo cuando sea realmente necesario y requiere monitoreo continuo del ECG y de la presión arterial, principalmente en pacientes con antecedentes de hipersensibilidad, estenosis subaórtica e hipertrófica idiopática.

Las **anfetaminas** y derivados. Se contraindica usarlos en forma habitual, máxime en pacientes con depresión severa, glaucoma, en tics motores distinto a los del síndrome de *Gilles de la Tourette* y durante el embarazo.

La **efedrina**, **fenilefrina** y **pseudoefedrina**. Es importante evaluar la relación R/B en antecedente de cardiopatía isquémica, HTA leve a moderada, diabetes mellitus, glaucoma de ángulo cerrado, hipertiroidismo e hipertrofia prostática. Se recomienda tomar de 1-2 h antes de acostarse para disminuir el riesgo de insomnio. Evitar el uso durante el alumbramiento, ya que estos PA aumentan la FC neonatal. Todas están contraindicadas en embarazadas con presión arterial de 130/80 milímetros de mercurio (mmHg), pero la **fenilefrina** presenta mayor riesgo y se contraindica en el periodo final del embarazo o durante el parto, ya que puede ocasionar anoxia y bradicardia neonatal por disminución del flujo sanguíneo y aumento de la contracción uterina.

La **nafazolina**, **oximetazolina** y **tetrahidrozolina**. Se contraindican por VO en niños menores de 12 años, en paciente con diabetes tipo II, enfermedad CV sintomática (arritmias, HTA moderada o severa, bloqueo AV), isquemia cerebral, uremia, estados de agitación o psicosis; en especial en pacientes con historia de esquizofrenia, FD, glaucoma de ángulo cerrado y en mujeres embarazadas, a menos que la asistencia para la madre supere el B/R potencial para el feto.

La **imipramina** y demás antidepresivos semejantes. Se deben ingerir con alimentos para reducir la irritación que causa al TGI. Se contraindica el uso de *imipramina* junto con *riboflavina*, pues esta potencia los efectos CV (taquicardia, HTA severa) del antidepresivo.

La **selegilina.** Se contraindica en mujeres embarazadas y en pacientes que reciben *morfina o derivados*. Este medicamento debe usarse con precaución junto con la *levodopa + carbidopa*, ya que se incrementa la RAM/cardiotóxica y obliga a una reducción de la dosis de **selegilina**. No usar dosis diaria mayor a 10 mg, pues esta exacerba crisis de HTA.

El **fenoterol** e **isoproterenol**. Están contraindicados en pacientes con síndrome de Raynaud. El **fenoterol, isoproterenol** y **salbutamol** producen hipopotasemia marcada. Esta RAM se potencia cuando se utiliza conjuntamente con otros fármacos que también eliminan K^+, como la *aminofilina, prednisolona* o *furosemida*. Esta interacción potencia la RAM/cardiotóxica o la hipoxia de los agonistas β_2, *"efecto paradójico del salbutamol en niños"*, siendo más grave en pacientes con asma aguda severa. Estos simpaticomiméticos deben usarse con precaución alta y hacer monitoreo sérico del K^+.

La **Do** y **dobutamina**. Tener precaución extrema con ambas cuando se decide utilizarlas. Si existe una presión arterial menor de 70 mmHg, se puede inducir RAM/cardiotóxica dependiente de las dosis, como taquicardia severa, dolor anginoso, HTA o hipotensión, actividad ventricular ectópica, vasoconstricción e irritación en el lugar de la inyección (inflamación y flebitis). La **Do** está contraindicada en pacientes con feocromocitoma. Debe tenerse prudencia en el uso de **Do** o de **dobutamina** en pacientes con antecedentes de hipovolemia; esta debe corregirse totalmente antes de iniciar su aplicación con sangre completa o con un expansor de volumen plasmático.

El uso de **Do** o **dobutamina** debe suspenderse gradualmente para evitar hipotensión severa. La extravasación de una u otra en una infusión IV causa necrosis celular. El uso por un periodo largo causa necrosis de los dedos de las extremidades; esta RAM/tóxica se evita aplicándola en una vena central y se antagoniza de inmediato con infusión local de *fentolamina*, antagonista competitivo no selectivo de los Res α_1 y α_2 ADRE.

Capítulo 2

Farmacología de los medicamentos simpaticolíticos

Los PA de los fármacos llamados simpaticolíticos antagonizan cambios intracelulares de los neurotransmisores **ADRE, NA** o de la **SERO** al unirse a sus Res, inhibiendo su liberación endógena y, por ende, su acción-efectos farmacológicos de forma reversible o irreversible.

Clasificación farmacológica de los simpaticolíticos

Antagonistas de Res a_1 de la ADRE oxitócicos. La **dihidroergotamina** y la **ergonovina** (derivados del cornezuelo de centeno) actúan en el músculo liso uterino y vascular, donde estimulan directamente la contracción de este músculo (acción oxitócica[5]).

Antagonista de Res a-ADRE y de Res-5HT$_2$. La **metisergida** (derivada de la *ergotamina*) actúa esencialmente sobre el músculo liso vascular de arteriolas y vénulas en el SNC.

Antagonista de Res-a y agonista de R-Do$_2$-lactotrópicos. La **bromocriptina** (derivada semisintética de la *ergotamina*) inhibe la liberación de la hormona *prolactina.*

Antagonistas selectivos de Res-a_1 presinápticos. El **prazosín** y la **terazosina** compiten por los *Res-a_1 ADRE* en arteriolas y vénulas e impiden la liberación de

[5] De un PA que estimula la liberación de la hormona oxitocina en las fibras musculares uterinas y aumenta su contracción, acelerando el parto. Ella se libera naturalmente durante el parto, el orgasmo y cuando existe bienestar.

NA a la periferia. Por tanto, controlan la resistencia y la capacitancia vascular, lo que disminuye la presión arterial.

Antagonistas selectivos de Res-α_1 postsinápticos. La **α-metildopa** y los medicamentos que bloquean la liberación de la NA, como la **guanetidina** y el **tonsilato de bretilio**, interfieren la síntesis de la NA e impiden su efecto. Además, reducen el tono simpático de los vasos sanguíneos, disminuyen la resistencia vascular periférica, la capacitancia de los vasos y causan reducción de la HTA.

Antagonistas competitivos de primera generación, no selectivos de los Res β_1 y $_2$ de la ADRE. El **propranolol**, el **nadolol** y el **isoproterenol**. El **timolol** en la FF gt oftálmica es antagonista de los Res-β_2 oculares, por lo que se usa en el tratamiento del glaucoma de ángulo abierto.

Antagonistas parciales de segunda generación de Res-β de la ADRE dependiente de la dosis. El **atenolol**, **metoprolol**, **acebutolol** y **bisoprolol** son cardioselectivos relativos: a dosis bajas, son antagonistas de Res-β_1 y, a dosis altas, son antagonistas de Res-β_2.

Antagonistas selectivos de tercera generación de los Res-β_2 de la ADRE. El **pindolol**, **labetalol** y **carvedilol** producen vasodilatación por dos mecanismos esenciales: 1) por ASI, un efecto agonista parcial. Este efecto farmacológico depende del grado de estimulación del PA al SNAS, la afinidad y la selectividad relativa del PA por los Res-β_1 a nivel cardiaco y los Res-β_2 en arteriolas periféricas y bronquios; 2) por aumento del bloqueo de los Res-α_2 de la ADRE.

Farmacocinética de medicamentos simpaticolíticos

Los medicamentos simpaticolíticos son liposolubles y se absorben bien por VO antes de ingerir alimentos, especialmente el **propranolol**. Se distribuyen a la glándula mamaria y se metabolizan principalmente en el hígado mediante el sistema enzimático del CYP_{450}. Por tal razón, su efecto terapéutico se relaciona con la variabilidad del polimorfismo genético de los genes que codifican el CYP_{450} de cada persona que metaboliza los fármacos, en este caso, el efecto farmacológico anti-HTA. En este sentido, la farmacogenética de los medicamentos utilizados en la hipertensión está sujeta a múltiples variables endógenas y exógenas interindividuales e intraindividuales de los pacientes de una población a otra. Según estudios, las enzimas CYP_{2D6}, CYP_{2C9}, CYP_{2D19} y CYP_{3A4} participan en el metabolismo de la mayoría de los medicamentos anti-HTA. No obstante, se conoce poco de la variabilidad individual asociada al efecto anti-HTA.

La FF, dosis, vía y uso terapéutico de los simpaticolíticos

La **ergonovina.** FF VO tabl. de 0,2 mg. Dosis 0,2-0,4µ c 6-12 h 2 v/d. FF IM amp. 0,2 mg/ml. Dosis y usos: prevención de la hemorragia postparto: 0,2 mg como única dosis por vía IM, inmediatamente después del nacimiento y previa exclusión de la presencia del producto. Tratamiento de las hemorragias uterinas postparto o postaborto debidas a atonía uterina o subinvolución: 0,2 mg IM repitiendo c 2-4 horas si es necesario (hemorragias severas) hasta un máximo de 1 mg en 24 horas; 0,2-0,4 mg oral 2-4 v/d, por unos dos días en casos menos severos en caso de sangrados tardíos del lecho placentario.

La **dihidroergotamina**. FF VO tabl. 1 mg y FF nebulización spray nasal 4 mg/ml. Dosis para adultos: una nebulización en cada orificio nasal 0,5 mg/cada nebulización c 15 min en caso de no respuesta satisfactoria, sin pasar los 2 mg/4 nebulizaciones en tiempo corto, o 4 mg/nebulizaciones en 24 horas, ni de 12 mg/24 nebulizaciones por semana. Uso terapéutico en la migraña.

La **bromocriptina.** FF VO tableta 2,5-5 mg y cápsulas 5 mg. Requiere un uso de 2-3 veces al día y se inicia con dosis bajas de 1,25 mg/d en la noche y después de los alimentos y aumentando cada semana hasta lograr la dosis deseada, que en promedio es 7,5 mg/d. Para inhibir la lactancia se usa 2,5 mg 2 veces al día por 14 días. De elección en hiperprolactinemias idiopáticas, así como en micro y macroprolactinomas.

El **prazosín.** FF VO cáp. 1 mg y 2 mg. Dosis adultos: VO inicial 2 mg 2-3 v/d y aumentar 2-3 mg/d según respuesta. Preferiblemente la primera dosis en la noche. Dosis máxima 20 mg en 2-3 tomas/d. Dosis en niños: 1 mg dosis inicial, se puede aumentar hasta 1,5 mg/d/dosis c 8-12 h; mayores de 12 años VO: inicial 5 µg/kg y en ausencia de hipotensión se incrementa la dosis a 25 µg/kg/dosis c 6 h, máximo 20 mg/d. Usos terapéuticos: principal en HTA, insuficiencia cardiaca (IC), insuficiencia aórtica o mitral, enfermedad de Raynaud[6], hipertrofia prostática benigna y en el síndrome uretral femenino sin infección (urgencia urinaria, polaquiuria, disuria).

La **terazosina.** FF VO tabl. 2,5 mg y 10 mg. Dosis entre 1-20 mg/d y se administra 1-2 veces al día. Se debe de iniciar con dosis bajas y aumentar gradualmente según respuesta; se debe asociar con un diurético.

---

[6] En la enfermedad de Raynaud para aumentar la irrigación sanguínea y prevenir eventos como asfixia, síncope, alguna parálisis muscular o gangrena local de las extremidades.

La **α-metildopa**. FF VO tabl. 250 mg y 500 mg. Dosis para adultos: VO inicial de 250 mg c 12 h; se puede aumentar la dosis cada dos días si es necesario, llegar a la dosis terapéutica promedio de 1 g, máximo 2 g al día. Niños: VO 10 mg/kg/d, dosis máxima 65 mg/kg/día. Uso terapéutico: debido al reporte RAM en algunos casos severos, la metildopa es una alternativa en pacientes hipertensos de difícil manejo. Aunque parece ser que presenta inocuidad en el embarazo y es una elección aceptable, cuando se requiere tratamiento antihipertensivo crónico en este estado.

La **clonidina.** FF VO tabl. 0,150 µg y comp. 0,150 mg. Usos específicos y dosis: dosis adultos 0,15-0,8 mg/d 2-3 v/d en la noche. En promedio 0,3 mg VO o sublingual; puede utilizarse en urgencias hipertensivas con buenos resultados por su caída gradual y sostenida de la presión arterial en un tiempo de 2,75 horas. Niños: 3-5 µg/kg/dosis c 6-8 h. Máximo 0,9 mg/d. En retardo del crecimiento en jóvenes prepúberes: 150 µg/m^2 de superficie corporal. Para el manejo de diversos síndromes de supresión (opiáceos, alcohol, benzodiazepinas, nicotina): dosis de 5-25 µg/kg/d; en hipertensión arterial, se reserva preferiblemente combinada para pacientes refractarios a otros agentes igualmente efectivos y mejor tolerados. Y el tratamiento por VO se inicia con dosis bajas y se ajusta aproximadamente cada 2 semanas hasta alcanzar la dosis óptima individual.

El **isoproterenol.** Amp. IV 2 mg. Es un medicamento β-agonista con mayor efecto en β1 que β2; aún tiene uso esporádico como un potente estimulante cardiaco dado que su alto potencial lo hizo peligroso. Dosis usual es de 0,5-10 µg/min en infusión continua hasta alcanzar la respuesta deseada. Se utiliza para el tratamiento agudo de la taquicardia de puntas torcidas, como medida transitoria, mientras se pasa a un marcapaso transvenoso.

El **propranolol.** FF VO tabl. 40-80 mg. Dosis para adultos: en hipertensión, inicial: 40-80 mg 2 v/d, incrementando cada 5-7 días; las dosis usuales varían entre 120-300 mg/d. Dosis promedio entre 80 y 160 mg usualmente son útiles en otras indicaciones como migraña, acatisia, tremor, angina, postinfarto de miocardio. Dosis niños: IV 0,025-0,1 mg/kg/dosis c 6-8 h; VO: 0,25 mg/kg/dosis c 6-8 h. Dosis máxima: 16 mg/kg/d.

El **nadolol**. FF VO tabl. 80 mg. Dosis adultos: inicial 40-360 mg/d y aumento gradual, según necesidad hasta llegar a una dosis de 120 mg/d. Se administra una vez al día.

El **sotalol.** FF VO tabl. 160 mg. Dosis para adultos: 160-320 mg/d repartido en dos tomas; en taquicardias ventriculares refractarias se puede usar hasta 480 mg/d. Dosis niños seguridad y eficacia en niños no establecida. Uso terapéutico en las arritmias supraventriculares, arritmias ventriculares.

El **timolol**. FF gotas 5 mg/ml; colirio 0,5 %. Dosis: aplicar una gota en el ojo afectado c 12 h, 20-40 mg/d. Uso terapéutico en el glaucoma de ángulo abierto.

El **atenolol.** FF VO tabl. de 50 y 100 mg. 100-500 mg/d una vez al día para todas las indicaciones. Dosis en adultos: 50-100 mg/d. Dosis niños: inicial VO 1 mg/kg/d; máximo 2 mg/kg/d.

El **metoprolol**. FF VO tabl. 50-100 mg y comprimido de liberación controlada de 25, 50, 100 y 200 mg. Dosis en adultos; hipertensión, inicial con 50 mg 2 v/d e ir aumentando gradualmente cada semana dosis promedio de 100-450 mg divididas en 2-3 tomas. Dosis que oscilan entre 25 y 200 mg para las otras indicaciones. Dosis niños: inicial VO 1 mg/kg/d, máximo 2 mg/kg/d. La dosis se reduce según el estado hemodinámico del paciente. Se usa en el feocromocitoma junto con un antagonista-α_2 para reducir el efecto vasoconstrictor.

El **acebutolol**. FF VO tabl. 400 mg. En HTA en adultos: dosis inicial 400-800 mg 1-2 v/d (no disponible en Colombia).

El **pindolol**. FF VO tabl. de 5 mg (no disponible en Colombia).

El **labetalol**. FF solución inyectable para infusión 5 mg/ml, por 20 ml. Adultos dosis promedio: 100-400 mg 2 v/d. De uso en la HTA: 100 mg 2 v/d. Uso terapéutico vasodilatador esencialmente.

El **carvedilol**. FF VO tabl. 5,25, 12,5 y 25 mg con o sin recubrimiento, de modo que esta no modifique la liberación del fármaco. Dosis adulto HTA: 6,25 mg una vez al día, incrementando cada 1-2 semanas hasta 25 mg dos veces al día. Como cardioprotector y en HTA refractaria: 50 mg/d dosis única o coadministrada con otro antihipertensivo, como un diurético, antagonista del Ca^{2+} o inhibidor de la enzima convertidora de angiotensina (IECA). En IR, no se requiere modificar la dosis.

Los **B de los Res β** también se usan en el control de síntomas y signos de hiperactividad de la ADRE (estímulo fisiopatológico endógeno) por RAM/tóxica de APST como la *morfina y derivados; diazepam*, *triazolam*, *cocaína*, *anfetaminas*, entre otros.

Farmacodinamia y farmacoseguridad

Mecanismo de acción. Los fármacos antagonistas adrenérgicos actúan mediante la inhibición de los Res y otros Rs de la ADRE y NA, como se describió en la clasificación farmacológica.

Reacciones adversas tóxicas (RAM/tóxica) de los simpaticolíticos

El **prazosín.** En el SCV: en algunos casos clínicos, efecto de la primera dosis hasta síncope 30-90 min después de su ingestión, cuando se usa en la hipotensión postural severa y taquicardia refleja. SNC: cefalea, mareo, vértigo, fatiga, nerviosismo, ansiedad. TGU: incontinencia urinaria, impotencia. Menos graves: edemas, congestión nasal, sequedad de boca y náusea. Además, tolerancia rápida con la primera dosis (taquifilaxia), también a veces el fenómeno de la primera dosis[7].

La **terazosina**. Produce algunas veces las mismas RAM del *prazosín*. Tiene la ventaja de que disminuye las lipoproteínas de baja densidad (LPBD) y las de muy baja densidad (LPMBD) y aumenta las de alta densidad (LPAD). Por esto, su uso es una alternativa en pacientes con historia de hiperlipidemia.

El **propranolol**, **atenolol**, **metoprolol** y **acebutolol**. En el SNC: mareos, confusión (especialmente en el adulto mayor), ansiedad, alucinaciones, trastornos del sueño, depresión reversible y leve. SCV: hipotensión, bradicardia menor de 50 latidos por min, arritmia, edema, palpitación, bloqueo AV, IC. TR: crisis asmática, faringitis. Metabólica: hipoglucemia. SNP: circulación periférica disminuida (frialdad de manos y pies, parestesias, calambres, mialgias, artralgias, fatiga muscular). TGU: disminución de la libido, disuria. Dermatológica: rash cutáneo, sequedad, fotosensibilidad, alteraciones cutáneas y exantemas. TGI: constipación, diarrea. Ocular: conjuntivitis, dolor. Poco frecuente: trastornos de la visión, trombocitopenia y lupus eritematoso sistémico (LES).

Interacciones medicamentosas de interés clínico

La **dobutamina**, **Do**, **efedrina**, **fenilefrina**, **imipramina**, **metanfetamina** o la **cocaína**. Cuando se administra *tranilcipromina* junto con alguno de los anteriores, esta les potencia su vasoconstricción, induciendo una crisis hipertensi-

[7] De un PA que por lo regular aparece con mayor frecuencia en pacientes hiponatrémicos e hipovolémicos, cuyo cuadro clínico presenta signos de hipotensión postural severa y taquicardia, seguida de síncope y pérdida de la consciencia.

va hasta accidente cerebrovascular (ACV), con ciertas complicaciones y consecuencias de tipo diverso (clínico, económico, social).

La **bromocriptina, ergotamina** o la **metisergida**. Cuando alguno de estos simpaticolíticos se usa junto con la *eritromicina*, esta inhibe el sistema enzimático P_{450} que los metaboliza, aumenta la Cp de estos y, a la vez, su efecto terapéutico y RAM/tóxica.

La **dopamina, β-metildigoxina** o cualquier cardiotónico. Debe valorarse la conveniencia R/B cuando alguno de estos es usado simultáneo a la *hidroclorotiazida*, la *furosemida* o cualquier diurético, en especial durante la lactancia y en pacientes diabéticos. Esta interacción enmascara algunos signos clínicos y aumenta o disminuye la Cp de la glucosa.

La **clonidina**. A una dosis de 10 mcg/m^2 de superficie corporal + *lidocaína*, este anestésico local potencia el efecto farmacológico analgésico. Esta interacción terapéutica es usada en profilaxis de cefaleas vasculares fuertes, debido a que causa bloqueo nervioso, incrementa la estabilidad hemodinámica del paciente y permite disminuir la dosis del anestésico local. Asimismo, la *clonidina* coadministrada con *metoxiflurano, halotano* o *morfina y derivados* potencia el efecto farmacológico analgésico. Sin embargo, en ciertos casos induce taquicardia refleja vagal para el equilibrio de la tensión arterial, como un mecanismo compensatorio del organismo. Ajustar dosis cada 2 sem. hasta necesidad clínica del paciente.

El **propanolol, metoprolol, labetalol** o el **bisoprolol**. Cuando se administra alguno de estos junto con *quinidina, cimetidina, fenobarbital o ciprofloxacina*, estos fármacos compiten por la inhibición de las isoenzimas hepáticas CYP_{2D6} que intervienen en el metabolismo del betabloqueador (B*β*), disminuyendo su Cp y el $t^{1/2}$ E, paralelo a la disminución del efecto terapéutico anti-HTA. Cuando se utiliza **metoprolol** junto con *rifampicina*, este antiinfeccioso induce el metabolismo hepático del *Bβ*, disminuye su Cp y reduce su efecto antihipertensivo.

El **propranolol** o el **labetalol**. Administrados junto con *halotano*, este anestésico general aumenta el riesgo de depresión miocárdica e hipotensión.

El **propranolol** o el **atenolol**. Coadministrados con *glibenclamida* o con *insulina* (hipoglucemiantes), estos antagonizan la RAM/tóxica hiperglucemiante que produce el Bβ.

El **propranolol** o el **labetalol**. Junto con *dobutamina, Do, efedrina, fenilefrina, imipramina, anfetaminas, cafeína* o *cocaína*, estos fármacos simpaticomiméticos antagonizan el efecto terapéutico anti-HTA del Bβ y se puede aumentar la RAM de temblor.

El **prazosín**. Coadministrado con *metoprolol*, se produce una interacción farmacológica sinérgica aditiva. Junto con la *quinidina* o la *amiodarona*, potencia los efectos de tipo hipotensor, inotrópico y cronotrópico negativo, pudiendo conducir a una falla cardiaca o a un IAM. El *prazosín* simultáneo con *haloperidol* causa sinergismo potente de las RAM hipotensión ortostática, bradicardia o ambas. Pero estas RAM no se presentan cuando se usa *prazosín* junto con la *β-metildigoxina* ni con la *insulina* o hipoglucemiantes por vía oral.

Precaución y contraindicaciones del uso de medicamentos simpaticolíticos

La **ergonovina**. Está contraindicada su aplicación junto con un medicamento cardiotónico y debe administrarse con precaución a pacientes con sepsis (toxemia) o con hipocalcemia. En estos casos, el medicamento no tiene efecto farmacológico oxitócico; para restaurar este efecto, aplicar (previo al uso del PA) una sal cálcica por VI en forma lenta, al menos en 1 min, si la placenta no se ha expulsado. Los medicamentos de este grupo farmacológico pueden causar RAM/tóxico ergotismo, cuyos efectos clínicos son vómito, diarrea, pulso débil, presión arterial inestable y crisis convulsiva. En el caso de aparición de cualquiera de los signos anotados, suspenderlo gradualmente de a 25 mg/d en el curso de 10 días.

La **ergonovina** o cualquier PA simpaticomimético, no usar en pacientes con amenaza de aborto durante el primer y segundo trimestre del embarazo y en la lactancia; en pacientes con historia de HTA, hipersensibilidad, insuficiencia pulmonar, hepática, renal, cardiaca o en hipocalcemia. Valorar el B/R en historia de enfermedad psicótica, ansiedad, neurosis o diabetes. En esta última, exacerban la hiperglucemia y pueden inducir hasta un cuadro de cetoacidosis. En el SCV: insuficiencia coronaria, angina de pecho, IAM reciente, episodio de fibrilación ventricular, cardiopatía hipertrófica obstructiva, HTA. En el SV: arterioesclerosis. En la glándula tiroides: hipertiroidismo.

La **ergotamina** y la **ergonovina.** Administradas junto con **ibuprofeno**, **diclofenaco** o **estrógeno**, reducen el efecto anti-HTA de los *Bβ ADRE* mencionados.

En general, tener precaución al usar o no usar *cualquier medicamento Bβ ADRE*, principalmente el **propranolol**. Estos antiadrenérgicos, y en especial el **propranolol** o el **acebutolol**, se deben suspender lentamente para evitar exacerbación de síntomas de la enfermedad de base. *Cualquier medicamento Bβ ADRE* puede causar una RAM/tóxica de hipersensibilidad dermatológica (erupción cutánea tipo psoriasis alérgica) y se debe suspender el tratamiento de inmediato si se presenta. Se requiere monitoreo riguroso en historia clínica de taquicardia, bradicardia, insuficiencia cardiaca, bloqueo auriculoventricular de 2° o 3°, bradicardia sinusal (menos de 45 latidos/min), embarazo, hipotensión severa, angina, asma, EPOC, historia de diabetes mellitus, síndrome de Raynaud, enfermedad coronaria, disfunción hepática, depresión, shock cardiogénico e hipertiroidismo. Usar con cuidado extremo en embarazadas, ya que pasan la barrera transplacentaria (BTP) y antagonizan en el nonato los Res-α y β de la ADRE. Los efectos aparecen un día o dos después del nacimiento o durante la lactancia.

Tener precaución al usar cualquier *medicamento Bβ ADRE* en los adultos mayores, debido a que esta población vulnerable tiene reducido el metabolismo y la eliminación de los PA, por lo que se podría potenciar la depresión miocárdica. El **propranolol** puede causarles tos con mayor probabilidad. El **atenolol** en IR requiere disminuir la dosis.

El **atenolol**. Está contraindicado su uso junto con *verapamilo*. Para iniciar el tratamiento con uno u otro, se debe suspender el tratamiento de uno de ellos por lo menos 7 días antes.

El **acebutolol**. Usar con precaución extrema en pacientes con antecedentes de IC, enfermedad de la válvula mitral, aórtica y compromiso de la función ventricular izquierda. En pacientes prequirúrgicos, debe ser administrado en la menor dosis para efecto antihipertensivo; en caso de presentar efecto potente en el tono vagal (hipotensión, bradicardia severa), antagonizarlo con *atropina* IV 1-3 mg.

El **labetalol**. Puede inducir lesión hepatocelular grave, por lo que requiere monitoreo de la función hepática; antes de la anestesia, no es necesario suspenderlo. Su uso se contraindica durante el embarazo y la lactancia ya que se excreta por la leche materna. Sin embargo, es el antagonista de Resβ de la ADRE, que presenta poco distrés perinatal y neonatal, es decir, bradicardia, hipotensión, depresión respiratoria, hipoglucemia, hipotermia. En niños, su seguridad y eficacia no están establecidas. No administrarlo junto con alimentos. En caso de sobredosis, hacer lavado gástrico o inducción del vómito mientras el paciente permanece acostado sobre la espalda con las piernas levantadas (posición supina). Administrar un cardiotónico y un diurético en caso de falla cardiaca y en caso de broncoespasmo. Este Bβ ADRE parece causar menos RAM, las cuales son transitorias y suceden en las primeras semanas de tratamiento.

La **bromocriptina**. Se contraindica en mujeres en posparto con HTA, en pacientes con signos de coronariopatía o con antecedentes de alteración mental. Se puede inducir HTA, accidente cerebrocardiovascular (ACCV), crisis epiléptica. No usar en pacientes con úlcera, se registran ciertos casos de hemorragia del TGI.

El **prazosín**. Es un *antagonista selectivo de los Res-α_1*, por lo que causa la RAM llamada *"fenómeno de la 1ª dosis"*, disminuye la contracción del músculo liso arterial, reduce la resistencia periférica (RP) y la presión arterial. Este bloqueo selectivo en ciertos casos induce un efecto compensatorio de aumento de los efectos α_1 y β_1 por mayor liberación de NA que en general es por una acción refleja sobre los barorreceptores, donde predomina el efecto antagonista de los Res α_2 y β_1 de la ADRE. El *efecto antagonista selectivo de los Res-α_1* depende del estado clínico del SNAS, por lo que la dosis debe ser menor de 0,51 mg ingerida en la noche y aumentar de forma gradual hasta 15-20 mg/d en 2-3 dosis, según necesidad clínica del paciente.

Capítulo 3

Farmacología de medicamentos colinérgicos

Los medicamentos de acción-efecto colinérgico, también llamados fármacos parasimpaticomiméticos o colinomiméticos, actúan en áreas del SNAPS o *sistema nervioso cráneo sacro* (la segunda área del SNA) y en centros nerviosos de la división sacra, donde incluye los segmentos sacros 2, 3 y 4 de la médula espinal (ME). De estos núcleos parten fibras nerviosas largas preganglionares eferentes que terminan en centros ganglionares situados cerca al órgano efector inervado mediante fibras cortas nerviosas posganglionares.

El SNAPS comprende centros nerviosos de los núcleos de los pares craneales III, VII, IX y X, que emulan la acción y los efectos de la ACh mediante Res clasificados en *Res-M y Res-N*, localizados en la membrana de las dendritas y en los somas postganglionares de órganos efectores, donde regulan las acciones y efectos fisiológicos de la ACh, mediante la estimulación y liberación endógena de Ach por exocitosis de las vesículas colinérgicas.

La **ACh** estimula ambos tipos de Rs, por lo que los **Res-M** y el Re-N tienen la capacidad de estimular la unión de los PA de medicamentos colinérgicos a uno u otro, o a ambos Rs en el SNP o en el SNC, donde estimulan la liberación de la **ACh** y reproducen acciones fisiológicas semejantes de este neurotransmisor, como la despolarización o hiperpolarización de la membrana muscular.

Los fármacos de uso exógenos que actúan en el SNAPS regula funciones fisiológicas de reposo y de digestión mediante los *Rs de la ACh o Rs colinérgicos*, imitando las funciones orgánicas de este neurotransmisor a través de sus *Res-N* en la placa neuromuscular; y, en los ganglios esqueléticos y en neuronas posganglionares mediante los *Res-M*. Estos reciben este nombre por ser agonista de las acciones fisiológicas de la M**uscarina**, presente en hongos del género *Amanita,* especie *muscaria, pantherina o regalis*. Los y Res-M se encuentran ubicados en la membrana plasmática de los órganos efectores (músculo liso, cardiaco y glándulas). Es importante anotar que la N**icotina nombre propio** no estimula los **Res-M** y estos tampoco estimulan el Re-N

El SNAPS y el SNAS ejercen acciones y efectos farmacológicos de regulación, compensación o efectos opuestos para mantener la homeostasis. La interrelación estrecha entre los neurotransmisores de estos dos sistemas en áreas o núcleos diversos del SNC y sus acciones fisiológicas en los órganos causan efectos ligados a los efectos farmacológicos que pueden ser influenciados por múltiples variables endógenas y exógenas del ser humano. Ver figura 18, 20 y tabla 4 .

Clasificación farmacológica de los medicamentos colinérgicos

Agonistas colinérgicos muscarínicos sintéticos de acción directa: entre ellos, la **ACh**, la **pilocarpina**, la **urecolina**, el **betanecol**, el **carbacol**, la **metacolina** y la **Muscarina**.

Agonistas colinérgicos muscarínicos sintéticos de acción indirecta: como la **neostigmina**, la **fisostigmina** y la **piridostigmina**. Son medicamentos vitales no disponibles en Colombia.

Farmacocinética de medicamentos colinérgicos

Los medicamentos colinérgicos agonistas de la ACh se absorben mal por VO. Algunos de estos actúan sobre los Res-M y otros sobre el Re-N, pero los muscarínicos presentan una A menor comparada con los nicotínicos, ya que los primeros se metabolizan por hidrólisis en el TGI y su Vo de hidrólisis depende de la resistencia del PA a la enzima acetilcolinesterasa (AChE). El $t^{1/2}$E de los muscarínicos y los nicotínicos es más largo comparado con el de la ACh endógena, debido a que los efectos farmacológicos de esta son menos prolongados.

La FF, dosis, vía y uso terapéutico de los colinérgicos

La **ACh**. FF vía parenteral exógena. Es agonista directa de los Res-M y N colinérgicos. Su uso farmacológico experimental es esencialmente para emular las acciones y efectos fisiológicos de tipo endoorgánico de la **ACh** o acción de sustitución de este neurotransmisor endógeno.

La **pilocarpina**. FF tabletas de 5 mg y solución oftálmica 2 %. Dosis tableta adultos: 5-10 mg por toma, hasta un total de 15 a 30 mg al día. Dosis sol. oft.: se aplica 1-2 gotas cada 6-8 h. Se usa en pacientes xerostómicos por radioterapia de cabeza y cuello, síndrome de Sjögren o consumo de medicamentos xerogénicos (con efectos anticolinérgicos, p. ej.) y también se utiliza para estimular la sudoración en las pruebas de sudor en quienes se sospecha fibrosis quística. Uso terapéutico de la solución oftálmica: se usa para el tratamiento en glaucoma crónico, en glaucoma agudo de ángulo cerrado, en hipertensión ocular y uso terapéutico miótico (antagoniza efecto tóxico midriático de fármacos como la *pseudoefedrina, anfetaminas, cocaína*).

La **fisostigmina salicilato.** FF 1 mg/ml solución inyectable IM, IV. Dosis adultos: empezar con 5-2 mg, repetir cada 20 min hasta obtener respuesta. Se usa por infusión IV en un período de 5 min. Dosis en niños: IV, 0,01 a 0,03 mg/kg dosis, repetir c 10-15 min hasta una dosis máxima total de 2 mg o hasta que ocurra la respuesta.

Farmacodinamia y farmacoseguridad

El mecanismo de acción. La **ACh** endógena se liga a sus Res-M y Res de la ACh según la naturaleza de la proteína G que impulsa la interacción F-R. Este complejo activa el sistema del segundo mensajero por tres vías: 1) inhibición de la enzima adenilciclasa, 2) estimulación de la hidrólisis de fosfoinosítidos y 3) regulación de la abertura de un canal iónico. En este sentido, los medicamentos como la **neostigmina** o la **pilocarpina** son *agonistas de Res tipo* M_1, M_2 o M_3 colinérgicos, los cuales, administrados por vía exógena, simulan las acciones y efectos fisiológicos de la **ACh** endógena, al unirse y estimular de manera indirecta a los Res-M ≥ Re-N, ésteres de la colina de origen natural, derivados semisintéticos y sintéticos. La **neostigmina** presenta acción indirecta colinérgica y la **pilocarpina**, acción directa sobre la **ACh** y ambas estimulan ciertos órganos, aunque este efecto no es claro, porque ambos PA tienen estructura química diferente. P. ej., la **pilocarpina** y demás PA parasimpaticomiméticos causan en el ojo la acción farmacológica de contracción de la pupila y el efecto es aumentar el drenaje del humor acuoso, por lo que se reduce la presión intraocular. De ahí su uso terapéutico en el glaucoma de ángulo abierto o de ángulo cerrado o glaucoma secundario y durante o después de la iridectomía.

RAM/tóxicas de los medicamentos colinérgicos

La **ACh** y la **pilocarpina** producen efectos de náusea, vómito, disnea por constricción bronquial, bloqueo de la conducción del impulso cardiaco, diaforesis, cefalea y salivación viscosa por estimulación generalizada de los Res-M.

Interacciones medicamentosas de interés clínico

La **pilocarpina**. FF gt oftálmica. Este PA (y cualquier agonista de *Res-M* de acción directa) antagoniza el efecto de midriasis del *ciclopentolato* (PA de la belladona o la *atropina*), cuando es coadministrado con este. El ciclopentolato, a su vez, antagoniza el efecto de miosis de la *pilocarpina* (antiglaucomatoso).

Precaución y contraindicación en el uso de medicamentos simpaticolíticos

La **pilocarpina.** Al igual que los fármacos agonistas de *Res-M* de acción directa, se contraindica en pacientes con historia de asma bronquial, conjuntivitis, queratitis o iritis por infección aguda u otros estados clínicos en los que no sea conveniente la constricción pupilar o la constricción bronquial. Después de la aplicación oftálmica de la *pilocarpina*, el paciente debe presionar con el dedo el saco lagrimal durante 1-2 min, para evitar su A sistémica excesiva. Usar con precaución en el embarazo y durante la lactancia.

Capítulo 4

Farmacología de los medicamentos parasimpaticolíticos

Clasificación farmacológica de los medicamentos parasimpaticolíticos

Los medicamentos antagonistas de los Res-M y N de la ACh (anticolinérgicos), también llamados colinolíticos, se tipifican de la siguiente manera:

Medicamentos antagonistas colinérgicos o colinolíticos muscarínicos selectivos competitivos de origen natural: la **atropina** y la **escopolamina**.

Medicamentos antagonistas colinérgicos muscarínicos sintéticos y semisintéticos: el **sulfato de atropina**, el **butilbromuro de hioscina**, el **bromuro de ipratropio**, la **tropicamida**, el **biperideno**, el **trihexifenidilo clorhidrato**, la **propantelina** y la **pirenzepina**.

Farmacocinética de parasimpaticolíticos o anticolinérgicos

El **butilbromuro de hioscina** (*antagonista de Res-M*) se absorbe mejor en el TGI y atraviesa la BHE y la placenta, mientras que la **atropina sulfato** se absorbe menos. Esta última es el referente estándar de los antagonistas de la ACh y posee en su molécula un nitrógeno cuaternario (N^+), elemento que la convierte en una molécula menos liposoluble y, por tanto, atraviesa poco la BHE, se metaboliza en el hígado un 40 % y se elimina vía renal como tal o metabolito. Por esta razón, la *atropina sulfato* a dosis bajas presenta efectos mínimos en el SNC.

La FF, dosis, vía y uso terapéutico de los parasimpaticolíticos

La **atropina sulfato**. FF IV, IM o Sc, 1 mg/ml, sln inyectable. Dosis en intoxicaciones leves o moderadas por organofosforados y carbamatos, 1-2 mg IV. En intoxicaciones graves por organofosforados y carbamatos, 3-5 mg IV. La dosis puede ser duplicada cada 3-5 min, hasta conseguir criterios de atropinización; estabilidad hemodinámica y pulmones limpios. Una vez lograda la estabilización y criterios de atropinización, se inicia infusión continua de atropina con el 10-20 % total de la dosis requerida para la atropinización, se suministra por hora. En bradicardia sinusal sintomática, 0,5-1 mg IV, pero se puede ver respuesta paradójica con disminución de la frecuencia cardiaca con dosis bajas (0,6 mg), se repite las dosis c 3-5 min hasta obtener la respuesta deseada o alcanzar la dosis acumulada de 0,04 mg/kg. En asistolia y actividad eléctrica sin pulso, 1 mg IV y repetir cada 3-5 min, hasta una dosis total de 0,04 mg/kg. Dosis adultos: 0,5 mg IV y 0,25-1 mg IM o SC media hora antes de procedimiento quirúrgico odontológico. Dosis niños: bolo inicial de 0,02 mg/kg IV; de ser necesario se puede duplicar las dosis cada 3-5 min utilizando los criterios de atropinización y la infusión continua se inicia con 0,025 mg/kg/h. Niños hasta 3 kg: 100 µg IM o SC, niños entre 7-9 kg: 200 µg, niños entre 12-19 kg: 300 µg, niños con más de 16 kg: la dosis del adulto.

La **hioscina N-butilbromuro**. FF IV sln inyectable 20 mg/ml. FF VO gragea 10 mg. Dosis en adultos: 10 2 grageas 3 c/d y una ampolla por vía IM o IV y si es necesario repetir cada 8-12 h. Dosis en niños: niños ≥ 2 años: 0,3 a 0,6 mg/kg/d IM o IV lenta; dosis máxima 1,5 mg/kg/d.

La **hioscina N-butilbromuro + dipirona**. FF IV 0,020 + 2,5 g/5 ml, sln inyectable. Dosis adultos: una ampolla por vía IV o IM si es necesario cada 8-12 horas. De uso en espasmo severo de músculo liso no vascular (relajante de la fibra muscular lisa), analgésica y antipirética por VO o IV. Antagoniza el vértigo, el vómito e induce midriasis postoperatoria. Después de una oftalmoscopia, por su acción-efecto anti-ACh periférico.

El **ipratropio bromuro**. FF vía inhalatoria, aerosoles con 20 µg por inhalación, solución para inhalar con 0,25 mg/ml. Dosis adultos y niños mayores de 12 años: aerosoles para inhalación 2 inhalaciones 4 v/d. Las nebulizaciones: 500 µg c 20 min por 3 dosis, luego se dosifica según necesidad y siempre en combinación con un estimulante β2-adrenérgico. Las dosis de mantenimiento usualmente de las nebulizaciones en adultos son de 500 µg 3-4 v/d. Dosis en niños: ≤ 12 años en exacerbaciones agudas del asma: 4-8 inhalaciones c 20 min. Las nebulizaciones en niños menores de 12 años: 250 µg c 20 min por 3 dosis y las dosis de mantenimiento de las nebulizaciones son de 250 µg 3-4 v/d. Coadyuvante de la *teofilina* (agonista R-ADRE-β_2) o *cromoglicato disódico* (profiláctico de la producción de la HISTA).

La **tropicamida**. FF sln oftálmica 10 mg/ml (1 %). Dosis adultos: para examen de fondo de ojo, se coloca una gota 20 min antes del examen. En la uveítis; 1 gota c 6 h. Para refracción, a criterio del especialista.

El **biperideno HCl**. FF VO tabl. 2 mg y grageas 4 mg de liberación gradual. Dosis adultas: en parkinsonismo, 4-8 mg/d.

El **biperideno lactato**. FF IV o IM sln inyectable 5 mg/ml. Adultos: las ampollas se utilizan espacialmente en las reacciones extrapiramidales medicamentosas agudas en dosis inicial 2 mg IM o IV lenta.

El **trihexifenidilo HCl**. FF VO tabl. 2 mg. Parkinsonismo en adultos: 5 mg c 12 h/d hasta 15 mg/d.

Farmacodinamia y farmacoseguridad de los medicamentos anticolinérgicos

Mecanismo de acción. Los medicamentos antagonistas de la acción de la ACh compiten por los Res-M de este neurotransmisor endógeno. No obstante, este MA farmacológico decrece o se pierde por sobredosis o por la presencia de nitrógeno anión (N^+) en la molécula antagonista de la ACh que estimula el bloqueo del Re-N, mientras aumenta la acción-efecto anti-ACh en el órgano efector, dependiendo de la selectividad por el tipo de *Re-N o* del tipo de Res-M y el grado de inhibición. Observar la figura 20.

Así, p. ej., en la acción farmacológica de la **atropina sulfato**, de la **escopolamina** y demás *fármacos antagonistas de Res-M* de la *ACh*; por tanto, las acciones y efectos muscarínicos de la **ACh** en el SNP producen sequedad de boca (xerostomía) y disminución de la secreción traqueobronquial y de glándulas sudoríparas. La **atropina sulfato** inerva las glándulas sudoríparas localizadas en neuronas adrenérgicas y en neuronas colinérgicas; ambos tipos de Rs se localizan en la membrana celular ligados a las proteínas G, que presentan siete dominios transmembrana.

Figura 20.
Perfil del mecanismo de acción-efectos de colinérgicos y anticolinérgicos.

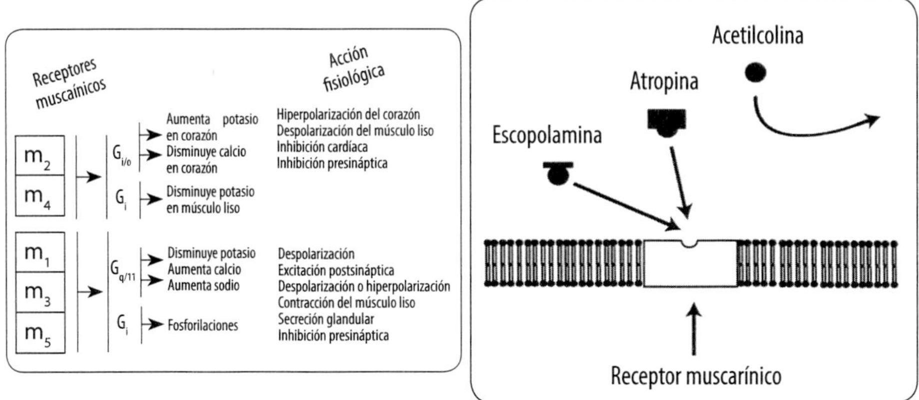

El esquema de la izquierda indica las acciones fisiológicas de los Res-M y sus efectos farmacológicos. A la derecha, se muestra cómo los fármacos antimuscarínicos compiten por los Res-M de la atropina. Fuente: elaborado por la autora.

RAM/tóxica de medicamentos anticolinérgicos

La **atropina** y la **escopolamina**. En la pupila: ocasionan midriasis, visión borrosa y alteración de la acomodación del cristalino. SCV: alteración de la conducción del impulso nervioso cardiaco. TGU: retención urinaria. TGI: íleo adinámico. La **escopolamina** causa el efecto neurotóxico potente de amnesia anterógrada (pérdida de memoria de hechos recientes que no se guardan en la memoria a largo plazo), más que la **atropina**. La **escopolamina** a dosis de 0,5-1 mg origina estimulación leve y RAM/tóxica ataxia, disminución de la atención y de la memoria, confusión mental y alucinaciones. Dosis superiores pueden producir perturbación mental. En niños, dosis de 10 mg puede ser mortal.

La farmacología del SN y su uso consciente

Se invita a tener autoconsciencia en la comprensión y aprendizaje del uso terapéutico de los fármacos de acción-efecto sobre el SNAS y SNAPS, para hacer seguimiento de farmacoseguridad según necesidad del paciente, teniendo en cuenta las acciones fisiológicas de los neurotransmisores endógenos en órganos y sistemas del ser humano paralelo a las RAM/tóxicas y al estado fisiopatológico de cada caso particular.

P. ej., a continuación, se describen algunas RAM/tóxicas, conocimiento que se debería transferir al paciente y a los ciudadanos para que estos entiendan por qué es importante el uso responsable de ciertos psicotrópicos por prescripción y evitar su consumo por automedicación, máxime cuando se usan desde temprana edad.

- La **cocaína**, las **anfetaminas** y derivados como el **metilfenidato.** Entre sus RAM/neurotóxicas se encuentran: euforia y tolerancia progresiva hasta FD física y psíquica (conducta compulsiva, sin voluntad ejecutiva). La supresión brusca de estos PA causa síndrome de abstinencia. El uso de una anfetamina por prescripción o automedicación para disminuir de peso, aumentar la alerta para estudiar o trabajar de noche o como recreación conducen a un estado clínico de psicosis exotóxica semejante a una paranoia esquizofrénica clínica que, parece, se puede mejorar o agravar con su retiro. En esta RAM/tóxica influyen diversas variables endógenas y exógenas. Se recomienda evitar el uso crónico de **metilfenidato** ya que se desconocen sus efectos farmacológicos a largo plazo y valorar la relación R/B en casos de historia de inestabilidad emocional o crisis convulsiva.

- **Cualquier medicamento de acción adrenérgica.** Se contraindica su uso junto con otro APST, máxime con el etanol (cerveza, vino, ron, aguardiente, cóctel). Esta interacción potencia la RAM/neurotóxica depresión del SNC (somnolencia, agresividad, actos delictivos, trastorno de la concentración, los reflejos, memoria de corto a largo plazo y ataxia). Por esto, el uso de uno o más APST juntos está contraindicado previo a la conducción de un vehículo, manejo de máquinas o para tomar decisiones, actividades para las que se requiere lucidez mental. Además, a corto, mediano o largo plazo, se potencian los efectos de tipo cardiotóxico y hepatotóxico.

- La **imipramina** y **amitriptilina**. Muestran un $t^{1/2}$E prolongado (2-6 sem.) para presentar efecto antidepresivo adecuado. Por tal razón, se contraindica el uso de algún antidepresivo para tratar cualquier tipo de estado emocional por alguna pérdida. El tratamiento prolongado no se debe suspender de forma abrupta.

- El **pindolol**, **carvedilol**, **labetalol** y **nebivolol**. Muestran más ASI que otros Bβ, ya que causan mayor efecto antagonista de los Res-β_1 (reducen la FC y el GC). También ejercen efecto agonista en los Res-β_2 (broncodilatador), a través de la ADRE o NA, aumentando el tono simpático en reposo. No provocan hipotensión ortostática, debido a la función hemodinámica de los Res-α_2 ADRE de conservar el efecto vasodilatador de la vasculatura lisa.

- El **nebivolol**. Es antagonista cardioselectivo, ya que estimula la liberación de óxido nítrico (NO). Causa mayor efecto vasodilatador que el **propranolol**, que tiene efecto antagonista inespecífico de Res-β_1 y Res-β_2, por lo que presenta menos ASI.

- El **propranolol** y **acebutolol**. Se reportan como los **Bβ** que más enmascaran síntomas y signos precoces de hipoglucemia, taquicardia y cambios en la presión arterial en los pacientes con historia de diabetes mellitus (DM), hipoglucemia o tirotoxicosis.

- En suma, para garantizar una mejor eficacia y farmacoseguridad del **Bβ ADRE**, lo ideal debería ser la terapia individual, considerando el polimorfismo posible de los genes del CYP_{450} del paciente. Por ello, se requiere de una dosis terapéutica ajustada a cada paciente según la necesidad clínica de efecto anti-HTA, cardioprotector, antianginoso, antiarrítmico, cardiomiopatía hipertrófica o en la profilaxis de cefaleas migrañosas.

- Las RAM/cardiotóxicas probables por todos los **Bβ ADRE** son: bradicardia e IC, aun sin antecedentes previos. Esto debido a que los **Bβ** provocan una depresión continua del miocardio y, en ciertos pacientes, hipotensión postural excesiva.

- Los **Bβ** presentan interacciones frecuentes de tipo farmacocinético en la etapa de metabolismo, debido a que poseen liposolubilidad importante y capacidad de interactuar con otros PA que tengan afinidad por la isoenzima $CYP2D_6$ hepática que origina la transformación del PA a otros metabolitos activos o inactivos.

Actividad académica de acompañamiento

1) Describa el MA y analice los efectos de la interacción de la **efedrina** ingerida simultáneamente con cada uno de los siguientes fármacos: *orciprenalina, salbutamol, nifedipina, nitrato de isosorbide, furosemida, hidroclorotiazida*.

2) Describa el MA y analice los efectos de la interacción entre cada uno de los **Bβ ADRE** más usados en la APS coadministrados con: *ergotamina, ergonovina, ibuprofeno, diclofenaco* y *estrógeno*.

3) Describa y analice con un ejemplo la diferencia entre los efectos de la taquifilaxia y el fenómeno de la primera dosis de un medicamento.

4) Responda y argumente su respuesta para cada uno de los siguientes casos clínicos:

   A) Un agricultor ingresa a un centro de asistencia de urgencias con los siguientes signos: diarrea, salivación, disnea, lagrimeo, miosis. ¿Cuál PA puede producir estos efectos farmacológicos de intoxicación? ¿Cuál fármaco es antagonista de esta intoxicación?

   B) Juan tiene un diagnóstico de glaucoma de ángulo estrecho: 1) elija el medicamento más apropiado para tratar esta patología, analice su MA y su efecto terapéutico; 2) ¿cuál medicamento está contraindicado para tratar esta patología?

   C) Juana tiene un diagnóstico de glaucoma de ángulo abierto: 1) elija el medicamento más apropiado para tratar esta patología, analice su MA y su efecto terapéutico; 2) ¿cuál medicamento está contraindicado para tratar esta patología?

Capítulo 5

Fármacos de acción sobre el SNP

Los medicamentos de acción-efecto farmacológico sobre el SNP modulan acciones fisiológicas en los tejidos nerviosos de tres tipos de músculos periféricos, situados por fuera del SNC, según sus características microscópicas:

1) El *músculo esquelético* (estriado). Este permite al ser humano ejecutar las acciones voluntarias y facilita el movimiento articulado del esqueleto y mantener la postura corporal. Su función básica es la contractilidad del protoplasma (el sarcolema óseo), que permite a la persona ciertos movimientos (acostarse, hacer contracción isotónica, entre otros) y, a la vez, resistir la elongación muscular, sin movimiento de contracción isométrica.

2) El *músculo liso* (involuntario). Ubicado en la pared celular de vísceras huecas y de los vasos sanguíneos. Tiene características fisiológicas de tipo físico (organización en haces o láminas, reacción a diferentes tipos de estímulos), inervación, función, entre otras. Esto es importante para la homeostasis entre la función neuromuscular normal del organismo y los movimientos del cuerpo, considerando que ciertos órganos deben conservar un equilibrio moderado del tono muscular entre elasticidad-contractilidad constante.

3) El *músculo cardiaco*. Visto mediante el microscopio, tiene el mismo aspecto estriado y mecanismo contráctil que el músculo esquelético, pero difiere en que sus fibras están interconectadas entre sí formando una red denominada *sincitio*, similar a la distribución del músculo liso visceral, que tiene funciones relacionadas de músculo estriado y de músculo liso. En el corazón se encuentran dos *sincitios musculares* separados entre sí por tejido fibroso: el *músculo que envuelve las aurículas y el músculo que envuelve los ventrículos*.

El SNP autorregula los movimientos musculares normales a través de la ACh. Los estímulos de tipo físico, mecánico o químico sobre los músculos afectan esta regulación enviando un mensaje al SNC, donde estimulan o antagonizan la ACh induciendo una señalización (acción) del impulso nervioso (efecto) a través de fibras nerviosas al músculo respectivo. Es decir, el organismo armoniza las funciones fisiológicas de homeostasis con el entorno medioambiental para que se realice algún movimiento (efecto), como la contracción musculoesquelética originada en los tres tipos de músculos involucrados en las funciones fisiológicas: cardiaca, de vasos sanguíneos, micción, peristaltismo intestinal, entre otras. Es importante anotar que la Vo de conducción del impulso nervioso por el músculo cardiaco necesita más energía que la realizada por el músculo estriado, que requiere poca energía.

Clasificación de medicamentos de acción-efecto en el SNP

Estos medicamentos se tipifican en dos grupos: antagonistas neuromusculares (ANM) o también llamados bloqueantes neuromusculares (BNM) y fármacos anestésicos locales.

Medicamentos antagonistas neuromusculares

La **succinilcolina** y el **decametonio**: *ANM despolarizantes.*

La **tubocurarina**, la G**alamina** Trietilyoduro, **Pancuronio** y el **Vecuronio**: *ANM no despolarizantes o bloqueantes competitivos.* La *tubocurarina* de origen natural se encuentra en la especie amazónica *Chondrodendron tomentosum*; fue el primer fármaco empleado en la terapéutica y es el PA del curare usado por las tribus americanas.

Farmacocinética de los medicamentos ANM

La A de la **succinilcolina** tiene un inicio de acción-efecto relajante neuromuscular (NM) rápido ($t^{1/2}$E ultracorto), lo que facilita el uso terapéutico de relajación rápida prequirúrgica. Los **ANM** despolarizantes después de la administración IV logran Cp alta en el SCV y se distribuyen al espacio extracelular cerca de la placa NM terminal.

El metabolismo de la **Galamina, tubocurarina** y **decametonio** es insignificante, debido a que estos BNM no son hidrolizados por la enzima *acetilcolinesterasa*, mientras que la ACh se metaboliza rápido a **succinilcolina** y a **colina**, originando una duración de acción-efecto corto. Por tal razón, la Cp de la *succinilcolina* persiste elevada y su $t^{1/2}$E es prolongado en el organismo, cuando el paciente tiene deficiencia de dicha enzima. El **pancuronio** y sus metabolitos desacetilados causan los mismos efectos BNM.

La FF, dosis, vía y usos terapéuticos

La **succinilcolina**. FF amp. 40 mg/2 ml, fco. de 100 mg/10 cc. Dosis IV adultos: 0,6-1,1 mg/kg. Dosis niños: 2 a 3 mg/kg de peso por vía IM. De uso en parálisis muscular, sin bloquear los ganglios vegetativos.

El **pancuronio**. FF amp. 4 mg/2 ml y 2 mg/ml. Adultos: dosis entre 0,05-1 mg/kg; para la intubación endotraqueal: 0,1 mg/kg, para relajación quirúrgica: 0,04-0,08 mg/kg. En niños: para relajación quirúrgica se requieren dosis menores a las de los adultos.

El **bromuro de vecuronio**. FF IV liofilizado 4-10 mg para reconstituir; ampolla 4 mg con 1 ml de solvente. Adultos: dosis promedio 0,08-0,1 mg/kg, en intubación orotraqueal (IOT): 50-100 µg/kg. Para relajación intraoperatoria puede disminuirse un 15 % de la dosis. Niños de 1-10 a: dosis inicial semejante al adulto y dosis de mantenimiento más frecuente.

Farmacodinamia y farmacoseguridad de los ANM

El mecanismo de acción de los BNM de la transmisión del impulso nervioso sucede al antagonizar la transferencia de la estimulación nerviosa neuromuscular en tres etapas:

1) La *primera etapa* se inicia en la terminación nerviosa por síntesis de ACh que se almacena en vesículas llamadas quantas y cada una de estas contiene alrededor de 100.000 moléculas de **ACh** que son liberadas por un estímulo nervioso que rompe las vesículas. La ACh atraviesa rápido el espacio sináptico uniéndose al *Re-N* de este neurotransmisor en la membrana postsináptica (membrana muscular) para iniciar la transmisión nerviosa.

La transmisión del impulso nervioso se extiende a través de la fibra nerviosa por el músculo esquelético. Cuando la fibra nerviosa se divide, forma en su extremo un complejo de terminales axónicas llamadas placa terminal o unión neuromuscular (UNM), sitio donde se une el músculo con las terminaciones nerviosas mediante la conexión del extremo de una fibra nerviosa mielínica y una fibra muscular estriada u otra, mediante una invaginación que deja un espacio entre la terminación nerviosa y la membrana de la fibra muscular, sin hacer contacto directo, llamado espacio sináptico. Ver la siguiente figura:

Mecanismo de acción de medicamentos que actúan en el sistema nervioso periférico

Figura 21.
Placa neuromuscular, sitio de acción de los medicamentos ANM.

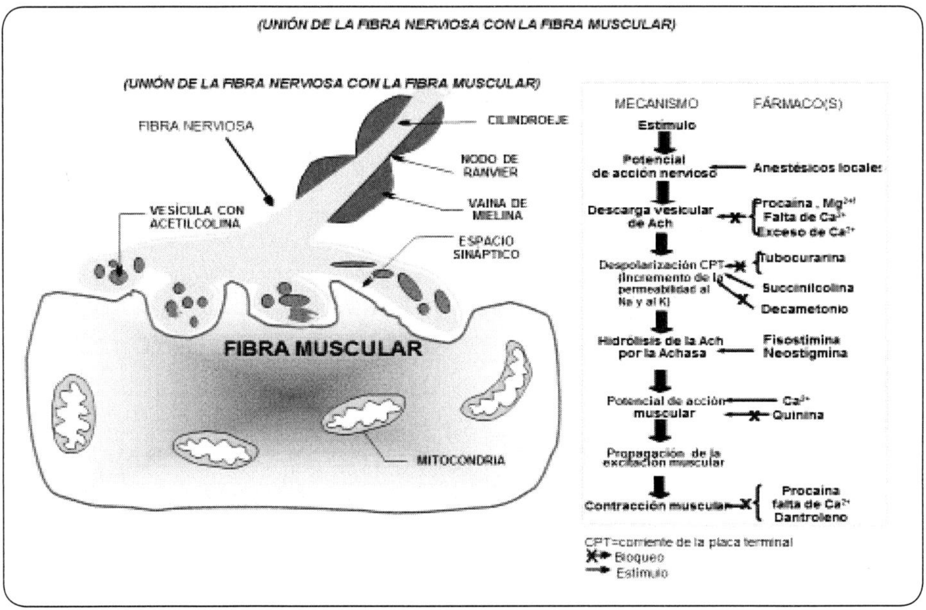

Fuente: elaborado por la autora.

2) En la *segunda etapa*, se altera el PoA muscular en tres pasos: en primer lugar, la *despolarización* de la membrana postsináptica por la **ACh** *unida a su Re-N*; este complejo altera la permeabilidad de la membrana celular y permite la entrada de iones Na^+ y la salida de iones de K^+. En segundo lugar, despolarización del PoA por *contracción muscular*, seguida, en tercer lugar, por un PoA de reposo de la membrana celular hasta que alcanza determinado umbral y el impulso nervioso se propaga por toda la superficie celular.

3) En la *tercera etapa*, ocurre *la remoción activa de Na^+ por medio de la bomba de Na^+/K^+* que permite el intercambio de entrada pasiva de K^+ y Ca^{++} y sucede la repolarización de la membrana celular (se restablece el potencial de acción de reposo) y la célula está dispuesta de nuevo para otro impulso y reiniciar otro potencial de acción neuromuscular.

La **succinilcolina**. *ANM despolarizante*, actúa mediante la imitación de la acción agonista o antagonista de la acción fisiológica de la **ACh** que transmite el impulso nervioso en la UNM.

Los ANM despolarizantes actúan en la placa de la UNM esquelética, en ganglios autonómicos o en ambos sitios. Su acción farmacológica es causar o no despolarización de la placa motora terminal, para lograr el efecto de relajación muscular para uso terapéutico. Los *ANM* actúan en el SNP *al fijarse al Re-N de la ACh* mediante dos etapas: e*n la primera* se produce una interrupción de la transmisión del impulso nervioso entre la UNM o placa neuromuscular, cuyo efecto clínico se observa como una fasciculación[8]; e*n la segunda*, el efecto farmacológico de los medicamentos ANM no es de carácter competitivo por la ACh.

Por esto, la **succinilcolina** causa el efecto farmacológico clínico de una parálisis flácida, debido a que su MA puede ser agonista de la ACh o antagonista de la UNM terminal y, en consecuencia, inhibe el impulso de la transmisión nerviosa que conduce a la despolarización de la membrana excitable. Por esto, cuando se usa la **succinilcolina** por tiempo prolongado o el paciente tiene deficiencia de la enzima *acetilcolinesterasa*, en la primera fase presenta tolerancia o desensibilización al Re-N, lo que causa una parálisis flácida hasta dificultad respiratoria y la muerte.

El **pancuronio**. Representa a los *medicamentos ANM no despolarizantes o competitivos: primero* se une al Re-N de la ACh en la UNM, pero no los activa; *segundo*, disminuye el número del Re-N disponible de la ACh, lo que reduce el umbral del PoA en la UNM y el efecto de estimulación NM no se alcanza. Por tanto, un estímulo repetido de sus Rs conduce a una reducción progresiva del efecto farmacológico de relajación muscular y a una pérdida de la excitabilidad muscular. Este efecto no se observa con la **ACh**, ya que esta se metaboliza rápido por hidrólisis y su acción es acelerada.

Reacciones adversas tóxicas de los medicamentos ANM

La **succinilcolina**. Puede presentar *reacción de hipersensibilidad o reacción idiosincrática* en pacientes que posean una enzima pseudocolinesterasa anormal, quienes no pueden metabolizarla *succinilcolina* y esta alcanza una Cp alta, produciendo relajación por tiempo prolongado hasta una parálisis respirato-

[8] Es una contracción muscular bajo la piel que se caracteriza por ser descoordinada, incontrolable, localizada y palpable, como un calambre. Se origina por diversas causas, en este caso, RAM por un PA de un medicamento BNM.

ria por relajación de los músculos respiratorios. También aumenta la presión intraabdominal, intraocular e intracraneal y causa fasciculaciones, mialgias, hiperpotasemia (salida de K^+ intracelular a la circulación) y cambios bioquímicos de catálisis de la proteína muscular, compatibles con rabdomiolisis[9].

La **tubocurarina**. Produce hipotensión severa relacionada con la dosis y la liberación de *histamina*, causando broncoespasmo en ciertos casos severos. El **bromuro de vecuronio** en pacientes con falla renal o hepática severa y en neonatos produce liberación de *histamina*. Esta ocasiona efecto ANM muy corto y causa efecto menor de taquicardia, mientras que el **bromuro de pancuronio** libera *histamina* en cantidad mayor e induce HTA.

Interacciones medicamentosas de interés clínico

La **succinilcolina**. Administrada junto con *halotano* a pacientes predispuestos genéticamente potencia la RAM/tóxica hipertermia maligna. Su uso simultáneo con *furosemida* o *prednisolona* causa hipopotasemia, potencia el K^+ extracelular y causa paro cardiaco. Si se administra junto con *morfina* o derivados (coadyuvantes en la anestesia general), se potencia el efecto de depresión respiratoria de ambos fármacos.

El **bromuro de pancuronio**. A dosis altas y coadministrado con *propranolol* o *metoxiflurano, halotano* o *morfina* y derivados, antagoniza la acción bradicardizante de estos.

El **bromuro de vecuronio**. Usado a dosis altas junto con *nifedipina*, con otro *antagonista de los canales de* Ca^{++} *o con un Bβ*, antagoniza el efecto hipotensor y bradicardizante de estos. El **bromuro de pancuronio** o el **bromuro de vecuronio** con la *β-metildigoxina* originan una interacción farmacológica sinérgica y potencian el efecto hipercalémico, pudiendo desencadenar arritmias ventriculares hasta paro cardiaco y muerte.

Cualquier **ANM** coadministrado con *gentamicina, amikacina* o *clindamicina* puede originar una interacción farmacológica de potencia del efecto farmacológico relajante muscular. Utilizado junto con *prostigmina* o *neostigmina*, estos colinérgicos indirectos aumentan la Cp del **ANM**, porque disminuyen la bioactividad metabólica de la enzima pseudocolinesterasa, lo que induce efecto bradicardizante y paro cardiaco. Usado junto con *cloroformo, ciclopro-*

[9] RAM/tóxica inducida por algunos medicamentos, causa una miopatía (debilidad muscular de leve a severa), con presencia de mioglobinuria, insuficiencia renal hasta la muerte.

pano, enflurano, éter, halotano, isoflurano o *metoxiflurano*, aumenta la posibilidad de hipertermia maligna y potencia la RAM/tóxica bradicardia transitoria inicial hasta la muerte.

Precauciones y contraindicaciones de los ANM

La **succinilcolina** es, entre los **ANM** despolarizantes competitivos, la que se debe usar con mayor cuidado en antecedentes de enfermedad hepática, ya que la AChE sérica se sintetiza en el hígado y su $t^{1/2}$E se prolonga, por lo que la duración del efecto se puede duplicar hasta originar RAM/cardiotóxica. Razón por la cual los **ANM** son contraindicados en pacientes con *miastenia gravis* o *síndrome de Lambert-Eaton*[10] *y en especial el uso de la succinilcolina* tiene riesgo alto de hipersensibilidad de bloqueo ventricular más rápido en la fase II en estos casos clínicos que en las personas normales.

Asimismo, los ANM despolarizantes son contraindicados en estados clínicos de hiperkalemia (quemadura grave, trauma severo, reposo prolongado, paraplejia, hiperuricemia).En estos estados clínicos, cualquier ANM puede inducir arritmias hasta paro cardiaco y ser fatal.

El uso de un **ANM** está contraindicado con *fisostigmina* a dosis elevadas. Esta interacción produce fasciculación muscular y luego un bloqueo despolarizante cardiaco hasta la muerte.

El uso de un **ANM** junto con *carbonato de* Li^+ está contraindicado en personas que usan este antidepresivo en forma crónica. El *carbonato de* Li^+ potencia el efecto despolarizante del **ANM** hasta la muerte.

Medicamentos anestésicos locales (al) y acción periférica

Clasificación farmacológica de los AL o anestésicos de superficie según el uso

La **lidocaína** y la **cocaína**: *uso tópico.*

---

[10] También llamado síndrome miasténico. Consiste en una alteración en la UNM esquelética, vinculada a neoplasia de tipo carcinoma broncogénico de células pequeñas o carcinoma de células parecidas a la avena en el pulmón. Se diferencia de la miastenia gravis por el aumento progresivo de la amplitud del potencial de acción del músculo, cuando recibe un estímulo electrofisiológico en forma repetida.

La **proparacaína HCl, lidocaína con epinefrina, lidocaína sin epinefrina** y la **bupivacaína**: *uso intratisular o intratecal.*

Farmacocinética de los AL y de acción periférica

La A del PA de los AL depende de la estructura química, características fisicoquímicas, sitio de administración, vía de administración, adición o no de NA y la unión a proteínas. El metabolismo de los AL depende del grupo químico en su molécula; así, la **lidocaína**, **bupivacaína**, **mepivacaína** y **prilocaína** (amida) se metabolizan en el hígado a través de reacciones de hidroxilación aromática, N-alquilación e hidrólisis y los metabolitos se eliminan lentamente. La **procaína**, **benzocaína** y **tetracaína** (éster) se metabolizan en la sangre por hidrólisis mediante las enzimas colinesterasas, que las convierte en metabolitos inactivos que se eliminan rápido. Estos factores influyen en la biodisponibilidad del AL.

FF, dosis, vía y usos terapéuticos de los AL

La **bupivacaína**. Por vía epidural, el medicamento de elección en los procedimientos ginecoobstétricos. Se utiliza para originar anestesia y analgesia local o regional.

La **lidocaína**. FF solución inyectable 1 % y 2 % de 10 y 50 ml, 100 y 200 mg: amp. de 2 ml = lidocaína 100 mg + glucosa 150 mg. IV: bolo de 1-2 mg/kg para tratamiento de arritmias, no sobrepasar 2 mg/kg. Infiltración: usar 5-6 mg/kg máximo cuando se utiliza lidocaína sin epinefrina y 7-8 mg/kg para lidocaína con epinefrina no debe aplicarse en concentraciones de epinefrina mayores de 1 * 200.000, ni en zonas como los dedos, pabellón auricular y el pene. 3-4 mg/kg/dosis de carga para 20-30 min. Uso terapéutico en procedimientos odontológicos y de medicina general (suturas, debridamientos, tonometría, examen biomicroscópico, ortopedia, cirugía ocular y anexos) y, por vía Sc, en infiltración local, bloqueo nervioso pléxico y troncular, tratamiento de arritmias ventriculares, disminución de la respuesta presora a la intubación, anestesia epidural, espinal y dental. Además, de uso terapéutico para la prevención de fasciculación inducida por la *succinilcolina.*

La **lidocaína Cl**. FF tópica en crema o gel en envase con 15 g de 50 mg/g o de 20 mg/g de lidocaína. Envase de 30 ml con sln tópica al 2,5 % (25 mg/ml); de 50 ml con sln aerosol del 10 % (100 mg/ml); de 60 ml con sln aerosol al 25 % (250 mg/ml). Uso analgésico local.

Farmacodinamia y farmacoseguridad de AL

El mecanismo de acción. Los AL son antagonistas de la transmisión de la conducción del impulso nervioso nocivo que causa dolor local. Estos PA reducen o bloquean la percepción de los impulsos nerviosos del dolor transmitidos a lo largo de ciertos nervios sensitivos. De acuerdo al bloqueo del impulso nervioso nocivo, se produce la intensidad y la duración de la acción-efecto anestésico y analgésico local, el cual depende de: 1) el grupo químico amida o éster del AL empleado; la concentración y tiempo de exposición del AL en el sitio de acción; el pH del tejido, el calibre y el grado de mielinización de las fibras nerviosas involucradas en el dolor; 2) la extensión del área a anestesiar y del sitio donde se aplique. De estos factores, y de la A del AL, depende el volumen total a administrar.

RAM/tóxicas de los anestésicos locales y acción periférica

Entre las RAM/tóxicas menos frecuentes están: hipersensibilidad (shock anafiláctico). En el SNC: ansiedad, cefalea, temblores, agitación, euforia, mareo, visión borrosa, convulsiones, nerviosismo, depresión respiratoria y somnolencia. En el SCV: hipotensión, hipertensión, bradicardia, taquicardia, paro cardiaco, isquemia, bloqueo ventricular. RAM dérmicas: escozor, prurito, hinchazón, rash cutáneo, enrojecimiento, urticaria, sensibilidad anormal de la piel al dolor y uretritis (con la aplicación uretral de lidocaína en crema). Menos graves: náusea, vómito o ambos en el TG. En el SNAS: diaforesis y palidez.

Interacciones medicamentosas de interés clínico

La **proparacaína HCl** junto con la *lidocaína* potencia la RAM/tóxica de estimulación del SNC, SCV y del SNAS. La FF **lidocaína + epinefrina** aumenta el riesgo de RAM/tóxica cerebrocardiovascular (CCV), dependiente de la Cp que alcance el AL y de variables múltiples como el tipo de AL, FF, variabilidad biológica del ser humano, entre otras.

Precauciones y contraindicaciones de los AL y acción periférica

Estos medicamentos están contraindicados en pacientes con historia de hipersensibilidad o de idiosincrasia. Usar con precaución en poblaciones vulnerables (embarazo, niños, ancianos), pacientes con infección local en la zona de aplicación del mismo, trauma severo de la mucosa y en enfermedad CV. La FF **lidocaína + epinefrina** está contraindicada en zonas distales poco vascularizadas (dedos, orejas, nariz, pene), en pacientes con antecedentes de enfermedad CV (bradicardia, bloqueo cardiaco completo y arritmia), disfunción hepática, epilepsia, enfermedad renal, HTA, enfermedad vascular periférica, hipovolemia, miastenia gravis y enfermedad isquémica.

Comprensión-aplicación responsable de AL y acción periférica

Los ANM, dentro de los aspectos farmacodinámicos relevantes, en especial cuando se usan en procedimientos pre o quirúrgicos junto con un AL o anestésico de acción sistémica, pueden causar RAM/tóxicas como: paro cardiaco, hipertermia maligna, bradicardia, shock anafiláctico o parálisis prolongada. Menos grave: dolores musculares, fasciculaciones, hipertensión intraocular. Estas RAM/tóxicas o interacciones se pueden producir después de la inyección y durante la fase de fasciculación. P. ej.: un **ANM** coadministrado a un anestésico sistémico volátil (*cloroformo, ciclopropano, enflurano, éter, halotano, isoflurano* o *metoxiflurano*) aumenta la posibilidad de la RAM/tóxica hipertermia maligna y potencia el efecto de bradicardia transitoria inicial y el efecto relajación muscular prolongada hasta la muerte.

Actividad académica de acompañamiento

1) Enuncie, describa y analice el mecanismo de la interacción entre un **ANM** con *propranolol, lidocaína sin epinefrina, lidocaína con epinefrina, cimetidina.*

2) ¿Qué recomendaciones, precauciones y sugerencias adicionales le haría usted al paciente para el uso adecuado de los medicamentos anestésicos oftálmicos?

3) Analice el MA de los efectos farmacológicos y clínicos de la **succinilcolina** cuando se usa e: 1) pacientes con enfermedad hepática y 2) pacientes con deficiencia o ausencia genética de la enzima pseudocolinesterasa, también llamada enzima colinesterasa sérica.

Capítulo 6

Fármacos de acción-efecto en el Sistema Nervioso Central (SNC)

El estudio de los medicamentos que actúan en el SNC para causar depresión o estimulación al cerebro, llamado neurofarmacología o psicofarmacología, se construye en el conocimiento integral interrelacionado de las ciencias de la neurología, psicología, endocrinología e inmunología (*neuro-psico-endocrino-inmunología*). Dicha interdependencia se entiende como una cascada de reacciones neurobioquímicas endógenas en las células neuronales (Rs), causadas por mensajes al SNC de tipo depresor o estimulante del entorno medioambiental que induce la producción de cierto PA endógeno.

De igual modo, todo PA de acción-efecto en el SNC que ingiera una persona causa acción-efecto farmacológico de tipo depresor o estimulante al cerebro por vía exógena. Así, un estímulo exógeno puede ser de tipo químico (PA de APST), físico o mecánico. Un APST (PA exógeno) modifica la función neurobioquímica mediante una interacción por reacción celular bioquímica con un PA endógeno, el cual regula la función fisiológica de las neuronas y estimula o antagoniza la función del SNC al originar un complejo bioquímico que induce la síntesis, almacenamiento o liberación de la cantidad necesaria de sustancias bioquímicas llamadas neuropéptidos (NP) o sustancias mensajeras (SM), que configuran una unidad receptora-transductora-transmisora del impulso nervioso a los tejidos, órganos y sistemas periféricos.

Esta unidad receptora-transductora-transmisora determina la capacidad del cerebro del ser humano de hacer la integración, codificación y decodificación de la información externa de manera equilibrada y dinámica (homeostasis) entre la unidad compuesta por las áreas de la psiquis-emociones-organismo con el entorno medioambiental. Este proceso complejo origina efectos disímiles, como conductas diversas, movimientos, lenguajes, sentimientos, sensaciones, ideaciones y emociones específicas, según el estado de salud-enfermedad en cada ser humano único.

La alteración de la homeostasis conjunta del SNC-organismo-entorno medioambiental requiere terapias de tipo psicofarmacológico, psicológico cognitivo, ocupacional, recreativo, entre otras, que permitan recuperar y mantener el equilibrio complejo del proceso de las reacciones bioquímicas endógenas que determinan el tipo de transmisión del impulso nervioso a través de *neuronas sensitivas aferentes y eferentes* del SNC, SNA y SNP en el tiempo. Esta capacidad ilimitada del cerebro determina la transmisión de impulsos nerviosos esenciales de estímulo o de inhibición (exógenos) por medio de Re y Rs inespecíficos de los órganos de los sentidos y de los fármacos. Ver figuras 18, 19, 20 y 21 .

La ciencia de la neurobioquímica cerebral estudia mecanismos de acción de moléculas nuevas bioactivas que originan reacciones complejas de prototipo bioquímico, celular y molecular que desencadenan señalizaciones específicas e inespecíficas de impulsos nerviosos y comunicación interneuronal, como procesos de recepción, integración, acción-efectos de la información. La comunicación interneuronal se traduce en pensamientos, emociones, recuerdos, estimulación de los músculos para contraerse o relajarse o en las glándulas para aumentar o inhibir las secreciones y otros órganos efectores.

Los NP endógenos se movilizan por todo el organismo a través de los vasos sanguíneos y la red linfática, cuya función es la regulación de la señalización de los impulsos nerviosos según las acciones farmacológicas de estímulo o depresión (positivas, negativas o ambas). No obstante, los efectos farmacológicos en algunos casos clínicos son duales en el SNC, SNAS y el SNAPS, en cuyo efecto dual influyen las conductas de vida del ser humano que inciden en la homeostasis de la tríada epidemiológica arriba mencionada.

En este sentido, los APST o psicofármacos intervienen en la comunicación interneuronal que se ejecuta mediante la interacción bioquímica de los neurotransmisores, hormonas o enzimas (sustancias químicas endógenas bioactivas) que interactúan con los Res y otros Rs de estas moléculas químicas (SM o NP) para deprimir o estimular el SNC.

Hoy existen alrededor de 100 NP que se unen a Res e inespecíficos; unos actúan rápido por medio de un canal iónico localizado en la membrana celular (abriéndolo y cerrándolo) y otros actúan con más lentitud a través del sistema de segundo mensajero (AMPc, ion Ca^{++}) e influyen reacciones bioquímicas intracelulares (acción-efecto farmacológico).

Por consiguiente, el estudio de la neurobioquímica busca hacer el diseño, formulación y tecnología de PA de FF de psicofármacos cada vez más potentes, acorde a las necesidades del paciente. Esto da como resultado psicofármacos más eficaces, pero también, en ciertos casos, más inseguros (RAM/tóxica). Los APST causan acción-efecto farmacológico según su acción-efecto de estímulo o antagonista endógeno de uno o varios NP, induciendo la secreción y la liberación de este en la cantidad y calidad necesaria, según el estado clínico del paciente. Los NP esenciales son de cuatro tipos:

1) Los *neurotransmisores estimulantes*. La **ADRE**, **NA** y **Do** son endógenos que aumentan la alerta, las reacciones emocionales fuertes, actividad musculoesquelética, comportamiento activo, velocidad de pensamiento y lenguaje. Así, la persona puede estar consciente, atenta, realizar movimientos complejos y tener una concentración con cierta coordinación. No obstante, en situaciones críticas de estrés o en Cp elevada, aumenta la alerta, pero disminuye la concentración, aumenta el riesgo a equivocarse y el riesgo de efectos tóxicos.

2) Los *neurotransmisores inhibidores*. La **SERO**, el **GABA** y las **endorfinas** son NP endógenos que inducen relajación, descanso y bienestar semejantes a los medicamentos usados vía exógena, como la *morfina* o *diazepam*.

3) Las hormonas **tiroxina**, **estradiol**, **progesterona**, **testosterona**, **cortisol**, **insulina**, **secretina**, entre otras, inician su acción farmacológica en el eje hipotálamo-hipófisis (SNC), donde ocurre una cascada de reacciones bioquímicas en cadena que envía un mensaje a las glándulas efectoras tiroides, suprarrenales, ovarios o testículos (SNP), donde estas hormonas producen su efecto respectivo. Los medicamentos de acción-efecto hormonal sobre alguna de estas hormonas actúan mediante un mecanismo de retroalimentación positiva o negativa entre el eje hipotálamo-hipófisis y el órgano efector respectivo (según la hormona).

4) Los *autacoides*. SM producidas por el organismo, como las PG_S, localizadas en diferentes partes del organismo con acción-efecto farmacológico diverso. La **histamina** también puede ejercer efectos como autacoide o neurotransmisor en la piel, pulmones, vasos sanguíneos y músculos. Los autacoides también modulan tipos de sinapsis eléctricas y químicas para la transmisión del impulso nervioso que determina la homeostasis (de la cual dependen ciertas conductas positivas o negativas del ser humano).

Estos NP de origen endógeno son los que inducen la comunicación entre las neuronas presinápticas en el SNC y las neuronas postsinápticas (órgano efector), donde causan efectos farmacológicos diversos, como emular o antagonizar los efectos del PA de origen exógeno. P. ej., los NP y los APST pueden originar una consciencia organizada o desorganizada, en la cual influyen factores múltiples en forma de tríada farmacoepidemiológica: la variabilidad biológica de cada ser humano único, la Cp del NPo APST y el entorno medioambiental.

Conceptos y diferencias entre términos relacionados con los depresores del SNC

Neuroleptoanestesia. Se denomina también anestesia analgésica. Consiste en la administración simultánea de dos o más medicamentos para causar pérdida significativa de la consciencia. Suele hacerse de dos maneras: 1) asociando dosis pequeñas de un anestésico general con dosis escalonadas de **fentanilo** u otro derivado de la *morfina*, sumado a un *ANM de tipo no despolarizante*; 2) asociando un AG junto con **droperidol** y un ANM.

Neuroleptoanalgesia. Consiste en la coadministración de **fentanilo**, o un derivado de potencia alta depresora selectiva del SNC, con **droperidol** o derivado.

En ambos tipos de anestesia, la interacción farmacológica es sinérgica de potencia, la cual disminuye el dolor, aumenta las acciones de estabilidad psicoafectiva (serenidad, reducción del tono psíquico, indiferencia, tendencia al letargo), antiemética y dilatación arterio-capilar que facilita el flujo sanguíneo periférico. También reduce la acción de los Res-α_1 ADRE (vasoconstricción), de la histamina y de la AChE, o sea, que origina un efecto protector neurovegetativo en los humanos y en los animales.

Anestesia disociativa. Es una RAM/neurotóxica causada por un anestésico general (AG) o el consumo de algún APST. Los efectos son excitación muscular, alucinaciones, ideas delirantes negativas y comportamiento irracional.

Anhedonia. Ausencia de agrado, incapacidad de la persona de sentir placer o indiferencia para realizar actos que proporcionen bienestar o desagrado. Puede ser compatible con una RAM/neurotóxica o con un síntoma de la esquizofrenia, entre otros.

Agorafobia. Sensación o reacción de miedo frente a un peligro real externo, p. ej., miedo a los lugares donde no se puede recibir ayuda y temor a sufrir una crisis de pánico. Esta induce una respuesta subjetiva de inquietud, un trastorno de ansiedad y un cúmulo de efectos fisiológicos por la situación de estrés, la cual puede estar asociada a una RAM/neurotóxica o ser un síntoma de alteración de la salud mental.

Alucinógeno, psicodélico o enteógeno. APST neurotóxico (depresor o estimulante selectivo del SNC) que causa alucinaciones (auditivas, visuales, táctiles). En el lenguaje callejero lo llaman substancia que abre y amplía la mente, substancia que estimula misticismo o que convoca a la experiencia sagrada dentro de sí mismo.

Ansiedad. Sensación de malestar que altera el equilibrio psicosomático en ausencia de un peligro real. Una persona puede sufrir ansiedad en dos sentidos: 1) estado fisiológico correspondiente a un impulso vital normal, pensamiento o emoción que motiva al individuo a realizar funciones cotidianas y a enfrentarse a situaciones nuevas; 2) síntoma o signo desagradable de origen no psicótico (neuropsicológico), psicótico (neuropsiquiátrico) o ambos, según criterios clínicos en térmicos de autocontrol, intensidad, frecuencia y repercusión en el desempeño cotidiano.

La ansiedad por causa no psicótica se puede asociar a una RAM/neurotóxica vivenciada como inquietud, sensación de amenaza, temor indefinido y expectación tensa frente al futuro. Esta incluye trastorno obsesivo-compulsivo, estrés postraumático, fobia y pánico.

Ataxia. Signo clínico de una enfermedad de base o de RAM/neurotóxica por un PA que afecta el área motora del SNC y la coordinación de los movimientos musculares, sin presentar debilidad o espasmos.

Brebaje. Bebida preparada con uno o más APST, cuyos efectos pueden ser excitación, alucinaciones, convulsiones (estimulación del SNC) o sueño, desorientación, pérdida de la memoria, trastorno de la consciencia, sumisión, depresión respiratoria (depresión del SNC). Además, puede ser causa de alteración del SCV, dependiendo de la dosis, frecuencia, tipo de PA, variabilidad biológica y entorno medioambiental.

Corea. Del griego *koreia* = danza. Es una RAM/neurotóxica en el área motora del SNC causada por un fármaco, originando movimientos involuntarios súbitos, rápidos y descoordinados que predominan en miembros superiores y en el área orofacial (cara, lengua, elevación del hombro, abducción de brazo, flexión de los dedos).

Delirio paranoide. Signo de trastorno mental de origen endógeno (psicosis aguda) o asociado a RAM/tóxica por APST (exógena), cuyos efectos son obnubilación, entendimiento lento de órdenes complejas y dificultad de concentración, confusión, alucinación de tipo místico o persecutorio, entre otros.

Espina bífida. Deformación en el neuroeje del tubo neural, de origen genético o RAM/tóxica (exógeno), que altera las estructuras craneal y espinal, causando daños al recién nacido (como exposición del tejido neural y trastorno mental).

Estado epiléptico. También llamado *estatus epiléptico/convulsivo o crisis epiléptica/convulsiva.* Es una despolarización potente del foco de neuronas epileptógenas con intensidad y frecuencia altas de la transmisión sináptica del impulso nervioso a través de neuronas corticales de varias áreas del SNC (motora, sensitiva, neuropsiquiatra) o del SNA, relacionadas con el aumento del *neurotransmisor glutamato.* Esto es una descarga inusual del impulso nervioso de forma súbita (paroxística), transitoria, desordenada, prolongada y recurrente a través de los circuitos eléctricos de las conexiones nerviosas. Este estado conduce a la inconsciencia del paciente y los efectos de excito-toxicidad son movimientos musculares bruscos de contracción y extensión que se repiten de forma rápida alrededor de 30 min hasta la muerte neuronal.

Glutamato. Neurotransmisor de efecto excitatorio potente de casi todas las neuronas y de alrededor de la mitad de la sinapsis del sistema glutamatérgico en el SNC, mediante la unión del *glutamato* a sus Res que abren los canales de Ca^{2+} y aumentan su entrada a las neuronas.

Hipersomnia. Trastorno neuronal durante el ritmo biológico que aumenta las horas del sueño habitual (somnolencia excesiva). Puede ser de tipo primario, recurrente o idiopático, según la situación anormal y el periodo continuo o no de la somnolencia. Se relaciona con factores emocionales, cáncer o una RAM/neurotóxica de medicamentos antineoplásicos, entre otras.

Migraña. Es un tipo de cefalea vascular pulsátil que inicia con náusea y vómitos. Su fisiopatología es de causa multifactorial con signos y síntomas de escotoma (insensibilidad de una parte de la retina) que limita el alcance del campo visual y hace que la persona vea las imágenes como una mancha oscura y un centelleo. Se relaciona con una disfunción neuronal de base que afecta axones perivasculares u otras estructuras del tallo cerebral, causando inflamación neurogénica. La migraña también se vincula al gen de la calcitonina, de la sustancia P y de la neuroquinina-A o a una posible RAM/neurotóxica de un PA que induce un imbalance entre los neurotransmisores de la SERO y de la NA.

Clasificación de fármacos de acción-efecto en el SNC

Los PA de los medicamentos de acción-efecto en el SNC se tipifican en tres grupos: fármacos depresores no selectivos, depresores selectivos y fármacos estimulantes del SNC.

1) Medicamentos depresores no selectivos del SNC

Los fármacos depresores no selectivos del SNC se clasifican en dos grupos farmacológicos: anestésicos generales y medicamentos hipnótico-sedante-ansiolíticos potentes.

Medicamentos anestésicos generales (AG)

Los fármacos AG deprimen de forma generalizada las funciones fisiológicas del SNC, dependiendo de la Cp, la concentración alveolar y la concentración en los tejidos del organismo. Un AG debe cumplir para su uso terapéutico cinco acciones y efectos farmacológicos neurofisiológicos principales, necesarios para producir anestesia general y para que se puedan realizar procedimientos quirúrgicos sin ninguna molestia para el paciente: 1) *analgesia*: insensibilidad al dolor; 2) *arreflexia*, en especial pupilar, e inhibición de reacciones reflejas viscerales de origen neurológico, periférico de origen somático (origen físico u orgánico) o de origen del SNA; 3) *relajación de la musculatura esquelética*, sin llegar a la parálisis; 4) *amnesia del procedimiento quirúrgico* y 5) *inconsciencia* reversible.

Los AG se diferencian de los AL y de acción periférica, *grosso modo*, porque potencian la transmisión nerviosa a través de los Res-$GABA_A$ y antagonizan el potencial de acción del impulso nervioso por la membrana neuronal, causando depresión no selectiva del SNC.

Clasificación farmacológica de anestésicos generales según vía de administración

El **tiopental sódico** y la **ketamina**. De uso por vía endovenosa.

El **enflurano**, el **metoxiflurano**, el **isoflurano halotano**, el **óxido nitroso** y el **éter etílico**. De uso por vía inhalatoria.

El **fentanilo**. Depresor selectivo del SNC-hipnótico-sedante-analgésico potente por vía IV.

El **droperidol**. Depresor selectivo del SNC-antipsicótico potente por vía IV.

Farmacocinética de los medicamentos AG

El **tiopental sódico** tiene liposolubilidad más alta que la **ketamina HCl**. Estos AG por infusión lenta alcanzan con rapidez el SNC, siendo sus dianas principales el tálamo, la corteza y el hipocampo. De allí se redistribuyen en un $t^{1/2}D$ ultracorto de 7-11 min a todos los tejidos del organismo y a los órganos mejor irrigados, pero se acumulan en el músculo y en los tejidos lipídicos por periodos prolongados, donde alcanzan concentraciones 4-5 v mayores que la Cp en la fase inicial y se eliminan de forma muy lenta. Se metaboliza en el hígado por N-desmetilación e hidroxilación, siguiendo una cinética de E lineal dependiente de la dosis, y se excreta el 4 % por la orina en su forma original. Su $t^{1/2}E$ es aproximado a 2 h y se prolonga por alteraciones hemodinámicas, lesiones hepáticas y obesidad. La duración del efecto anestésico es corta, cerca de 20 min, debido al descenso rápido de su Cp en el SNC hasta un nivel inferior al necesario para causar anestesia; esta depende de la Vo de la redistribución en el SNC y en la Cp en el tejido graso, principalmente.

Los AG de uso por vía inhalatoria son PA volátiles que producen anestesia general. La A y la recuperación del paciente dependen de la concentración del PA en el aire inspirado y de la Vo con la que alcance el estado de equilibrio entre el coeficiente de partición (presión parcial del gas anestésico para alcanzar la presión parcial) y la concentración del PA que debe pasar de los pulmones a la sangre. A liposolubilidad menor del PA, Vo menor para alcanzar el estado de equilibrio; cuanto más liposoluble sea el anestésico inhalado, este requiere menos inspiraciones de aire para lograr el equilibrio a una Vo mayor entre la presión parcial del gas y la Cp arterial del anestésico inhalado.

En los procesos farmacocinéticos LADME del **halotano**, y de cualquier anestésico inhalado, influyen: en primer lugar, sus propiedades fisicoquímicas, como el coeficiente de partición del PA en sangre, la presión parcial del gas y la solubilidad en lípidos y en la sangre; en segundo lugar, el estado fisiopatológico del paciente (frecuencia de ventilación alveolar y GC). Estos factores afectan el inicio, la intensidad y la duración del efecto farmacológico de la anestesia general.

Los AG por vía inhalatoria (volátiles) poseen metabolismo hepático por el sistema de enzimas oxidasas mixtas en el CYP_{450} en el retículo endoplasmático, donde, p. ej., el **halotano** se convierte en metabolitos activos como *ácido tricloroacético hepatotóxico* y en metabolitos activos tóxicos de *iones bromuro* y *cloruro*, relacionado con hipoxia. El **halotano** se elimina por los pulmones del 60-80 % en las primeras 24 h.

El **enflurano** se metaboliza también en el hígado a *ion difluorometoxiacético y fluoruro metabolitos activos hepatotóxicos*. El **isoflurano** se metaboliza solo en el 0,2 % y tiene menos toxicidad tisular y hepática que el **halotano** y el **enflurano**. El **metoxiflurano** es un líquido volátil incoloro de olor y sabor a frutas agradable; el 50 % de la dosis administrada se metaboliza a metabolitos activos *flúor y oxalato* nefrotóxicos y se elimina por vía renal.

FF, dosis, vía y usos terapéuticos de los AG

El **tiopental sódico**. FF polvo estéril de uso por vía IV 0,5 y 1 g. Dosis iniciales anestésicas son de 3-5 mg/kg para una duración de 10 min aprox. o bien una dosis inicial de prueba de 25-75 mg y observación por 60 seg. Mantenimiento: 25 a 50 mg o 50 a 200 mg administrados intermitentemente c 30-40 seg. Control de convulsión por anestésicos inhalatorios o IV: 100-150 mg y luego dosis de mantenimiento.

La **ketamina HCl**. FF sln IV 50 mg/ml, 200 mg/10 ml y 500 mg/20 ml. Por vía IV, 2 mg/kg produce anestesia quirúrgica que dura de 5 a 10 min; dosis de 1 mg/kg se pueden administrar adicionalmente, para mantener la anestesia por más tiempo. La dosis de mantenimiento es la mitad de la dosis de iniciación.

El **fentanilo citrato**. FF sol. inyectable 2,5 mg/5 ml, 500 mg/10 ml, sol. inyectable 50 µg/ml, 100 µg/2 ml, 250 µg/5 ml, 500 µg/10 ml. Parches: 12,5, 25, 50, 75, 100 µg/h, tabl. orodispersables 100, 200, 400, 600, 800 µg. Dosis adultos premeditación: IV o IM lenta 50-10 µg/dosis 30-60 min antes. Coadyuvante anestesia regional: IV lenta 25-100 µg/kg. Coadyuvante anestesia general: 0,5-20 µg/kg dosis. Dolor: bucal, iniciar con 100 µg y ajustar según la necesidad (rango de 200-800 µg/dosis), para administrar 4 v/d; infusión continua 25-200 µg/h; tolerantes a opioides, parche de 100-800 µg/h c 72 h (iniciar según dosis del opioide anterior). Dosis niños: procedimientos menores 1 a 12 años, 0,5-2 µg/kg IV c 1-2 h; ≥ 12 años, 0,5-2 µg/kg IV c 5 min. Inducción y anestesia: IV lenta 2-3 µg/kg c 1-2 h. Dolor infusión continua 0,5 µg/kg/h.

El **droperidol**. FF amp. 3 ml, sln IV de 2,5 mg/ml. Dosis premedicación vía IV o IM: 0,02-0,075 mg/kg. Coadyuvante de la anestesia general: dosis de inducción: 0,22-0,275 mg/kg; mantenimiento: 1,25-2,5 mg/dosis. Uso previo al procedimiento de 30-60 min: 2,5-5 mg/kg. Coadyuvante de la anestesia local: 2,5-5 mg. Dosis intubación despierta vía IV: 0,025-0,1 mg/kg. Dosis antiemética vía IV: 0,01-0,02 mg/kg o de 2,5-5 mg c 3-4 h. En niños (2-12 a): premedicación IM: 100-150 mg/kg, administrados 30-60 min antes del acto quirúrgico. Coadyuvante de la anestesia general IV: 88-165 mg/kg y en antiemético IM o IV: 50 mg/kg c 4-6 h.

El **halotano**. FF cilindro metálico vía inhalación se administra a concentraciones del 3 % para inducción y del 0,5 al 2% para mantenimiento. Actualmente se usa poco.

El **enflurano**. FF cilindro metálico. Dosis: la anestesia se mantiene con concentraciones entre 1,5 y 3,0 %.

El **isoflurano.** FF cilindro metálico. Dosis: por sus características de seguridad y eficacia, es uno de los halogenados más ampliamente utilizado para el mantenimiento de la anestesia general, a concentraciones del 1,5 al 2,5 %.

El fin del uso terapéutico de los AG es mantener la anestesia general, según las necesidades clínicas del paciente durante el procedimiento quirúrgico. El *tiopental sódico* y la *ketamina HCl* se indican en la inducción de la anestesia general por vía IV y en procedimientos quirúrgicos menores de corta duración. El *tiopental sódico* y la *ketamina HCl* junto con un AG inhalado permiten reducir la dosis de ambos AG, lo que ayuda a disminuir la probabilidad de RAM/neurotóxica. De igual modo, el *tiopental sódico* y la *ketamina* coadministrados con un AG vía inhalatoria o con el *fentanilo* o el *droperidol* son de uso terapéutico para mantener la anestesia de algunos procedimientos quirúrgicos. El *tiopental sódico* tiene también los usos terapéuticos de hipnótico, sedante potente y anticonvulsivante en el estado de convulsión.

Farmacodinamia y farmacoseguridad

El mecanismo de acción de anestésicos generales (AG)

El **tiopental sódico** es un AG que antagoniza los Res subtipo A del neurotransmisor ácido gamma-aminobutírico ($GABA_A$) en el encéfalo (SNC). Allí inhibe la transmisión sináptica del impulso nervioso, más que la conducción axonal, y bloquea la liberación de neurotransmisores estimulantes, principalmente del *glutamato*, a través del efecto de sus Res excitadores y de los Res-N postsinápticos de la ACh, pero no antagoniza los impulsos nerviosos aferentes sensitivos. Por este mecanismo causa acción anestésica potente y efecto analgésico débil. El MA de la **ketamina HCl** consiste en antagonizar la acción fisiológica del neurotransmisor excitatorio *glutamato*, a través de su Re-ionotropo N-metil-D-aspartato (NMDA), causando acción-efecto despolarizante y aumento del PoA de la membrana neuronal.

La **ketamina HCl** estimula paralelamente los Rs de aa relacionados con los impulsos nerviosos nociceptivos aferentes en la médula espinal hacia la interacción en el SNC con sistemas de transmisión del impulso nervioso eferente sensitivo; esta acción farmacológica se vincula con el efecto emocional de la percepción dolorosa en la formación reticular medular media.

La **fenciclidina** es un APST callejero cuyo PA, desde el punto de vista farmacológico y de la estructura química, se parece al de la *ketamina*. Ambos fármacos producen efectos potentes similares de analgesia y de alteración de la percepción sensorial, pero la **ketamina HCl** tiene acción-efecto farmacológico menos potente que la *fenciclidina*.

Parece que los AG por vía inhalatoria actúan mediante una interferencia del PoA neuronal (despolarización y repolarización), donde el fármaco afecta la función neurofisiológica de la matriz lipídica de la membrana celular de las neuronas. Es por esto que la inducción a un estado de anestesia general debe realizarse según el estado clínico de cada paciente.

RAM/tóxica de los anestésicos generales de acción sistémica

El **tiopental sódico**. En el SNC: produce efecto neurofisiológico dual, desde depresión (somnolencia, sedación, hipnosis, coma profundo) hasta efectos estimulantes (excitación, delirio, psicosis, convulsiones). SR: tos, estornudos, laringoespasmo, hipo, broncoespasmo, depresión respiratoria. SCV: tromboflebitis, depresión circulatoria (hipotensión arterial), depresión miocárdica, arritmias. Poco frecuente: anemia hemolítica autoinmune y falla renal. Otros: escalofrío, cefalea, vómito. La sobredosis es letal por el efecto de depresión respiratoria potente.

La **ketamina HCl**. En el SNC: anestesia disociativa, confusión, agresividad, descoordinación motora (movimientos musculares incontrolados). SCV: HTA o hipotensión, taquicardia, rara vez bradicardia. En el SR: disnea.

El **halotano**. Es el AG que reporta más casos de RAM/*hepatotóxica* (ictericia leve a necrosis hepática) y de hipertermia maligna; mientras que el **metoxiflurano** es el que más casos reporta de RAM/*nefrotóxico*. Ambos causan, en el SNC: confusión, alucinaciones, temblores, ansiedad; en el TGI: náusea, vómito.

Interacciones medicamentosas de interés clínico

El **tiopental sódico**. Usado simultáneamente con *anticonceptivos orales, warfarina, griseofulvina, fenitoína, prednisolona, aminofilina, propranolol* o *vitamina K*, induce el metabolismo enzimático de estos medicamentos, es decir, les reduce la Cp y aumenta su $t^{1/2}$E, lo que disminuye el efecto terapéutico de los medicamentos mencionados; cuando se administra junto con *midazolam, etanol, morfina, codeína, ketamina HCl*, estos potencian el efecto neurotóxico y cardiotóxico de este; junto con *óxido nitroso al 67 %*, este disminuye la Cp del *tiopental sódico* y su acción anestésica general; junto con *diazóxido*, este sinergiza su efecto anestésico y las RAM/tóxicas hipotensión y depresión respiratoria.

La **Ketamina HCl**. Administrada junto con los AG volátiles *metoxiflurano* o *enflurano*, se prolonga el $t^{1/2}$E de ambos y, por ende, se aumenta la Cp de cada uno y su acción anestésica sistémica; junto con *verapamilo, enalapril, propranolol, etanol* o *diazepam*, estos aumentan el riesgo de RAM/hipotensión o depresión respiratoria de la *ketamina HCl*.

El **halotano**. Cuando se usa simultáneamente con *sotalol* o *propanolol*, estos inducen una hipotensión severa prolongada; con *epinefrina*, se potencia el efecto de sensibilización del miocardio a los neurotransmisores *NA* y *Do*, con mayor riesgo de arritmia ventricular grave; junto con *levodopa + carbidopa*, esta aumenta la Cp de la *Do* y debe suspenderse de 6 a 8 h antes de iniciar la anestesia con *halotano*; junto con algún *depresor del SNC*, este aumenta la RAM/neurotóxica depresión respiratoria; utilizado contiguo a la *teofilina* o la *cafeína*, estas aumentan el riesgo de arritmias cardiacas; y junto con la *ketamina*, esta prolonga el $t^{1/2}$E del halotano y causa mayor acción anestésica.

El **enflurano**. Administrado con *amiodarona, propanolol, verapamilo* o *furosemida*, potencia el efecto hipotensor de estos; junto con *neostigmina* y *piridostigmina*, interfiere el efecto terapéutico antimiasténico de estos ANM; si se usa de forma simultánea con algún otro depresor del SNC, dicho depresor aumenta las RAM (depresión del SNC y SR). P. ej., en pacientes con antecedentes de uso crónico de *etanol*, este aumenta la tolerancia al **enflurano** y potencia los efectos tóxicos mencionados.

El **fentanilo** (hipnótico-sedante-analgésico). 25 v más potente que la *morfina* y que el *droperidol* (depresor selectivo del SNC y antipsicótico 4 v más potente que el *haloperidol* y de $t^{1/2}$E más corto que este). El **fentanilo** y el *droperidol* son fármacos llamados neuroleptoanestésicos de uso terapéutico en la premedicación anestésica; coadministrados con algún AG por vía IV, producen una anestesia general denominada neuroleptoanestesia o anestesia de corta duración, cuya interacción farmacológica terapéutica es sinérgica de potencia de los efectos de analgesia, somnolencia e indiferencia emocional.

Precauciones y contraindicaciones en el uso racional de los AG

El **tiopental sódico** y la **ketamina HCl**. Usarlos solo cuando sea realmente necesario; ambos causan estado de confusión y trastorno psicomotor, por lo que requieren observación cuidadosa durante la recuperación. No conducir vehículos o realizar tareas que requieren atención y coordinación durante las primeras 24 h siguientes a la aplicación de estos AG; utilizar dosis bajas en la anestesia obstétrica, ya que atraviesa la placenta; en pacientes tratados con hormonas tiroideas, aumenta el riesgo de HTA y taquicardia; en ciertos casos, es conveniente premedicar con *atropina, escopolamina* u otro anti-ACh para antagonizar el estímulo del **tiopental Na^+** o de la **ketamina** en las glándulas secretoras y reducir las secreciones traqueobronquiales y salivales.

El **tiopental sódico**. Está contraindicado en antecedentes de hipersensibilidad, porfiria de tipo variegata o intermitente y en mujeres embarazadas o durante la lactancia (valorar el R/B para la madre, nonato y para el feto). También está contraindicado su uso junto con *etanol* o uso crónico de otros depresores del SNC.

La **ketamina HCl**. Está contraindicada en pacientes con historia clínica de HTA leve no complicada; enfermedad CV severa (IM reciente), trauma encefalocraneano (TEC), intoxicación etílica aguda y junto con otros psicotrópicos depresores del SNC, máxime en alteración de la salud mental (esquizofrenia o psicosis aguda). En estos casos, evaluar el R/B concienzudamente antes y durante las 24 h siguientes a la aplicación de este AG.

El **metoxiflurano**. No aplicarlo a través de equipos de goma o de plástico a base de *cloruro de polivinilo*, ya que esta interacción disuelve los accesorios y conexiones; parece que presenta menos interacción química con equipo de plástico a base de *polietileno* o *polipropileno*.

Los AG volátiles están contraindicados en pacientes con hipertermia maligna, enfermedad del tracto biliar o disfunción hepática. Valorar la relación R/B en paciente con historia de trauma encefalocraneano (TEC), lesiones cerebrales que aumenten la presión intracraneana y en la miastenia gravis, entre otros antecedentes clínicos.

Los AG deben usarse con precaución y prudencia; estos pueden causar la RAM/tóxico laringoespasmo, la cual se puede prevenir con el suministro de O_2 con careta durante la inducción anestésica. Por lo general, los pacientes jóvenes necesitan dosis mayores de AG que los adultos. Tener en cuenta cuando el paciente requiere premedicación anestésica; el medicamento que se use debe alcanzar su efecto máximo poco antes de administrar el AG inductor de la anestesia. P. ej., la *atropina sulfato* para reducir secreciones de las mucosas y de las glándulas; el *tramadol HCl* o la *meperidina* para potenciar el efecto analgésico del inductor del AG **tiopental sódico**.

Medicamentos hipnótico-sedante-ansiolíticos potentes

Entre estos están el **fenobarbital** y el **hidrato de cloral**, los cuales se clasifican, desde la farmacología, como medicamentos depresores no selectivos del SNC. A dosis terapéutica, no causan anestesia general, pero antagonizan las acciones fisiológicas del cerebro y causan sedación (causan apatía, reducen excitación y tranquilizan); además, dichos psicotrópicos inician y conservan un estado de sueño no fisiológico (somnolencia, sueño y pasividad), originan poca reacción a los estímulos y, a dosis altas, ocasionan hipnosis, sueño profundo hasta la anestesia, inconsciencia y la muerte. Por ello, los efectos de estos fármacos dependen de la dosis, el tiempo de uso y la variabilidad biológica.

Uso responsable de depresores no selectivos del SNC

La prescripción racional de los AG según el tipo de cirugía a realizarse considera, previo a la administración de los AG, la evaluación del estado clínico del paciente para determinar la necesidad o no de prescribirle premedicación. Según la necesidad clínica del paciente, es conveniente la disminución de la dosis del AG por vía inhalatoria para disminuir la probabilidad de RAM/neurotóxica por el uso de más de un medicamento AG. En el caso de uso del **tiopental Na^+** o de la **ketamina**, comprender y aplicar los siguientes puntos:

- Tener disponible un equipo adecuado de reanimación para la administración IV.
- Evitar la extravasación si existe la ausencia de venas aptas. La aplicación intraarterial produce dolor seguido de vasoespasmo, hinchazón, ulceración, edema, arteritis, necrosis, trombosis, gangrena de la extremidad, arritmias hasta la muerte.
- La sln de **tiopental sódico** al 3,4 % es isotónica y es más estable preparada en agua estéril, sln de Na Cl al 0,9 % o con dextrosa al 5 %, para uso IV intermitente.

- Estos AG no deben mezclarse con otra sln que tenga pH ácido, pues producen precipitación.

- No usar dichos AG en concentraciones menores al 2 % en agua estéril, porque produce hemólisis. Esta sln debe prepararse en el momento de aplicarla, conservarla refrigerada en recipientes cerrados herméticamente y no debe ser utilizada después de las 24 h siguientes de su reconstitución. Desechar el sobrante que no se utilice en dicho periodo.

Medicamentos depresores selectivos del SNC

Los efectos farmacológicos de los fármacos *depresores selectivos del SNC* son menos potentes y generalizados sobre el cerebro que los depresores no selectivos; su efecto se presenta en grados diferentes, según la Cp del PA en el t, la variabilidad biológica y factores múltiples en forma de tríada famacoepidemiológica: la acción ansiolítica causa el primer grado de depresión del SNC; la sedante, el segundo y la hipnótica, el tercero; en dosis altas, causa inconsciencia y, en sobredosis, origina coma y la muerte.

Clasificación farmacológica de medicamentos depresores selectivos del SNC
Los medicamentos depresores del SNC son: hipnótico-sedante-ansiolíticos, antidepresivos, anticonvulsivantes, hipnótico-sedante-analgésicos potentes y antiparkinsonianos.

Medicamentos hipnótico-sedante-ansiolíticos

Se clasifican según su grado de depresión y RAM/tóxica en dos grupos:

1) **Diazepam, midazolam, alprazolam, clonazepam, triazolam, lorazepam.** *Ansiolíticos de primera generación.* Alivian o antagonizan el síntoma de la ansiedad. Se clasifican farmacológicamente según el $t^{1/2}E$ ultracorto, corto, intermedio y largo. Su estructura química deriva de las *benzodiacepinas* (BZD). Ver tabla 6.

2) **Buspirona.** *Ansiolíticos de segunda generación.* No pertenece al grupo químico BZD.

Tabla 6.
Factores farmacocinéticos de depresores selectivos del SNC: hipnótico-sedante-ansiolíticos depresores selectivos.

Medicamento	$t^{1/2}$E (h)	$t^{1/2}$(biológico)	$V_{d.}$ en l/kg	U-P %	I
Midazolam	Ultracorto 1,3-4	Ultracorto (≤ 6)	50,2	96	1,54
Triazolam	Ultracorto 1,3-4	Ultracorto (≤ 6)	50,2	96	1,54
Lorazepam	Corto 8-12	Corto (12-18)		70	0,54
Alprazolam	Medio 6-12	Medio (20-24)	0,7-1	85	0,48
Diazepam	Largo 20-40	Largo(20-100)	0,9-2	96-98	1,00
Clonazepam	Prolongado 50	Prolongado	-	-	-

Fuente: revisión documental por la autora. UP: unión a proteínas.

Farmacocinética de los fármacos ansiolíticos

El **Diazepam**, **alprazolam**, **clonazepam**, **triazolam**, **midazolam** y **lorazepam** son bases débiles; su A depende de la liposolubilidad, pero, en general, es rápida en el duodeno. La A del **diazepam** por vía IM es errática y lenta.

La **buspirona** se absorbe bien por VO; alcanza una Cp del 4 %, se distribuye a la glándula mamaria y presenta ciclo enterohepático. Se metaboliza por la enzima monoaminooxidasa (MAO) y se elimina por vía renal.

Estos medicamentos se distribuyen rápido por todo el organismo y cruzan sin dificultad la BHE y la glándula mamaria. El **triazolam**, el **midazolam** y el **lorazepam** tienen metabolismo hepático y no son metabolizados a metabolitos activos. Mediante reacción bioquímica de glucuronidación se unen al ácido glucurónido y se eliminan en un $t^{1/2}$E corto o ultracorto como metabolitos inactivos por la orina. Por su parte, el **diazepam**, el **clonazepam** y el **alprazolam** se convierten a metabolitos activos que tienen un $t^{1/2}$E mayor, su Cp es progresiva para alcanzar el estado estacionario (SS) y se eliminan del organismo n más del 90 % en 5 $t^{1/2}$E.

FF, dosis, vía y usos terapéuticos

Midazolam. FF VO tabl. 7,5 mg. FF solución inyectable 5 mg/ml, 5 mg/5 ml y 15 mg/3 ml y 50 mg y 10 ml. Dosis adulto: para la sedación, una dosis IV de 2,5 a 7,5 mg. En inducción anestésica se recomienda una dosis de 0,1 a 0,2 mg/kg de peso en pacientes premedicados o de 0,2-0,3 mg/kg de peso para los no premedicados. Para la premedicación se han utilizado dosis de 5 mg IM o de 0,1 mg/kg IM. Como inductor de , se recomienda dosis de 7,5 a 15 mg. Dosis niños: 0,1-0,15 mg/kg máximo hasta 0,5 mg/kg.

Lorazepam. FF tabl. 2 mg. Dosis adultos en ansiedad: 1-6 mg/d 2-3 dosis. Como hipnótico: 1- 4 mg al acostarse. Los ancianos y los niños mayores de 6 años responden a la mitad de la dosis. Para el manejo de abstinencia a etanol, la dosis es individualizada y depende del estado del paciente.

Triazolam. FF VO tabl. 0,25 mg. Dosis adultos: 0,125-0,25 mg en la noche.

Diazepam. FF tabl. 5-10 mg y FF IV amp. 10 mg/2 ml. Dosis adultos: para el tratamiento de la ansiedad severa, dosis iniciales de 2 mg tres veces al día, con incrementos posteriores de ser necesarios a 4 mg 3 v/d y con límites de hasta 40 mg/d en dosis divididas. Por vía IV, 5-10 mg administrados lentamente a una velocidad que no excede 5 mg/min. Dichas dosis pueden repetirse c 15-30 min sin sobrepasar los 30 mg. Como hipnótico, 0,5 a 1 mg en la noche. Para toxicidad con cloroquina, cocaína y síndrome de abstinencia, 5-10 mg IV dosis inicial, luego 5 mg c/ 10 min hasta la mejoría del paciente.

Alprazolam. FF tabl. 0,25 o 0,5 mg. Dosis adultos: 0,25-4 mg 3-4 v/d hasta 3 mg/d. En ataques de pánico han sido utilizadas dosis de más de 10 mg.

Clonazepam. FF tableta de 0,5 y 2 mg, solución oral 2,5 mg/ml (30 gotas) y solución inyectable 1 mg/1 ml. Dosis adultos: 20 a 30 mg/d en dosis divididas o en una sola dosis en la noche. Dosis adultos mayores en ataques de pánico: se recomienda dosis iniciales de 0, 2 5 mg 3 v/d , incrementar a necesidad después de tres días hasta 1 a 2 mg por día. Dosis crisis y estatus epiléptico: 0,5 a 1 mg IV. Dosis inicial niños: 0,01-0,03 mg/kg/d en 3 dosis; ajustar 0,5 mg c 3 d hasta respuesta óptima; dosis usual: 0,1-0,2 mg/kg/d en 3 dosis.

Buspirona. FF tabl. 5 mg y 10 mg. Dosis inicial 10-15 mg/d 1 sem. Puede aumentar cada 2-3 días 5 mg si es necesario. Dosis promedio diaria 20-30 mg 2-3 v/d, dosis máxima 60 mg/d. En alteración de la salud mental. P. ej., ansiedad por causas de origen endógeno o exógeno.

Otros *usos terapéuticos* del **clonazepam**, el **diazepam** y el **lorazepam** son: por vía IV para antagonizar el estado de convulsión; por VO o parenteral para tratar el insomnio, la ansiedad, espasmos musculoesquelético y como preanestésico en la inducción de anestesia general para procedimientos quirúrgicos. El **diazepam** y todos los ansiolíticos de este grupo farmacológico se usan para tratar los síntomas y signos del síndrome de abstinencia por APST en la etapa de excitación.

Farmacodinamia y farmacoseguridad

Mecanismo de acción

Los medicamentos depresores selectivos del SNC hipnótico-sedante-ansiolíticos tienen afinidad y selectividad por los Res-**BZD endógenos** tipo I y II, localizados en el SNC y acoplados a los canales ionóforos de Cl^-, contiguos a los Res-GABA. En este sitio, p. ej., el **diazepam** se une a *Res-BZD* endógenos y este complejo **diazepam-***Re-BZD* se liga a los Res-GABA, neurotransmisores antagonistas de la transmisión nerviosa neuronal. Esta interacción bioquímica induce la actividad intrínseca de cambio bioquímico del GABA neuronal, mediante la estimulación de la abertura de los canales de los iones Cl^-, e incrementa la conductancia y el flujo de estos iones por estos canales hacia el interior de las células neuronales junto con el aumento de la entrada del GABA. Observa la figura 22.

Figura 22.
Mecanismo de acción de medicamentos gabaérgicos.

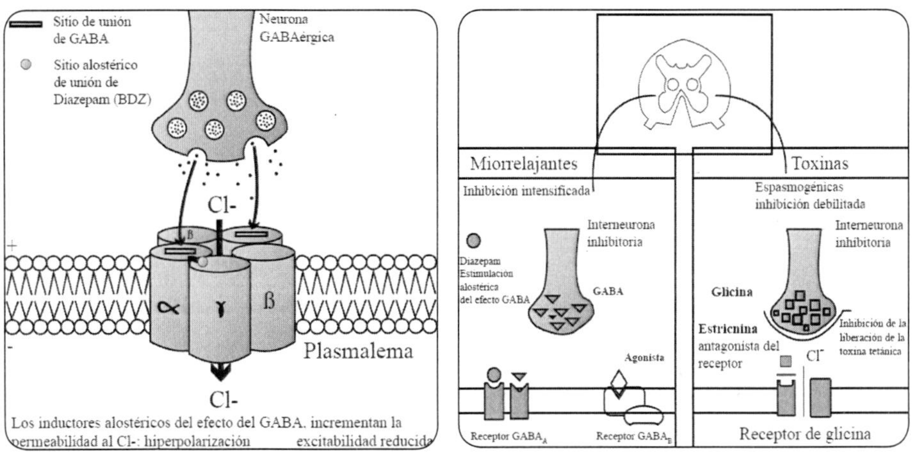

A la izquierda, se muestra cómo actúa el diazepam, mediante acción gabaérgica neurotransmisora. A la derecha, se indica la acción gabaérgica de algunos medicamentos y toxinas de influenciar la transmisión de los impulsos nerviosos a nivel de la médula espinal. Fuente: tomado de *Farmacología: texto y atlas*, p. 119.

Este MA farmacológico ocasiona el efecto clínico de disminuir la ansiedad, la depresión, reducir el inicio de la inducción al sueño y el comienzo del mismo, por lo que disminuye el estado y tiempo total de vigilia (aumento del tiempo total y la eficiencia del sueño) y el número de despertares. En contraste, el

MA farmacológico de la **buspirona** no es claro: por una parte, muestra acción antagonista parcial mixta de la estimulación de los Res-SERO tipo 5-HT_{1A} de neuronas presinápticas en los núcleos del rafe dorsal y de las neuronas postsinápticas del hipocampo; por otra, presenta cierta acción antagonista del GABA e inhibe acciones de la SERO en el *locus coeruleus* del cerebro. Parece que actúa como antagonista/agonista neuronal de la ADRE y de la Do.

Por lo anterior, la **buspirona** no causa los efectos farmacológicos de relajación neuromuscular, anticonvulsivante, alteración del estado de vigilia y, según parece, no produce FD; sin embargo, presenta acción farmacológica antagonista de la depresión, mediante la síntesis y liberación de segundos mensajeros, pero este MA no explica su efecto ansiolítico complejo ni por qué su eficacia es menor y más lenta después de 2 sem. Contrario al *midazolam* y al *Triazolam*, que, parece, no producen efecto de somnolencia en algunas personas.

RAM/tóxica de los medicamentos ansiolíticos

En el SNC: amnesia anterógrada (pérdida de la memoria reciente), somnolencia, fatiga, mareos, ataxia, diskinesia (movimientos coreiformes), agitación, visión borrosa, debilidad, disartria (lenguaje alterado), alteración de las percepciones (delirio, alucinaciones), disminución de la función cognitiva, incapacidad de decisión, trastorno de atención y concentración, hipersedación, insomnio, depresión, depresión respiratoria, nistagmus, temor, vértigo, confusión, hipotonía, FD física y psicológica, convulsiones hasta el coma y la muerte; en el SCV: palpitaciones, hipertensión. RAM metabólicas: alteración de los lípidos, acidosis y porfiria; anti-ACh: estreñimiento, xerostomía (boca seca), retención urinaria e hipersensibilidad dérmica.

Clonazepam y **diazepam.** Son los psicotrópicos que más producen tolerancia y la RAM/tóxica FD física y psicológica. Por eso, requieren ajuste de la dosis cada vez mayor para obtener el efecto deseado por prescripción o automedicación. En ciertos casos, se indica el uso paralelo de otro fármaco anticonvulsivante durante la deshabituación.

El *clonazepam* y el *diazepam* presentan RAM/tóxicas más frecuentes por tener $t^{1/2}$ biológico y $t^{1/2}$E largos; por lo mismo, producen más tolerancia en adultos mayores y en niños. Además, causan RAM paradójica de agitación, agresividad, excitación, alucinaciones y demencia hasta intoxicación de diferente grado. La intensidad y duración de los efectos hipnótico-sedante-ansiolíticos paralelos a las RAM/tóxicas se manifiestan en varios casos en las horas de la mañana. El **flumazenil** es el fármaco antagonista específico de la intoxicación aguda por un hipnótico-sedante-ansiolítico.

Buspirona. Causa, en el SNC: disforia (pesadillas, nerviosismo, irritabilidad), mareo, somnolencia, sedación, excitación, fotopsias, confusión, tinnitus, lasitud, fiebre, ataxia, diskinesia, disminución del pensamiento y de la concentración; SNP: parestesias, mialgias, temblores; CV: dolor de pecho; SNAS: diaforesis, visión borrosa; SNAPS-anti-ACh: miosis, retención urinaria, xerostomía; TGI: vómito, diarrea; la sobredosis causa RAM en el TGI; hipersensibilidad: angioedema y reacciones alérgicas (congestión nasal).

Interacciones medicamentosas de interés clínico

Diazepam y **lorazepam**. Junto con *carbamazepina* o *rifampicina* (inductores enzimáticos de la $CYP3A_4$), estos incrementan el metabolismo del **diazepam** (y de cualquier PA de su grupo), reducen su Cp hasta una cantidad subterapéutica y disminuyen su $t^{1/2}E$ renal, lo cual, a su vez, reduce o antagoniza su efecto hipnótico-sedante-ansiolítico. Por el contrario, el **diazepam** y el **lorazepam** junto con la *cimetidina* (inhibidora enzimática), esta disminuye el metabolismo hepático de los primeros, por lo que aumentan la Cp y el $t^{1/2}E$ renal de estos, incrementándose su efecto hipnótico-sedante-ansiolítico y las RAM/tóxicas.

Midazolam. Junto con *tranilcipromina*, esta disminuye el metabolismo de la primera en el hígado y aumenta su $t^{1/2}E$, al igual que su efecto antidepresivo y RAM.

Cuando se administra **diazepam** o cualquier hipnótico-sedante-ansiolítico, junto con *omeprazol, ranitidina, acetaminofén* o algún fármaco antidepresivo, antipsicótico, entre otros (con efecto anti-ACh), cualquiera de estos medicamentos retarda el vaciamiento gástrico y la A del *diazepam*, reduciendo su biodisponibilidad y efecto terapéutico. De igual modo, la interacción farmacológica sinérgica del *diazepam* o similar coadministrado con otro depresor del *SNC* (máxime con bebidas etílicas) potencia el efecto depresor del SNC, causando alteración de la percepción, agresividad, daño cognitivo, amnesia anterógrada hasta el coma y la muerte.

Buspirona. Coadministrada con *tranilcipromina*, produce HTA severa; junto con *diazepam, etanol, morfina, heroína, imipramina, clorfeniramina* u otros depresores del SNC, origina una interacción farmacológica sinérgica del efecto depresor del SNC; junto con *haloperidol*, ambos compiten por el metabolismo de desalquilación oxidativa y la **buspirona** se elimina, mientras que el *haloperidol* permanece en la circulación sanguínea y aumenta su Cp, al igual que sus efectos deseados y no deseados; junto con *fluoxetina* o *trazodona*, medicamentos inhibidores selectivos de la recaptación de serotonina (ISRS), se potencian los efectos de la SERO y se produce la RAM/tóxica *síndrome serotoninérgico*, el cual aumenta la síntesis y la liberación de este neurotransmisor y origina acciones opuestas. Por un lado, se aumenta la ansiedad y, por otro, se disminuye, según los signos clínicos del paciente; cuando se coadministra **buspirona** con *verapamilo* o *diltiazem*, estos inhiben el metabolismo de la primera y aumentan su Cp cerca de 3 v; la **buspirona** junto con jugo de toronja (pomelo), este inhibe las isoenzimas $CYP3A_4$ del sistema P_{450} de las células epiteliales del TGI que metabolizan la **buspirona** y aumenta su Cp y, a la vez, aumenta sus RAM/tóxicas arriba mencionadas.

Precauciones y contraindicaciones en el uso de hipnótico-sedante-ansiolíticos
Estos medicamentos no se deberían usar en tratamiento prolongado de más de 4 sem. de duración. Tener precaución y hacer monitoreo de la dosis; esta debe aumentarse o disminuirse en forma gradual para minimizar la RAM/tóxica de tolerancia y dependencia. Se debe considerar un tratamiento intermitente para evitar el síndrome de abstinencia o la precipitación de un estado convulsivo. Estos medicamentos solo deberían usarse cuando exista un diagnóstico claro y preciso que justifique el R/B y se cuente con el equipo necesario para reanimación respiratoria y el tratamiento de la RAM/tóxica en cada paciente.

Se contraindica el uso de **diazepam**, **clonazepam**, **lorazepam** y otros similares junto con cualquier bebida etílica u otro depresor del SNC previo a conducir algún vehículo, maquinaria o realizar labores que requieren de las condiciones fisiológicas óptimas de concentración y atención del SNC; también se contraindica su uso en pacientes con historia de FD, disfunción renal, hepática o hipoalbuminemia. En estos casos, se debe ajustar la dosis, debido a que el $t^{1/2}E$ de la *BZD* en estos pacientes está disminuido y se podría originar aumento de las RAM/tóxicas en el SNC.

No administrar *diazepam* ni *lorazepam* rápido por vía IV; debe hacerse lentamente, al menos en 3 min c 5 mg/1 ml, para evitar que se produzca apnea, hipotensión, bradicardia o paro cardiaco; observando al paciente de 3-8 h. Se contraindica el uso de *diazepam* por infusión IV directa continua en una vena pequeña (dorso de la mano o la muñeca) o en el tubo de infusión; estos ansiolíticos se deben diluir en un disolvente compatible (agua estéril, Na Cl^- al 0,9 % o glucosa al 5 %) justo antes de su aplicación a una Vo que no supere los 2 mg/min. El *diazepam* y el *lorazepam* son incompatibles físicamente en sln acuosa no estéril, se precipitan en la solución parenteral y pueden absorberse por el plástico del tubo y la bolsa de infusión. La inyección accidental intraarterial o la extravasación de esta sln produce trombosis venosa, flebitis, irritación local, arterioespasmo, daño vascular hasta una necrosis del tejido. El *diazepam* por vía IM no es adecuado, su A es errática y lenta, depende del sitio de la inyección y debe aplicarse intraglúteo en el cuadrante superior.

La **buspirona** está contraindicada en pacientes con historia de hipersensibilidad, insuficiencia hepática (IH) grave, durante el embarazo y junto con medicamentos inhibidores de la enzima monoaminooxidasa (IMAO). No usar dosis superior a 60 mg/d por la posibilidad de que aparezcan RAM/tóxicas como cefalea, parestesias, vértigo, sudación, disforia y tendencias suicidas.

Tener precaución en el uso de **buspirona**, ya que esta presenta una farmacocinética y una farmacodinamia diferentes a los demás hipnótico-sedantes-ansiolíticos, pues: no altera el estado de vigilia ni la atención, no tiene efecto relajante neuromuscular de acción central ni anticonvulsivante y parece que no produce la RAM/tóxica FD. Además, en caso de IR o hepática, el $t^{1/2}E$ renal se prolonga de 120-230 min.

Medicamentos hipnótico-sedante-antipsicóticos o neurolépticos

Los fármacos antipsicóticos, también llamados neurolépticos, se tipifican desde la farmacología en depresores selectivos del SNC, hipnóticos-sedantes-antipsicóticos/neurolépticos. Estos medicamentos antagonizan los signos y síntomas de la exaltación del SNC por el trastorno mental en las áreas de la sensopercepción (alucinaciones), percepción de la realidad e ideas delirantes. Son pensamiento y lenguaje desorganizado, afecto plano. Además, como trastorno de la conducta social, de la inteligencia, de la consciencia, del sueño, de la atención, de la memoria y de la concentración; falta de orientación en el tiempo y en el espacio.

Se clasifican en dos grupos farmacológicos:

Levomepromazina, haloperidol, tioridazina HCl, pipotiazina palmitato y trifluoperazina. *De primera generación (clásicos o típicos).*

Clozapina, risperidona y paliperidona. *De segunda generación (atípicos).*

Farmacocinética de los fármacos antipsicóticos

La **tioridazina**, la **pipotiazina** y el **haloperidol** se absorben rápido por VO, alrededor de un 70 %; alcanzan la $Cp_{máx}$ de 2-4 h después de su ingestión; se unen a las proteínas en un 90-95 %, atraviesan la placenta y pasan a la glándula mamaria; tienen metabolismo hepático y algunos de sus metabolitos poseen propiedades farmacodinámicas similares a las del PA original; su $t^{1/2}E$ es cercano a 10 h. El **haloperidol** por VO se elimina en un 15 % de la dosis por vía biliar y se excreta por heces. La **tioridazina** y la **pipotiazina** en FF de liberación lenta por vía IM tienen un $t^{1/2}A$ prolongado y se eliminan por vía renal y bilis.

FF, dosis, vía y uso terapéutico

Levomepromazina. FF tabl. 25 y 100 mg; sln jarabe 40 mg/ml. Dosis adulto: oral psicosis: 100-200 mg/d en 2-3 tomas; otros usos: 25 a 75 mg/d 2-3 tomas. IM: 25 mg c 6-8 h. Uso terapéutico: se usa principalmente como coadyuvante para el manejo del sueño en pacientes con esquizofrenia, manía, trastorno neurocognitivo mayor y discapacidad cognitiva. Como antipsicótico en monoterapia se requieren altas dosis (hasta 1 g). Pueden utilizarse 25-100 mg en la noche VO o IM en combinación con otros medicamentos. Dosis en niños: 0,25 mg/kg/d divididos en 2 o 3 dosis; dosis máxima: 40 mg/d. Ajustar la dosis en forma gradual según necesidad clínica y tolerancia.

Haloperidol. FF VO tabl. 5 mg y 10 mg; solución inyectable 5 mg/ml; suspensión inyectable de depósito 50 mg/ml; gotas 2 mg y 10 mg/ml. Dosis adultos: oral: 0,5-5 mg 2-3 v/d, máximo 30 mg/d. IM (sol.) 2 a 5 mg c 4-8 h. IM depósito 25 a 75 mg c 4 sem. Dosis niños: 3 a 12 años: inicial 0,5 mg/d en 2-3 dosis; máximo 0,15 mg/kg/d en dosis dividida.

Tioridazina HCl. FF VO tabl. y grag. 10 y 25 mg; tabl. de liberación prolongada de 50 y 200 mg. Dosis adultos ansiolítico: 10-50 mg 2-3 v/d; máxima 300 mg/d. Rango 100-600 mg/d.

Pipotiazina palmitato. FF IM amp. 25 mg/ml de depósito efecto lento (depot, es correcto sln oleosa). Dosis adulto inicial de 25 mg; IM: 25-100 mg/d c 4 sem.; según estado clínico psicótico, varía de 25-200 mg.

Trifluoperazina. FF VO grag. 5 mg y tabl. 1 mg. Dosis en adultos: inicial 2,5 mg/d; ajustar hasta 15-20 mg/d. Dosis en niños: 6-12 años, inicial 1-2 mg/d; ajustar hasta 15 mg/d.

Trifluoperazina 0,5 mg + amitriptilina. FF VO tabl. 0,5 mg + 5 mg. Dosis adulto: 1-2 tabl. 3 v/d.

Clozapina. FF VO tabl. 25 y 100 mg. Dosis adulto: inicial 12,5 1-2 v/d; incrementar 25-50 mg/d hasta 300 a 450 mg/d después de 2 sem; máximo 900 mg. Dosis en niños y adolescentes inicial: 12,5 a 25 mg/d; incrementar hasta 25 a 400 mg/d.

Risperidona. FF suspensión inyectable de depósito 25 y 50 mg; tabl. 1, 2, 3, 4 mg; tabl. orodispersables 0,5 y 1,2 mg; solución oral 1 mg/ml. Dosis adultos: oral: inicial 2 mg/d; ajustar 1-2 mg/d hasta un rango de 4-8 mg/d en 1-2 dosis. IM de depósito: inicial 25 mg c 2 sem; rango 12,5 a 50 mg c 2 sem. Dosis niños: oral; autismo en ≥ 5 años: 15-20 kg de peso, 0,25-1 mg/d; ≥ 20 kg de peso: 0,5-2,5 mg/d; esquizofrenia y manía niños 10-17 años: inicial 0,5 mg/d; ajustar 0,5-1 mg/d hasta 2,5-3 mg/d.

Paliperidona. FF VO tabl. liberación prolongada 3, 6, 9 y 12 mg; susp. inyectable de depósito 50, 75, 100 y 150 mg. Dosis adultos: oral: 6 mg/d; ajustar cada 4 d 3 mg, máxima 12 mg/d. IM depósito, iniciar con 150 mg y 100 mg a los 8 d; 25-150 mg c 4 sem., dosis de mantenimiento. Dosis niños: oral; de 12 a 17 años: inicial 3 mg/d; incrementar 3 mg/d c 5 d, si se requiere.

Los *neurolépticos* se usan, *grosso modo*, para tratar la psicosis, un tipo de trastorno mental cuyo efecto antipsicótico es causar tranquilidad mental y emocional y pasividad. Es muy poco clara la RAM de los antipsicóticos (de indiferencia afectiva, retardo psicomotor, somnolencia y sedación). *Los neurolépticos típicos* se usan en monoterapia o junto con otro fármaco estabilizador del afecto para el control de signos de agitación, tics, tartamudeo y en trastornos mentales tipo esquizofrenia o trastorno afectivo bipolar (TAB). Mientras que *los antipsicóticos atípicos* se usan a dosis baja para tratar síntomas y signos de la depresión o de la esquizofrenia (aislamiento social, anhedonia, inactividad) leve y crónica.

Farmacodinamia y farmacoseguridad

Mecanismo de acción

Los neurolépticos típicos o de primera generación antagonizan la síntesis de la Do endógena, bloqueando los Res-Do postsinápticos del SNC por dos vías: 1) en el área córtico-mesolímbica, donde antagonizan los Res-D_2 y Res-D_1 y producen la acción farmacológica antipsicótica principal; 2) en el área nigroestriada, donde bloquean Res-D_2 y causan RAM/tóxicas potentes en el sistema motor extrapiramidal (SMEP). Los antipsicóticos atípicos, además, antagonizan los Res-5-HT SERO, Res-H_1 HISTA, Res-ACh-M y Res- α_1 ADRE.

Mediante este MA farmacológico, los antipsicóticos de primera generación producen acción-efecto antagonista de los síntomas y signos de psicosis (alucinaciones, ideas delirantes, disminución de la excitación motora) y estimulan a pacientes esquizofrénicos con síntomas (-). Estos antipsicóticos difieren entre sí por su potencia farmacológica antipsicótica y RAM/tóxica. P. ej., la **levome-**

promazina presenta efecto sedante potente y RAM/tóxica poco potente en el sistema extrapiramidal (SEP) y la **tioridazina**, **flufenazina**, **trifluoperazina** y **Pipotiazina** presentan efecto antipsicótico potente en el SMEP, pero sus efectos cardiovasculares y de sedación son escasos.

El **haloperidol** y el **droperidol** tienen efecto antipsicótico potente y presentan con frecuencia RAM/tóxica en el SMEP (akinesia, diskinesia), pero son poco frecuentes los efectos de tipo sedante, anti-ACh e hipotensor en SCV.

RAM/tóxicas

Las RAM/tóxicas más frecuentes del **haloperidol** en el SNC son: somnolencia; lasitud; mareo; fatiga o sensación de excitación e inquietud; síndrome parkinsoniano; distonía aguda (bradicinesia, rigidez, seborrea, temblor) caracterizada por akaticia, inquietud motora, dificultad de quedarse quieto; akinesia (disminución de los movimientos espontáneos); discinesia tardía (movimientos distónicos repetitivos de torsión orofaciales y del cuerpo), poco reversible, puede aumentar con la suspensión del fármaco. Es usual en niños, adultos jóvenes y, más frecuentemente, mujeres por uso prolongado: síndrome neuroléptico maligno (alteración del SNC, catatonia, fiebre, alteración del SNA, aumento de la enzima creatina-fosfocinasa [CPK]); convulsiones y parkinsonismo.

La **pipotiazina** y la **tioridazina** presentan efectos anti-ACh-M frecuentes (constipación, boca seca, retención urinaria). Son antagonistas de los Res-D_2, por lo que inhiben la liberación de hormonas del hipotálamo e hipófisis, aumentan la liberación de prolactina y producen galactorrea, ginecomastia y amenorrea; y de los Res-α_1-ADRE, causando arritmia e hipotensión ortostática. La **tioridazina** en sobredosis es neurotóxica, causa retinopatía pigmentaria. El **haloperidol**, la **pipotiazina** y la **tioridazina** presentan hipersensibilidad (fotofobia, ictericia, aumento de peso, congestión nasal, rash cutáneo). La **clozapina** es la más hematotóxica (agranulocitosis, leucopenia, granulocitopenia); solo debe usarse como alternativa cuando existe intolerancia o el tratamiento es refractario a otros antipsicóticos.

Los *medicamentos antipsicóticos* y la **metildopa** originan las RAM/tóxicas enfermedad de Parkinson o parkinsonismo, degeneraciones neuronales dopaminérgicas en el SMEP, máxime de la vía nigroestriada, donde se regulan y se coordinan los movimientos finos, complejos y elaborados de forma voluntaria y automática. Esta degeneración puede ser de origen multifactorial, se caracteriza por hipoxia cerebral, temblor en reposo, bradicinesia, rigidez y alteraciones en la marcha (akinesia, diskinesia), autonómicas, sexuales, del sueño y neuropsiquiátricas y se asocia a enfermedades de base de origen genético (primario o idiopático).

Los medicamentos antipsicóticos, además, causan RAM/tóxico síndrome serotoninérgico, cuyos efectos principales son ansiedad, irritabilidad, convulsiones y rigidez muscular severa. Este síndrome lo causan también los fármacos *antidepresivos*.

Interacciones medicamentosas de interés clínico

La coadministración de **levomepromazina** o **haloperidol** con *loratadina, clorfeniramina, imipramina* o *amitriptilina* potencia los efectos antagonistas de Rs-M de la ACh en el SNC de cada una de ellas, tales como confusión, alucinaciones y pesadillas; junto con *carbamazepina* o *fenitoína*, el antipsicótico disminuye el efecto terapéutico anticonvulsivante de estas (al reducir el umbral epileptógeno del paciente), inhibe sus metabolismos y aumenta sus Cp y RAM/tóxicas. Si se administra **levomepromazina** junto con *anfetamina*, esta reduce el efecto antipsicótico de la primera, la cual, a su vez, disminuye el efecto estimulante de la segunda; coadministrada con *ranitidina, omeprazol, hidróxido de* Al^{+3} *y* Mg^{+2}, *caolín + pectina, difenoxilato + atropina* o *loperamida*, estos inhiben la A del antipsicótico, disminuyendo su biodisponibilidad y efecto terapéutico antipsicótico.

El uso de **trifluoperazina** contigua a alimentos o bebidas fermentadas que contienen el compuesto vasoactivo *tiramina* (TIRA) induce crisis hipertensiva hasta un ACCV y posibles complicaciones graves, debido a una interacción farmacológica de potencia del efecto de la *trifluoperazina* a través de los Res-α_1 ADRE.

La **risperidona** ingerida junto con *carbonato de* Li^+ (Li_2CO_3) induce síndrome neuroléptico maligno (hipertermia, debilidad, alteración mental, diskinesias, rigidez muscular, aumento de síntomas extrapiramidales, pulso irregular, cambio de la presión arterial, taquicardia, diaforesis y arritmias) y síndrome encefalopático (encefalopatía y daño cerebral); junto con *levodopa + carbidopa*, interfiere el efecto terapéutico antiparkinsoniano de esta FF.

La **risperidona** se contraindica con *clozapina, claritromicina, cloroquina, imipramina, codeína* o *metoprolol*. Estos fármacos se metabolizan a través de las isoenzimas $CYP2D_6$ del CYP_{450} y cuando se administra **risperidona** junto con alguno de ellos, esta compite por dichas isoenzimas, las inhibe e incrementa la Cp de un metabolito cardiotóxico de los fármacos mencionados; el metabolito cardiotóxico prolonga el intervalo QT del ECG y aumenta el riesgo de arritmias graves *torsades de pointes* hasta el paro cardiaco y la muerte. La *clozapina* reduce la depuración de la **risperidona**, aumenta su Cp y RAM. La *fenitoína* es inductora enzimática del metabolismo de la **risperidona**, por lo que disminuye su Cp y reduce su efecto terapéutico antipsicótico cuando se aplican conjuntamente.

Cualquier antipsicótico junto con *etanol, fenelzina, hidroxicina* o cualquier *anti-Re-ACh-M* produce interacción farmacológica sinérgica de potencia del efecto depresor selectivo del SNC hipnótico-sedante, pudiendo deprimir el SNC hasta el coma y la muerte; además, causa mayor riesgo de síndrome neuroléptico maligno. Asimismo, cuando un neuroléptico se administra junto con un agonista de Re-α_1 ADRE (vasoconstrictor), reduce el efecto vasoconstrictor de este.

Precauciones y contraindicaciones en el uso de antipsicóticos

Tener precaución extrema al usar **risperidona**; hacerlo siempre y cuando se justifique su R/B acorde a un diagnóstico preciso y teniendo en cuenta las siguientes indicaciones: 1) tener especial cuidado al usarlo en poblaciones vulnerables (lactancia, niños con enfermedades críticas, inmunosuprimidos y adultos mayores), pues estas son muy sensibles a las RAM/tóxicas en el SMEP y a la hipotensión ortostática; 2) ajustar la dosis en forma individual de acuerdo con la naturaleza y severidad de los síntomas psicóticos; 3) la dosis inicial debe ser inferior a la sugerida y aumentarla gradualmente hasta alcanzar la Cp adecuada para el efecto antipsicótico; 4) valorar el R/B de la interacción de la *risperidona* junto con el *carbonato de* Li^+ o algún ansiolítico, monitorear la Cp de Li^+ y mantener su Cp lo más baja posible. El uso de la *risperidona* junto con fármacos que inhiben las isoenzimas $CYP2D_6$ del CYP_{450} está contraindicado, en especial en pacientes con historia de depresión severa del SNC, coma, taquicardia severa, feocromocitoma, alcoholismo, discrasias sanguíneas, disfunción hepática, síndrome de Reye, glaucoma, enfermedad de Parkinson (EP), epilepsia y durante el embarazo.

Medicamentos hipnótico-sedante-antidepresivos

Son fármacos que antagonizan la depresión, mejoran el estado de ánimo, estimulan el estado de alerta e incrementan la actividad física de personas deprimidas. No obstante, no estimulan el SNC de individuos sanos ni elevan su estado anímico. Se clasifican en:

Amitriptilina HCl, imipramina HCl y clomipramina. *De primera generación o antidepresivos típicos tricíclicos.*

Fluoxetina, sertralina y trazodona. *De segunda generación o citados inhibidores selectivos de la recaptación de serotonina (ISRS) o antidepresivos atípicos.*

Mirtazapina, duloxetina y venlafaxina. *Inhibidores duales de la recaptación de SERO y NA.*

Tranilcipromina y Fenelzina. *Inhibidores no selectivos irreversibles de la acción fisiológica de la enzima monoaminooxidasa (IMAO) y de las isoenzimas* MAO_A *y* MAO_B.

Selegilina. *Antagonista irreversible selectivo de la isoenzima* MAO_B. Ver el tema de los medicamentos antiparkinsonianos.

Moclobemida. *Antagonista reversible selectivo de la isoenzima* MAO_A.

Almoxatona. *Antagonista reversible selectivo de la isoenzima* MAO_B.

Carbonato de litio$^+$ —Li $(CO_3)_2$—.

Farmacocinética de medicamentos antidepresivos

La **amitriptilina**, **clorimipramina** e **imipramina** por VO se absorben bien por su carácter lipofílico y se distribuyen con facilidad al SNC; su biodisponibilidad es irregular y baja, requieren control del efecto terapéutico para ajustar la dosis y su $t^{1/2}E$ es larga; el de la *imipramina*, p. ej., es de 4-17 h. Todos requieren un periodo de tratamiento continuo inicial de 4-8 sem. para alcanzar el efecto terapéutico antidepresivo deseado y, luego, debe disminuirse la dosis gradualmente. Presentan ciclo enterohepático, metabolismo hepático microsomal por conjugación con el ácido glucurónico y eliminación renal.

La **tranilcipromina** y la **fenelzina** se absorben rápido por VO y tienen un $t^{1/2}E$ más corto (de 3-5 h) que los antidepresivos como la **clorimipramina** o la **fluoxetina**. El **Li $(CO_3)_2$** se absorbe bien por VO en el TGI y alcanza la Cp en un $t^{1/2}E$ inicial de 6-12 h; presenta diferencia amplia entre la A del PA y el efecto terapéutico antimaniaco adecuado, lo que explica su ITE; se distribuye por los tejidos y fluidos corporales y pasa lentamente la BHE; no se metaboliza y se elimina como tal por la orina. En FF de liberación controlada alcanza una Cp más estable y su $t^{1/2}E$ es de 20-24 h.

FF, dosis, vía de administración y uso terapéutico

Amitriptilina HCl. FF solución oral 10 mg/ml; jarabe 200 mg/ml, tabl. 25 mg. Dosis adulto: inicial 75-100 mg/d; máxima 300 mg/d, sostenimiento: 25-100 mg/d. Dosis en niños: dolor crónico y profilaxis de la migraña. Inicial: 0,1 mg a la hora de acostarse; se puede aumentar 0,5-2 mg/kg según la tolerancia, luego de 2-3 sem. Desórdenes depresivos: de 1-1,5 mg/kg/d en tres dosis.

Imipramina HCl. FF grageas de 25 mg. Dosis adulto: inicial 25-100 mg/d en 2 o 3 dosis; hasta 300 mg y sostenimiento 50-75 mg/d. Dosis niños: depresión 1,5 mg/kg/d; se puede incrementar 1 mg/kg c 3-4 d; máxima de 5 mg/kg/d en 1-4 tomas. Enuresis mayor de 6 años 10-25 mg al acostarse; se puede incrementar 25 mg/d sin exceder 2,5 mg/kg/d ni 50 mg entre 6 y 12 años, ni 75 mg si es mayor de 12 años (al acostarse).

Clomipramina. FF VO tabl. 25 mg y liberación prolongada 75 mg. Dosis adulto: inicial 25 mg 3 v/d o un comprimido retardado de 75 mg en la noche; se va incrementando hasta 100-150 mg/d y sostenimiento 50-75 mg/d. Dosis niños: mayores de 10 años: 25 mg/d en la noche, que pueden incrementarse después de 2 o 3 sem. a 3 mg/kg/d en dosis divididas.

Fluoxetina. FF VO cáp. 20 mg; solución oral 20 mg/5 ml; jarabe 20 mg/5 ml. Dosis adulto: 10-20 mg/d en la mañana; se puede incrementar gradualmente, después de varias semanas, hasta 80 mg/d. Dosis niños: de 7 a 18 años: inicial 10 mg/d para incrementar según respuesta, luego de 2 sem., a 20 mg/d. En trastorno obsesivo compulsivo se puede llegar hasta 30 mg/d si es necesario.

Sertralina. FF VO tabl. 25, 50 y 100 mg. Dosis adulto: inicial 25 a 50 mg/d en una sola toma; se puede incrementar 50 mg/d c sem., hasta 200 mg/d, en dosis divididas. Dosis en niños: trastorno obsesivo compulsivo, niños de 6 a 12 años, inicial 25 mg/d; niños de 13 a 17 años, inicial 50 mg/d; se puede incrementar a intervalos de 1 sem. hasta 200 mg/d.

Trazodona. FF VO tabl. 50-100 mg; tabl. liberación sostenida 150 mg. Dosis adulto: inicial 50 mg/d en una sola dosis; se puede aumentar 50 mg c 3-4 d sin pasar de 400 mg/d; En niños: no es clara.

Tranilcipromina. FF VO tabl. 10 mg. Dosis adultos: 30 mg/d en tomas divididas; se puede incrementar 10 mg/d sin sobrepasar los 60 mg/d.

Fenelzina. FF VO tabl. 15 mg. Dosis adultos: la dosis que se requiere para producir efectos antidepresivos o antifóbicos es en promedio 10-20 mg/d.

Selegilina HCl. FF VO 5 mg. Dosis adulto: 2,5-10 mg/d. Dosis máxima 10 mg/d.

Carbonato de Litio^{+}—Li $(CO_3)_2$—. FF VO tabl. 300 mg. Dosis adultos en estado maniaco agudo: 900-1.500 mg/d para mantener litemias de 1-1,3 mEq/L; mantenimiento para profilaxis de 600 a 1.200 mg/d para lograr litemias de 0,6-1,0 mEq/L. Dosis para niños: 15-60 mg/d c 6-8 h.

La **clomipramina** y la **fluoxetina** son de uso terapéutico en diversos tipos de depresión, tales como: trastorno de pánico, ansiedad generalizada, síndrome de estrés postraumático, dolor crónico y migrañas, trastorno de déficit de atención e hiperactividad, anorexia-bulimia nerviosa, trastorno obsesivo compulsivo (TOC), anhedonia, narcolepsia, apnea del sueño, sonambulismo, pesadillas, terror nocturno y enuresis nocturna. La **fluoxetina** y la **trazodona** se usan en monoterapia o como coadyuvantes de otros fármacos depresores del SNC; son eficaces en ciertos casos de manía, *síndrome de Tourette*, enfermedad de Alzheimer, esquizofrenia, insomnio o ansiedad. La **trazodona**, por su acción farmacológica antagonista de los Res-ADRE-α_1, también se usa en la disfunción eréctil; este uso, sin embargo, es discutido por algunos reportes de priapismo.

La **tranilcipromina** y la **fenelzina** son alternativas terapéuticas a otros antidepresivos para tratar una depresión atípica refractaria (ansiedad, hipersomnia, hipocondría, hiperfagia, agorafobia, fobia social con pánico o sin pánico, dolor crónico y atípico).

El **Li $(CO_3)_2$** es un depresor selectivo del SNC estabilizador del estado de ánimo o del humor; de uso terapéutico en profilaxis del trastorno bipolar (manía e hipomanía), episodio depresivo mayor, ciclotimia, esquizofrenia, alcoholismo, bulimia nerviosa, personalidad limítrofe, violencia episódica.

Farmacodinamia y farmacoseguridad

Mecanismo de acción

La **amitriptilina**, **clorimipramina** e **imipramina** actúan mediante dos mecanismos: uno antagoniza los Res-NA-α_2 en la terminal nerviosa presináptica en mayor proporción que los Rs-SERO, inhibiendo la recaptación de NA presináptica. Debido a esto, aumenta la concentración de estos neurotransmisores en la hendidura sináptica, se incrementa la liberación de NA a la periferia y se originan la acción y el efecto antidepresivo. No obstante, en dosis alta puede producir síndrome serotoninérgico.

En general, el efecto terapéutico de estos antidepresivos de primera generación no es claro; parece ser que se requiere de otro paso biológico para antagonizar otros receptores de la SERO, ADRE, histamina y de los Re-ACh-M.

La **amitriptilina**, **clorimipramina** e **imipramina** bloquean más la recaptación de NA que la de SERO y tienen efecto sedante y anti-ACh más potente que el de la **fluoxetina**, la **sertralina** y la **trazodona** (estos antidepresivos, en contraste, son más antagonistas de la recaptación presináptica de SERO que de la recaptación de la NA).

La **fluoxetina** es el fármaco de mayor ISRS en la neurona presináptica, ya que estimula los Re-5TH$_{1A}$ y los Re-5TH$_{1D}$, mientras que antagoniza poco los Rs-NA. Además, la *fluoxetina* aumenta la concentración de SERO en la biofase y disminuye su propio metabolismo a medio y largo plazo de 2-4 s, tiempo requerido para producir un efecto de adaptación y de regulación negativa de los auto-Rs cerebrales vinculados con el efecto ansiolítico. En algunos casos, presenta efecto sedante y efecto anti-ACh y en otros casos no.

De igual manera, la **trazodona** y la **sertralina** producen algunas veces efecto farmacológico sedante potente y efecto anti-ACh y otras no. La **trazodona** tiene acción antagonista más potente que los Re-5-HT$_{2A}$, Re-5-HT$_{2C}$, Re-ADRE-α_1, Re-ADRE-α_2 y que los Re-H$_1$ de HISTA o histaminérgicos en la membrana presináptica neuronal y en el transporte de los neurotransmisores, lo que la diferencia de los antidepresivos de primera generación. La **sertralina** inicia su efecto terapéutico antidepresivo de forma lenta, entre 2-3 sem. o más. Este fármaco muestra un MA antagonista de la recaptación neuronal de NA y Do muy leve, ya que tiene poca afinidad por Re-ACh, Re-SERO, Re-Do, Re-ADRE, Re-HISTA, Re-GABA y Re-BZD endógenos; por esto, sus efectos farmacológicos, de tipo estimulante psicomotor, sedante y anti-ACh-M (cardiotóxico), son escasos y presenta tolerancia a los efectos anti-ACh en un tiempo corto.

Los medicamentos antidepresivos antagonistas de las isoenzimas de la MAO intracelulares metabolizan la NA neuronal a nivel presináptico y aumentan la liberación de neurotransmisores en varios sitios del organismo (SNC, TGI). La MAO$_A$ tiene mayor afinidad por los Re-5-HT-SERO, Re-NA, los Re-Do y los Rs de la TIRA; mientras que la MAO$_B$ tiene mayor afinidad por los Re-Do, Re-TIRA y de la feniletilamina.

El **Li $(CO_3)_2$**, un ion metálico semejante al Na^+ y al K^+, compite con el ion Na^+ por la reabsorción en el túbulo renal proximal; el Li^+ desplaza al Na^+ de algunos mecanismos reguladores y el Na^+ se elimina junto con el Cl^- y H_2O; luego, la Cp del Li^+ aumenta. El cómo actúa este no es claro, pero se postulan dos teorías: 1) ejerce efecto estabilizador del ánimo mediante el estímulo de la acción de segundos mensajeros (AMPc, fosfatidilinositol bifosfato, canal de Ca^{2+}) y mensajeros terciarios, ligados a la proteína G; también es antagonista de varias enzimas fosfatasas (adenosina trifosfatasa) del inositol, dependientes de la bomba de Na^+/K^+, causando aumento del transporte del ion Na^+ transmembrana neuronal; 2) regula las acciones del glutamato, estimulando la acción farmacológica del GABA y factores que facilitan el crecimiento neuronal, y disminuye la apoptosis neuronal.

RAM/tóxicas

La **amitriptilina**, **clorimipramina** e **imipramina** a dosis terapéutica inicial en el SNC pueden precipitar manía o hipomanía, somnolencia, sedación, confusión, fatiga, letargo, dificultad de concentración, agitación psicomotora, temblores, mareo, vértigo, disartria, delirio atropínico, disminución del umbral epiléptico hasta convulsiones. En el SCV: taquiarritmia (elevación y prolongación de las ondas QRS y QT), aplanamiento de la onda T en el ECG y, quizás, bloqueo de rama. Estos medicamentos pueden empeorar una ICC o una IAM hasta muerte súbita, con mayor frecuencia en niños, ancianos y desnutridos. En el SNAP: efectos anti-ACh-M (retención urinaria, xerostomía, inhibición del peristaltismo hasta íleo paralítico, disfunción sexual), glaucoma. SNAS: hipotensión ortostática.

RAM/tóxicas menos frecuentes de antidepresivos de primera generación. Hipersensibilidad dérmica, ictericia de tipo obstructivo y hemática (púrpura, agranulocitosis), disminución de la libido, impotencia, anorgasmia y alteración de la eyaculación, galactorrea, ginecomastia y amenorrea (aumento de la prolactina), secreción inadecuada de la hormona antidiurética. La sobredosis, entre 1.000-2.000 mg, es una emergencia que puede provocar convulsión, agitación, *delirium* atropínico, arritmia, HTA, hipotensión, hiperreflexia, parálisis intestinal y vesical y coma hasta la muerte.

La **tranilcipromina** y la **fenelzina** causan con frecuencia en el SNC: alteración del sueño con insomnio inicial o despertar repetido; hipotensión, aún en decúbito (posición horizontal acostado); mioclonías nocturnas; impotencia sexual y anorgasmia; efectos anti-ACh, en menor grado que los antidepresivos de primera generación. La **tranilcipromina** y la **fenelzina** (IMAO) afectan muy poco la conducción cardiaca.

Las RAM/tóxicas del **Li $(CO_3)_2$** dependen de la Cp entre 1-1,5 mEq/L. En el SNC: alteración de la memoria y de la concentración (irreversible a largo plazo), visión borrosa, nistagmus, hipertermia o hipotermia, anorexia, somnolencia severa, letargo, ataxia, confusión mental, temblor fino distal, disartria, hiperreflexia, delirio, movimientos coreiformes, espasticidad, alucinaciones, convulsiones hasta coma y muerte. En el SCV: hipotensión y arritmia (latido ventricular prematuro), que se observan como un aplanamiento de la onda T o prolongación de la QT en un ECG anormal.

La RAM/*nefrotóxica* del **Li $(CO_3)_2$** se manifiesta como una disminución progresiva del índice de filtración glomerular y efecto de resistencia del riñón a la capacidad de concentrar vasopresina (poliuria, polidipsia). Esta es más grave en pacientes con antecedentes de hiponatremia (deshidratación, quemados), hipotensión, IR, convulsión y arritmia.

El **Li $(CO_3)_2$** también causa RAM/anti-ACh: debilidad muscular, dificultad de contracción, xerostomía, retención urinaria; RAM/hemática: leucocitosis; RAM/en piel: acné, alopecia, psoriasis; RAM/hormonal: hipotiroidismo, ganancia de peso; RAM/TGI: náusea, vómito, diarrea. Se presentan con cierta frecuencia casos clínicos de genotoxicidad, intoxicación con dosis terapéutica e intoxicación voluntaria.

Interacciones medicamentosas de interés clínico

La **amitriptilina**, la **clorimipramina** y la **imipramina** coadministradas con *etanol, disulfiram, haloperidol, diazepam, propranolol, clonidina, α-metildopa* o cualquier depresor del SNC potencian los efectos en el SNC (como agitación). La **fluoxetina** interacciona con el *haloperidol, cimetidina, acetazolamida, furosemida, bicarbonato Na^+* y el *ASA*; estos fármacos inhiben la isoenzima $CYP2D_6$ que metaboliza el antidepresivo, por lo que aumentan la Cp y el $t^{1/2}$E de este y, por ende, provocan mayor riesgo de potenciar el efecto depresor, las RAM/cardiotóxicas y el síndrome serotoninérgico.

El **Li $(CO_3)_2$**, la **amitriptilina**, la **clorimipramina** y la **fluoxetina** interaccionan con el *fenobarbital, etanol, nicotina, hidrato de cloral* o *anticonceptivos*; estos medicamentos son inductores enzimáticos (aumentan el metabolismo de los antidepresivos) y disminuyen la Cp de los fármacos y su efecto terapéutico antidepresivo. De igual modo, los antidepresivos interaccionan con *atropina, betametasona* o *loratadina*; estos fármacos potencian los efectos anti-M (confusión mental, alucinaciones y pesadillas) de los primeros.

La **tranilcipromina** y la **fenelzina** interaccionan con la ingestión simultánea de alimentos o bebidas ricas en TIRA, como el banano, fríjol, café, uva pasa, aguacate, higo; derivados de la leche fermentada (queso curado, kumis) y bebidas etílicas (cerveza, vino tinto), los cuales interaccionan con la TIRA endógena, PA vasoactivo semejante a la NA. El metabolismo de la TIRA se realiza por la enzima MAO en la pared del ID y en el hígado; por tanto, la **tranilcipromina** o la **fenelzina** antagonizan la enzima MAO, aumentan la Cp de la TIRA y potencian su efecto sobre los Re-α_1-ADRE hasta crisis de HTA (cefalea palpitante intensa hasta ACCV).

El **Li $(CO_3)_2$** junto con *succinilcolina* potencia la transmisión neuromuscular (efecto relajante); con *clorpromazina* o *haloperidol*, induce síndrome maligno neuroléptico o síndrome encefalopático; con *yoduro de Ca^{++}*, *glicerol yodado* o *yoduro* K^+ (antitiroideos), potencia el efecto terapéutico hipotiroideo de estos y la RAM/tóxica hipotiroidea del **Li** $\mathbf{(CO_3)_2}$; con *aspirina* o *ibuprofeno*, estos fármacos disminuyen la excreción renal y aumenta la RAM/nefrotóxica del **Li** $\mathbf{(CO_3)_2}$. Este antidepresivo junto con el *manitol* o la *furosemida*, estos diuréticos aumentan la excreción renal del **Li (CO3)**$_2$, disminuyendo la Cp y el efecto terapéutico estabilizante del afecto antimaniaco-antidepresivo de este.

Precauciones y contraindicaciones en el uso de medicamentos antidepresivos
Tener prudencia con el uso terapéutico de los fármacos hipnótico-sedante-antidepresivos; estos deben ser utilizados solo por el tiempo más corto posible, cuando sea realmente necesario en el marco de un diagnóstico claro y preciso para reducir los síntomas y signos de los episodios de depresión. El **Li** $\mathbf{(CO_3)_2}$ solo debería ser para estabilizar el estado afectivo de la depresión severa al estado de la manía (euforia máxima) y viceversa.

Se contraindica usar cualquier medicamento antidepresivo junto con los siguientes fármacos, asociados con RAM de depresión: *anticonceptivos orales, sulfametoxazol, cicloserina, etionamida, isoniazida, propranolol, a-metildopa, haloperidol, disulfiram* o *metisergida, fármacos anticonvulsivantes* y *antiparkinsonianos*. Además, los medicamentos antidepresivos no se deberían utilizar en adultos mayores, en pacientes con historia de alteración CV en la conducción nerviosa miocárdica, hipertrofia prostática, glaucoma de ángulo estrecho o asma.

La **tranilcipromina** y la **fenelzina** se contraindican junto con otros medicamentos antidepresivos, en el primer trimestre del embarazo y en pacientes con antecedentes de alteración CCV, nefropatía o hepatopatía.

El $\mathbf{Li(CO_3)_2}$ se contraindica durante el embarazo y la lactancia. No usar en pacientes tratados con medicamentos *natriuréticos* o *succinilcolina* ni en pacientes con historia de IR, hipotensión, IAM, miastenia gravis, vómito o diarrea; suspenderlo cuatro días antes de un procedimiento quirúrgico. Por su ITE, entre 0,8-1,2 mEq/L, requiere monitoreo de su Cp y mantener una Cp entre 0,4-0,8 mEq/L.

Medicamentos anticonvulsivantes

Se clasifican en:

Fenobarbital, ácido valproico, diazepam y lorazepam. *Gabaérgicos.*
Carbamazepina, fenitoína, etosuximida y sulfato de magnesio. *No gabaérgicos.*
Gabapentina. *De segunda generación.*

Farmacocinética de medicamentos anticonvulsivantes

La **carbamazepina** y la **fenitoína**, denominada también **difenilhidantoina**, se absorben de forma lenta y variable en el TGI, donde causan irritación potente, ya que tienen el pH alcalino más alto. La **fenitoína** en adultos se une a la albúmina entre el 80-90 %, en cambio el **fenobarbital** en adultos se une a la albúmina en un 50 %. La **fenitoína** y la **carbamazepina** en niños tiene poca fijación a las proteínas plasmáticas, entre el 55-59 %; por tal razón, la Cp total de estos fármacos aumenta cuando el porcentaje que está fijado se reduce. De igual modo, su $t^{½}$ biológico aumenta entre 12-36 h a una Cp baja y es más prolongado a una Cp alta, de 5-7 d. hasta 4-6 sem., independiente de la dosis, el metabolismo saturable y la cinética de eliminación de orden cero. Por esto, por encima de la $Cp_{máx}$, el efecto terapéutico no se potencia de forma proporcional a la dosis ni a la Cp media en el SS y no se correlaciona con el $t^{1/2}$ biológico de estos fármacos en el estado estacionario SSH.

En este sentido, en el caso de un paciente al que se le aumente el 50 % de la dosis de *fenitoína*, la Cp de esta se incrementa 4 v en el SS y su efecto terapéutico permanece constante, pero las RAM/tóxicas aumentan en relación directa con la dosis, razón por la cual los medicamentos anticonvulsivantes poseen un ITE menor por su variabilidad farmacocinética intraindividual e interindividual alta, entre la dosis administrada y la Cp que alcanza para el efecto terapéutico adecuado. Así, la *fenitoína* alcanza su Cp terapéutica entre 10-20 µg/ml alrededor de 3-12 h, debido a su ITE y, para evitar RAM/tóxica, solo se debe incrementar en un rango de 25-30 mg/d.

El **fenobarbital**, la **etosuximida** y el **ácido valproico** por VO tienen A casi completa y rápida. El **fenobarbital** es un ácido débil, tiene liposolubilidad alta, $t^{1/2}$A corta y es inductor enzimático potente del sistema microsomal P_{450} hepático. El 75 % del fármaco presenta reacción de oxidación y conjugación por acción de las enzimas hepáticas y se elimina alrededor del 25 % por la orina. La intoxicación que causa se trata aumentando su ionización mediante la alcalización de la orina, la cual incrementa su eliminación.

La **etosuximida** presenta A rápida y completa, su unión a las proteínas no es significativa y se elimina por vía renal entre 10-20 % en forma inalterada. El **ácido valproico** tiene un $t^{1/2}$E entre 9,5-17,7 h. El **fenobarbital** tiene un $t^{1/2}$E prolongado (50-140 h) por vía renal; sus metabolitos activos permanecen en la sangre varios días o semanas y producen efectos persistentes. El comienzo de su efecto anticonvulsivante inicial se evidencia entre los 15-45 min después de ser administrado por VO; antes de los 20 min por vía IM y de 1-3 min por vía IV. Aunque dicho efecto depende de cada paciente y varía de días hasta meses.

Los anticonvulsivantes se distribuyen y acumulan en el encéfalo, hígado, músculo liso y grasa y siguen una cinética de eliminación de orden 0, es decir, la cantidad de PA que se elimina del organismo en el t (VoE o Kel) es constante según la dosis e independiente de la Cp. Por eso, tienen mayor riesgo de intoxicación con cambios pequeños de la dosis terapéutica (ITE).

La **carbamazepina** y la **fenitoína** presentan mayor variación en su efecto terapéutico, debido a que son autoinductores de su metabolismo en el hígado. Allí, la **carbamazepina** se metaboliza a un metabolito activo (epóxido) y este, al igual que el PA original, produce efecto anticonvulsivante, antidepresivo y antineurálgico. Ambos anticonvulsivantes atraviesan con facilidad la BHE y la barrera placentaria y presentan una eliminación lenta, ya que los metabolitos activos permanecen en la sangre de días a semanas, causando RAM/tóxica persistente posible en órganos y sistemas.

FF, dosis, vía de administración y uso terapéutico

Fenobarbital. FF VO tabl. 10, 50 y 100 mg; elixir 20 mg/5 ml (0,4 %). **Fenobarbital NA$^+$:** FF sln inyectable amp. 40 y 200 mg/ml. Dosis adultos: mantenimiento: 50-100 mg 3 v/d. Estatus: 10-20 mg/kg IV a rata ≤ 60 mg/min; repetir en 20 min hasta un total máximo de 30 mg/kg. Dosis niños: mantenimiento: 4-8 mg/kg/d en 1-2 dosis. Estatus: 15-20 mg mg/kg IV rata ≤ 30 mg/min, repetir en 15 min hasta un total máximo de 40 mg/kg, según criterio clínico del médico.

Ácido valproico. FF VO tabl. de liberación prolongada, cáp. blandas solución oral 250 y 500 mg; solución inyectable 500 mg/5 ml. Dosis adultos inicial: VO 15 mg/kg/d, ajustar 5-10 mg/kg/d c sem. máximo hasta 60 mg/kg/d; mantenimiento 1.000-3.000 mg/d. Estatus: 15-45 mg/kg IV lenta. Dosis niños: de 1-12 a: 15 mg a 45 mg/kg/d.

Diazepam y lorazepam. Efecto anticonvulsivante en el estado epiléptico por IV, adultos: 10-20 mg; niños: 0,2 mg/kg/d. Ver los medicamentos hipnótico-sedante- ansiolíticos.

Carbamazepina. FF VO tabl. de liberación prolongada 400 mg; cáp. liberación prolongada 200 mg; susp. oral 100 mg/5 ml. Dosis adultos: iniciar 400 mg/d 2 dosis (lib. prolongada) o 4 dosis (susp. oral); ajustar c sem. 200 mg/d; dosis usual: 800-1.200 mg/d; máxima 1.600 mg. Dosis niños: inicial 10-20 mg/kg 2 dosis (lib. prolongada) o 4 dosis (susp. oral); ajustar c sem. hasta respuesta óptima; dosis máxima 35 mg/kg/d.

Fenitoína y difenilhidantoina. FF VO susp. oral 125 mg/5 ml (2,5 %);tabl. o cáp. 100 mg. FF IV sln inyectable 100 mg/2 ml y 250 mg/5 ml. Dosis adultos: en estatus epiléptico una dosis de carga de 15-18 mg/kg IV, diluida en solución salina y a una carga de infusión no mayor de 50 mg/min. Mantenimiento: 300-600 mg/d 3 dosis. Status: 10-15 mg/min. Niños: iniciar 5 mg/kg/d 2-3 dosis; mantenimiento: 4-8 mg/kg/d. Estatus: 15-20 mg/kg IV lenta.

Etosuximida. FF VO cáp. 250 mg; jbe. 250 mg/5 ml. Dosis adulto: iniciar 500 mg/d 2 dosis, ajustar cada sem. hasta 250 mg. Dosis mantenimiento 750-2.000 mg/d. Dosis en niños: iniciar 20 mg/kg/d 2 dosis, ajustar 10 mg/kg/d cada sem. Dosis mantenimiento: 20-40 mg/kg/d.

Sulfato de magnesio (Mg^{2+}). FF IV solución inyectable 10, 20 y 25 %. Dosis se administra 10 g (5 amp.) en 500 ml de solución salina, los primeros 5-6 g (250-300 ml) se aplican a chorro en 20 min, el resto de la velocidad de 1-2 g/hora (55-110 ml/hora). Dosis máxima: 29 g/d. Debe controlarse la PA cada 15 min y suspender si la diastólica disminuye 20 %, verificar el reflejo rotuliano cada 15 min y debe suspenderse si hay hiporreflexia o arreflexia patelar, si hay eliminación urinaria inferior a 30 ml/hora o si la frecuencia respiratoria es menor de 15/min. Continuar el sulfato mínimo 24 horas postparto. En caso de sobredosis, se controla con gluconato de calcio 1 g IV levemente. Dosis de carga IV 2-4 g (1 g/min); continuar con 1 g/h en infusión continua.

Gabapentina. FF VO tabl. 600 y 800 mg; cáp. 100, 300 y 400 mg. Dosis adulto: iniciar 300 mg 3 v/d/. Mantenimiento 900-1.800 mg/d 3 dosis; máxima 3.600 mg. Dosis niños: iniciar 10-15 mg/kg/d 3 dosis; ajustar 5 mg/kg/d c sem. hasta dosis usual 25-40 mg/kg/d.

Algunos anticonvulsivantes pueden tener otros usos terapéuticos. P. ej., la **carbamazepina**, la **fenitoína** y la **gabapentina** para tratar dolor neuropático de origen postherpético, polineuropatía diabética, miembro fantasma, dolor paroxístico de la esclerosis múltiple, porfiria (efecto metabólico) y migraña. La **carbamazepina** se usa en la neuralgia de trigémino y en tics tipo corea. El **ácido valproico** o la **carbamazepina** en el tratamiento del TAB como coadyuvante de la estabilidad emocional y personas con trastorno grave del sueño. El uso del **fenobarbital** en FF por VO de $t^{1/2}$E larga y efecto farmacológico prolongado se limita a cuando está contraindicado el **diazepam** u otro de su grupo farmacológico. El **fenobarbital** se usa en algunas patologías de naturaleza inflamatoria asociada con un grado alto de ansiedad y por automedicación de forma ilegal.

Farmacodinamia de medicamentos anticonvulsivantes

Mecanismo de acción

Los medicamentos anticonvulsivantes agonistas gabaérgicos actúan por varios mecanismos: el **fenobarbital**, el **diazepam** y el **ácido valproico** favorecen la apertura de los canales del ion Cl^- y se unen a los Res-$GABA_A$ del neurotransmisor GABA (antagonista del SNC), aumentando la entrada del GABA a las células neuronales. Esto origina una acción farmacológica gabaérgica y aumenta la Cp de dicho neurotransmisor; por ello, estos anticonvulsivantes potencian la acción y el efecto de inhibición del impulso nervioso en la postsinapsis cerebral.

El **valproato** es un antagonista débil de las enzimas GABA-transaminasa y GABA-deshidrogenasa que inactivan el GABA, aumentando la concentración de GABA neuronal. Los medicamentos antagonistas del neurotransmisor GABA (no gabaérgicos) antagonizan los canales de Na^+ y Ca^{2+}. Así, la **carbamazepina**, la **fenitoína**, la **etosuximida** y el **valproato** son antagonistas de la entrada, recaptación y la liberación del ion Na^+ de las neuronas; actúan directamente sobre la membrana neuronal en los sinaptosomas cerebrales, donde inhiben los canales Na^+ dependientes de voltaje.

Estos anticonvulsivantes modulan la transmisión del impulso nervioso cerebral a través de la conductancia del Na^+, K^+ y Cl^- en la terminal sináptica nerviosa, donde estabilizan las membranas neuronales y disminuyen la excitabilidad eléctrica de estas. Asimismo, bloquean el inicio del PoA celular, dependiente de la interacción del fármaco con los canales de Na^+ en el estado de reposo, y evitan que estos canales se recuperen. En consecuencia, impiden el origen del PA celular repetido y desorganizado (convulsión).

La **fenitoína** bloquea los canales de Ca^{2+} tipo T durante la potenciación tetánica en la terminación sináptica de las neuronas talámicas, donde parece que altera la liberación de ADRE y NA, modulando la conductancia de Na^+ y Cl^- y la transmisión del impulso nervioso.

Parece que la **etosuximida** actúa como la *fenitoína*, aunque su MA es incierto. El **sulfato de Mg^{2+}** es antagonista de la liberación de ACh, produce acción-efecto anticonvulsivante mediante un BNM y, además, presenta efectos farmacológicos de tipo vasodilatador periférico y diurético débil e inhibición de la liberación de ADRE y NA a nivel suprarrenal. El MA de la **gabapentina** no se conoce con claridad; se cree que no tiene acción sobre Rs-GABA ni sobre la recaptación del GABA, a pesar de que su estructura se parece al aa L-leucina, derivado de la molécula del GABA. Esto permite deducir que la acción farmacológica gabaérgica potencia el GABA e inhibe la transmisión del impulso nervioso, originando el efecto anticonvulsivante.

RAM/tóxicas

El **fenobarbital** en el SNC es el fármaco que más produce alteración de las propiedades cognoscitivas, somnolencia, sedación marcada[11] y tolerancia a dosis terapéutica. La **fenitoína** y la **etosuximida** producen síndrome de Stevens Johnson y es común que la primera ocasione hiperplasia gingival. La **carbamazepina** produce síndrome de secreción inadecuada de la hormona antidiurética (HAD) en el tratamiento crónico. El **fenobarbital** y la **fenitoína** son los fármacos que más intervienen el metabolismo de la vitamina D, causando osteomalacia, raquitismo e hipocalcemia en neonatos de madres tratadas con estos medicamentos aniconvulsivantes.

La **primidona ≥ fenobarbital ≥ fenitoína** causan RAM/hematotóxica, como anemia megaloblástica (discrasia sanguínea) y RAM/hipersensibilidad, como erupción cutánea, fiebre, delirio, alteración hepática, angioedema, dermatitis exfoliativa, hasta la muerte. El riesgo de la RAM/hipersensibilidad aumenta en pacientes con historia de enfermedad alérgica (urticaria, asma, entre otras).

La **fenitoína**, el **fenobarbital**, la **trimetadiona**, la **carbamazepina** y el **ácido valproico** pueden ser teratogénicos y carcinogénicos transplacentarios para el nonato durante la gestación (tumores de tipo neuroblastoma y ganglioneuroblastoma) y causar el síndrome fetal humano (SFH), cuyas RAM/tóxicas son microcefalia, defectos oculares, hipospadia[12], anormalidad CV, hernia inguinal y umbilical.

El **valproato** y la **carbamazepina** en el nonato se asocian con alteración del tubo neural y espina bífida. El riesgo de estas RAM/neurotóxicas aumenta cuando se usa más de un anticonvulsivante al tiempo o en niños de madres tratadas con *fenobarbital y fenitoína* ≥ *carbamazepina* frente a madres no tratadas o a la población general. El *valproato*, la *carbamazepina*, la *fenitoína* y el *fenobarbital* se relacionan con alteración del metabolismo del ácido fólico,

[11] Un efecto de depresión del SNC residual del día siguiente, el paciente se despierta con excitación paradójica (eufórico y lleno de energía), luego presenta vértigo, alteración de las propiedades cognoscitivas. Estos RAM ocurren máxime cuando se usa de manera crónica durante tiempo prolongado.

[12] El meato urinario se ubica de manera anormal en la cara ventral del glande.

miopía, estrabismo, ambliopía, astigmatismo, glaucoma congénito e hipoplasia del nervio óptico.

El **sulfato de Mg^{2+}** en altas dosis es depresor del SNC y cardiotóxico hasta originar paro cardiaco, depresión respiratoria, colapso circulatorio, depresión de los reflejos, sensación de calor, hipotensión transitoria, hipotermia, hipotonía, bradicardia. También puede provocar LES y encefalopatía.

Interacciones medicamentosas de interés clínico

El **fenobarbital** y la **carbamazepina** estimulan el sistema enzimático P_{450} hepático de la *fenitoína, warfarina, ASA, doxiciclina, mebendazol, meperidina, haloperidol, teofilina, metilprednisolona, anticonceptivos orales, disopiramida, β-metildigoxina, cimetidina, cicloserina* e *imipramina*, reduciendo la Cp y efecto farmacológico de estos. En el caso de la *warfarina*, el paciente tiene mayor posibilidad de presentar hemorragia y, en caso de planificar con *anticonceptivos orales*, presenta riesgo mayor de embarazo.

El **fenobarbital** o la **fenitoína** junto con complementos de vitamina D y Ca^{2+} forman un complejo no absorbible (quelato), por tanto, se disminuye la biodisponibilidad de ambos y se reduce el efecto terapéutico anticonvulsivante; junto con *teofilina, cafeína* o *aminofilina*, aumentan el metabolismo y disminuyen la Cp y efecto terapéutico de estos últimos. El **fenobarbital** junto con *fenitoína* inhibe la A, biodisponibilidad y efecto anticonvulsivante de esta.

El **fenobarbital** interacciona con bebidas etílicas dependiendo del grado de Cp e intoxicación *etílica*: en el caso de intoxicación aguda por *etanol*, el anticonvulsivante se comporta como *inhibidor enzimático*, es antagonista de la enzima hidroxilasa en el sistema P_{450} y de la reacción de hidroxilación que metaboliza el **fenobarbital** a metabolitos hidrosolubles para que se elimine por vía renal, por tanto, el metabolismo del **fenobarbital** decrece, mientras que la Cp y el efecto potente de depresión selectiva del SNC aumentan hasta conducir a la inconsciencia, coma y posibilidad de muerte.

La interacción farmacológica entre el **fenobarbital** ingerido durante la intoxicación crónica con *etanol* ocurre en dos etapas: en la primera, el etanol crónico en sangre se comporta como *inductor enzimático* del retículo endoplasmático de la reacción de hidroxilación; aumenta el metabolismo del **fenobarbital**, disminuye su Cp y reduce la acción farmacológica depresora selectiva hipnótico-sedante-ansiolítica. Por esta razón, el paciente tiene dificultad para conciliar el sueño y, en varios casos, aumenta la dosis. En la segunda etapa, el **fenobarbital** reduce la sensibilidad a los Re-*etanol* en los alcohólicos crónicos (intoxicado) y estos requieren ingerir más bebida etílica para disminuir la ansiedad y conciliar el sueño, hasta que llegan a depresión respiratoria, coma y muerte.

La **fenitoína** inhibe el metabolismo del *cloranfenicol, cimetidina, isoniazida, diazepam, miconazol, warfarina, valproato* y *etosuximida*, de modo que, coadministrada con alguno de ellos, les aumenta la Cp y el riesgo de RAM/tóxica. La **fenitoína** interacciona con la *carbamazepina, fenobarbital* y *clonazepam*; estos fármacos a veces se comportan de una manera dual: por una parte, como inductores enzimáticos y, por otra, como inhibidores enzimáticos de la **fenitoína**, por lo que se constituyen en un riesgo mayor de RAM/tóxica en cada caso particular. También interacciona con el *ácido fólico, nitrofurantoína, piridoxina (vitamina B6), rifampicina, ASA, sucralfato o antiácidos* que contengan iones Al^{3+}, Mg^{2+} o Ca^{2+}; estos reaccionan con la *fenitoína* y forman quelatos que disminuyen la Cp, biodisponibilidad y efecto anticonvulsivante de esta.

El **ácido valproico** coadministrado junto con *fenobarbital* disminuye el metabolismo de este, lo que aumenta la Cp y la depresión selectiva del SNC hasta RAM/neurotóxica del *fenobarbital* y la disminución del efecto terapéutico anticonvulsivante del **valproato**; junto con *acetaminofén, ketoconazol, gentamicina* o *halotano* se origina una interacción sinérgica de potencia de la RAM/hepatotóxica. El **ácido valproico** junto con *fenitoína* o medicamentos agonistas de hormonas tiroideas desplaza estos medicamentos de la unión a proteínas, lo que libera el PA farmacológico potente e induce la exacerbación del efecto anticonvulsivante o del efecto de las hormonas tiroideas hasta RAM/tóxicas.

La **carbamazepina** interacciona con la *cimetidina, diltiazem, verapamilo, warfarina, cloranfenicol, ácido aminosalicílico, clorimipramina, metilfenidato, omeprazol, trimetoprima sulfametoxazol, tolbutamida, fluconazol, diazepam, clorpromazina, disulfiram* y *eritromicina*; estos fármacos inhiben el metabolismo hepático de la **carbamazepina**, retrasan el aclaramiento renal, aumentan su Cp y prolongan su efecto terapéutico anticonvulsivante hasta riesgo mayor de RAM/tóxica.

La **carbamazepina** también interacciona con la *isoniazida*; induce el metabolismo e incrementa la formación de un metabolito activo hepatotóxico de esta y provoca RAM/hepatotóxica más severa. Si la *carbamazepina* se utiliza simultánea al *Li^+*, este aumenta el riesgo de RAM/neurotóxico de ambos.

El **sulfato de Mg^{2+}** interacciona con la sal de Ca^{2+} por vía IV; esta sal antagoniza los efectos del primero. Administrado junto con otros medicamentos depresores del SNC, potencia su propia RAM/neurotóxica; junto con *β-metildigoxina*, altera el impulso nervioso de la conducción cardiaca e induce bloqueo CV; junto con *succinilcolina*, se produce una interacción sinérgica de potencia severa del efecto terapéutico BNM; con *estreptomicina*, *tetraciclina* o *tobramicina*, reduce el efecto antiinfeccioso de estos.

Precauciones y contraindicaciones de anticonvulsivantes

Los anticonvulsivantes están contraindicados durante la gestación, en especial el *ácido valproico*, *trimetadiona*, *etosuximida*, *fenitoína*, *fenobarbital* y la *carbamazepina*. Valorar muy bien el R/B y el R/U.

El **fenobarbital** está contraindicado en tres casos: 1) en pacientes con historia de porfiria, pues origina complicaciones de tipo neurológico y colapso circulatorio; 2) el uso contiguo con *diazepam*; 3) el uso adyacente a la *carbamazepina*; esta interacción se relaciona con un riesgo mayor de defectos congénitos y alteración de la función de la glándula tiroide.

El **ácido valproico** se prefiere en niños. Es más costoso que el *fenobarbital* o la *fenitoína*, pero produce menos alteración de las propiedades cognoscitivas y no modifica los rasgos faciales. El **ácido valproico**, la **etosuximida** y la **fenitoína** están contraindicados en pacientes con disfunción hepática, insuficiencia renal y en poblaciones vulnerables, en cuyos casos requiere monitoreo y ajustes de dosis, según respuesta clínica.

El uso de anticonvulsivantes en poblaciones vulnerables debe ser a una dosis mínima del 50 % de la dosis inicial, de $t^{1/2}$E corta y con precaución mayor por vía IV. El PA se une a las proteínas plasmáticas en un grado menor y se metaboliza muy lento. La infusión no debe ser superior a 50 mg/2-3 min en Vo promedio de 10 mg/min. Cambiar por otro si aparece efecto CV, erupción cutánea, depresión medular, disfunción hepática o renal. En el caso de cambiar, p. ej., la **fenitoína** por **carbamazepina**, es relevante considerar aumentar la dosis gradualmente hasta alcanzar la Cp terapéutica; la dosis de estos medicamentos se disminuye lentamente durante varias semanas.

La **fenitoína** está contraindicada en las siguientes situaciones: 1) la FF VO para pautas de dosificación única al día presenta dosis irregular por una dispersión inadecuada en el vehículo; sin embargo, con la agitación vigorosa, la suspensión puede ser resuspendida convenientemente; 2) por vía IM es irritante y su A es retardada; debe usarse por VO o IV; 3) no administrarla simultáneamente con otro medicamento en la misma preparación de una sln. La **fenitoína** se precipita en el momento de o después de refrigerarse; aunque dicha sln se disuelve al calentarla a T° ambiente, no usarla si no está clara; un color amarillento de la sln parenteral no afectará su potencia; 4) por vía IV diluida en NaCl al 0,9 %, aplicarla con aguja de calibre adecuado o por un catéter a una Vo no superior a 50 mg/min. Evitar la extravasación, ya que es cáustica (pH = 12), y su vehículo *propilenglicol*, ambos son irritantes potentes para los tejidos.

El sulfato de Mg^{2+} se contraindica mezclado en una sln que contenga alcohol, carbonatos o bicarbonatos alcalinos, hidróxidos alcalinos, arsenatos, bario, calcio, fosfato de clindamicina, metales pesados, succinato sódico de hidrocortisona, procaína HCl, salicilatos o tartratos; esta interacción forma un precipitado insoluble que no se absorbe. Asimismo, se contraindica su uso por vía parenteral para evitar Cp tóxica. Las poblaciones vulnerables necesitan una dosis menor debido a su función renal disminuida. Su administración IV debe hacerse en una preparación de *gluconato o gluceptato* al 10 % (sal cálcica) para revertir los signos de hipermagnesemia (bloqueo CV o depresión respiratoria). Controlar la presión arterial, reflejo rotuliano, eliminación urinaria y frecuencia respiratoria y suspender en caso de hipotensión diastólica superior al 20 %, hiporreflexia o arreflexia patelar, eliminación urinaria menor de 30 ml/h o una frecuencia respiratoria menor de 12/min. Controlar la sobredosis con *gluconato de $Ca2^{+}$ al 10 % en dosis de 10-20 ml.*

Tomar conciencia para aprender

- La **clozapina**, la **risperidona** y la **paliperidona** pueden originar efecto antagónico específico de aislamiento social y afecto plano; también pueden causar efecto en el SEP.
- La **imipramina**, o cualquier otro antidepresivo tricíclico, no debe usarse en la enuresis nocturna en niños menores de 12 a., en postinfarto de miocardio, ni para evitar la depresión reactiva por alguna VPS. Valorar la relación B/R en pacientes con historia de consumo de algún APST, asma, enfermedad bipolar, esquizofrenia, alteración de tipo CV, TGI, hemático, TGU (retención urinaria) o disfunción hepática o renal, en especial en adultos mayores.

En general, se considera que el uso continuo de los antidepresivos de primera generación durante 2-4 sem. propicia alteración de ciertos Res de neurotransmisores cerebrales involucrados en la depresión, pero quizá en algunos casos no tenga importancia para el inicio de su eficacia clínica. Por esto, los efectos terapéuticos difieren de acuerdo a su MA, potencia antidepresiva y RAM/tóxica en cada caso particular.

- Las RAM/neurotóxicas por APST la evidencio estudios en necropsias de jóvenes farmacodependientes y de intoxicación de tipo ambiental, agrícola por Paraquat, CO, Mg; en las cuales se identificó el PA 1-metil-4-fenil-1, 2, 3, 6 tetrahidropiridina (MPTP), también encontrado en obreros industriales, pacientes con arterioesclerosis, trauma encefalocraneano (TEC) e infección (coronavirus, sífilis).

- Los anticonvulsivantes, en suma, actúan estabilizando la membrana neuronal frente a estímulos que parten del foco epileptógeno, inhibiendo la intensidad y frecuencia de la propagación de la descarga cerebral desde el foco epileptógeno al tronco cerebral y al resto de las neuronas sanas, sin inhibir el foco mismo.

- Los anticonvulsivantes a dosis altas, todos causan RAM *frecuente en el SNC*: sedación, ataxia, nistagmus, vértigo, cefalea y excitación paradójica, cambios en el comportamiento, ataxia, somnolencia, insomnio y encefalopatía. Otras: calambre abdominal, cambios en el periodo menstrual, diarrea, indigestión, temblores de manos y brazos y aumento de peso. El **valproato** es el que más presenta falla hepática (hepatitis, ictericia colestática), hasta IH mortal en niños menores de 2 años.

- Los *psicotrópicos* pueden causar *RAM menos frecuentes* como: pancreatitis (calambre abdominal severo, náusea, vómito, edema facial, cansancio, debilidad), hipersensibilidad (exantemas, rash cutáneo), trombocitopenia (hemorragia, hematomas no habituales), estreñimiento, mareo, alopecia, depresión mental, excitación, inquietud, irritabilidad, nefritis, hirsutismo, contracción muscular, ginecomastia, alteración de las facciones, pseudolinfoma, raquitismo, osteomalacia, anemia megaloblástica, movimientos incontrolados, agranulocitocis, trombocitopenia, anemia aplástica, tiroiditis, lupus eritematoso, encefalopatía.

- El uso de **fenobarbital** en el estado de intoxicación por bebida etílica crónica, el *etanol* se comporta como *inductor enzimático* y, paralelo a esto, se disminuye la Cp y la eficacia del efecto hipnótico-sedante-ansiolítico, por lo que se convierte en un círculo vicioso en que se aumenta la cantidad de ambos depresores del SNC, una depresión sinérgica severa hasta paro respiratorio y muerte. Por otro lado, el uso de **fenobarbital** en el estado de intoxicación por bebida etílica aguda, disminuye la sensibilidad del SNC a los Re-*etanol* y, a la vez, el *etanol* se comporta como inhibidor enzimático, aumentando la Cp del **fenobarbital** y potenciando la depresión del SNC hasta depresión respiratoria y muerte.

- La **fenitoína** administrada con *diazóxido* por vía IV disminuye la eficacia y, paralelamente, la RAM/tóxica hiperglucemiante de este; contigua a la *lidocaína* o al *propanolol*, produce una interacción sinérgica de la depresión cardiaca; junto con *dopamina*, ocasiona hipotensión súbita y bradicardia.

- En el uso concomitante de un anticonvulsivante con *haloperidol*, este produce cambio en la frecuencia de la crisis convulsiva epileptiforme. Junto con cualquier otro depresor del SNC, sobreviene una interacción sinérgica de potencia de la RAM/neurotóxica (convulsión hasta el coma y la muerte), hipotensión arterial, depresión respiratoria. Este sinergismo es más grave con la *ketamina, clorimipramina, etanol, morfina, dimenhidrinato, clemastina, difenhidramina, hidroxicina, heroína* y otros.

- El uso terapéutico de la **carbamazepina** y la **fenitoína** requiere mayor control. Dependiendo de la FF de cada laboratorio farmacéutico, existen diferencias típicas en la biodisponibilidad del PA por factores diversos biofarmacéuticos (la cantidad de PA en forma de ácido que contenga la FF, los excipientes, la técnica de elaboración, entre otros. Ver figura 4, allí los factores múltiples que influyen en la variabilidad intraindividual e interindividual de una población a otra. Estos factores relacionados con la FF pueden influir en la RAM/cardiotóxica del SCV, evitar una hipotensión, un colapso cardiovascular grave o una depresión severa del SNC.

- Los pacientes con alguna FD presentan tolerancia mayor de dos tipos: por una parte, farmacocinética por la inducción enzimática del anticonvulsivante y, por otra, farmacodinámica de adaptación celular del organismo al PA hasta la dependencia física y psicológica. Esta se inicia alrededor de 4-5 s del uso y surge necesidad de aumentar la dosis y frecuencia alrededor de 5-10 v la dosis terapéutica hipnótica-sedante-ansiolítica.

Se contraindica usar dosis de carga de anticonvulsivante por vía parenteral; su dosis debe fraccionarse de 2-3 v/d. *Precauciones al usar algún anticonvulsivante*: 1) la suspensión abrupta es contraindicada, ocasiona *estado epiléptico*; el fin es proteger el SNC de recurrencia de crisis convulsiva; 2) evitar interacciones medicamentosas que prolonguen el tiempo de protrombina (mayor riesgo de hemorragia) y el efecto depresor potente sobre el SNC; 3) consultar al neurólogo el cambio de FF comercial, cómo disminuir la dosis y la suspensión gradual.

Actividad académica de acompañamiento

Una paciente de 28 años de edad planifica con **etinilestradiol + levonorgestrel** y hace dos meses empezó a presentar fuertes dolores de cabeza. Al consultar al médico, este le prescribió **acetaminofén**, medicamento con el cual no cedió el dolor. Posteriormente, en otra cita, le cambia el tratamiento, pensando en un diagnóstico de migraña, para lo cual le prescribe **ergotamina + cafeína**, al que la paciente tampoco responde. Esto llevó al médico a cambiar de nuevo la prescripción por **amitriptilina + propranolol**; la paciente presenta dos eventos de convulsiones muy fuertes y tampoco responde a este tratamiento. El médico decide remitirla a medicina interna, donde le practican varios exámenes y le observan una masa cerebral. El internista decide remitirla al neurólogo, quien, después del análisis del caso, descarta un tumor cerebral que le genera las convulsiones. Como tratamiento, le prescribe **carbamazepina** tabl. 200 mg c 12 h.

1. ¿Cómo ejerce el efecto anticonvulsivante la **carbamazepina**?
2. Describa brevemente su farmacocinética.
3. ¿Qué efectos adversos podría presentar la paciente?
4. ¿Qué interacciones puede generar el uso de la **carbamazepina**?
5. ¿Qué recomendación debe dársele a la paciente, con respecto a los otros medicamentos que toma?
6. ¿Qué otra información es importante darle a la paciente durante la dispensación?

Medicamentos hipnótico-sedante-analgésicos potentes

La acción-efecto farmacológico depresor selectivo del SNC de estos medicamentos es, principalmente, el analgésico potente, que previene o alivia el dolor y el sufrimiento de moderado a severo de cualquier etiología. El tratamiento depende de los factores involucrados de tipo fisiológico (la excitabilidad o personalidad del ser humano, la conducción del estímulo doloroso a través de las vías del SNC, el número y tipo de nervios excitados, prototipo de tejido), las conductas de vida, el entorno, el medio ambiente, entre otros. Se cree que, en las personas con mayor homeostasis en la interrelación estrecha entre la mente, las emociones y el equilibrio orgánico (conductas de vida moderadas), predominan las actitudes positivas de trabajo y hábitos saludables, correlacionadas con la salud integral. Por tanto, estas personas tendrían un umbral de dolor amplio y la necesidad de tomar menos medicamentos que las personas que no tienen equilibrio en la interrelación entre lo orgánico-mente-emociones.

Clasificación farmacológica, según su MA

Morfina, heroína, hidromorfona, meperidina y metadona. *Agonistas potentes.*
Tramadol HCl, codeína, oxicodona y propoxifeno. *Agonistas débiles.*
Buprenorfina. *Agonista parcial.*
Pentazocina, nalbufina y butorfanol. *Agonistas-antagonistas.*
Naloxona. *Antagonista competitiva.*

Farmacocinética de medicamentos analgésicos potentes

La **morfina** presenta A lenta y errática en el TGI y tiene ciclo enterohepático, por lo que su uso es por vía IM, Sc o IV, para obtener un efecto terapéutico predecible. La **codeína** tiene mejor A por VO y una biodisponibilidad mayor que la **morfina**; su efecto analgésico se produce alrededor de 20 min después de ser administrada y se metaboliza a *morfina* de forma lenta en el hígado. La **meperidina** se absorbe por todas las vías; tiene unión alta a proteínas (60-80 %); inicia su efecto analgésico entre 10-15 min vía IM, en 1 min IV y en 15 min VO; su $t^{1/2}$E es alrededor de 2,4-4 h y se metaboliza en el hígado a *normeperidina*, un metabolito activo neurotóxico. La **oxicodona** se metaboliza en el CYP_{450} por las isoenzimas $2D_6$. El **fentanilo**, derivado sintético de la *morfina*, es el más potente, se usa por vía intratecal, epidural y transdérmica.

FF, dosis y vía de uso terapéutico

Morfina. FF VO sln gt 30 mg/ml (3 %). FF IV amp. 10 mg/1 ml. Dosis en adultos: oral inicial 10 mg c 4 h (rango 10-30 mg c 4 h). IV inicial: 2,5-5 mg c 3-4 h. IM o SC: 5-10 mg c 4 h (rango 5-20 mg c 4 h). 0,1-0,2 mg por vía espinal para analgesia intratecal; 2-3 mg por vía epidural. Se debe tener la precaución de disminuir la dosis en ancianos, como así en aquellos en choque hipovolémico, debido a su acción depresora central; se debe tener precaución cuando se administra a pacientes que están recibiendo otro tipo de depresores como benzodiacepinas, antidepresivos, butirofenonas, alcohol, etc. Dosis niños: mayor de 3 meses, oral: 0,2-0,5 mg/kg c 4-6 h. IV: 0,08-0,1 mg/kg c 3-4 h; IV infusión continua: 0,05-0,06 mg/kg/h. IM o SC 0,1-0,2 mg/kg c 3-4 h.

Morfina HCl. FF solución oral al 3 %; sln. inyectable en víal multidosis al 3 %; FF IV amp. 10 mg/ml. Dosis: de acuerdo con la intensidad del dolor, se instaura el tratamiento analgésico; no existen dosis estándar de inicio, lo usual es iniciar con dosis de 3 mg c 10 min en casos de dolor agudo o lo equivalente en aquianalgesia si el paciente venía utilizando opioides débiles. Siempre se inicia con dosis menores y se incrementa según la respuesta clínica, puede repetirse cada 4-6 horas, teniendo en cuenta que su acción dura 3-4 horas. No tiene efecto máximo. En la analgesia controlada por el paciente (PCA), se utilizan bolos equivalentes al 25-50 % de la dosis de la infusión o de la dosis horaria, con intervalos de seguridad de 10-20 min.

Meperidina (petidina) HCl. FF amp. sln inyectable 100 mg/2 ml. Dosis adultos: IM, SC: 50-150 mg c 3-4 h. Dosis niños: IM, SC: 0,75-1,5 mg/kg c 3-4 h.

Fentanilo. FF sol. inyectable 2,5 mg/5 ml, 500 mg/10 ml; sol. iny. 50 µg/ml, 100 µg/2 ml, 250 µg/5 ml, 500 µg/10 ml; parches 12,5, 25, 50, 75, 100 µg/h; tabl. orodispersables 100, 200, 400, 600, 800 µg. Dosis adultos premedicación: IM o IV lenta 50-100 µg/dosis 30-60 min antes. Coadyuvante anestesia regional: IV lenta 25-100 µg/kg. Coadyuvante anestesia general: 0,5-20 µg/kg/dosis. Dolor bucal: iniciar con 100 µg y ajustar a necesidad entre 200 a 800 µg/dosis)/ 4 v/d; infusión continua 25-200 µg/h; tolerantes a opioides, parche de 100-800 µg/h c 72 h (iniciar según dosis del opioide anterior). Dosis niños: procedimientos menores 1 a 12 años: 0,5-2 µg/kg IV c 1-2 h; ≥ 12 años: 0,5-2 µg/kg IV c 5 min. Inducción y anestesia: IV lenta 2-3 µg/kg c 1-2 h. Dolor infusión continua 0,5 µg/kg/h.

Tramadol HCl. FF VO cáp. 50 mg; gotas 100 mg/ml; tabl. liberación prolongada 100, 150, 200, 300 y 400 mg; sol. inyectable 50 mg/ml, 100 mg/2 ml; *tramadol* 37,5 mg + 325 mg *acetaminofén*; dosis adultos cáp. y gotas: 50-100 mg c 4-6 h, tabl. liberación prolongada 100-300 mg/d, sol. inyectable: 50-100 mg c 6 h.

Codeína. FF jarabe 2,42 mg/ml/120 ml (12,1 mg/5 ml); EQ. A gotas 13,6 mg/ml; cáp. 25 mg. Dosis adultos: oral 5-10 ml c 6-8 h; 1 cáp. BID. Dosis niños: VO: 0,6 mg/kg/d c 6-8 h; 5 ml c 12 h. *Codeína + acetaminofén*: tabl. 8 mg + 500 mg, 15 mg + 500 mg, 30 mg + 500 mg, 30 mg +650 mg; sol. oral 0,20 g + 3,333 g/100 ml. Dosis adultos: 1-2 tabl. c 4 h; máxima total de *codeína* 360 mg/d, máxima *acetaminofén*: 4 g/d. Dosis niños: *codeína*: 0,5-1 mg/kg c 6-8 h; dosis máxima 60 mg/dosis; *acetaminofén*: 10-15 mg/kg c 4 h; dosis máxima 90 mg/kg/d. *Codeína + diclofenaco*: tabl. 30 mg + 50 mg, 50 mg + 50 mg. Dosis adultos: 1 tabl. c 12 h; intervalo mínimo c 8 h. *Codeína + ibuprofeno*: suspensión 30 mg + 200 mg/5 ml; tabl. 30 mg + 200 mg. Dosis adulto: 1-2 tabl. c 4-6 h; máximo 12 tabl. en 24 h. Dosis niños: *codeína*: 0,5-1 mg/kg c 4 h; máximo 60 mg/dosis; *ibuprofeno* 5-10 mg/kg/dosis, máximo 60 mg/kg/d.

Oxicodona. FF VO tabl. lib. prol. 10, 20 y 40 mg; tabl. orodispersables 5 mg. Dosis adulto: tabl. lib. prol.: 10- 20 mg c 12 h, tabl. orosdispersables: 5-15 mg c 4-6 h. Dosis niños: tabl. orodispersables: 0,1-0,2 mg/kg c 4-6 h.

Naloxona. FF amp. sln 0,4 mg/ml. Dosis adultos: IV, IM o SC: 2 mg, repetir c 3 min. Puede requerirse repetir c 20-60 min, máxima 10 mg. Dosis niños: ≤ 20 kg: IV, IM o SC, 0,1 mg/kg, repetir c 3 min; máximo 2 mg. Mayor de 20 kg: 2 mg c 3 min; máximo 10 mg.

Farmacodinámicos de medicamentos analgésicos

Mecanismo de acción

La **morfina** y derivados se unen a Res-μ (moduladores de la percepción del dolor) y están situados en las láminas I y II en la sustancia gris de la médula espinal (ME) y en el tálamo, donde reducen la liberación de la sustancia P y provocan analgesia al antagonizar el impulso nervioso nocivo a través de estos Re-μ en las vías descendentes supraespinales. También son agonistas de otros dos tipos de Res: 1) los Re-*κ*, que producen analgesia espinal en el asta dorsal de la ME y en las capas corticales cerebrales y, a su vez, RAM/tóxica de sedación y miosis; 2) los Re-*δ*, que causan analgesia en la ME, en el sistema límbico y en el asta dorsal, pero ocasionan RAM/tóxica de hipotensión y miosis.

La **morfina**, la **heroína** y sus derivados, utilizados por prescripción o automedicación como APST, son fármacos depresores hipnoanalgésicos del SNC (acción farmacológica potente para generar el efecto de quitar dolores fuertes), donde actúan aumentando la actividad endógena de neurotransmisores como la ADRE, NA, Do, HISTA, entre otras. El aumento de la actividad endógena de los neurotransmisores, a su vez, desencadena posibles RAM/tóxicas, como aumentar y disminuir las funciones cerebrales de producir sueño, sedación, depresión respiratoria, o aumentar funciones CV, pudiendo generar una alteración cardiaca hasta la muerte. Estas acciones probables se deben a la modificación interna de las células de tejidos, órganos, SNC o SCV por acción lesiva del PA. Es decir, aquella alteración endógena que no se ve, ni se palpa, pero se puede observar miosis y medir la FC aumentada y la frecuencia respiratoria disminuida.

La **codeína**, **oxicodona**, **propoxifeno**, **buprenorfina** y **pentazocina** son agonistas de los Re-*μ* y antagonistas de los Re-*κ* y Re-*σ*; estos últimos están localizados en el sistema límbico y causan RAM/tóxica en el SNC (alucinaciones, disforia y estimulación vasomotora). El **tramadol HCl** actúa diferente; tiene acción débil sobre Re-*μ* e inhibe la recaptación de los neurotransmisores neuromoduladores NA y SERO. En consecuencia, estimula el bloqueo de la transmisión del impulso nervioso nociceptivo vía descendente en la ME. La **codeína** es la que más tiene efecto potente antitusivo y poco efecto sedante, quizás porque se fija a Rs distintos y es cinco veces menos potente que la *naloxona*;

antagonista competitiva de los Re-μ, κ, δ y σ. El **fentanilo**, agonista de los Re-μ, posee el efecto analgésico más potente, 80 v mayor que la **morfina**.

RAM/tóxicas

Frecuentes en el SNC: cefalea, somnolencia, escalofrío, nerviosismo, agitación, tremor, convulsión, nistagmus vertical, anorexia, confusión, alucinaciones. Dosis altas: insomnio, depresión respiratoria, tolerancia, FD física y psicológica, euforia, desmayo, síncope, mareos, cansancio o debilidad, depresión mental postquirúrgica, excitación o delirio. TGI: dolor abdominal, náusea, vómito, espasmo hepatobiliar. SNAP (anti-ACh-Res-M): xerostomía, miosis (visión borrosa), estreñimiento, retención urinaria hasta anuria, poliuria, espasmo biliar y uretral, diaforesis. SR en altas dosis: edema pulmonar, disnea, edema periférico. Hipersensibilidad: reacción anafiláctica y activación del complemento. SCV: arritmia (taquicardia o bradicardia), crisis hipertensiva. Sistema hemático: metahemoglobinemia.

La **meperidina** IV en el sitio de aplicación puede causar tromboflebitis; la **codeína**, RAM/tóxica dosis-dependiente: mareos, somnolencia, sedación, embotamiento, letargia, disminución del rendimiento físico y mental, ansiedad, temor, disforia, cambio de carácter y farmacodependencia hasta taquicardia y depresión respiratoria; el **fentanilo** a dosis alta incrementa la hemoglobina libre sanguínea.

Interacciones medicamentosas de interés clínico

La **morfina** o derivados junto con *diazepam*, *clonazepam*, *etanol* o cualquier depresor del SNC potencia las RAM/tóxicas graves depresión del SNC, SR y SCV; con la *hidroxicina*, potencia el efecto terapéutico de analgesia y las RAM/tóxicas; junto con el *fenofibrato*, *clorimipramina*, *haloperidol* o cualquier medicamento con efectos anti-ACh-Res-M, aumenta el riesgo de estreñimiento hasta ocasionar íleo paralítico y retención urinaria. Por el contario, al administrarla con *metoclopramida*, esta antagoniza los efectos de la **morfina** o derivados sobre la motilidad intestinal. La coadministración con *succinilcolina* potencia la depresión respiratoria.

La **meperidina** junto con *fenelzina* provoca síndrome serotoninérgico hasta ser letal (hipertermia maligna, hipertensión, confusión mental, coma, muerte); con *furosemida* y *tiopental* Na^{+}, se potencia el efecto hipotensor.

Usos terapéuticos

La **morfina** se indica en dolores severos osteomusculares, neuríticos, nefríticos, traumatismo, fracturas, edema pulmonar, disnea, tos severa y enfermedades terminales; también en dolor severo por IAM con bradicardia y de origen hepatobiliar. La **meperidina** se prefiere en la analgesia obstétrica. El **tramadol HCl** se indica en el glaucoma agudo. La **codeína** en dolores moderados; la dosis debe ajustarse al tipo de dolor y la sensibilidad de cada paciente. Estos medicamentos suelen utilizarse en dosis altas por automedicación, como APST potentes en forma ilegal por vía inhalada o IV; como su acción-efecto es rápido, cada vez más se requiere de más dosis y mayor frecuencia (tolerancia), hasta ocasionar la muerte por depresión potente del SNC y del SR.

Precauciones y contraindicaciones

Precauciones para el uso adecuado de los *hipnótico-sedante-analgésicos* potentes: 1) evitar la administración epidural, intratecal o IV de dosis altas; esta debe realizarla un médico capacitado y con experiencia en la técnica, lentamente, durante un periodo mínimo de 1-2 min; así se reduce la incidencia y rigidez severa del SR, bradicardia, hipotensión y la liberación de *histamina* en la fibra muscular lisa; 2) la dosis y la frecuencia de aplicación deben ser individuales, según la potencia y la duración de acción de cada fármaco particular, la severidad del dolor, edad y antecedentes del estado clínico del paciente y necesidad de analgesia.

La **morfina** y la **oxicodona** se contraindican en niños y no debe ser administrada junto con otro *hipnótico-sedante-analgésico* por vía epidural o intratecal en sln que contengan algún preservativo. La **pentazocina**, **nalbufina** y **butorfanol** están contraindicados en pacientes farmacodependientes, ya que desencadenan síndrome de abstinencia.

Tomar conciencia para aprender

- Los medicamentos *hipnótico-sedante-analgésicos* potentes actúan causando hiperpolarización de las células nerviosas de las vías analgésicas en el SNC (mesencéfalo, tálamo, corteza) y en la ME, donde antagonizan las vías nociceptivas del dolor, inhibiendo la capacidad de descarga del impulso nervioso y de la transmisión nociceptiva presináptica de las neuronas por estímulos que causan el dolor, los cuales son dependientes de variables diversas y de ciertas condiciones, tales como el tipo de tejido específico, origen, naturaleza, frecuencia, intensidad y duración del estímulo doloroso, entre otras.

- El rango de dosis es alrededor de 20-200 mg/d, aunque la dosis correcta es aquella con la que se logra controlar el dolor por 12 h. El **fentanilo** junto con *droperidol* se utiliza en la neuroleptoanestesia por su acción farmacológica rápida, $t^{1/2}$E ultracorta, efectos analgésico y anestésico de 15-30 min. El uso de dosis repetidas de **morfina** o **meperidina** se prefiere por vía IM o SC, aunque causa irritación e induración tisular.

- En ciertos casos, es beneficioso: 1) usar otro fármaco analgésico coadyuvante simultáneo, como *ibuprofeno* o ASA, una interacción farmacológica sinérgica del efecto analgésico y disminuir la dosis del analgésico potente. Esto perrmite evitar la tolerancia, el riesgo de FD psicológica-física y el síndrome de abstinencia; 2) reducir la dosis por vía IV y administrarla lentamente en una sln diluida en varios minutos. El paciente debe estar acostado y permanecer en observación por un tiempo prudencial, para minimizar las RAM/tóxicas de hipotensión, mareo, náusea y vómito.

- Los signos de intoxicación son: piel fría, húmeda y pegajosa; mareo, somnolencia, inquietud, pupilas puntiformes, hipotensión severa ("tórax en tabla") por espasmo marcado de los músculos respiratorios. Aplicar de inmediato *naloxona*, un fármaco vasopresor, soporte respiratorio y líquido IV. Además usar *atropina* como coadyuvante para tratar la bradicardia; con cuidado para no aumentar las RAM anti-ACh.

- El uso de los medicamentos *hipnótico-sedante-analgésicos* potentes requiere monitoreo cuidadoso de las RAM tóxicas que produce en el paciente sobre el SNC, SR y SNP (espasmo). Esta última debe tratarse con un ANM y respiración asistida con oxígeno mediante intubación endotraqueal.

- Los ansiolíticos antagonizan algún signo clínico de origen del SNA y del SNC son los medicamentos antihistamínicos, neurolépticos, antidepresivos y antagonistas de los receptores β-ADRE.

- El grado del efecto hipnótico, sedante o ansiolítico del fármaco antidepresivo depende del $t^{1/2}E$ prolongado o intermedio, el cual determina el comienzo, la intensidad y la duración de dicho efecto farmacológico. Así, el **midazolam** tiene $t^{1/2}E$ breve y potencia ansiolítica alta. El **alprazolam**, $t^{1/2}E$ intermedia y potencia ansiolítica reducida. El **diazepam** y el **clonazepam** tienen $t^{1/2}E$ larga y potencia hipnótico-sedante-ansiolítica elevada. Estos fármacos también son APST, presentan variaciones significativas de variabilidad biológica a la farmacocinética, principalmente en personas predispuestas, adultos mayores o desnutridos (Analizar figura 4).

Medicamentos antiparkinsonianos (AP)

Son aquellos fármacos depresores selectivos del SNC utilizados para tratar la EP, el síndrome parkinsoniano o parkinsonismo de diferentes tipos, como enfermedad de Huntington, entre otras. Estas patologías de desarrollo lento y limitante son de origen neuroquímico por un desbalance entre el déficit de la Cp de la **Do** en las células nerviosas con melanina en los ganglios basales, los núcleos de la sustancia negra y el *striatum*, por el aumento de la Cp de la **ACh**. Desde lo fisiológico se considera que la Do endógena para mantener la homeostasis es un inhibidor potente de la liberación de ACh en el *striatum*.

La EP se causa por hiperactividad de neuronas colinérgicas e hipoactividad de neuronas dopaminérgicas, aunque también puede deberse a un déficit del neurotransmisor GABA. En consecuencia, el desequilibrio induce los síntomas y signos de la EP (movimientos hipercinéticos) o de la enfermedad de Huntington (hipotonía). Analizar la figura 23.

Los fármacos antiparkinsonianos se clasifican según su acción neurofarmacológica en:

Atropina y escopolamina. *Anti-ACh naturales* (revisar el tema del SNAP).

Biperideno y orfenadrina citrato. *Anti-ACh sintéticos* (revisar el tema del SNAP).

Difenhidramina HCl. *Antihistamínicos* (revisar el tema de antihistamínicos).

Figura 23.
Neuropatología de la enfermedad de Parkinson y parkinsonismo.

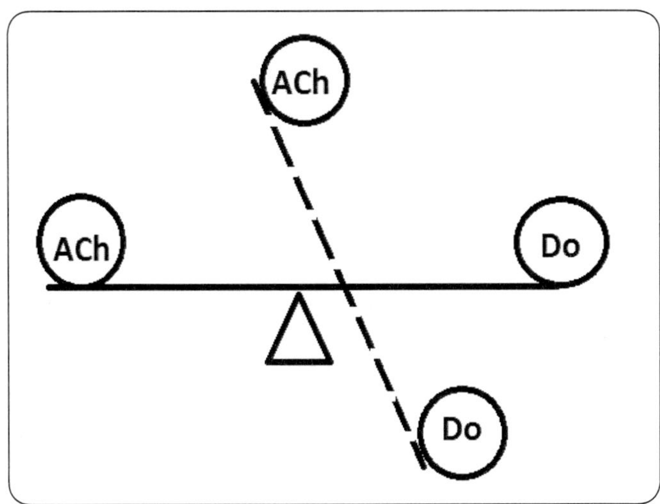

Fuente: elaborado por la autora.

Levodopa + carbidopa y levodopa + benserazida. *Dopaminérgico asociado con un inhibidor de la enzima dopa-descarboxilasa.*

Entacapona y entacapona/levodopa/carbidopa. *Inhibidores de la enzima COMT.*

Bromocriptina. *Dopaminérgicos agonistas directos del receptor* Do_2.

Selegilina HCl. *Inhibidor selectivo de la* MAO_B.

Amantadina HCl. *Antiviral de efecto no claro.*

Farmacocinética de medicamentos antiparkinsonianos

La absorción de los AP depende de tres factores: 1) la Do es muy poco liposoluble y no atraviesa la BHE hacia el encéfalo; se metaboliza rápido y se inactiva por la enzima dopa-descarboxilasa periférica mediante una reacción de descarboxilación. Por eso, se requiere administrar **levodopa** (precursor de la **Do**), el cual es muy liposoluble y en el organismo se convierte a **Do**. También se necesita adicionar un transportador de la **Do** (como la *carbidopa* o la *benserazida*, no liposolubles, no atraviesan la BEH y semejantes bioquímicamente a la **Do**) para que inhiba la conversión de **levodopa** a **Do** en la periferia y transporte la Do al SNC; 2) la no A del **AP** en la pared intestinal depende del transporte activo del medicamento, mediado por el transportador en la FF **levodopa + carbidopa** o **levodopa + benserazida**, además de la inhibición de las enzimas MAO y COMT, lo que mejora la seguridad y la eficacia de la **levodopa** con menos RAM.

FF, dosis y vía de uso terapéutico

Levodopa + carbidopa. FF VO tabl. 100 mg +25 mg y tabl. 250 mg + 25 mg. Dosis adultos: 1/2-1 tabl. 3-4 v/d, para incrementar según necesidad.

Levodopa + benserazida. FF VO tabl. 200 mg + 50 mg. Dosis adultos: comenzar con dosis bajas (1/4 a 1/2 tabl. 3-4 v/d), incrementar según la tolerancia y respuesta.

Entacapona. FF VO tabl. 200 mg. Dosis adulto: 600- 2.000 mg/d.

Entacapona/levodopa/carbidopa. FF VO tabl. de 200 mg + 50 mg + 12,5 mg, 200 mg + 100 mg + 25 mg; 200 mg + 150 mg + 37,5 mg; 200 mg + 200 mg + 50 mg. Dosis adulto: no exceder la dosis diaria de *entacapona* de 2 g/día.

Bromocriptina. FF VO tableta 2,5-5 mg y cápsulas 5 mg. Requiere un uso de 2-3 veces al día y se inicia con dosis bajas de 1,25 mg/d en la noche y después de los alimentos y aumentando cada semana hasta lograr la dosis deseada, que en promedio es 7,5 mg/d. Para inhibir la lactancia, se usan 2,5 mg 2 veces al día por 14 días. De elección en *hiperprolactinemias* idiopáticas, así como en micro y macroprolactinomas.

Amantadina HCl. FF tabl. o cáp. 100 mg. Dosis adulto: 100-200 mg/d.

Selegilina HCl. FF VO tabl. 5 mg. Dosis adulto: 2,5-10 mg/d.

Farmacodinamia y farmacoseguridad

Mecanismo de acción

Los medicamentos AP actúan mediante los mecanismos de acción anti-Re-ACh-M y anti-Re HISTA, los cuales restablecen el desequilibrio colinérgico al antagonizar la ACh y ayudan a la sustitución del déficit de la Do (Analizar la figura 23). Los AP **levodopa + carbidopa** y **levodopa + benserazida** son dopaminérgicos, mejoran la homeostasis entre la ACh-Do y aumentan la esperanza de vida de los pacientes con EP. No obstante, los AP no mejoran algunos síntomas (la disfagia y la disminución de la capacidad cognitiva), disminuye su eficacia a medida que la EP progresa de forma natural, por la disminución de mecanismos de compensación de la homeostasis, alteración de los Re dopaminérgicos y otros factores.

La **amantadina** posiblemente actúe por una estimulación directa sobre las vesículas cerebrales donde se almacena la **Do** y la libere por acción anti-ACh; pero su acción-efecto farmacológico principal es antiviral. La **selegilina** evita el metabolismo intraneuronal de la **Do**. En general, la relación entre los efectos farmacológicos beneficiosos de los AP frente a sus RAM se estrecha a medida que avanza la farmacoterapia.

RAM/tóxicas

Entre las más frecuentes en el SNC están: confusión, insomnio, desorientación, pesadillas, diskinesia (corea, atetosis, mal de San Vito), estímulo del centro del vómito (emesis) y del centro de la saciedad (anorexia), síndrome esquizofrénico y neuropsiquiátrico (delirios, alucinaciones). SCV: arritmias, hipotensión arterial e hipotensión ortostática.

La **levodopa**, después de dos años de iniciado el tratamiento, produce acinesia y discinesia (movimientos involuntarios faciales y de las extremidades), que desaparecen cuando se disminuye la dosis, al tiempo que aparece la rigidez; y efecto *on-off*, fluctuaciones rápidas del estado clínico, en el cual la hipocinesia y la rigidez aumentan bruscamente de minutos a horas (incapacidad de moverse), luego desaparecen y el paciente mejora de nuevo.

Interacciones medicamentosas de interés clínico

La administración conjunta de l**evodopa + carbidopa** o **levodopa + benserazida** con *fenelzina* sinergiza la acción vasoconstrictora de esta hasta crisis hipertensiva; junto con *imipramina*, esta potencia el efecto depresor del SNC, la hipertensión y la discinesia de la **levodopa**; junto con *metildopa*, potencia los efectos antiparkinsonianos e hipotensores; con *multivitamínicos* que contenga *piridoxina (B6)*, esta vitamina actúa como coenzima de la enzima descarboxilasa y provoca una reacción de descarboxilación prematura que metaboliza la **levodopa** a un metabolito inactivo antes de que penetre la BHE y disminuye su efecto AP.

La **levodopa** interacciona también con *isoniazida*; esta induce el metabolismo de la primera, disminuye su Cp y reduce su efecto terapéutico AP. El uso conjunto de **levodopa** con fármacos *anti-ACh* aumenta la toxicidad en el SNC; estos, a la vez, retrasan el vaciado gástrico, disminuyen la A de la **levodopa** en el ID y reducen su eficacia. La coadministración de **levodopa** con **selegilina** se relaciona con aumento de la hipotensión ortostática. Administrada concomitantemente con una dieta rica en aa, estos alimentos compiten con la **levodopa** por la A en el ID, los aa se absorben y disminuye el efecto AP; mientras que la administración de **levodopa** por VO, en ayunas y con una dieta pobre en proteínas, potencia su efecto terapéutico AP.

Usos terapéuticos

En los síntomas y signos de la EP y en el parkinsonismo. Los medicamentos AP se usan para restablecer la homeostasis entre las neuronas de Do y de ACh, tratar los signos clínicos de rigidez, bradikinesia (pérdida del movimiento espontáneo, cara inexpresiva, dificultad para comer, vestirse), temblor, corea, atetosis, distonías, tics, alteración del SNAP (bradicardia, hipotensión ortostática, sialorrea, xerostomía, seborrea, alteración de la marcha, trastorno del TGI, sexual y vesical).

Precauciones y contraindicaciones

No usar conjuntamente **levodopa** con un *IMAO* no selectivo, pues aumenta la morbi-mortalidad por crisis hipertensiva. Esperar hasta dos semanas entre la finalización de la terapia con *tranilcipromina* y el inicio de la **levodopa**. Esta está contraindicada con algún suplemento nutricional que contenga Fe^{3+}; monitorear el posible aumento de los signos de la EP y ajustar la dosis. Tener precaución del uso de **levodopa** durante el embarazo y la lactancia, ya que causa malformaciones de las vísceras y del esqueleto en conejos, valorar cuidadosamente el R/B clínico y humano.

Medicamentos agentes psicotrópicos (APST)

Los APST son fármacos legales e ilegales que tienen afinidad por el SNC (lo estimulan o lo deprimen), donde perturban los órganos de los sentidos, la función mental (euforia, conducta de alerta o vigilia), el sistema musculoesquelético y el SCV; son psicomiméticos y psicomotores. Se clasifican en legales e ilegales.

Estimulantes selectivos del SNC, APST ilegales

Dietilamida de ácido lisérgico (LSD). PA del hongo *Claviceps purpurea*. Se encuentra en el cornezuelo de centeno u otros cereales y gramíneas silvestres infectadas con este hongo. De origen sintético. En el lenguaje callejero: *polvo de ángel, papelito ácido, cubos.*

Dextroanfetamina (α-metil-feniletilamina, dextroisómero activo). De origen sintético. En el lenguaje común: *anfetas, bennies, dexies.*

Metilfenidato. Derivado de anfetamina. Su nombre comercial es *Ritalina*® y en la jerga callejera se conoce como *rita.*

Fenfluramina. Derivada de anfetamina (acción-efecto anorexígeno). En el lenguaje común: *píldora de adelgazamiento.*

3,4-metilendioximetanfetamina (MDMA). Nombre callejero: *éxtasis.*

Cocaína HCl. PA de la planta *Erythroxylum coca.* En la jerga callejera: *perico, nieve.*

Cocaína pura. Nombre callejero: *crack.*

Cocaína impura. En el lenguaje callejero: *basuco, basuca.*

Fenciclidina. Nombre químico fenilciclohexilpiperidina (PCP).

Droga de diseño. PA derivados del grupo químico indol y fenetilaminas sustituidas. Se obtiene por síntesis en laboratorios clandestinos a partir de *anfetamina, PCP, LSD, cocaína, efedrina, efedrol, fenilpropanona, ergotamina* (estimulante del SNC) o de *heroína, morfina, metacualona, meprobamato,* entre otros. A veces le agregan depresores del SNC como *THC, alcohol metílico, éter etílico, Fenobarbital, imipramina, haloperidol, diazepam, clonazepam* y otras sustancias como talco, ladrillo, cal, entre otras, para potenciar los efectos en el SNC y obtener más ganancia económica. Le asignan nombres llamativos para incitar a los usuarios a consumir y evadir el control de las autoridades, p. ej., "mandarina", "yumbo", la "Kawasaki", "superman", "Mercedes-Benz".

Mescalina. PA de un pequeño cactus mejicano llamado *Lophophora williamsii,* coloquialmente *peyote*; conocido con el nombre popular de "Dios en mí". La mezcla de hojas de peyote junto con otras plantas se conoce con los nombres ancestrales de "ayahuasca" y "yagé". Se usan como una bebida medicinal ancestral por el taita (sabio indígena), para ritos de limpieza espiritual y orgánica.

Psilocibina (4-fosforiloxi-N, N-dimetiltriptamina) **y psilocina.** PA de hongos diversos como el *Psilocybe mexicana, Psilocybe cubensis* y *Psilocybe semilancea-*

ta, Stropharia, Conocybe, Gymnopilus y *Amanita*. En el lenguaje callejero: "liberty cápsula".

Escopolamina. Derivada de la *atropina* (anticolinérgica) de la planta *Datura stramonium*. Nombres callejeros: "cacao sabanero" y "burundanga". Se usa con bebidas etílicas, gaseosas, pañuelos, perfumes, billetes, entre otros, para someter a la indefensión a otra persona e infringirle actos delictivos.

Nitrito o nitrato de amilo (*vasodilatadores*). En el lenguaje callejero: "popper".

Estimulantes selectivos del SNC, APST legales

Energizante psíquico. Promovido por la industria como *nutracéutico*. Se compone por un PA derivado de la anfetamina y otro(s) APST como la cafeína, la taurina (derivado del aminoácido cisteína), entre otros.

Cafeína, teofilina y teobromina (grupo químico metilxantinas). PA de las semillas de las plantas *Coffea arabica lycola acuminata*, presente en algunos medicamentos y bebidas (café, té, chocolate, energizantes y bebidas de cola —cocacola, pepsicola—). La **cafeína** se encuentra en mayor proporción en la planta y en las bebidas que la **teofilina** y la **teobromina**, aunque esta está en los chocolates en mayor cantidad. A veces se añade **cafeína** sintética a las bebidas comerciales para aumentar su proporción.

Nicotina. PA de la planta *Nicotiana tabacum*. La picadura de esta planta (tabaco) se envuelve en un papel para fumar. Nombre coloquial: "cigarrillo", "tabaco".

Depresores selectivos del SNC, APST ilegales

Muscarina. PA del hongo *Amanita muscaria.*

Ketamina. Derivada de la PCP. Uso terapéutico inductor de la anestesia general. En el lenguaje callejero: "k", "ket", "keta", "keller".

Heroína, morfina, codeína, metadona. PA de la planta *Papaver somniferun L.*, nombre coloquial: "adormidera" o "amapola".

Solventes orgánicos (*volátiles inhalantes*). Nombres comerciales de la mezcla de varios solventes como *tiner, esmaltes, gasolina, pegantes, betún*.

Depresores selectivos del SNC, APST legales

Tetrahidrocannabinol (THC). PA de la planta *Cannabis sativa.* Se usa en cigarrillo para fumar y, a veces, mezclado con otro APST. En el lenguaje callejero: "marihuana".

Etanol. PA de bebidas etílicas de consumo social. Nombres comerciales: Aguardiente®, cerveza Pilsen®, vino Gato Negro®, entre otros.

Farmacocinética de fármacos APST

Las **anfetaminas** y derivados por VO se absorben entre 3-6 h y su $t^{1/2}$ plasmático es alrededor de 12 h hasta 20-30 h, según el flujo y el pH de la orina; atraviesan la BHE y se acumulan en el SNC; se metabolizan en el hígado y presentan eliminación por vía renal, la que aumenta al acidificar la orina. La **cocaína** pura e impura (estructura química metiléster de benzoilecgonina) se usa por vía intranasal, fumada en cigarrillos de tabaco o base de *crack* mediante unos canutillos o pipas de agua; se absorbe muy rápido, haciendo picos de máximo y mínimo de la Cp del PA en el organismo, por lo que el usuario requiere consumir más y con mayor frecuencia; se hidroliza en el plasma y se metaboliza en el hígado en el 90 %; su efecto se presenta en 3-5 min y alcanza un $t^{1/2}$E máximo alrededor de 10-45 min; su $t^{1/2}$E es aproximadamente de 1-3 h.

El **THC** tiene liposolubilidad alta, se usa por vía inhalatoria y se absorbe rápido en el SNC, donde se acumula principalmente y pasa todas las barreras biológicas. El **nitrito** o **nitrato de amilo** se usa por vía inhalatoria, se absorbe y distribuye muy rápido y su $t^{1/2}$E es ultracorta. Solo se comercializa en el mercado ilegal.

Farmacodinamia y farmacoseguridad

Mecanismo de acción

El **LSD**, las **anfetaminas** y la **3,4-metilendioximetanfetamina (MDMA)** tienen una estructura química similar al neurotransmisor endógeno SERO, actúan en subtipos de Rs diversos serotoninérgicos (5-HT), tales como: Re-5-HT_2, 5-HT_{1C} y 5-HT_{1A} en el SNC, y producen acciones y efectos (agonista y antagonista parcial) de la **SERO**, por lo que están relacionados con la sensación de una pseudosatisfacción y goce. También inhiben la descarga de **SERO** de las neuronas en los núcleos de rafe que contiene 5-HT y parece que ejercen una acción agonista sobre los auto-Rs inhibitorios de estas neuronas. Además, producen ciertas acciones y efectos semejantes a la *ADRE, NA* y *Do.*

La **mezcalina**, **psilocibina** y **PCP**, aunque no tienen un MA claro, parece que liberan *NA, Do, SERO* y se relacionan con el *Re-σ de la morfina* y *Re-PCP/NMDA*, involucrados en los síntomas y signos de la esquizofrenia. En la terminación nerviosa del encéfalo, se conoce poco sobre los cambios neuronales por la descarga noradrenérgica relacionada con el efecto neurotóxico alucinógeno. La **PCP** se desarrolló en los años cincuenta como una anestesia IV, pero su uso se descontinuó por RAM/tóxica.

La **cocaína.** Se obtiene de la hoja *Erythroxylum coca* y se usa desde hace miles de años por civilizaciones ancestrales; es una costumbre de los campesinos y mineros de la región andina mascar la hoja de esta planta para disminuir el cansancio. En 1860 se aisló el PA **cocaína** y unos 20 años más tarde se descubrió su efecto *anestésico local* en cirugía oftalmológica. Ella actúa antagonizando los Re-ADRE-α_2, que inhiben la recaptación presináptica de la *NA*. La **cocaína impura** causa efectos farmacológicos y clínicos más potentes que la **cocaína pura** y esta más que la **cocaína natural**.

El hongo *Amanita muscaria*, PA **ACh**, es llamativo y fácil de identificar, debido a su sombrero rojo con puntos blancos. En su ingestión accidental o deliberada en dosis alta, la **ACh** alcanza su Cp tóxica. Ver efectos farmacológicos de este neurotransmisor en el SNAP.

El **THC** tiene un MA similar al *etanol*, *diazepam* y *clonazepam*; presenta efectos farmacológicos y clínicos diversos y complejos, estimula el SNC en un $t^{1/2}$E ultracorto (pseudoestimulación) y lo deprime en un $t^{1/2}$E largo. Causa efecto de relajación y sueño no reparador; efecto neurotóxico de deterioro cognitivo progresivo ("hipnotizado", el cerebro funciona cada vez más despacio) y síndrome amotivacional. Por esta razón, la valoración de los test de cálculo y comprensión en algunos consumidores puede ser casi normal al principio, pero va disminuyendo en el t.

El uso de **THC** en el t aumenta el trastorno del humor y del afecto; provoca insinceridad, irresponsabilidad generalizada hasta el síndrome amotivacional (disfuncionalidad social, académica y laboral) y depresión severa (idea suicida y suicidio). El aspecto físico del consumidor desmejora, se observa ojeroso, con piel pálida generalizada, disminución de peso, cambio del lenguaje y la voz.

La **cafeína**, **teobromina** y **teofilina** son antagonistas de Rs de la *adenosina* y estimulan la formación del *AMPc*; sus acciones y efectos farmacológicos son de relajación de la fibra muscular lisa de bronquios y vasos, particularmente. Además, estimulan el SCV y el SNC y aumentan la diuresis y el efecto de contracción del músculo esquelético en mayor proporción. La **teobromina** se relaciona con mayor efecto agonista de la **SERO** y, comparada con las otras dos, es la que menos RAM tiene. La **cafeína** inicia el efecto estimulante psicomotor en unos 10 s y lo termina en unos pocos min; la intensidad y la duración de sus efectos están en relación con el $t^{1/2}$D, el cual es más corto.

RAM/tóxicas

El **LSD**, las **anfetaminas** y los derivados, **mezcalina**, **psilocibina**, **psilocina** y **PCP** pueden causar *RAM/neurotóxicas* (episodios psicóticos, hipertermia, visión borrosa, hemorragia cerebral, disforia, crisis de pánico, esquizofrenia, depresión, convulsiones, coma) hasta la muerte, en un $t^{1/2}$A ultracorto y corto. La estimulación excesiva y el efecto *alucinógeno* o *psicodélico* incitan un estado sensorial alterado, auditivo y visual (alucinación) y distorsión de la percepción del entorno (ilusiones); la persona ve, oye y siente lo que no existe.

El "mal viaje" (*flash-back*) es una sensación y percepción de aspectos negativos (irritabilidad excesiva, amenaza, persecución y delirio paranoide); distorsión de la realidad en espacio y tiempo, pérdida de la consciencia de si se está en un espacio abierto o cerrado, en una iglesia o una piscina; independientemente de donde se encuentre, el individuo tiene conductas inadecuadas tales como desnudarse, tirarse al vacío, ser violento, ocasionar lesiones graves hasta ejecutar un homicidio, suicidio o intento de suicidio.

También puede ocurrir un "buen viaje", efectos agradables visuales, auditivos, etc. Ambas experiencias alucinatorias pueden ser continuas, ocasionales y retrospectivas (semanas o meses después de la intoxicación) hasta inducir esquizofrenia, síndrome psicótico, crisis de pánico, entre otras alteraciones de la salud mental de manera persistente. Además, originan cambios del estado de ánimo, como disforia/euforia y sensación vertiginosa (psicodélico), hiperactividad motora (psicomotores), sedación, cefalea, deterioro intelectual, pérdida de la memoria, capacidad de análisis y juicio, hasta pérdida de la consciencia.

RAM/cardiotóxicas: taquiarritmia, HTA, IAM; *RAM/neumotóxicas*: hipertensión pulmonar, taquipnea, edema agudo de pulmón; otras: diaforesis, tumefacción facial y vómito. La **MDMA** puede producir muerte súbita e inducir un cuadro clínico semejante al "golpe de calor" (hipertermia); *RAM/nefrotóxica*: IR, secreción inadecuada de la hormona antidiurética (HAD) que induce la deshidratación e hiponatremia. La **cocaína** es el APST más cardiotóxico y, utilizada durante el embarazo, ocasiona malformación fetal, mortinato, neonato de bajo peso.

El hongo *Amanita muscaria* causa efecto neurotóxico alucinógeno, el cual, al parecer, no se debe a su PA **muscarina**, sino a sus metabolitos activos **musci-**

mol y **ácido iboténico**, que se ligan a Res-GABA-glutamato, estimulan la liberación de **ACh** endógena y el efecto excitatorio, causando efectos tóxicos en el TGI: cólico fuerte, diarrea, vómito; en el SNP: fasciculación; en el SR: aumenta secreciones que originan dificultad respiratoria y disminución de la oxigenación; SCV: arritmia, disminución de la FC y de la presión arterial. Esta disminución simultánea es muy grave, ya que el organismo dispone de un mecanismo compensatorio de la presión arterial y la FC para conservar la homeostasis, por lo que, cuando disminuye una, se aumenta la otra mediante un estímulo vagal. Si se disminuyen ambas, dicho mecanismo no es posible, lo que conduce a complicaciones clínicas de grado diferente hasta la muerte.

La **escopolamina**, PA del "cacao sabanero" o "burundanga", es antagonista de la ACh; causa una estimulación potente y desorganizada del SNC, por lo que el intoxicado presenta amnesia, agresividad y fuerza muscular muy alta; puede olvidar su dirección y aparecer en lugares imprevistos. Esta intoxicación causa déficit cognitivo residual, trastorno neurológico adicional (convulsiones múltiples, coma, disminución de neuronas, pérdida de memoria, juicio, conocimiento hasta la demencia); en el SCV: crisis hipertensiva, arritmia severa y ACCV. En la mayoría de casos, los individuos no se recuperan de estos efectos tóxicos, depende de la variabilidad biológica y el riego de muerte es muy alto.

El uso de **cocaína** a altas dosis cuando se suspende, el *SNC* no responde a la sinapsis ni a la transmisión nerviosa de la *NA, ADRE, Do, SERO*, lo que origina un *estado psicótico exotóxico*, idea suicida, suicidio y convulsiones; cuadro clínico que se confunde con una esquizofrenia. La **cocaína** puede causar en el SCV: tipos distintos de arritmia, aumento de arterioesclerosis que incrementa el factor de riesgo de IAM temprano, ACCV, compromiso vascular periférico hasta infarto intestinal, necrosis y gangrena. Estos efectos tóxicos son más potentes en la **cocaína impura ≥ cocaína pura ≥ cocaína HCl**.

La **cafeína**, **teofilina**, **teobromina** y **taurina** son PA de los nutracéuticos *energizantes psíquicos*. Pueden causar *RAM/neurotóxica*: FD física y psíquica, nerviosismo, inquietud, excitación, pensamiento acelerado, logorrea, rubefacción facial, insomnio; *RAM/cardiotóxica*: taquicardia, arritmia; contracciones musculares, agitación psicomotora, diuresis, aumento de secreciones gástricas y alteración digestiva.

La **mezcalina** y **psilocibina** son PA contenidos en los brebajes llamados *"yajé"* o *"ayahuasca"* y *"peyote"* (**mezcalina ≥ psilocibina**) usados en ciertos ritos ancestrales; presentan RAM/tóxicas en el TGI: diarrea profusa; deshidratación; hipovolemia; pérdida de K^+, lo que induce arritmias e IAM; y disminución de NA^+, lo que causa convulsiones y coma hasta ser letal. No obstante, por lo general, se controla; parece que en este tipo de ritos es poco probable que sea adictivo, el riesgo es mayor cuando el uso es irracional en la población popular. El *peyote ≥ yajé o ayahuasca* presenta RAM/tóxica de mayor potencia en el SNC (inconsciencia, hipertermia) y en el SCV. Estos PA también se utilizan para actos delictivos.

El **nitrito** o **nitrato de amilo** actúa directamente sobre la vasculatura lisa y produce vasodilatación sistémica (cara roja) y relajación de los músculos del esfínter anal. En el SNC causa embotamiento y confusión, mas no FD.

Interacciones medicamentosas de interés clínico

El uso de un **APST** depresor del SNC reduce el efecto estimulante de otro PST en el SNC, esta interacción implica gasto de energía neuronal excesivo, induciendo la apoptosis celular.

El consumo de **cocaína** o **MDMA** junto con *etanol* sinergiza el efecto cardiotóxico hasta arritmia severa e IAM; ambos eliminan Ca^{2+} y K^{+}, lo que produce una deshidratación y un desequilibrio electrolítico severo. Esto potencia el estímulo del músculo miocárdico y ocasiona taquicardia hasta un IAM y la muerte.

La **cocaína** o **MDMA** junto con *cafeína* potencia el efecto estimulante sobre el SNC y aumenta el riesgo de arritmia e IAM temprano.

La **cocaína usada** junto con **levamisol,** induce una reacción inmunológica Ag-Ac, causando una RAM tóxica semejante a un LES que, lesiona órganos y sistemas (piel, vasos sanguíneos (amputación), sistema renal, SCV, SNC (alteración mental) en el tiempo.

El **nitrito** o **nitrato de amilo** se usa con *sacol, éxtasis* o *THC*. Esta interacción causa RAM tóxica sinérgica de potencia en el SNC y CV hasta la muerte.

Usos terapéuticos

Las **anfetaminas** se limitan al uso en casos clínicos de narcolepsia y en cierto síndrome depresivo, aunque no es eficaz 100 %. El **metilfenidato** produce un efecto farmacológico paradójico en déficit de atención, concentración e hiperactividad crónico de niños y es de uso irracional por algunos deportistas, estudiantes y militares para aumentar el rendimiento físico y psicológico. La **cocaína** tiene un efecto anestésico local, lo que produce daño del cartílago de la nariz. La **teofilina** en la FF **aminofilina** es de uso broncodilatador.

En Colombia, Perú y México, desde la perspectiva de la medicina ancestral indígena, posterior a un ayuno de un mes, se *automedica* "yajé y peyote" (**mezcalina ≥ psilocibina**) en una bebida, por lo general mezclado con otras plantas, para realizar ceremonias con los dioses, limpieza del espíritu y del organismo. El rito lo dirige un taita (sabio del grupo), quien controla la cantidad e indica qué hacer durante la *alucinación*; el propósito de médicos indígenas tradicionales es terapéutico para tratar tuberculosis (TB), cáncer, artritis, sífilis, tónico cardiovascular y fortalecer la dimensión emocional del ser humano, quien espera obtener después del rito bienestar psíquico, efectos de tranquilidad, paz interior y claridad mental para buscar alternativas a sus dificultades internas y externas. El **nitrito** o **nitrato de amilo** es de uso *terapéutico* para disminuir el dolor en enfermedad coronaria (angina), mientras que el *"popper"* es de *automedicación ilegal* en las fiestas.

Contraindicaciones de APST

Se contraindica el uso de cualquier **APST** en sí mismo y, más aún, el uso conjunto de varios de ellos, con *etanol* o con algún aditivo (contaminante).

Tomar conciencia para aprender

El uso legal o ilegal de APST exige de un manejo cuidadoso y prudente durante toda la cadena del sistema de garantía de la calidad del fármaco. Estos provocan RAM/neurotóxica en forma accidental, iatrogénica o Intencional, como ansiedad alta, falta de concentración, alucinación, convulsión, dificultad para elegir decisiones adecuadas, cambio de humor incontrolable hasta descarga de ira, cambio psicoafectivo y conducta delictiva, depresión respiratoria, temblor, sudoración, emergencia médica por arritmias hasta la muerte.

El abuso de todo **APST** causa atrofia de neuronas, alteración de los neurotransmisores, hormonas endógenas y la transmisión del impulso nervioso cerebral y periférico, máxime el mental, que provoca FD física y psicológica potente, la cual conduce a cambios clínicos biopsicosociales significativos y alteraciones mentales como depresión mayor, crisis psicótica, pánico, fobia social, TAB, demencia, entre otras.

Todos los **APST** ocasionan efectos tóxicos impredecibles, no se sabe a quién, ni cuándo, si a la primera, segunda o "N veces" de consumo. Existe una variabilidad biológica alta intraindividual e interpersonal en la interacción del **APST**, unas personas manifiestan tolerancia marcada, mientras que otras son muy sensibles a sus efectos de alteración de la conducta y la percepción y distorsión de la cognición, en ciertos casos, similar a la psicosis.

Por lo general, los efectos de los **APST** son subjetivos, compatibles con una generalización sensitiva exacerbada y una tendencia a responder de la misma manera a diversos estímulos sensoriales; por tal razón, ocasionan tolerancia, FD física y psicológica y distorsión de las percepciones (alucinaciones) de tipo visual (imágenes), auditiva (sonidos), táctil y olfatoria. Los procesos cognitivos (pensamiento, conciencia, juicio, análisis, rapidez de respuesta) tienden a ser ilógicos; el adicto es consciente que los efectos neurotóxicos se deben al **APST**, pero no tiene voluntad para reconocerlo.

El uso, consumo y FD de algún **APST** induce un estado de bienestar en el cual la persona responde con más facilidad o prontitud a los estímulos endógenos y exógenos. Es decir, alteran la percepción de la realidad, la cognición, el estado de ánimo y el pensamiento de una manera potente y compleja. De ahí el origen de su denominación, por sus efectos tóxicos de **psicodélico** o **alucinógeno**, relacionados con el efecto neurotóxico.

No se recomienda clasificar los **APST** desde la neurofisiopatología y la clínica según su efecto neurotóxico. Considerar la conveniencia de educar en una terminología cognitiva técnico-científica en diálogo de saberes entre las ciencias biomédicas, humana, social, farmacológica y jurídica, durante el proceso complejo de la enseñanza-aprendizaje de los estudiantes y profesionales y la alfabetización de la comunidad en general de forma permanente.

Tener en cuenta que la intoxicación por la mayoría de **APST** no tiene antagonista terapéutico, sino que el tratamiento es sintomático. Por VO se hace *lavado gástrico* y se usa *carbón activado*, si no han trascurrido más de 4 h. En algunos casos, se administra **furosemida**, **cloruro amónico** o **manitol** para la eliminación del tóxico por diuresis forzada ácida.

Lecturas recomendadas

Bustíos, C. (2007). "Encefalopatía hepática". *Acta Med Per*, *24*(1), 40-46.

Fernández Díaz, Y., Ortiz Martínez, M., Aguilar Valdés, J., Pérez Sosa, D., Serra Larín, S. (2017). Hábitos tóxicos en adolescentes y jóvenes con problemas de aprendizaje, 2011-2013. *Revista Cubana de Salud Pública*, v. 43, n. 1, 27-40. http://scielo.sld.cu/scielo.php?script=sci_arttext&pi-

d=S0864346620170001000048&lng=es&tlng=es.

Gómez Lizarazo, J. M., Rojas Duque, V., Osorno Serna, G., Gómez González, E., Crepy Saab, M, F., Buitrago Castañeda, D. J. (2015). *Las adicciones: enfermedades que pueden ser tratadas*. Hospital Universitario San Vicente Fundación.

InfoFacts (2010). "Los alucinógenos: LSD, peyote, psilocibina y PCP". *National Institute on Drug Abuse*, 1-8. Retrieved from https://www.drugabuse.gov/sites/default/files/lsd-sp10.pdf

Krishnaiyan, R. & Thompson, J. P. (2013). "Drugs affecting the autonomic nervous system". *Anesthesia and Intensive Care Medicine, 14*(12), 548-553. https://doi.org/10.1016/j.mpaic.2013.09.004

Loizaga, A. & Loizaga, A. (2002). *Peyote y salud mental*, 101-106.

Miller-Pérez, C., Sánchez-Islas, E., Mucio-Ramírez, S., Mendoza-Sotelo, J. & León-Olea, M. (2009). "Los contaminantes ambientales bifenilos policlorinados (PCB) y sus efectos sobre el sistema nervioso y la salud". *Salud Mental, 32*(4), 335-346.

Ronald, G. A. (2009). "El síndrome serotoninérgico". *Revista Médica de la Universidad de Costa Rica, 3*, 1-16.

UNIDAD TRES

Medicamentos que actúan en el Sistema Cardiovascular (SCV)

Objetivo general

Desarrollar conocimiento farmacológico que contribuya a disminuir los factores de riesgo (FR) y la morbi-mortalidad asociada a la enfermedad del SCV, máxime la hipertensión arterial, relacionada a la teoría del órgano blanco (corazón, riñón, cerebro y sistema ocular).

Conceptos y términos relacionados

Aspectos fisiológicos básicos de la función cardiaca

Los medicamentos que actúan sobre el SCV tienen efectos farmacológicos sobre las funciones fisiológica y mecánica de este sistema, con el fin de mejorar la irrigación, el suministro de O_2 y los nutrientes y eliminar productos de desecho a través de venas, arterias, vénulas y capilares.

El corazón actúa como una bomba, se contrae alrededor de 70 v/min y bombea 7.000 l de sangre/d. El SCV mantiene constante el control interno de diversas variables fisiológicas necesarias en el organismo, como la concentración de O_2, el pH, la composición iónica, la osmolaridad, entre otras; este proceso de equilibrio es denominado homeostasis.

En la figura 24 izquierda, se observa que la sangre del organismo con CO_2 entra al SCV por la vena cava superior y por la vena cava inferior a la aurícula derecha (AD), pasa al ventrículo derecho (VD), luego por la arteria pulmonar y llega a los pulmones para oxigenarse. Por las venas pulmonares, la sangre oxigenada regresa a la aurícula izquierda (AI) y luego al ventrículo izquierdo (VI). De este pasa a la arteria aorta y el corazón envía sangre oxigenada a todas las partes del organismo como una bomba para mantener la salud; en esta es relevante

Figura 24.
Aspectos fisiológicos básicos de la farmacología del sistema cardiovascular.

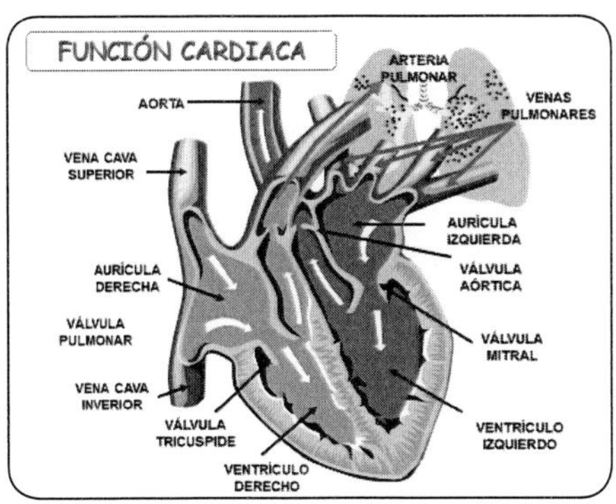

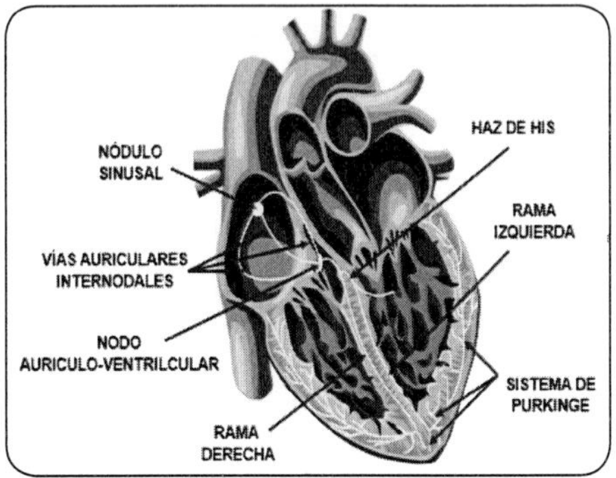

A la derecha, se muestra la función fisiológica del SCV y, a la izquierda, la función mecánica del impulso nervioso del miocardio, sistema de conducción especializado. Fuente: elaborado por la autora.

la oxigenación (color rojo) y la eliminación del CO_2 (color azul), producto del metabolismo celular del organismo. La homeostasis del SCV involucra los sistemas arterial, venoso y respiratorio y se logra a través de dos tipos de funciones cardiacas simultáneas:

1) Funciones fisiológicas del impulso cardiaco:

- *Excitabilidad o batmotropismo:* la propiedad que tiene el tejido cardiaco de recibir estímulos y producir efectos de tipo eléctrico o bioquímico.
- *Inexcitabilidad o refractariedad:* es contraria al batmotropismo; si el miocardio recibe un estímulo, este no ocasiona efecto porque existe un periodo refractario.
- *Conducción o dromotropismo:* es la velocidad con que se transmite el impulso nervioso a través de las células del miocardio, dependiente de la entrada de Na^+ intracelular que es proporcional a la $Vo_{máx}$ de ascenso del PoA. Es decir, cuanto más polarizada la célula, mayor la $Vo_{máx}$ de ascenso del PoA del miocardio.
- *Automatismo o cronotropismo:* se refiere a la FC. En el SCV, existen células intrínsecas que producen descargas eléctricas sin estímulo y espontáneamente tienen PoA. Es decir, poseen despolarización diastólica, como las células del nodo sinusal o nodo sinoauricular (NSA), llamado marcapasos, quien inicia el impulso eléctrico cardiaco (automatismo) y está regulado principalmente por los neurotransmisores de la ACh y la ADRE.

- *Fuerza de contracción o inotropismo:* es la capacidad del corazón de contraerse en intensidad y frecuencia en forma positiva o negativa.

2) La segunda propiedad del corazón es mecánica, este bombea sangre por la circulación sistémica y pulmonar mediante una sincronización entre contracción (sístole) y relajación (diástole) de las células del músculo cardiaco, la presión entre las aurículas y los ventrículos y el volumen y relación entre la longitud y la tensión de las fibras del miocardio. Esta sincronización ocurre en el sistema especializado de conducción del impulso nervioso cardiaco que, inicia y transmite el impulso nervioso miocárdico por el PoA. (ver figura 25)

   El PoA de las fibras contráctiles miocárdicas se realiza en varias fases, se inicia en el NSA (marcapasos del corazón) y este lo transmite por las vías auriculares intermodales hacia el nóduloauriculoventricular hasta los músculos papilares del haz de His; continúa por la rama derecha, rama izquierda, red subendocárdica y ramificaciones (sistema de Purkinje).

Figura 25.
Mecanismo de acción de medicamentos de efecto cardiovascular.

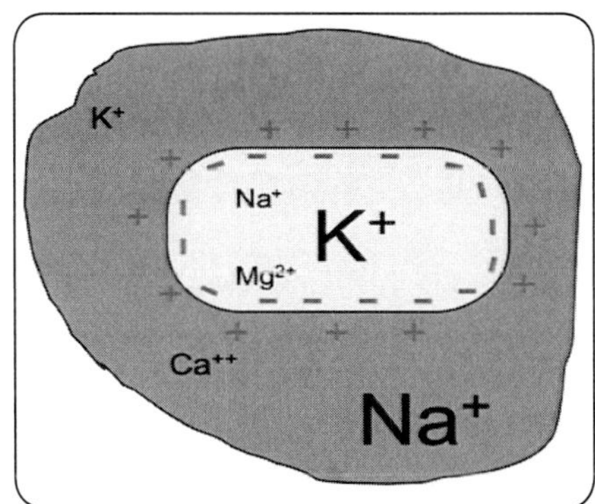

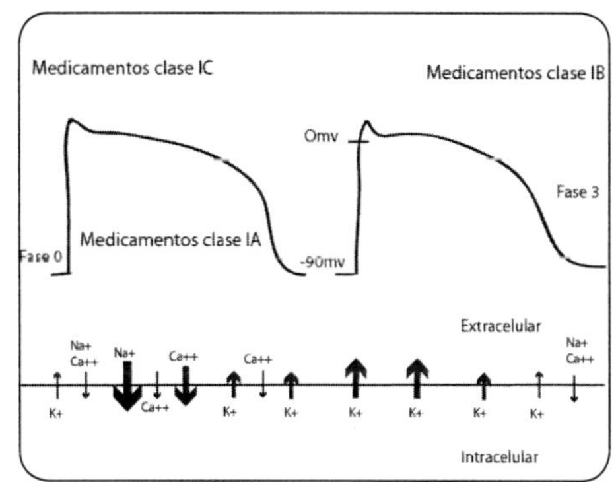

A la derecha, se indica el potencial de reposo de una célula miocárdica y, a la izquierda, el PoA de las células miocárdicas mediante el cual se transmite el impulso nervioso. Fuente: elaborado por la autora.

Despolarización (fase 1): las fibras contráctiles, a diferencia de las automáticas, tienen un potencial de membrana de reposo estable (fase 4), cercano a -90 mV; alcanzan un PoA umbral por la apertura de los canales de Na^+, reguladores de voltaje rápido que permiten la entrada de este, ya que, en el citosol (parte acuosa del citoplasma), el Na^+ de las células contráctiles se concentra en mayor cantidad que en el líquido intersticial. La salida de Na^+ convierte el PoA eléctrico más negativo y se produce una despolarización electroquímica rápida. No obstante, en pocos milisegundos los canales de Na^+ rápidos se inactivan automáticamente, disminuyendo el influjo de Na^+ al citosol, en respuesta a la despolarización inicial.

Meseta (fase 2): es un periodo de tiempo de despolarización sostenida, debido en parte a que los canales de Ca^{2+}, reguladores de voltaje lento presentes en el sarcolema, se abren y permiten la salida de los iones de Ca^{2+} del líquido intersticial (donde hay mayor concentración) hacia el citosol, donde se aumenta la concentración de Ca^{2+}. Al mismo tiempo, se abren algunos de los canales de K^+ reguladores de voltaje de la fibra contráctil en el sarcolema y permiten la salida de los iones de K^+, justo antes de que comience la fase de plateau; la despolarización se mantiene en esta fase, debido al equilibrio entre la entrada de Ca^{2+} y la salida de K^+.

Repolarización (fase 3): se refiere a la recuperación del PoA de las fibras excitables del miocardio en reposo. Este reposo es particularmente prolongado en el músculo cardiaco y depende de los canales de voltaje de K^+ que se abren y se restablece la salida de K^+ y, por ende, el PoA negativo de -90 mV de la célula en *reposo* (fase 4). Al mismo tiempo, los canales de Ca^{2+} se cierran en el sarcolema y en el retículo sarcoplasmático para reiniciar de nuevo la despolarización.

Estas cuatro fases del PA del músculo miocárdico se registran en el ECG; su estudio indica el equilibrio homeostático o la alteración del SCV, el cual se evalúa para determinar alguna enfermedad cardiovascular. Analizar la figura 26.

A la izquierda de esta figura, se representa un ciclo miocárdico aeróbico normal. Cuando existe un PoA de reposo transmembrana normal, se origina un acoplamiento electromiocárdico normal y se produce una contracción miocárdica normal (sístole). El ciclo homeostático del SCV se inicia con un potencial en reposo transmembrana normal ($P_R t_N$), el cual, con un estímulo físico, mecánico o químico (medicamento), se convierte en un PoA transmembrana normal ($P_A t_N$), seguido por un acoplamiento electricomagnético de la membrana celular ($A_C Em_N$), lo que estimula un volumen cardiaco suficiente, un flujo sanguíneo y una perfusión o aporte tisular de O_2 adecuado (SCV aeróbico normal) y este, a su vez, origina un metabolismo normal y un PoA de reposo óptimo para reiniciar otro ciclo cardiaco normal.

Figura 26.
Ciclo miocárdico normal y su representación en el electrocardiograma.

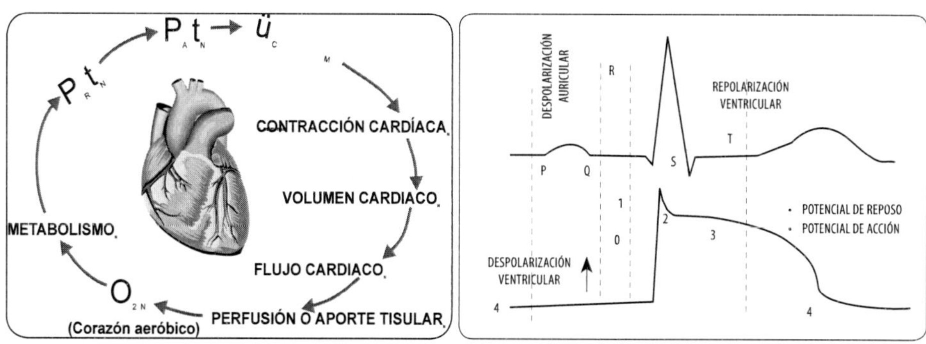

A la izquierda el ciclo de la homeostasis del SCV. $P_R t_N =$ potencial de reposo transmembrana. $P_A t_N =$ potencial de acción transmembrana. $A_C Em_N$=acoplamiento electromiocárdico normal. A la derecha se registra la correlación entre el ECG y el PoA que origina la homeostansis del SCV. Fuente: elaborado por la autora.

Clasificación farmacológica de medicamentos que actúan en el SCV

Estos fármacos se clasifican, según su acción-efecto sobre las propiedades fisiológica y mecánica del corazón, en: cardiotónicos, antiarritmicos, antihipertensivos, vasodilatadores (coronarios y periféricos) e hipercolesterolémicos.

Capítulo 1

Medicamentos antihipertensivos

Son aquellos fármacos utilizados para estabilizar la presión arterial, cuyos mecanismos fisiológicos son regulados por el SNA, factores humorales (endotelina, factor de relajación derivado del endotelio, medulipina, el péptido atrial natriurético) y por el sistema renina-angiotensina-aldosterona (R-A-A). Esto permite definir la presión arterial así:

Presión arterial = GC x RVP. El *GC = FC x VS* (volumen sistólico). Estos factores afectan en mayor proporción la presión arterial y, paralela a esta, la volemia, en donde el volumen de sangre puede aumentar (hipervolemia) o disminuir (hipovolemia). En la siguiente tabla, se presenta la clasificación de los tipos de la HTA, según el Comité Conjunto de Hipertensión (JNC7) de 2014, teniendo en cuenta la PASis y la presión arterial diastólica (PAD):

Tabla 7.
Clasificación de la hipertensión arterial para mayores de 18 años.

Clasificación	PASis en mmHg	PAD en mmHg
Normal	< 120	< 80
Prehipertensión	Entre 120-139	Entre 80-89
Hipertensión estadio 1	Entre 140-159	Entre 90-99
Hipertensión estadio 2	≥ 160	≥ 100

La presión arterial y la RVP dependen de la capacitancia (distensibilidad de las arterias), esto es, la capacidad de aumentar el diámetro de los vasos sanguíneos, sobre todo la arteria aorta y las grandes arterias cuando reciben el VS o de eyección. Una disminución o aumento de la distensibilidad arterial, la resistencia del sistema vascular o el volumen de eyección reflejan un cambio de la presión arterial.

La clasificación farmacológica de los fármacos antihipertensivos se realiza con base al MA. El propósito de esta terapia farmacológica, y de la no farmacológica, es la reducción de la presión arterial alta, ≥ 140/90 mmHg, causada por una enfermedad cardiovascular, renal o diabetes mellitus, al menos a < 130/80 mmHg, para reducir la morbi-mortalidad alta por estas causas. Esto es importante para el control y la prevención de las complicaciones por HTA, patología del SCV y FR para otras enfermedades (cerebrovascular, vascular periférica, ocular, coronaria o insuficiencia renal).

Medicamentos antihipertensivos diuréticos

Se clasifican en:

Hidroclorotiazida (HCTZ). *De acción en el tubo contorneado distal de la nefrona.*
Furosemida. *De acción en la rama ascendente del asa de Henle.*
Espironolactona, manitol. *Antagonistas de la hormona aldosterona o retenedores de K^+.*
Manitol, acetazolamida. *De acción en el glomérulo renal (osmóticos).*

Farmacocinética de medicamentos diuréticos

La **HCTZ** por VO tiene un $t^{1/2}$E alrededor de 6-12 h; $t^{1/2}$ biológico prolongado (40 h); efecto retardado de 1-3 sem., para una reducción estable de la presión arterial, y se excreta a través del sistema secretor de ácidos orgánicos del riñón. La **furosemida** por VO o IV tiene un $t^{1/2}$E de 4-5 h y su acción es más breve. La **espironolactona** por VO produce un efecto gradual máximo en 3 d. que dura alrededor de 2-3 d. después de dosis múltiples.

FF, dosis y vías de uso terapéutico

Hidroclorotiazida HCTZ. FF por VO tabl. de 12,5 y 25 mg. Tabl. *HCTZ* 12,5 mg + *amlodipino* 5 mg y 10 mg; tabl. *HCTZ* 12,5 mg + *quinapril* 20 mg; tabl. liberación controlada *HCTZ* 12,5 mg + *metoprolol* 95 mg; cáp. *HCTZ* 12,5 mg + *losartán* 100 mg y 160 mg. Dosis adulto: hipertensión: 12,5-25 mg/d; diurético: 25-100 mg/d. Niños dosis única: 1-3 mg/kg/d. Dosis niños: VO inicial 1-3 mg/kg/d; usual 2-3 mg/kg/d.

Furosemida. FF VO tabl. 40 mg. FF IV amp. 20 mg/2 ml. Dosis adultos: estados congestivos agudos: 40 mg en dosis bolo, seguidas por una tasa de 10 mg/h; tratamiento crónico vía oral: 20-80 mg/d (dosis mínimas efectivas para conservar la euvolemia); HTA: se recomienda una dosis de 20 mg 2 v/d. VI adultos: 20

a 40 mg, repetir si es necesario, pueden utilizarse altas dosis de IV en casos de oliguria o falla cardiaca. No se debe pasar a más de 4 mg/min para evitar ototoxicidad. Niños inicial: 2 mg/kg/d, dosis máxima 6 mg/kg/d. Dosis única IM o IV niños: 1 mg/kg c 6-8 h, máximo 6 mg/kg/dosis.

Espironolactona. FF VO tabl. de 25 mg y 100 mg. Dosis adultos: insuficiencia cardiaca, hipertensión: 25-50 mg/d. Ascitis y aldosteronismo: 100-400 mg/d. Dosis niños: 1-3,3 mg/kg/d.

Amilorida. FF VO tabl. de 5 mg + *HCTZ* 50 mg. Dosis única adultos: 5-10 mg/d en una toma día. Niños: 0,2 mg/kg/dosis.

Acetazolamida. FF VO tabl. 250 mg. Dosis adultos: glaucoma 500 mg c 12 h. Profilaxis del mal de montaña agudo: 250 mg/d desde 2 días antes hasta y durante 2-5 días; dosis oral efectiva 250 mg-1 g/d; como diurético, una vez por día o cada 2 días. Dosis niños: 2,5 mg/kg c 12 h; diurético: 5 mg/kg/dosis cada día o cada 2 días; glaucoma: 8-30 mg/kg/d c 6-8 h. Intoxicación por salicilatos: 30 mg/kg/d c 6 h.

Manitol. FF IV 500 ml con 20 g/100 ml. Dosis adultos: 1,5-2 g/kg en infusión durante 30-60 min. Dosis niños: 0,25-1 g/kg/dosis.

Farmacodinamia y farmacoseguridad

Mecanismo de acción

Antagonizan la reabsorción de Na^+ y H_2O o su transporte en el segmento cortical de la nefrona, donde ocurre la dilución (figura 27). Por esto, se incrementa la diuresis por la excreción de Na^+ (natriuresis), de Cl^- y de agua. A pesar de que la membrana celular tiene una estructura impermeable al H_2O, esta la traspasa mediante unas enzimas porosas llamadas aquaporinas (AQP). Los antihipertensivos diuréticos tienen también cierta acción vasodilatadora directa sobre las arteriolas renales, haciendo que disminuya el volumen extravascular (VEV) y el volumen intravascular (VIV).

En la figura 27, se puede observar que la **HCTZ** inhibe la A de Na^+ y Cl^- en el tubo contorneado distal de la nefrona y aumenta la excreción de K^+. La **furosemida** impide el cotransporte de Na^+, Cl^-, K^+ e H^+ en la rama ascendente del asa de Henle en la nefrona y aumenta la excreción de Ca^{+2}, Mg^{+2} y K^+ notablemente; comparada con la **HCTZ,** ocasiona mayor hipovolemia, pero menor natriuresis. Además, presenta un efecto vasodilatador que disminuye la precarga en 5-10 min y reduce la falla aguda del ventrículo izquierdo.

Figura 27.
Mecanismo y localización del MA-acción y efecto farmacológica de diuréticos.

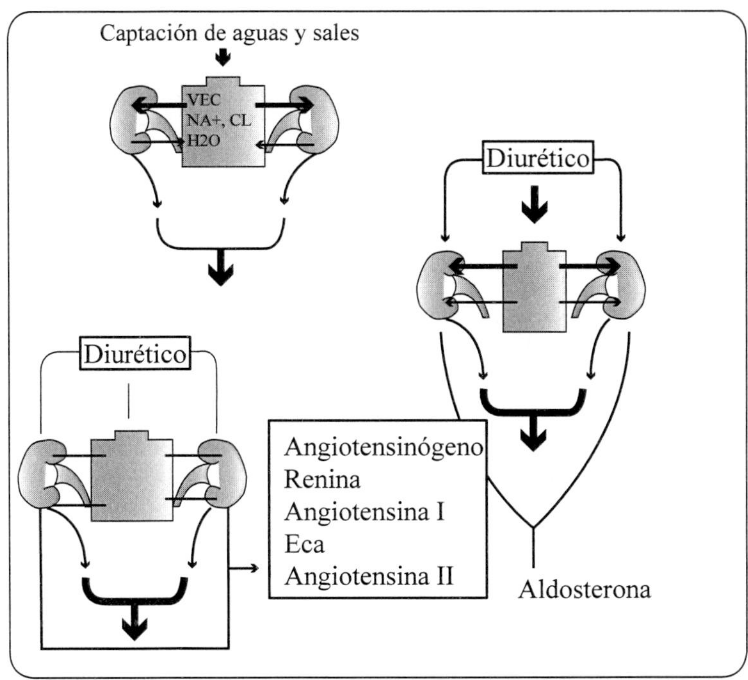

Sitios donde actúan la **HCTZ** y la **furosemida**, entre otros diuréticos, en la nefrona. Fuente: tomado de *Farmacología: texto y atlas*, p. 161.

La **espironolactona** es un diurético poco potente, antagonista de los efectos de la hormona aldosterona en el túbulo contorneado distal de la nefrona, donde reduce la reabsorción de Na^+, H_2O, la excreción de K^+, ácido úrico y la secreción de H^+ (hiperpotasemia e hiperuricemia, respectivamente).

Estos antihipertensivos-diuréticos precisan de una función renal normal para tener la acción-efecto farmacológico adecuado. No obstante, la **furosemida** es el antihipertensivo más potente, aun con una función renal reducida, debido a que disminuye el VEV, el VIV (hipovolemia) y la RVP. Por consiguiente, reduce la presión arterial y se restauran los valores del GC, pero aumenta la excreción de los iones K^+, Mg^{+2}, $PO4^-$, I^+ y una disminución de la excreción de ácido úrico. El **manitol** actúa en el túbulo proximal, rama descendente del asa de Henle, y en los túbulos colectores. Estos sitios son permeables al H_2O y allí se produce reabsorción pasiva de esta, por la presencia del soluto, que no se absorbe dentro del túbulo renal. Por eso, la retención de líquido es mayor y persiste, reduciendo la reabsorción de la concentración de Na^+ y altera el equilibrio electrolítico. Por esto, el **manitol tiene una** acción-efecto farmacológica principal, el aumento de la excreción de H_2O y una eliminación menor de Na^+.

RAM/tóxicas

Tabla 8.
RAM más severas de los medicamentos antihipertensivos diuréticos

HCTZ. Depresión de la médula ósea, hipersensibilidad, parestesias, somnolencia, toxicidad cutánea, lesiones renales y desequilibrio electrolítico.
FUROSEMIDA. Hiperuricemia y ototoxicidad; esta última se presenta con mayor frecuencia por vía IV y las posibles reacciones adversas medicamentosas son tinnitus, sordera, vértigo.
ESPIRONOLACTONA. Induce taquiarritmia, lo que conlleva a falla cardiaca hasta IAM. También puede producir una menstruación irregular hasta infertilidad; ginecomastia e impotencia sexual.
MANITOL. Por vía IV reduce el edema cerebral. Pero, a la vez, puede inducir insuficiencia cardiaca, edema de pulmón, cefalea, náusea y vómito.

Interacciones medicamentosas de interés clínico

La **furosemida** administrada junto con otro fármaco ototóxico, como la gentamicina, amikacina, estreptomicina, imipenem, cisplatino, anfotericina B o ciclofosfamida (antiinfecciosos), entre otros, produce una interacción de potencia farmacológica, aumentándose la RAM/ototóxica de forma transitoria o definitiva. La **furosemida** usada concomitantemente con otro fármaco que elimine K^+, como la β-metildigoxina, prednisolona, betametasona, potencia el efecto cardiotóxico. La **espironolactona** administrada junto con $Li(CO_3)^{2+}$ compite e inhibe el mecanismo de excreción del litio renal por intercambio con el Na^+, el cual se elimina y aumenta la Cp del $Li(CO_3)^2$; a la vez, aumenta su $t^{1/2}E$ y sus efectos deseado y no deseado.

En suma, el uso conjunto de más de un diurético origina sinergismo de la diuresis y del efecto antihipertensivo. Esto conduce a un desequilibrio electrolítico, pérdida rápida de peso, hipotensión ortostática e hipotensión aguda hasta cardiotoxicidad.

Usos terapéuticos

La **HCTZ** en HTA e ICC; la **furosemida** en IC grave, HTA e IR; la **espironolactona** en HTA, ICC, hipopotasemia, antiandrogénica (acné), edema agudo pulmonar, hiperaldosteronismo secundario e hiperaldosteronismo primario (cirrosis implicada con ascitis), síndrome de Conn. Se utiliza **triamtereno + HCTZ** en ciertos tipos de HTA, cuando se desea un efecto diurético con ahorro de potasio; el **manitol** elimina en algunos casos el edema cerebral agudo y el humor acuoso intraocular (glaucoma), debido a que su efecto farmacológico incrementa la osmolaridad plasmática por los solutos que no atraviesan la BHE ni la barrera ocular, lo que favorece la excreción de H_2O independiente de la función renal.

Contraindicaciones y precauciones

Los antihipertensivos-diuréticos en general están contraindicados en pacientes con historia clínica de acidosis hiperclorémica, enfermedad pulmonar obstructiva crónica (EPOC), encefalopatía hepática, disminución de Na^+ o K^+; la **HCTZ** en deshidratación, edema con IR, arritmias ventriculares, embarazo; la **furosemida** en pacientes con antecedentes de deshidratación, LES (lo intensifica), hiponatremia, disminución severa de la diuresis y anuria; la **espironolactona** no debe usarse en pacientes con hiperpopotasemia (esta se potencia hasta falla cardiaca y muerte), durante el embarazo o lactancia, en mujeres con irregularidad menstrual, ni conjuntamente con **captopril**.

Antihipertensivos antagonistas de la enzima convertidora de angiotensina (IECA)

Farmacocinética de antihipertensivos IECA

El **captopril** y el **enalapril** se usan principalmente por VO; tienen un $t^{1/2}E$ plasmático alrededor de 6 h; se eliminan principalmente por el riñón y requieren reajuste de dosis en pacientes con la función renal alterada. El **enalapril** es un profármaco que se transforma en el organismo a su metabolito activo. La FF de los IECA influye en la dosificación de la misma y en los procesos farmacocinéticos LADME. Aunque algunas FF de los IECA tengan un $t^{1/2}E$ corto (**captopril**) o $t^{1/2}E$ largo (**enalapril**), en ciertos casos presentan una duración de acción antihipertensiva prolongada.

FF, dosis y vías de uso terapéutico

Captopril. FF VO tabl. de 25 y 50 mg. Dosis adultos: en HTA 6,25-150 mg/d en dos tomas con el estómago vacío y si no tiene el efecto deseado, debe combinarse con diurético. Neonatos: 0,10-4 mg/kg c 6-8 h/d. Lactantes y niños: 0,5-1 mg/kg c 8-12 h/d, máximo 2 mg/kg/d.

Enalapril. FF VO tabl. 5, 10 y 20 mg. Dosis adulto: 2,5-40 mg 1-2 v/d puede darse en una o dos tomas. Niños dosis única: 0,01-0,1 mg/kg/d. En ICC dosis inicial de 2,5-5 mg/d; ajustar hasta 20-40 mg/d, bajo estricto control médico.

Farmacodinamia y farmacoseguridad

Figura 28.
Mecanismo de acción de los medicamentos IECA.

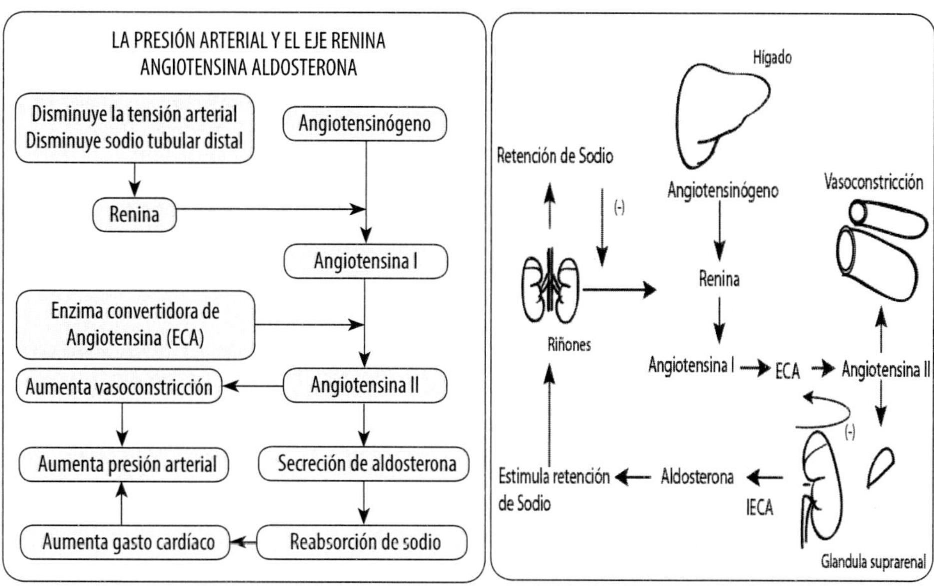

Relación de los factores fisiológicos del sistema renina-angiotensina-aldosterona, que influye en el MA de los fármacos antihipertensivos y en la presión arterial. Fuente: elaborado por la autora.

RAM/tóxicas

El **captopril** puede ocasionar reacciones graves como: hiperpotasemia, hipercalcemia, taquicardia, IR, angioedema, neutropenia, proteinuria, toxicidad fetal e hipotensión; y leves como: exantema cutáneo, disgeusia y tos frecuente en la población adulta mayor, que en la mayoría de los casos desaparece al cuarto día de la suspensión.

Interacción medicamentosa

El **captopril** o el **enalapril** administrados conjuntamente con *HCTZ, furosemida, espironolactona* o *propanolol* producen interacción farmacológica sinérgica de potencia del efecto hipotensión y bradicardia hasta una falla cardiaca. Esto se hace más grave en pacientes con dieta hiposódica o con régimen de hemodiálisis. Junto con la *espironolactona*, suplementos de K^+ o alimentos ricos en K^+ (banano, naranja, tomate chonto), potencia la hiperpotasemia e induce arritmia hasta paro cardiorrespiratorio (PCR).

Usos terapéuticos

En HTA, IC, disfunción del VI posinfarto, nefropatía diabética. Los *IECA* son fármacos alternativos a los diuréticos o los Bβ-ADRE, cuando estos son ineficaces o están contraindicados.

Precauciones y contraindicaciones

No utilizar **captopril** o **enalapril** en pacientes con estenosis arterial renal bilateral, IR grave reversible o irreversible (creatinina > 3 mg/decilitro —dl—), hipotensión, durante el embarazo (embriotóxicos), junto con suplementos de K^+, *losartán* o *espironolactona*. Tener prudencia cuando se usan por primera vez; monitorear el riesgo de angioedema o el síncope relacionado con la primera dosis. Durante el tratamiento, vigilar la Cp de K^+ en suero, la presión arterial y la tensión renal. Cuando se requiere cambiar el *HCTZ*, *furosemida* o *espironolactona* por **captopril** o **enalapril** en el tratamiento de la HTA, suspenderlos de 2-3 d antes del cambio.

Fármacos antagonistas de los receptores de la enzima angiotensina II (ARAII)

Farmacocinética de medicamentos ARAII

El **losartán** se absorbe bien por VO y tiene ciclo enterohepático importante, lo que afecta su biodisponibilidad, que es solo del 33 %; alcanza su $Cp_{máx}$ en 1 h y se biotransforma rápido en el hígado por las isoenzimas CYP $3A_4$ y CYP $2C_9$ del CYP_{450}. Su metabolito activo alcanza la $Cp_{máx}$ de 2-4 h y el $t^{1/2}E$ es alrededor de 1-9 h.

FF, dosis y vías de uso terapéutico

Losartán. FF VO tabl. 50 y 100 mg; tabl. recubierta 50 mg. Dosis inicial: 25-100 mg/día repartidos en una o dos tomas/día.

Mecanismo de acción

El **losartán** actúa mediante un antagonismo competitivo y selectivo de los Rs de las isoenzimas AT_1 de la enzima angiotensina II, más que por los Rs de la isoenzima AT_2; no obstante, a concentración terapéutica, no bloquea los Rs de la isoenzima AT_2 ni antagoniza la acción farmacológica de la enzima adenilciclasa o de la enzima guanilil ciclasa. Tampoco bloquea la entrada de Ca^{2+} a través de los canales tipo-L; los Rs μ, κ, δ y σ de los fármacos hipnótico-sedante-analgésicos potentes (*morfina*), ni los Rs de la *ADRE, Do, adenosina, SERO, muscarina, histamina* y *GABA*.

Los antihipertensivos *ARAII* no modifican la vasoconstricción que produce la *vasopresina* y que inhibe el *captopril*, ni la vasodilatación producida por la *bradicinina* y potenciada por los IECA. El **losartán**, al igual que los *IECA*, produce vasodilatación arterial y suprime la secreción de aldosterona, pero carece de efecto potente sobre la *bradicinina*.

Existe la hipótesis de que el **losartán** en el organismo sintetiza la enzima antagonista de los receptores específicos de la angiotensina II (ARe-ATII), la cual estimula los Rs de la isoenzima AT_2 no bloqueados, cuya expresión quizás crece por el bloqueo de los Rs de esta, disminuyéndose el tono de la microcirculación renal, la presión capilar glomerular y el filtrado glomerular (figura 29). Esta acción farmacológica causa un aumento de la Cp de urea y de creatinina en pacientes con estenosis renal bilateral, estenosis de la arteria renal o riñón único.

RAM/tóxicas

El **losartán** causa angioedema, hipercalcemia, hiperpotasemia y fetotoxicidad. Leves: exantema cutáneo, mareos, gastritis, congestión nasal e hipotensión ortostática. Presenta hiperpotasemia, con mayor frecuencia cuando se usa en pacientes con IR, y tiene menos probabilidad de producir tos que el *captopril*.

Interacciones medicamentosas de interés clínico

El uso de **losartán** con *espironolactona* o *captopril* incrementa la hiperpotasemia hasta falla cardiaca; ingerido junto con otro antihipertensivo, potencia el efecto hipotensor hasta inducir una acción cardioinhibidora y la muerte; con *furosemida* o *HCTZ*, se neutraliza la hipopotasemia que producen estos diuréticos.

Figura 29.
Mecanismo de acción de los medicamentos antihipertensivos ARAII.

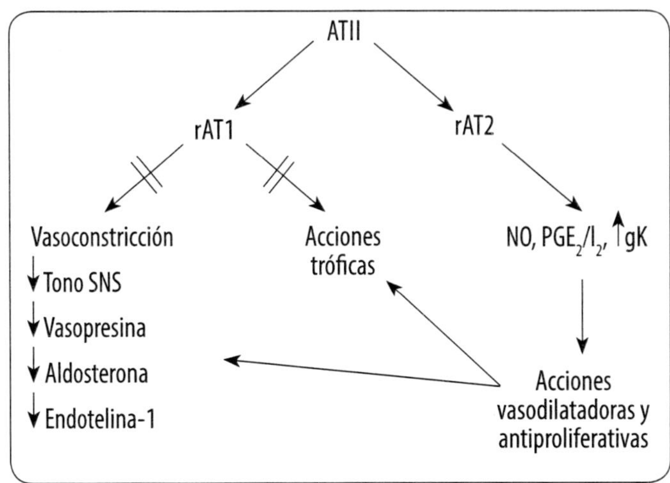

Fuente: elaborado por la autora. rAT_1/rAT_2: receptores AT_1 y AT_2 de la Enzima Angiotensina II (ATII). NO: Óxido Nítrico. Postraglandinas PGE_2/I_2 y gK: estimula conductancia al potasio. SNS: sistema nervioso simpático.

El **losartán** y el *fluconazol* tienen afinidad por la inhibición de la isoenzima $CYP2C_9$; si se administran conjuntamente, compiten por este mecanismo de metabolismo en el CYP_{450} y el *fluconazol* inhibe la desintegración de un metabolito activo del **losartán**, el cual causa efecto hipotensor más potente que el PA original.

Uso terapéutico

El **losartán** es un antihipertensivo de primera línea en pacientes con IC, microalbuminuria, proteinuria y diabetes tipo 2.

Contraindicaciones y precauciones

El **losartán** está contraindicado en pacientes sometidos a cirugía mayor, pues antagoniza la isoenzima AT_2, formando un efecto de liberación de renina como mecanismo compensatorio, lo que aumenta la hipotensión y esta se antagoniza con un expansor de volumen. No usar **losartán** entre el 2º-3º trimestre del embarazo, durante la lactancia, en pacientes deshidratados grado dos, IC, pacientes que estén usando diuréticos o estén siguiendo dieta hiposódica estricta (hiponatremia), porque se potencia el efecto de hipotensión arterial. El **losartán** debe usarse con precaución en pacientes con antecedente de hipersensibilidad, IR grave, estenosis de la arteria renal e IH; requiere un monitoreo periódico del K^+ en sangre.

Antihipertensivos bloqueadores de los canales de calcio (BCC)

Son también vasodilatadores arteriales-venosos y antianginosos. Presentan afinidad por el tejido del miocardio y de conducción cardiaca. Los más utilizados son: nimodipina, verapamilo, diltiazem, flunarizina.

Farmacocinética de medicamentos antihipertensivos BCC

En su mayoría, se absorben rápido por VO y tienen un $t^{1/2}$ biológico corto próximo a 3-8 h y efecto de primer paso hepático significativo, lo que a su vez disminuye su biodisponibilidad. La **nifedipina** inicia su efecto hipotensor alrededor de 20 min, alcanza su $Cp_{máx}$ entre 20-45 min y su $t^{1/2}E$ aproximado es de 3-6 h. Por vía sublingual, la A es ultracorta, el efecto inicia cerca a los 5 min. El **verapamilo** se metaboliza rápido en el hígado a un metabolito activo, se elimina esencialmente por el riñón y su $t^{1/2}E$ es alrededor de 3-7 h. El **diltiazem** se absorbe por VO más del 90 %, su efecto comienza a los 15-30 min y alcanza la $Cp_{máx}$ entre 1-2 h; su $t^{1/2}E$ es de 4-7 h y se excreta por riñón, principalmente. La **nimodipina** y la **flunarizina** por VO se absorben rápido, se unen a las proteínas plasmáticas más del 98 % y tienen biodisponibilidad alta; se metabolizan en el hígado y se eliminan principalmente por las heces, pero una cantidad mínima se excreta por orina en forma inalterada. Su $t^{1/2}E$ es alrededor de 17-18 d. FF, dosis y vías de uso terapéutico.

Nifedipina. FF VO tabl. o cáp. 10 mg y 30 mg de liberación prolongada. Dosis usual en adultos: 30-90 mg/d. Se utiliza a dosis de 10 mg c 20 min sin exceder de 4 dosis, para continuar con 20 mg c 4-8 h, o un régimen alternativo de 30 mg dosis de carga seguido por 20 mg oral a los 20 minutos.

Verapamilo HCl. FF VO tabl. con o sin recubrimiento que no modifique la liberación, 80 y 120 mg. FF IV sln inyectable 5 mg/2 ml. Dosis adultos: VO 240-280 mg/dosis dividida cada 8 horas. La presentación retardada se prescribe cada 12-24 horas; IV 0,075-0,15 mg/kg (5-10 mg) disueltos en dextrosa al 5 %. Niños 0,15-0,3 mg/kg/dosis; IV 3-5 mg/kg/d c 8 h.

Diltiazem. FF VO tabl. o cáp. 60, 90, 120, 180, 200, 240 y 300 mg. Dosis adulto: 180-420 mg/d.

Nimodipina. FF VO tabl. 30 mg; comp. 10 y 30 mg. FF amp. 10 mg/50 ml. Dosis adulto sostenimiento: 60-120 mg/d dividido en 3-4 tomas.

Flunarizina. FF VO tabl. 5 y 10 mg. Dosis adulto: 10 mg/d.
Farmacodinamia y farmacoseguridad

Mecanismo de acción

La **nifedipina**, el **verapamilo** y el **diltiazem** (antihipertensivos BCC) antagonizan los Rs de los canales rápidos del Ca^{+2} tipo L dependiente de voltaje e inhiben la entrada de Ca^{+2} extracelular al interior de la célula, lo que produce vasodilatación de la fibra lisa vascular de las arterias periféricas y coronarias. Por consiguiente, reducen el cronotropismo (-) de la fibra muscular cardiaca y la RVP relacionada a una estimulación anómala de los canales de Ca^{+2} en las fibras lisas del vaso arterial, donde la acción de los BCC es más sensible, lo cual disminuye el tono vasomotor periférico y coronario. En consecuencia, reducen la precarga y la postcarga y aumentan el flujo coronario. Analizar la siguiente figura 30.

Figura 30.
Mecanismo farmacológico de verapamilo, nifedipina y diltiazem

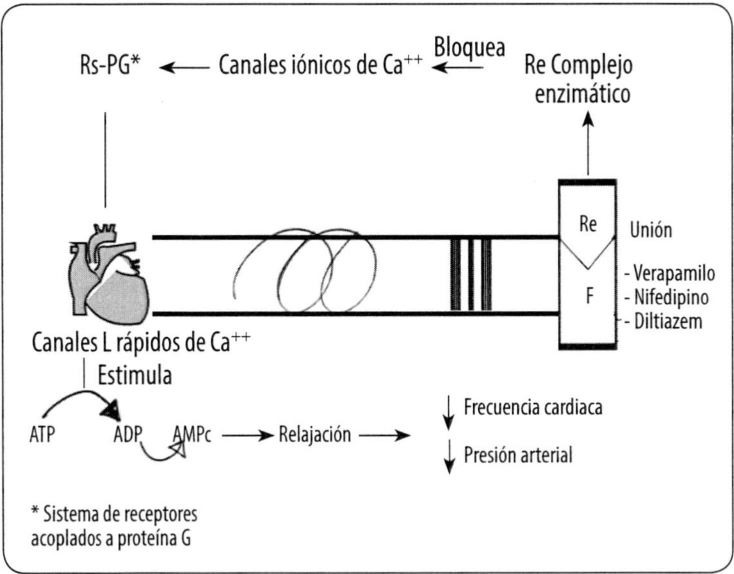

Mecanismo y sitios de acción de los BCC. Fuente: elaborado por la autora.

La **nimodipina** y la **flunarizina**, BCC L (lentos), tienen afinidad por la inhibición del proceso contráctil del músculo liso vascular, inducen vasodilatación arteriolar cerebral y, esencialmente, reducen la RVP (postcarga). Además, tienen cierta acción-efecto antihistamínico sobre los receptores H_1. Estos BCC vasodilatadores selectivos de acción cerebral, llamados cerebroactivos, tienen también efecto vasodilatador periférico, el cual se incrementa en las zonas de tejido sano y se disminuye en los sitios donde existe alteración vascular, reduce la irrigación sanguínea donde existe daño vascular y agrava el área afectada.

Este grupo terapéutico tiene auge comercial por la industria farmacéutica, quizás por el aumento de la población senil con disminución de la irrigación cerebral. No obstante, los datos científicos son escasos e indican una evidencia poco significativa sobre el efecto terapéutico real de aumento de la irrigación y la perfusión sanguínea en ciertas patologías (demencia senil, estrés, arterioesclerosis cerebral, disminución del cansancio mental, alteración de la memoria y apatía senil), en las cuales son utilizados irracionalmente.

RAM tóxicas

Tabla 9.
RAM tóxicas de los BCC

Nifedipina. Taquicardia, disnea, ICC, dificultad respiratoria, tos, sibilancias, edema pulmonar. Causa también, más que el *verapamilo* y el *diltiazem*, edema periférico, mareos, cefalea, rubor, estreñimiento, reacciones alérgicas (rash cutáneo, prurito), calambres musculares, dispepsias, náusea y vómito.
Verapamilo. Taquicardia, disnea, ICC, dificultad respiratoria, tos, sibilancias y edema pulmonar.
Diltiazem. Es hepatotóxico a altas dosis.
Flunarizina. Frecuentemente: somnolencia, sedación, efecto extrapiramidal, pirosis, efectos ACh (xerostomía, estreñimiento, visión borrosa, retención urinaria). Menos frecuente: retardo psicomotor (apatía, inercia o bradikinesia).
Nimodipina. Frecuentemente: cefalea, rubor facial, molestias en el TGI, hipotensión, sensación de calor, palpitaciones. Menos frecuente: hepatotoxicidad y aumento de las enzimas transaminasas, la fosfatasa alcalina y la creatinina.

Usos terapéuticos

El **verapamilo** o el **diltiazem** se indican en el tratamiento de la HTA, arritmias y angina. La **nifedipina** en FF cáp. blanda es una opción en una crisis hipertensiva, en pacientes que no pueden deglutir; se perfora y aplica por debajo de la lengua (vía sublingual).

Ciertos usos de los BCC están en estudio, como el cardioprotector en la hipertensión pulmonar y en la dismenorrea. En algunos casos clínicos específicos, es conveniente terapia coadyuvante antihipertensiva con una **nifedipina vasodilatadora local + Bβ-ADRE**; **diltiazem + Bβ-ADRE**; **verapamilo** o **diltiazem + vasodilatador local**, para reducir la frecuencia de la angina y ampliar la tolerancia al ejercicio en pacientes con función ventricular normal o comprometida. No obstante, las RAM aumentan al usar más de un PA.

La **flunarizina** se usa principalmente para aumentar la irrigación cerebral en el síndrome vertiginoso, insuficiencia arteriolar cerebral, profilaxis de cefalea vascular, migraña, trastorno circulatorio periférico, vasculopatía periférica (dolor en el reposo y trastorno vasoespástico tipo enfermedad de Raynaud), pero también como antiemético, debido a su acción antihistamínica H_1. La **nimodipina** se usa en cuadros clínicos de origen cerebral (como isquemia secundaria pos hemorragia subaracnoidea, migraña, prevención y tratamiento de accidente isquémico transitorio e isquemia secundaria pos trombosis cerebral) por su vasodilatación selectiva de los vasos cerebrales, acción hemorreológica e inhibición de la agregación plaquetaria cerebral.

Interacciones medicamentosas de interés clínico

El **verapamilo** ingerido junto con *propranolol*, *atenolol* o *metoprolol* causa efecto inotrópico (-) aditivo y altera la conducción del impulso nervioso eléctrico SA o AV hasta asistolia. El **verapamilo** reduce el efecto de primer paso hepático del *propranolol* y *metoprolol* y compite con ellos por la unión a proteínas plasmáticas, por lo que aumenta la Cp de los *Bβ-ADRE*. El *carbonato de* Ca^{2+}, *vitamina D*, *carbamazepina*, *prazosina*, *quinidina*, *teofilina* y *diltiazem* inducen al metabolismo del **verapamilo**, la Cp de este disminuye y se reduce el efecto antihipertensivo hasta desencadenar una crisis hipertensiva y un ACCV.

El **verapamilo** y el **diltiazem** interaccionan junto con *disopiramida* o *quinidina*; estos aumentan el inotropismo (+), disminuyendo el efecto inotrópico (-) del BCC; interaccionan con *warfarina*, *fenitoína*, *ibuprofeno*, *quinidina* o *quinina*; estos tienen unión alta a proteínas, desplazan al BCC, causan cambio en la Cp de la fracción libre del PA no ligado y potencian el efecto antihipertensivo. El uso simultáneo de **verapamilo**, **nifedipina** o **diltiazem** con *diclofenaco*, *estrógenos*, *anticonceptivos orales*, *anfetamina*, *cocaína* o *efedrina* antagoniza el efecto antihipertensivo de los BCC y, a su vez, aumenta el riesgo de desarrollar IR crónica e ICC hasta un ACCV.

El **verapamilo** tiene cierto efecto antiagregante plaquetario que se potencia cuando se administra junto con *ASA*, *dipiridamol* o *anticoagulantes*. La

flunarizina junto con *diazepam* o *etanol* potencia el efecto sedante de estos; con *imipramina* u otro medicamento anti-ACh-M, potencia los efectos de la ACh. La **nimodipina** coadministrada con otro fármaco antihipertensivo potencia el efecto hipotensor. La **nimodipina** junto con *gentamicina, imipenem, anfotericina B* agrava la patología nefrotóxica en pacientes con función renal disminuida.

Precauciones y contraindicaciones

El **verapamilo** está contraindicado en pacientes con historia de bloqueo AV de 2° o 3° grado, arritmias como el síndrome de Wolff-Parkinson-White acompañado de fibrilación (*flutter* auricular) o disfunción del nodo SA o nódulo sinusal, el marcapasos que inicia el impulso nervioso fisiológico del corazón; excepto en pacientes con marcapasos ventricular. Tener precaución al utilizar el **verapamilo**, **nifedipina** o **diltiazem** en adultos mayores y en pacientes alcohólicos o con enfermedad preexistente de estenosis aórtica, bradicardia severa, IC, shock cardiogénico, hepatopatía, hipotensión leve o moderada, disfunción renal. El inicio del tratamiento con **nifedipina** debe supervisarse cuidadosamente en pacientes con cardiopatía coronaria. El **verapamilo** debe tomarse con alimentos o con leche; su FF HCl por vía parenteral es físico-químicamente compatible en solución Ringer, glucosa al 5 % o NaCl al 0,9 %.

La **flunarizina** no debe utilizarse en la fase aguda del ictus cerebral, parkinsonismo, pacientes hipersensibles, embarazo, lactancia, alcohólicos, adulto mayor con glaucoma, hipertrofia prostática o niños menores de 12 años. Tener precaución al administrar **nimodipina** durante el embarazo, en pacientes con edema cerebral generalizado o aumento de la presión intracraneana.

Se contraindica el uso de **flunarizina** y **nimodipina** junto con *etanol* y en pacientes que manejen maquinaria o realicen actividades que requieran atención o concentración. Suspender el medicamento cuando se presenten síntomas y signos extrapiramidales. Se recomienda hacer un intervalo prudencial entre tratamientos prolongados en pacientes mayores de 65 años.

La dosis recomendada de **flunarizina** es una cáp. de 10 mg; tomarla en la noche a la hora de acostarse. La tabl. de **nimodipina** se toma independiente de las comidas, sin masticar y con un vaso de agua; el intervalo de la ingestión no debe ser inferior a 4 h. Reducir la dosis de acuerdo al monitoreo de la presión arterial, el ECG y las pruebas de función hepática. Estos medicamentos no deberían automedicarse ni prescribirse al adulto mayor o a niños en edad escolar para prevenir o tratar síntomas y signos como mala memoria o concentración o poca libido; estos efectos farmacológicos no tienen evidencia científica y parece que actúan como placebo, lo que no amerita el R/B.

No utilizar BCC durante el embarazo o lactancia, ni en pacientes con hipotensión severa, presión arterial menor de 90 mmHg, shock cardiogénico, bloqueos AV, IC o IAM (aunque existe la hipótesis de que, inmediatamente después de este, puede ser beneficioso el BCC).

Antihipertensivos vasodilatadores arteriolar y venoso de acción directa

Clasificación farmacológica

Vasodilatadores musculotrópicos directos: el medicamento tiene afinidad y selectividad directa por el músculo liso vascular.

Farmacocinética

La **hidralazina** por VO tiene una biodisponibilidad aproximada del 40 % y unión a las proteínas plasmáticas del 90 %; la **nitroglicerina** por vía sublingual tiene $t^{1/2}$ ultracorto de 1 min y el **mononitrato de isosorbide** por vía inhalatoria tiene $t^{1/2}$ corta hasta más de 1 h. Todos tienen metabolismo hepático, el cual depende del fenotipo de la acetilación hepática (acetilador lento o rápido) que afecta la Cp, razón por cual se prefiere la FF vía sublingual o FF parche transdérmico. El **dinitrato de isosorbide** por VO no se metaboliza en el hígado. El **nitroprusiato Na^+** por VI tiene $t^{1/2}$ ultracorta, se metaboliza a *tiocianato*, menos tóxico, pero libera el ion CN^- tóxico potente y se excreta por riñón. No obstante, cierta cantidad de CN^- se excreta por vía respiratoria sin metabolizarse.

FF, dosis y vías de uso terapéutico

Hidralazina HCl. FF VO tabl. 25 mg y 50 mg; FF IV y IM solución inyectable 20 mg/1 ml. Dosis oral habitual: 25-100 mg/d dividido en dos tomas. Adultos: bolos IV 5-10 mg c 20 min. Si no hay efecto después de 20 mg, buscar otro fármaco. Su acción comienza en 10-20 minutos. Niños: 0,75 mg/kg c 6-12 h/d, VO 8 mg/kg/d; 1,7-3,5 mg/kg/d IV divididos en 4-6 dosis.

Diazóxido. FF cáp. 50 mg y susp. 50 mg/ml. Dosis oral usual es de 3-8 mg/kg/d en adultos y niños mayores repartidos en 2-3 tomas; 8-15 mg/kg/d en niños menores y neonatos, divididas con la comida para minimizar los efectos gastrointestinales.

Nitroglicerina (trinitrato de glicerilo). FF fco. amp. 50 mg/10 ml. Parches transdérmicos que liberan: 5 mg o 10 mg/24 h. Spray sublingual: 400 µg/dosis.

Dosis en adultos: IV 20 µg/min e incrementar 10-20 µg/min c 3-5 min, hasta DM de 400 µg/min. Los parches se usan por 12-14 h y se retiran por 10-12 h. 1- 2 aplicaciones sublinguales. Spray uno o dos disparos sublinguales.

Dinitrato de isosorbide o mononitrato de isosorbide. FF tabl. sublingual 5 mg; tabl. VO 10 y 40 mg. Dosis adultos: de uso generalmente en profilaxis. Sublingual: 5-10 mg en la crisis; su efecto comienza a los 5-10 min y dura 1 hora. VO 20-60 mg varias veces al día.

Nitroprusiato de Na^+. FF IV amp. 50 mg/2 ml de dextrosa al 5 %. Dosis inicial está alrededor de 0,5 µg/kg/min, la dosis promedio posterior es de 3 µg/kg/min. Si a los 10 min de la dosis máxima de 10 µg/kg/min no hay adecuada respuesta, el medicamento debe ser descontinuado.

Farmacodinamia y farmacoseguridad

En general, se constituye en un enfoque distinto del tratamiento de la IC. Los vasodilatadores arteriolares y venosos de acción directa mejoran la función ventricular al producir vasodilatación venosa (reducción de la precarga), vasodilatación arterial (reducción de la postcarga) o ambas simultáneamente.

Mecanismo de acción

Los vasodilatadores musculotrópicos del endotelio vascular actúan directamente sobre la musculatura lisa de arterias, venas o ambas, donde establecen un nexo entre el metabolismo energético celular y el tono contráctil. Esto induce relajación del músculo liso vascular, debido a la conversión de los iones intracelulares de nitrito en NO, el cual activa la enzima guanilato ciclasa y se aumenta la Cp de GMPc intracelular y favorece la desfosforilación de la cadena ligera de la proteína fibrosa vascular de la miosina.

Además, parece que estos fármacos abren los canales de K+ dependientes de la enzima ATPasa y, quizás, son responsables de mantener el tono vascular durante los episodios de isquemia y en otros estados fisiopatológicos vasculares, debido a la concentración reducida de ATP intracelular. El **diazóxido** actúa sobre los canales de K+, donde provoca una hiperpolarización y efecto de relajación de la fibra vascular, lo que conduce al efecto de hipotensión potente y prolongada en 3-5 min, debido a una disminución de la resistencia cardiopulmonar (RCP). El **dinitrato de isosorbide** por VO presenta menos potencia de relajación del músculo liso vascular que la **nitroglicerina**.

RAM/tóxicas

Entre las graves y menos frecuentes están: cardioestimulación refleja que causa inotropismo (+), taquicardia, aumento del GC, mayor consumo de O_2 e induce angina de pecho, IAM o IC. A altas dosis: hipotensión severa y taquicardia refleja; hipersensibilidad (erupciones o dermatitis exfoliativa), de mayor incidencia con las FF gel y parche; tolerancia e insomnio.

Entre las RAM más severas de los vasodilatadores de acción directa se encuentran: la **hidralazina** induce un síndrome similar al LES en pacientes con cardiopatía isquémica, reversible al interrumpir el tratamiento. El **nitroprusiato Na^+**, a dosis elevadas por infusión prolongada, en los eritrocitos del hígado se inicia una ciano-metahemoglobinemia (síndrome psicoorgánico, alteraciones del TGI, nerviosismo, cefalea y fasciculaciones), mediante una reacción química de hidrólisis por la enzima rodanasa que libera el ion CN^- y desplaza el O_2 de la hemoglobina. Analizar la siguiente figura 31:

Figura 31.
Reacciones adversas medicamentosaa asociadas al uso antihipertensivos.

Efectos No Deseados De Los Antihipertensivos
Hematológicos
Propanolol
Hidroclorotiazida
Furosemida
Captopril
Alfa Metil Dopa
Gastrointestinales
Propanolol
Furosemida
Hidralazina
Alfa Metil Dopa
Cardiovasculares
Verapamilo
B-bloqueadores
Nifedipina
Captopril
Hepáticos
Ac. Etacrínico
Furosemida
Alfa Metil Dopa
Otras
Hidralazina, Metil Dopa (Les)
Espironolact. (Acid. Met., Ginecomastia., Galactorrea.)
Metildopa (Congestión Nasal)
Met.Dop., Praz., Propran., Hiclotiazidia, Furosemida (Disfunción Sexual)
Prazosina (Artralgias Y Mialgias
Neurológicos
Prazosina
Alf. Met. Dop.
Captopril
Vasodilatad.
Nifedipina
Propranolol
Furosemida
Respiratorios
Captopril
Hipersensibilidad
Propranolol
Furosemida
Hidroclorotiazida

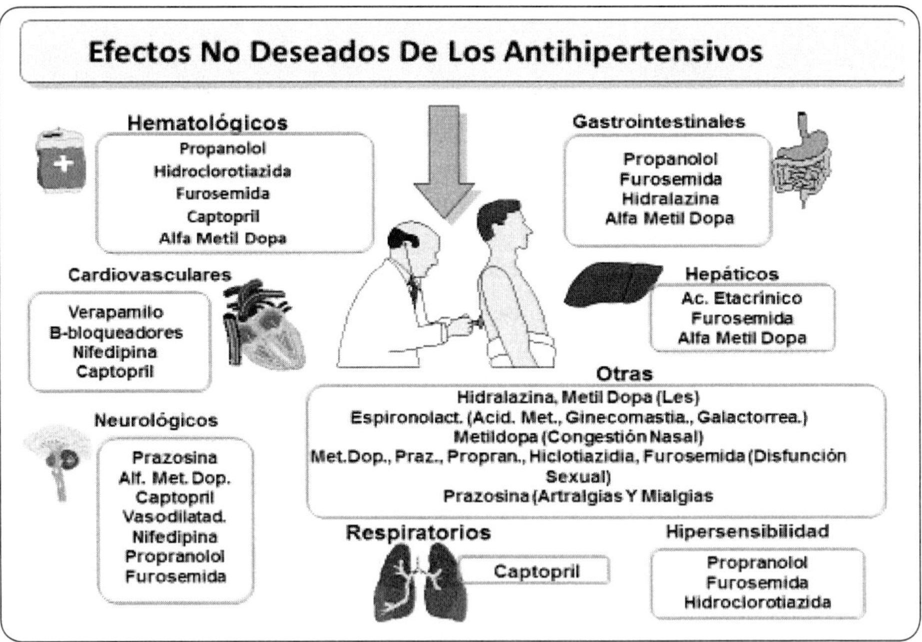

Representación de las RAM relevantes y el sitio diana donde ocurre, asociadas a antihipertensivos. Fuente: elaborado por la autora.

En general, las RAM más frecuentes son: rubefacción (rubor, sensación de calor facial), retención hidrosalina, nerviosismo, sudor frío, debilidad, cefalea pulsátil al inicio del tratamiento, hipotensión ortostática, vértigo, náusea, vómito, anorexia, inquietud. Por eso se justifica asociarlos con un diurético para disminuir las RAM.

Interacciones medicamentosas de interés clínico

La **nitroglicerina** y la **hidralazina** interaccionan con *furosemida, verapamilo, captopril, etanol, imipramina, prazosina, tramadol HCl, fentanilo* y *morfina*; estos fármacos también tienen cierta acción vasodilatadora y aumentan el efecto de hipotensión arterial y de hipertensión ortostática. No obstante, en algunos casos de edema agudo de pulmón es conveniente la coadministración del vasodilatador local con *furosemida*, ya que esta regula la retención de fluidos y potencia el efecto hipotensor. La interacción farmacológica entre un musculotrópico junto con *propranolol* (Bβ-ADRE) es clínicamente útil para contrarrestar la taquicardia refleja por una hipotensión severa.

El **nitrato de isosorbide** aumenta la A intestinal y la Cp de la *ergotamina*; en consecuencia, la *ergotamina* produce mayor efecto vasoconstrictor de los vasos sanguíneos que rodean el cerebro hasta un ACCV. *Grosso modo*, un vasodilatador musculotrópico antagoniza el efecto hipertensivo de medicamentos noradrenérgicos, anti-ACh-M o anti-HISTA-H_1, cuando se administra junto a estos. La **nitroglicerina** disminuye el efecto anticoagulante de la *heparina*.

Uso terapéutico

La **nitroglicerina** por vía sublingual o transdérmica se usa para aliviar de inmediato una angina fuerte desencadenada por el esfuerzo o estrés emocional. Un medicamento vasodilatador musculotrópico es la alternativa en casos de urgencia o emergencia por hipertensión grave o crisis hipertensiva (presión arterial diastólica superior a 150 mmHg o presión sistólica mayor de 210 mmHg) que pueda amenazar la vida o cuando otros antihipertensivos empleados de primera opción no fueron efectivos, conforme a la situación clínica del paciente con presión arterial media de > 90 mmHg; se administra junto con un vasoconstrictor como la *dopamina*.

Precauciones y contraindicaciones

La **nitroglicerina** se debe usar con precaución en pacientes con tendencia a desarrollar hipotensión, aquellos que tengan cardiopatía isquémica, reducción del volumen/minuto y de la presión diastólica ventricular; y se debe monitorizar continuamente. No usar vasodilatadores musculotrópicos de acción local directa en casos de hipotensión marcada, ni en casos de reducción de la presión de perfusión coronaria.

Antihiertensivos antagonistas de receptores Bβ-adrenérgicos

Este tema se estudió en la farmacología del SNAS. Se resaltan aquí los medicamentos antihipertensivos antagonistas de receptores **Bβ-adrenérgicos** más utilizados: **timolol**, **propranolol**, **metoprolol**, **labetalol** y **carvedilol**.

Farmacocinética de medicamentos antagonistas de Rs Bβ-ADRE

Es importante tener en cuenta que la mayoría de estos fármacos son liposolubles y se absorben bien por VO antes de ingerir alimentos, especialmente el **propranolol**. Se distribuyen a la glándula mamaria y se metabolizan principalmente en el hígado mediante el sistema enzimático del CYP_{450}. Por tal razón, su efecto terapéutico depende de la variabilidad del polimorfismo genético de los genes que codifican el sistema enzimático del CYP_{450} de cada persona que metaboliza el PA del antihipertensivo. Por eso, la farmacogenética de los medicamentos utilizados en la hipertensión está sujeta a múltiples variables endógenas y exógenas interindividuales de los pacientes. Según estudios, las enzimas CYP_{2D6}, CYP_{2C9}, CYP_{2D19} y CYP_{3A4} participan en el metabolismo de la mayoría de los fármacos antihipertensivos, pero se conoce poco al respecto, así como de la variabilidad individual al efecto antihipertensivo terapéutico.

FF, dosis y vías de uso terapéutico

Ver capítulo 1 de la unidad dos (SN).

Farmacodinamia y farmacoseguridad

Mecanismo de acción

El **propranolol** y el **metoprolol son** antagonistas e los Rs β_1 ubicados en el corazón y los Re β_2 (pulmones, circulación periférica). El bloqueo de los receptores β_1 disminuye la FC (cronotropismo), la fuerza de contracción (inotropismo) y la velocidad de conducción (dromotropismo). Esto aumenta el periodo de la diástole, lo que mejora la circulación coronaria, disminuye el consumo de O_2 y, en consecuencia, el riesgo de una arritmia.

RAM/tóxicas

Entre ellas están IC, crisis asmática, aumento de la claudicación intermitente y depresión.

Uso terapéutico

En pacientes con HTA, taquicardia supraventricular (TSV) y ventricular (TV), cardiopatía isquémica, tirotoxicosis. Ver más información en la farmacología del SNAS.

Interacciones medicamentosas de interés clínico

El **metoprolol** y el **propranolol** ingeridos con alimentos disminuyen la Cp de la fracción libre de PA disponible del fármaco; interacción a la que se suma el efecto de metabolismo de primer paso que tienen estos **Bβ-ADRE**, principalmente el **propranolol.** En consecuencia, se disminuye la biodisponibilidad de los mismos y, ligado a esto, se disminuye el efecto hipotensor esperado.

Precauciones y contraindicaciones

El **propranolol** y el **metoprolol** se contraindican en pacientes con historia clínica de IC grave, bloqueo AV, asma, depresión, enfermedad vascular periférica o diabetes tipo 1.

Capítulo 2

Medicamentos antianginosos

Son fármacos que alivian diferentes tipos de angina (dolor de pecho). El medicamento vasodilatador calma el síntoma del dolor (sensación de opresión del tórax) de 1-10 min, porque incrementa la liberación de O_2 (oferta) y la reducción de las causas que favorecen la demanda del mismo, relacionadas al estrés, alimentación, obesidad, ejercicio; esta última es la más frecuente y mejora con el reposo. El síntoma del dolor anginoso, en varios casos, se convierte en enfermedad isquémica cardiaca (EIC), cuyas causas frecuentes son la adenomatosis, valvulopatía aórtica, espasmo coronario, cardiomiopatía hipertrófica y dilatada, vasculopatía de pequeños vasos, HTA, hipertensión pulmonar y la ateroesclerosis coronaria.

Para el tratamiento antianginoso adecuado, el médico debe hacer primero un diagnóstico claro y preciso al paciente, apoyado en exámenes clínicos especiales (prueba de esfuerzo, ecocardiografía y el cateterismo cardiaco). Segundo, la selección del medicamento, según el tipo de la angina. Tercero, conforme a cada caso en particular, debe dirigir el tratamiento primordialmente a controlar los FR prevenibles y modificables que eviten la demanda de O_2 y fomentar factores protectores que favorezcan el aumento del flujo sanguíneo coronario.

Clasificación farmacológica

Los fármacos vasodilatadores se clasifican en dos grupos por su MA de aliviar el dolor:

La nitroglicerina y el dinitrato de isosorbide. *Estimulantes de la relajación del musculo liso vascular.*
La nifedipina. *Estimulante de la relajación del musculo liso vascular del tejido miocárdico.*

Farmacodinamia y farmacoseguridad

Mecanismo de acción

La **nifedipina**, la **nitroglicerina** y el **dinitrato de isosorbide** actúan mediante una acción directa sobre el músculo liso vascular de la circulación sistemática, donde originan una intensa vasodilatación que disminuye la presión arterial, la precarga (la tensión en la pared del ventrículo) relacionada con el final de la sístole de la postcarga y el aumento del flujo coronario al final de la diástole; y reduce el retorno venoso. El efecto farmacológico antianginoso alivia o elimina el dolor anginoso que depende esencialmente de la capacidad del fármaco de reducir la demanda de O_2 por el tejido miocardio, independiente del tipo de angina (ver arriba antihipertensivos). De igual manera, los **Bβ-ADRE** aumentan la tolerancia al ejercicio, reducen la frecuencia de los episodios y sus manifestaciones en el ECG.

Interacciones medicamentosas de interés clínico

La **nitroglicerina** junto con un *Bβ-ADRE* produce efecto sinérgico de la disminución de la FC y de la demanda de O_2 del miocardio (eficacia antianginosa), de la contractilidad miocárdica y de la presión arterial. Ver la información en el tema de antihipertensivos.

Usos terapéuticos

La **nitroglicerina** por vía sublingual o por vía inhalatoria en FF aerosol se usa en la profilaxis o en el tratamiento agudo de *angor pectoris* y en angina de pecho aguda o crónica de diferente tipo, en reposo o por esfuerzo. El **verapamilo** y el **diltiazem** se utilizan en angina estable, variante, vasoespástica o de Prinzmetal. Son útiles en la angina de reposo, cardioplejia y en el periodo de isquemia durante una cirugía, como fármaco único o asociado a un *vasodilatador* o a un *Bβ-ADRE*.

Precauciones y contraindicaciones

La **nitroglicerina** está contraindicada en pacientes con choque hipovolémico, anemia severa, hipersensibilidad, HTA, disfunción hepática o renal severa. A altas dosis, en pacientes con IAM reciente o con síndrome de hipertensión endocraneana.

Se contraindica el uso de un fármaco vasodilatador junto con el consumo de bebida etílica (*etanol*); no usar *ningún* fármaco vasodilatador mientras se esté de pie durante largos periodos, haciendo ejercicio y en sitios de climas cálidos, debido a la potenciación del efecto de hipotensión ortostática.

Tomar conciencia para aprender

Tener prudencia al usar un **vasodilatador** *junto con otro del mismo grupo químico*; esta interacción induce hipersensibilidad cruzada entre ellos. Valorar el R/B del uso en mujeres embarazadas, adultos mayores, pacientes con hipotensión ortostática, hipertiroidismo, glaucoma; en estos casos se puede agravar la isquemia. Tener en cuenta, además:

1) No suspender el medicamento incluso sintiéndose bien o en caso de cefalea; consultar al médico si esta es continua o severa.
2) Controlar el pulso durante el uso de **diltiazem** o **verapamilo**; consultar al médico si es menor de 50 pulsos/min. El **verapamilo** por VO se debe tomar con los alimentos o con leche. El **verapamilo HCl** en preparación IV es compatible con solución Ringer, glucosa al 5 % o cloruro de sodio al 0,9 %.
3) Al primer signo del episodio agudo de angina, el paciente no debe levantarse bruscamente (origina desvanecimiento, hipotensión).
4) El dolor de cabeza es una RAM común, disminuye con el tratamiento continuo; consultar con el médico si persiste.
5) La aplicación del antianginoso por vía IV debe ser muy lenta para evitar hipotensión marcada. El alivio del dolor debe efectuarse alrededor de 5 min; si la angina persiste entre 5-10 min, administrar máximo otras 3 dosis en 15 min y dirigirse a un servicio de urgencias.
6) El uso crónico de un antianginoso vasodilatador de $t^{1/2}$E prolongado desarrolla tolerancia y disminuye el efecto terapéutico antianginoso.
7) Neutralizar la intoxicación por FF bucal (sublingual) lavando con suficiente agua la cavidad oral y el sitio de aplicación.
8) Puede ser necesario reducir la dosis del medicamento gradualmente.
9) Si el paciente presenta hipotensión excesiva, elevarle las piernas para aumentar el retorno venoso y disminuir la hipotensión, administrando *fenilefrina* por vía IV.
10) No usar *epinefrina*, ya que agrava una reacción parecida al shock.
11) Consultar con el médico antes de interrumpir el medicamento antianginoso.

Se resaltan ciertas interacciones medicamento-alimento, las cuales deben considerarse especialmente en pacientes crónicos polimedicados. Los alimentos ingeridos con o antes de un fármaco antihipertensivo pueden beneficiar o no el efecto terapéutico hipotensor deseado. P. ej., la **espironolactona**, **hidroclorotiazida** o **nitroglicerina** administradas con alimentos aumentan la A y mejoran la biodisponibilidad del antihipertensivo; por ende, originan un mayor efecto terapéutico antihipertensivo. Otro caso son la **nifedipina** y la **prazosina**, cuya A no se ve interferida ni optimizada por el consumo de alimentos. Por el contrario, el **captopril**, **furosemida** y **acetazolamida** administrados antes de los alimentos, y mínimo con 250 ml de agua, mejoran su A. Asimismo, el **losartán** junto con alimentos retrasa su A y disminuye su $Cp_{máx}$ de 5-10 %, lo que reduce su biodisponibilidad.

El **verapamilo** y la **nifedipina** ingeridos con el zumo de pomelo compiten por el mismo mecanismo de metabolismo en el CYP_{450} mediado por las isoenzimas $CYP3A_3$ y $CYP3A_4$ en la pared intestinal y en el hígado. Este jugo antagoniza la actividad de estas isoenzimas e inhibe el metabolismo del **BCC**; por tal razón, la Cp y la biodisponibilidad del **verapamilo** o de **nifedipina** aumentan y, a su vez, disminuye el $t^{1/2}$E e incrementan el efecto cardiotóxico. Esta interacción es dependiente de la cantidad de jugo ingerido, se presenta después de ingerir el primer vaso y persiste alrededor de 24 h.

Analizar la siguiente figura 32 en la cual se recapitula los MA-A-E farmacológico-clínico de los medicamentos antihipertensivos, sobre la base del análisis hacer un mapa conceptual de la farmacodinamia de los antihipertensivos de uso frecuente en la APS.

Mecanismo farmacológico de antihipertensivos

Figura 32.
Perfil del MA de tipos de antihipertensivos.

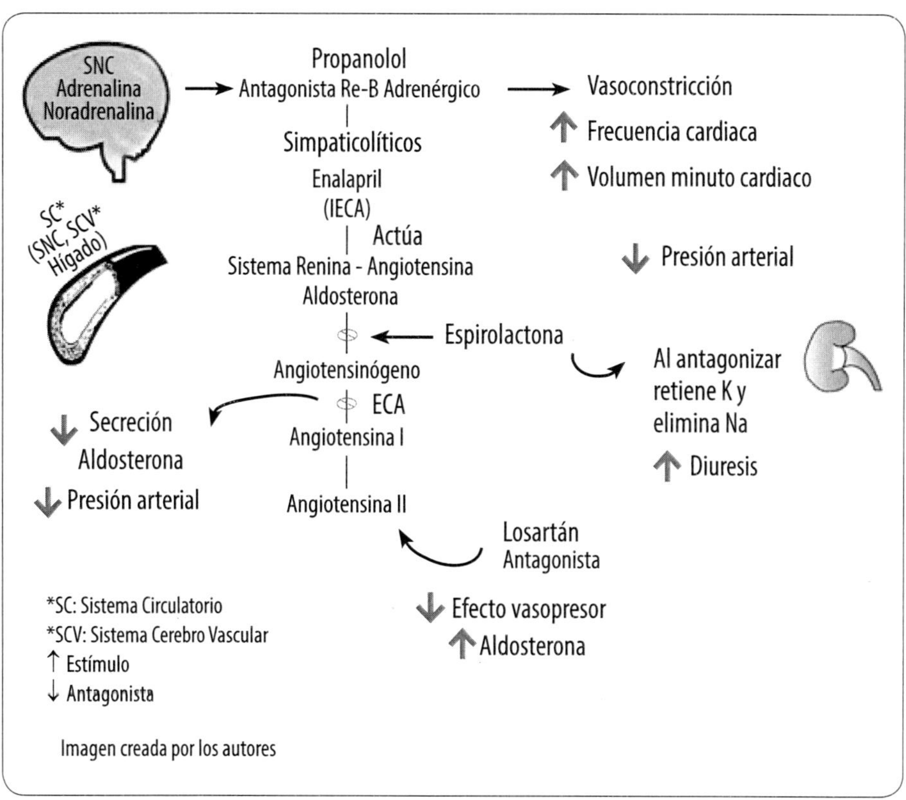

Fuente: elaborado por la autora.

Capítulo 3

Medicamentos antiarrítmicos

Estos fármacos previenen o antagonizan alteraciones del ritmo cardiaco en la génesis del impulso nervioso cardiaco (automatismo) y en la secuencia de estimulación o antagonismo de la conducción o reentrada del impulso nervioso cardiaco; en ciertos casos por trastorno en el intercambio iónico que origina el PoA cardiaco. También por alteración de la estructura fisioanatómica (cardiopatía isquémica, HTV o fibrosis) (figura 33 , a la derecha).

Los medicamentos antiarrítmicos tienen ITE, por lo que deben ser utilizados a una Cp precisa para evitar RAM tóxica, como alteración del impulso nervioso del nodo sinusal (NS) y de las células cardiacas individuales. Además, se debe prevenir que se despolaricen y se repolaricen, mediante un PoA cardiaco alrededor de 60 v/min. Un ventrículo de un corazón sano (figura 24 , a la derecha es correcta) expulsa en cada contracción (sístole) aproximadamente 70 ml, la cual depende de la FC. P. ej., si la persona tiene una FC al menos de 60 latidos/min, expulsa alrededor de 4,2 l.

De ahí que el medicamento antiarrítmico tiene una acción eléctrica específica de producir un efecto mecánico directo o indirecto sobre el corazón (víscera electromagnética), pero induce simultáneamente RAM tóxica que agrava el pronóstico de la arritmia, según las dosis. P. ej., en el caso de un paciente con disminución de la fracción de eyección del corazón por el efecto inotrópico (-) de la **disopiramida**. Asimismo, existen otros tratamientos antiarrítmicos no farmacológicos de tipo eléctrico (desfibrilador, marcapaso y técnica de ablación) o quirúrgico, que pueden reemplazar a los fármacos antiarrítmicos en ciertos casos clínicos.

Clasificación farmacológica

Esta se hace teniendo en cuenta su acción farmacológica eléctrica específica y el efecto antiarrítmico en el sitio "diana o blanco":

Clase I. Se subdivide en tres subgrupos, según el tiempo de la recuperación eléctrica (t_{re}), indicando una despolarización mayor para que los canales de Na^+ pasen de su estado de reposo a su estado activo.

Procainamida, quinidina sulfato y disopiramida. *Subclase IA.*
Fenitoína y lidocaína. *Subclase IB.*
Propafenona. *Subclase IC.*
Clase II. **Propranolol, carvedilol y otros.** Ver antagonistas de los receptores β-ADRE.

Clase III. **Amiodarona, sotalol, vernakalant e ibutilide.** Prolongan la duración del PoA y el periodo refractario por bloqueo de los canales de K^+.

Clase IV. **Diltiazem y verapamilo.** ***BCC. Ver*** antihipertensivos.

Farmacocinética de medicamentos antiarrítmicos

La **amiodarona** se absorbe poco por VO, a pesar de que tiene liposolubilidad alta, y se acumula en el tejido graso, pulmón, miocardio y músculo esquelético, donde alcanza niveles estables de 1-3 sem. El $t^{1/2}$E es largo, de 10-100 d.; se une en el 95 % a proteínas plasmáticas. Por vía IV alcanza la $Cp_{máx}$ entre 5-10 min o entre 3-7 h y tiene un $t^{1/2}$E ultracorto de 5-10 s.

FF, dosis y vías de uso terapéutico

Propafenona. FF VO tabl. 150 y 300 mg; cáp. liberación regulada 225, 325 y 425 mg. Dosis adultos: 150-300 mg c 8 h o 245-425 mg 2 v/d en liberación regulada. En niños: seguridad y eficacia no demostrada.

Lidocaína. FF VO comp. 1 mg. FF IV solución inyectable 1 g/10 ml y 200 mg/10 ml. Dosis: IV se administra un bolo de 3-4 mg/kg para 20 min (p. ej., bolo de 100 mg IV seguido de 2-3 bolos de 50 mg separados cada 8 minutos). La dosis de mantenimiento en infusión es 2-4 mg/min. Dosis niños: 1 mg/kg, para continuar con infusión de 20-50 µg/kg/min/.

Amiodarona. FF VO tabl. 200 mg. FF IV amp. polvo liofilizado 150 mg. Dosis en adultos oral: 10 g en 7-10 días (cada 8 h), luego 400 mg/3 semanas y luego 200-400 mg/día. IV inicialmente 150-300 mg en bolo diluido en solución salina normal en 10 min y continuar con 1 mg/min por 6 horas, seguidos de 0,5 mg/min por 18 horas. Pueden darse bolos adicionales de 150 mg después del primero. Dosis máxima: 2 g/d. Dosis de carga: 1.200-1.600 mg/d. Dosis de mantenimiento: 200-400 mg/d. Dosis en niños: VO 10-20 mg/kg/d por 4-14 días. La dosis de sostenimiento es 2,5-5 mg/kg/d.

Farmacodinámica de medicamentos antiarrítmicos

Mecanismo de acción

Clase I. Son antagonistas de los canales rápidos de Na^+ dependientes del voltaje, principalmente; también bloquean los canales de K^+. Cuando los canales rápidos de Na^+ se inhiben, se disminuye el umbral de excitabilidad del corazón y se estimula el umbral de excitabilidad del marcapaso. Por esto, se requiere de una energía mayor para antagonizar la arritmia mediante una desfibrilación. De modo que su MA antiarrítmico consiste en antagonizar la fase 0 del PoA y reducir la Vo de conducción del impulso nervioso miocárdico. El efecto terapéutico antiarrítmico depende del PoA del músculo miocárdico y de la FC.

Subclase IA. Estos medicamentos prolongan la duración del efecto antiarrítmico y disminuyen la Vo de conducción del PA. Son fármacos que siguen una cinética de recuperación intermedia alrededor de 16 s.

Subclase IB. La **lidocaína** y la **fenitoína**. En algunos casos no modifican el PoA del tejido alterado, pero acortan la duración de este en tejidos sanos. Su uso antiarrítmico es restringido (ver los temas de anestésicos locales y anticonvulsivantes, respectivamente); actúan esencialmente en los tejidos isquémicos, lo que puede prolongar el segmento QT en el ECG. Son de cinética de recuperación rápida (entre 0,3-1 s); aumentan el intervalo diastólico; alteran la acción-efecto electrofisiológico del SCV, por el bloqueo de los canales de Na^+ abiertos e inactivos. La **fenitoína** inhibe el automatismo anormal originado por la intoxicación con *β-metildigoxina*, evitando la despolarización y acortando la repolarización. Esto disminuye la duración del PoA y acorta el segmento QRS corregido (QTRc) en el ECG.

Subclase IC. La **propafenona** bloquea también los canales de K^+, puede ralentizar la conducción del impulso nervioso miocárdico y prolonga el periodo refractario; la cinética de recuperación del bloqueo del impulso miocárdico es lenta (mayor a 8 s); suprime notablemente la Vo de inicio del PoA en la membrana miocárdica, lo que produce un retraso considerable de la conducción del impulso miocárdico y origina poco efecto sobre la duración del PoA de la membrana miocárdica o en el periodo refractario efectivo del PoA del ventrículo; prolonga las ondas QRS y T en el ECG, más que el segmento QTRc. Tiene efecto inotrópico (-) y agrava la falla cardiaca.

Clase II. **Bβ-ADRE.** Son los que más reducen la FC, hasta muerte súbita. Suprimen el automatismo anormal del tejido miocárdico sano, por una despolarización en forma incorrecta. Estos medicamentos deprimen poco la excitabilidad, la Vo de conducción o los periodos refractarios auricular y ventricular ya que, en el miocardio isquémico, al comienzo del tratamiento, acortan la duración del PoA auricular o ventricular y el periodo refractario ventricular. Además, tienen efecto antianginoso (ver el tema de medicamentos antihipertensivos simpaticolíticos).

Clase III. La **amiodarona** bloquea los canales de K^+ y reduce la salida de este ion durante la fase de repolarización de las células cardiacas, lo que retrasa la duración del PoA sin modificar la fase 0 de la despolarización o el PoA de reposo de la membrana miocárdica.

Los *antiarrítmicos BCC* actúan a través de los *Rs cardiacos tipo L rápidos* mediante el acoplamiento de las propiedades fisiológicas del corazón (excitabilidad y contracción) y la despolarización de los nodos SA y AV; y a través de los canales de Na^+ y de Ca^{2+} de tipo L, los cuales presentan 3 estados conformacionales: reposo, actividad e inactividad entre -50 y -30 mV. Los canales de Ca^{2+} en estado de reposo se activan de forma transitoria cuando el PoA de la membrana se despolariza por encima de -20 mV y, a continuación, se inactivan. En la siguiente figura se ilustra el sitio en el PoA del tejido miocárdico, donde actúan algunos de los antiarrítmicos. Observar la siguiente figura 33:

Figura 33.
Perfil del mecanismo de acción de antiarrítmicos.

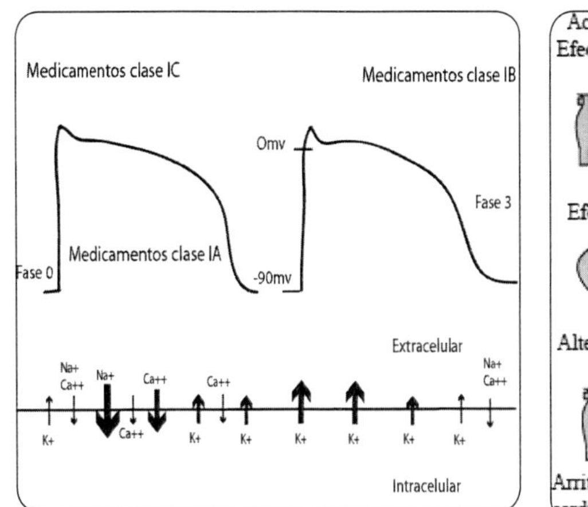

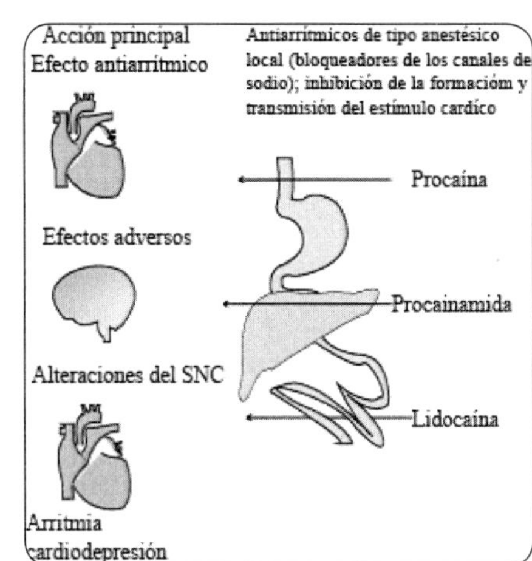

A la izquierda, se ilustra el PoA miocárdico, donde actúan algunos PA antiarrítmicos. A la derecha, el MA del efecto de medicamentos antiarrítmicos. Fuente: elaborado por la autora.

RAM/tóxicas

La **amiodarona** presenta con cierta frecuencia: fibrosis intersticial pulmonar, trastornos del TGI, temblores, ataxia, mareos, hipertiroidismo o hipotiroidismo, IH, neuropatía, debilidad muscular. En general, la mayoría de fármacos *antiarrítmicos clase I* provocan: agranulocitosis, especialmente la FF de acción retardada; hipersensibilidad (angioedema e hipotensión); cardiotoxica (depresión de la contractilidad, ensanchamiento de la onda QPS, prolongación de la onda QT, bradicardia). Las RAM más comunes se presentan en el TGI y las RAM anti-ACh (sequedad de boca, estreñimiento, visión borrosa o retención urinaria).

La **lidocaína** causa vértigo, euforia, disartria, nerviosismo, parestesias, temblor, confusión mental, delirio; a veces enlentece el sistema His-Purkinge. La **propafenona** exacerba el efecto β-ADRE en pacientes con historia clínica de broncoespasmo y, en pacientes con algún síntoma o signo CV previo proarrítmico, puede originar hasta falla cardiaca.

Interacciones medicamentosas de interés clínico

La **lidocaína** interacciona con **propranolol**, **metoprolol** o **labetalol**; estos Bβ-ADRE disminuyen el flujo sanguíneo hepático y lentifican el metabolismo de la **lidocaína**, lo que puede aumentar su toxicidad. La FF **lidocaína + Na^+**, aplicada en zonas terminales poco irrigadas (dedos de las manos, de los pies o pene), produce isquemia hasta gangrena; usada concomitante *con otro antiarrítmico*, potencia el efecto tóxico cardiaco.

La **amiodarona** administrada junto con *furosemida* aumenta el riesgo de arritmias por hipopotasemia y con otro antiarrítmico potencia el riesgo de taquiarritmia; junto con *fenitoína*, este anticonvulsivante inhibe el metabolismo de la primera, le aumenta su Cp, potencia el efecto terapéutico antiarrítmico y, a la vez, las RAM/toxicas, por lo que se debe reducir la dosis de estos fármacos hasta en un 50 %; junto con *warfarina* y *β-metildigoxina* aumenta la Cp de estos fármacos, por lo que debe reducirse su dosis a la mitad. La **amiodarona** interacciona también con *HCTZ*, *sotalol* o *imipramina*; estos fármacos compiten por isoenzimas del CYP_{450} en el hígado, impidiendo el metabolismo de la **amiodarona** y aumentando la Cp de un metabolito activo tóxico, por lo que existe mayor riesgo de la aparición de arritmias graves *torsades de pointes*[13]. Los antiarrítmicos de los *grupos I y II* coadministrados con los *BCC* potencian las RAM de bradicardia y disminución de la contractilidad del corazón.

[13] Significa "puntas retorcidas" y es una taquiarritmia ventricular potencialmente amenazante que aparece típicamente en presencia de un intervalo QT prolongado.

Uso terapéutico

La **lidocaína** es poco útil en arritmias de origen auricular, debido a que los canales de Na^+ están en el estado inactivo por un periodo muy corto y el PoA es también muy corto. Su uso en arritmias de origen ventricular se prefiere en infusión continua por vía IV después de una cirugía de malformación cardiaca congénita. La **fenitoína** se usa en pacientes con ICC, taquicardia supraventricular (SV) refractaria o no, fibrilación ventricular y fibrilación o *flutter* auricular.

Precaución y contraindicaciones

La **lidocaína** está contraindicada en arritmias supraventriculares (ASV); cuando se usa como profiláctica en el IAM, se asocia al riesgo de asistolia y precipitar la muerte; usada como antiarrítmico en pacientes con historia previa de alergia, epilepsia, hepatopatía grave, bradicardia, hipotensión y en pacientes con bloqueo auriculoventricular avanzado sin marcapaso, antagoniza los ritmos de escape idioventriculares hasta paro cardiaco. *Hacer monitoreo estricto* al uso de antiarrítmicos en pacientes con antecedentes de disfunción sinusal, bloqueo intraventricular, IC, arritmia con prolongación del segmento QT (*torsades de pointes*), fiebre reumática activa, endocarditis bacteriana, embarazo o hipertiroidismo. Considerar el R/B de la **amiodarona**; parece que no reduce la incidencia de muerte súbita ni prolonga la esperanza de vida de estos pacientes, en especial pacientes con ICC.

Tomar conciencia para aprender

Los medicamentos antiarrítmicos al bloquear los canales de Na^+ dependientes del voltaje producen una disminución de la Vo de conducción de la excitabilidad intracardiaca, la cual se explica por tres hipótesis asociadas:

1) Los canales de Na^+ pueden estar en tres estados: reposo (estado cerrado), el cual predomina a potenciales de membrana electronegativo; abierto, único estado conductor del canal, aparece durante la fase 0 del PoA; inactivo, estado cerrado no disponible para ser activado, predomina a un PoA de membrana electropositivo.
2) El antiarrítmico se liga a cualquiera de los tres estados del canal de Na^+.
3) El fármaco unido a cualquier estado del canal de Na^+ no es conductor.
4) La **amiodarona** es el *antiarrítmico más efectivo* en arritmias de etiología diversa, principalmente secundaria a isquemia del miocardio, fibrilación de origen auricular de un corazón sano a ASV (reentrada nodal, taquicardia circular por una vía accesoria).
5) La **propafenona** es útil en el diagnóstico de taquicardia que no sea de origen en el nodo auriculoventricular.
6) La **adenosina** permite identificar la etiopatogenia sin finalizar la arritmia.
7) La farmacología de los medicamentos antiarrítmicos es compleja, tienen ITE y actúan por MA farmacológico diferentes: interaccionan con estructuras celulares del SCV e influyen en las funciones electrofisiológicas (canales, bombas, Rs); tienen efectos farmacológicos mediante los sistemas del segundo mensajero y de regulación citoplasmática; también tienen acción-efecto antihipertensivo y antianginoso. Esto implica que, para su tratamiento integral adecuado, los profesionales deben precisar el tipo de diagnóstico de la alteración del SCV (falla cardiaca, arritmia, entre otras), junto con el estado clínico del paciente en el momento de la prescripción.
8) Los profesionales sanitarios deberían conocer lo esencial y básico de la farmacocinética y la farmacodinamia de los medicamentos antiarrítmicos disponibles en Colombia y en especial los registrados en el POS.

Capítulo 4

Medicamentos que actúan en el Sistema Hemático (SH)

Son fármacos que actúan en los procesos de la hemostasia, coagulación, fibrinólisis y trombosis, mediante la acción sobre factores proinflamatorios tisulares que originan lesión de la pared del vaso inflamado que estimula la trombina y las plaquetas (moléculas de adhesión). De forma indirecta, la SERO tiene la función fisiológica en la contracción de los vasos y en la liberación de las plaquetas, las cuales inciden en los procesos de la aglutinación y formación del tapón hemostático, impidiendo el sangrado.

En el SH también influye la evolución de los mecanismos de la coagulación y la trombogénesis, los cuales se desarrollan mediante un proceso de equilibrio que comprende etapas de tipo antitrombogénica y trombolítica o fibrinolítica, en las cuales actúan los medicamentos anticoagulantes, antiplaquetarios y antitrombóticos, respectivamente, de acuerdo a la acción farmacológica del medicamento sobre el SH, desde lo fisiológico del mecanismo antagonista de la hemostasia o de la trombosis.

Clasificación farmacológica

Medicamentos anticoagulantes

Antagonizan algún paso en la cascada de la coagulación, constituida por la reacción de enzimas proteolíticas y cofactores, la cual es activada por dos vías: 1) extrínseca o tisular: por la presencia de un factor tisular, el cual activa el factor VII que, una vez este activo, estimula al factor X y se produce la fibrina; 2) intrínseca o intravascular: por la presencia de un vaso dañado o un cuerpo extraño en contacto con una superficie (prótesis) que activa el factor XII; este, a su vez, activa el factor X y este origina la fibrina (factor I activado).

Farmacocinética de medicamentos anticoagulantes

La **heparina** es un PA ácido débil. No atraviesa las membranas celulares, de ahí que su administración sea por vía Sc o IV. Se une a proteínas en un grado alto, las cuales neutralizan el efecto anticoagulante e inducen resistencia al fármaco. No obstante, la mayor parte del PA permanece en la circulación y es captada por el sistema reticuloendotelial hepático, donde se polimeriza e inactiva. Observar la figura 34.

Figura 34.
Factores biofarmacéuticos que influye el efecto farmacológico-clínico de las heparinas.

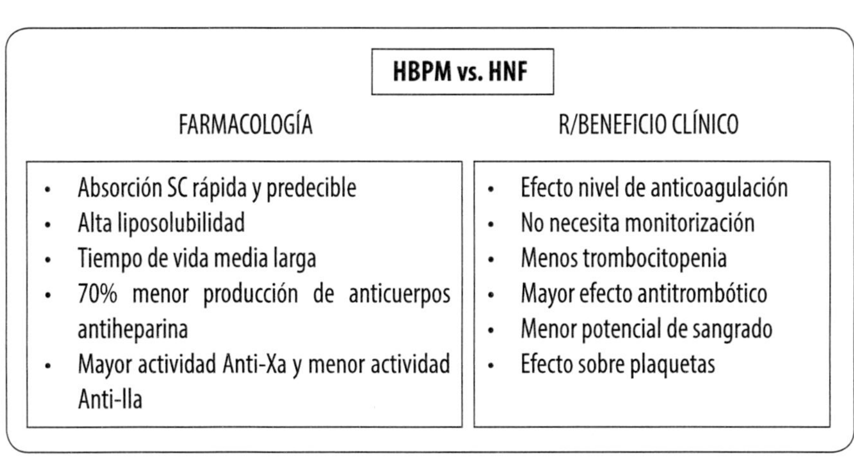

Fuente: elaborado por la autora.

En consecuencia, pacientes con cirrosis hepática tienen un $t^{1/2}$E más largo. Además, su $t^{1/2}$E varía en relación inversa con su peso molecular (PM) y la dosis. Para producir efecto anticoagulante con la *heparina de alto PM* (**HAPM**), se requiere casi el doble de dosis que con *heparina de bajo PM* (**HBPM**). Los metabolitos inactivos y una parte del medicamento original se eliminan por la orina y, en el caso de IR, el $t^{1/2}$E se prolonga.

La **warfarina** por VO se absorbe rápido y en porcentaje alto; se une a la albúmina plasmática en un 99 % y, por consiguiente, se distribuye con rapidez al LCR y en orina y atraviesa la BHE, barrera placentaria y glándula mamaria. Los productos del metabolismo de la **warfarina** son inactivos y se excretan por la orina y las heces. Este medicamento produce un efecto farmacológico anticoagulante máximo entre 8-12 h, más prolongado que el efecto de la **heparina**, que se produce en unos minutos de aplicada por vía IV.

FF, dosis y vías de uso terapéutico

Heparina sódica o heparina no fraccionada (HNF). FF IV amp. 5.000 UI/ml. Dosis de carga IV: 5.000 a 10.000 UI (75 UI/kg) y continuar con infusión continua a dosis de 1.000-2.000 UI/h. Se hacen controles de laboratorio a las 6 horas de iniciar terapia para ajustar dosis de infusión y seguir controlando 6 horas después de modificar la dosis. La dosis anticoagulante también se puede lograr en forma SC con 17.000 UI c 12 h en pacientes que se contraindique la VO, como en caso de embarazo, reajustando la dosis según el TTP activado previo a la dosis a aplicar. Dosis Sc profilaxis y heparinización: 5.000 UI c 8-12 h.

Heparina de bajo peso molecular (HBPM). FF frasco ampolla de 5 ml con 25.000 UI (5.000 UI/ml), 1 mg = 100 UI de **heparina sódica**. Por infusión IV continua, el t de coagulación o el TTP se debe determinar c 4 h, en el primer periodo del tratamiento. Dosis inicial: bolo de 5.000 UI, seguida de 700 a 2.000 UI c h; luego de alcanzar la dosis estable, hacer control diario del TTP (1,5-2 v al valor normal del laboratorio). Dosis Sc profunda: 7.500-15.000 UI/12 h hasta alcanzar un TTP. Dosis profiláctica de tromboembolismo: 7.500 UI/24 h. Dosis niños inicial: 2.500 UI/10 kg en casos de IAM, fibrilación auricular, válvula orgánica, trombosis venosa profunda hasta obtener un índice internacional normalizado (INR) 2-3; en casos de válvula mecánica, prevención de recurrencias (trombos) hasta alcanzar un INR 3-4,5.

Enoxaparina. FF jeringa prellenada 20 mg/0,2 ml; 40 mg/0,4 ml; 60 mg/0,6 ml y 80 mg/0,8 ml. Dosis adultos: uso de SC únicamente. Cirugía abdominal y trombosis venosa profunda 40 mg (c 24 h; dosis inicial 2 horas prequirúrgico y continuar por 7 a 10 días). En tratamiento posfase inicial de IAM: 1 mg/kg c 12 h. En general, para las primeras indicaciones, 1 mg/kg c 12 h o 1,5 mg/kg c 24 h.

Protamina sulfato. *Antagonista de la heparina.* FF IV solución inyectable 50 mg/5 ml (5.000 UI/5 ml). Dosis en adultos: la dosis depende de la heparina administrada y del tiempo transcurrido: a los pocos minutos de administrada: 1-1,5 mg por cada 100 UI de *heparina* administrada; entre 30-60 min: 0,5-0,75 mg por c 100 UI de *heparina*; luego de 2 horas, 0,25-0,375 mg por c 100 UI de *heparina*. Siempre IV lenta. *Enoxaparina:* 1 mg de protamina por cada mg. *Dalteparina o tinzaparina:* 1 mg por cada 100 unidades.

Warfarina. FF VO tabl. 2,5 mg y 5 mg. Dosis inicial: 10 mg/1 d, ajustar de a 5 mg hasta obtener el INR adecuado conforme a la patología, así: en pacientes de alto riesgo para profilaxis de trombosis venosa profunda, dosis baja el día de la cirugía hasta sostener un INR entre 2-3; en tromboembolia venosa; para bioprótesis en posición mitral, en fibrilación A y en IAM con riesgo alto de embolia o trombosis mural, iniciar la dosis lo más pronto posible por 3 m, si no existe contraindicación, hasta conservar un INR entre 2-3. En ACV cardioembólico agudo, iniciar con **heparina** y continuar con **warfarina** hasta mantener el INR entre 2-3. Dosis pediátrica: 0,05-0,2 mg/kg, dosis única diaria (DUD).

Antagonista de la warfarina, la vitamina k_1 natural o fitomenadiona. FF grageas masticables 10 mg; solución oral 2 mg/0,2 ml; solución inyectable 1 mg/0,5 ml, 1 mg/ml, 2 mg/0,2 ml, 10 mg/ml. Se recomienda la vía VO y SC y la vía IM no por el riesgo de hematomas y la vía IV solo debe utilizarse en emergencias. Dosis en adultos: hipoprotrombinemias: dosis inicial 2,5-25 mg; las dosis subsiguientes dependerán del INR y del riesgo de sangrado; en caso de sangrado grave o riesgo de muerte, 10 mg IV en infusión lenta que se puede repetir c 12 h. Dosis en niños: enfermedad hemorrágica del RN: profilaxis 0,5-1 mg VO o IM al nacer, tratamiento 1 mg/d. SC o IM. Niños de 1-3 años 30 µg/d; 4-8 años 55 µg/d; 9-13 años 60 µg/d; 14-18 años 75 µg/d. Se recomienda la VO y SC; la vía IM no por el riesgo de hematomas y la IV solo debe utilizarse en emergencias.

Concentrado de factores del complejo de protrombina. FF IV frasco vial 20 ml con reconstituyente. Estimula los factores de coagulación II (11-38 UI/ml) + VII, (9-24 UI/ml) + IX, (20-31 UI/ml) + X, (18-30 UI/ml) + proteína C, (7-31 UI/ml) + proteína S, (7-32 UI/ml). Dosis adulto: se necesita en general una sola dosis hasta 120 ml, iniciar la infusión a 1 ml/min, luego a 2-3 ml/min, conforme al INR, así: de 0,9-1,3 ml/kg hasta INR entre 2-2,5; de 1,3-1,6 ml/kg hasta INR 2,5-3; de 1,6-1,9 ml/kg hasta INR de 3-3,5; más de 1,9 ml/kg para mantener INR ≥ 3,5. Reducir Vo o suspender la infusión cuando el pulso aumente.

Farmacodinamia y farmacoseguridad

Mecanismo de acción

La **heparina** antagoniza la formación de trombos; en condiciones normales se produce como macromolécula unida a la *histamina* en las células cebadas, donde cumple una función desconocida. Ella actúa mediante la interacción con la proteína antitrombina III y forma un complejo **heparina + antitrombina III** (cofactor de la *heparina*), el cual potencia mil veces la acción anticoagulante y aumenta la inactivación del factor Xa de la cascada de la coagulación a dosis bajas. A dosis más alta, inhibe la *trombina IIa* y, en sobredosis, produce el efecto antiagregante plaquetario y anticoagulante *in vivo* e *in vitro*. La *antitrombina III* es una globulina que inhibe las proteasas de serina, incluidos varios de los factores de la coagulación como la *trombina* (figura 35).

Figura 35.
Mecanismo y sitios de acción de las heparinas.

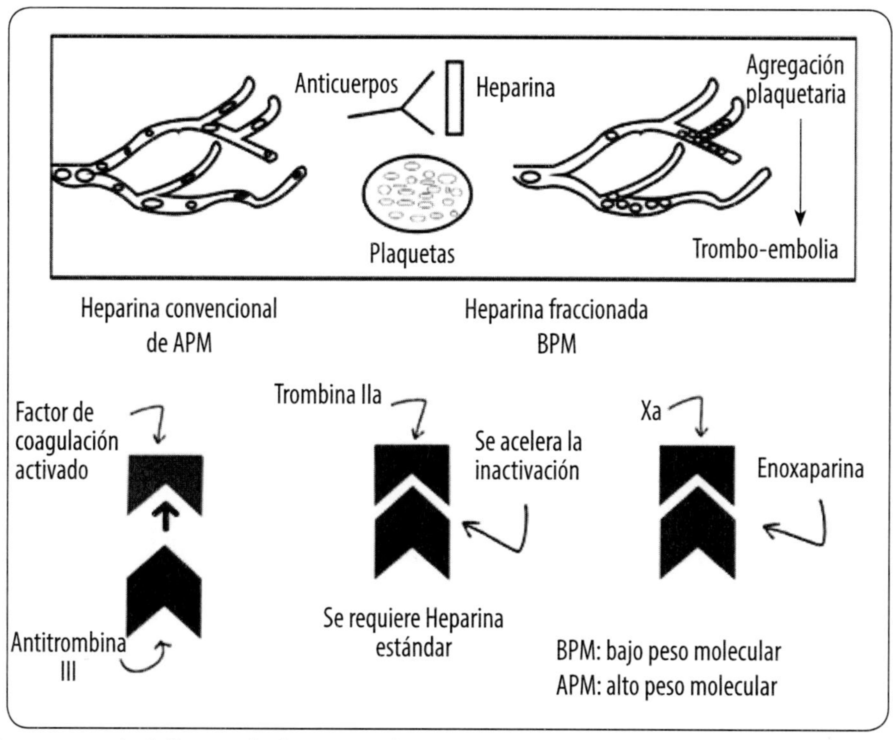

Fuente: tomado de Farmacología: texto y atlas, p. 147.

En ausencia de **heparina**, la *antitrombina III* interacciona con la *trombina* lentamente; no obstante, el uso crónico o intermitente de la **heparina** atenúa el efecto fisiológico de la *antitrombina III* y se aumenta el riesgo de trombosis. Para reducir este riesgo, la **heparina** debe utilizarse a bajas dosis, conforme al estado clínico del paciente.

La **warfarina** antagoniza la **vitamina K** al bloquear la reacción de *carboxilación* de los factores inactivos de la *coagulación II, VII, IX, X* y de las *proteínas C y S*. Dicha descarboxilación produce unos factores inactivos por la falta del grupo carboxilo para estimular la cascada de coagulación. El proceso secuencial de las fases de la cascada de la coagulación y los sitios donde actúan los fármacos de acción-efecto en el SH, se ilustran en la siguiente figura 36:

Figura 36.
Aspectos fisiológicos del MA de anticoagulantes y antiagregantes plaquetarios.

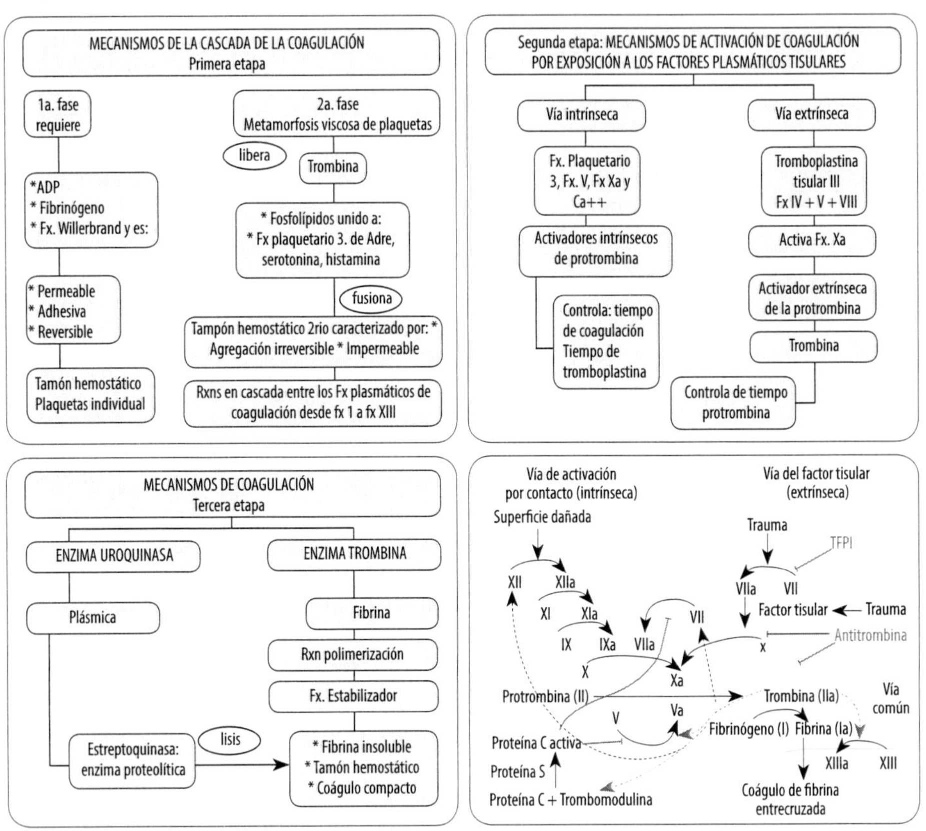

En la parte superior izquierda, se presenta un mapa conceptual de la cascada de la coagulación, desarrollada en dos subfases; a la derecha, el esquema de la cascada de coagulación por exposición a los factores plasmáticos tisulares. En la parte inferior, izquierda y derecha, se indican las vías de activación y proceso de la coagulación. Fibrinógeno = Fx I = Proteína en la síntesis hepática. Fuente: elaborado por la autora.

El efecto anticoagulante de la **warfarina** se antagoniza con *vitamina K*; sin embargo, la neutralización de reacciones bioquímicas se desarrolla en el hígado y el efecto anticoagulante tarda cerca de 24 h. Por esta razón, la **warfarina** no tiene efecto anticoagulante inmediato *in vitro*, a diferencia de la **heparina**. Así, en una muestra de sangre, los factores de coagulación están carboxilados y la **warfarina** no actúa sobre ellos, mientras que la **heparina** sí.

Los anticoagulantes antagonizan la coagulación en tres fases: en la primera, se produce tromboplastina por la pérdida de la continuidad de la pared endovascular y la sangre se extravasa; en la segunda, se forma la trombina y, en la tercera, se estimulan rápido otros factores con propiedades latentes (catalizadores de una reacción en cadena) en forma secuencial hasta lograr la coagulación normal por la producción de la fibrina que aglutina elementos sanguíneos y forma un coágulo que impide el sangrado extravascular. En las dos primeras fases intervienen factores cuya presencia, deficiencia o ausencia determina la tercera fase para una coagulación normal o deficiente. En cada una de estas fases, los medicamentos anticoagulantes intervienen factores de la coagulación[14], como en la enzima antitromboplastina y en la antitrombina (la **fibrina** es la antitrombina I y la **heparina** es la antitrombina II o antitrombina III). El tiempo de la coagulación valora el tiempo de protrombina (TP), este se complementa con el análisis del TTP. Estos valores en conjunto son un indicador que estima el INR, el cual permite estandarizar y tener mejor comprensión del resultado de la TP. El TTP y el INR le indican al médico la necesidad o no de ajustar la dosis del fármaco anticoagulante, según el estado clínico particular de cada paciente.

RAM/tóxicas

La **heparina** causa hematomas en el lugar de aplicación, irritación, dolor hasta necrosis, prurito, rash cutáneo, urticaria localizada, alopecia, priapismo. Graves: sangrado, reacciones alérgicas (escalofrío, fiebre, rinorrea, disnea, sibilancias con dolor u opresión en el pecho). Entre los menos frecuentes: neuropatía periférica, shock anafiláctico (dolor y coloración azul de la piel de brazos o piernas).

Interacciones medicamentosas de interés clínico

La **heparina** coadministrada con *warfarina, cloroquina, aspirina, dipiridamol, ibuprofeno, estreptoquinasas, tromboquinasas* o *ácido valproico* aumenta el riesgo de hemorragia. Junto con la *hidroxicina, β-metildigoxina, nicotina* u *oxitetraciclina*, estos fármacos disminuyen el efecto anticoagulante de la **heparina**. La *nitroglicerina* por IV antagoniza el efecto anticoagulante.

La **warfarina** administrada simultáneamente con *heparina, ASA, dipiridamol, ibuprofeno, acetaminofén, piroxicam, tramadol HCl, amoxicilina, cefamandol,*

[14] Un grupo de proteínas que se activan por una lesión vascular (lesión de la piel o en el endotelio) y contribuyen a coagular la sangre y detener la hemorragia.

cloranfenicol, ritonavir, sulfametoxazol, eritromicina, metronidazol, oxitetraciclina, cloroquina, Miconazol, fenitoína, ácido valproico, diltiazem, verapamilo, amiodarona, simvastatina, gemfibrozil, hormonas T_3 *y* T_4, *hidrato de cloral, alopurinol, cimetidina, omega* Ω_3 *y* Ω_6 (eicosanoides) en el aceite de alimentos marinos o frutas como el mango o uva produce potenciación del efecto anticoagulante de la **warfarina** y aumenta el riesgo de hemorragia hasta una hipovolemia de diferente grado de severidad.

Por el contrario, la **warfarina** disminuye su efecto anticoagulante cuando se administra junto con *vitamina K, anticonceptivos orales, estrógeno, primidona, fenobarbital, carbamazepina, rifampicina, griseofulvina, colestiramina, aguacate, leche de soya o sucralfate.*

Usos terapéuticos

Profiláctico en pacientes con antecedente familiar de tromboembolismo recurrente, coágulo arterial oclusivo, trombosis venosa profunda, prótesis valvulares, enfermedad valvular, fibrilación A, IAM, enfermedad CV isquémica, trombosis postquirúrgica de cirugía mayor o reposo prolongado, tromboembolismo pulmonar, coagulación intravascular diseminada (CIVD), ICC, trombosis venosa profunda o embolia pulmonar aguda. En un estado crítico del paciente, la **heparina Na +** o $\mathbf{Ca^{2+}}$ hasta que el paciente reinicie movilidad.

Precauciones y contraindicaciones

No usar **heparina** por vía IM por el riesgo de causar hematoma. Contraindicada en pacientes con historia severa de HTA, amenaza de aborto, hipersensibilidad, coagulopatías (trombocitopenia, deficiencia del factor VIII), ACV, daño hepático, vasculitis, úlcera GI, endocarditis bacteriana subaguda y cuando no exista facilidad de hacer las pruebas de TP e INR. La **warfarina** no debe usarse en gestantes, pues es teratogénica y provoca aborto. También se contraindica usarla junto con *oxitetraciclina, ampicilina, cloranfenicol, cefixima* o *cefotaxima*; estos fármacos antiinfecciosos inhiben las bacterias que producen vitamina K, lo que aumenta el riesgo de hemorragia.

Tomar conciencia para aprender

1) Tratamiento individual y *tener precaución minuciosa* en el control y monitoreo clínico de fármacos anticoagulantes en pacientes con historia de alergia, asma, disfunción hepática, HTA, procedimiento quirúrgico, estado clínico de riesgo de sangrado o hemorragia (hemofilia, anestesia, parto reciente, pericarditis, IR, vasculitis, herida ulceración, lesiones del sistema digestivo, diverticulitis).

2) Usar con mucha precaución un anticoagulante conjuntamente con un antiagregante plaquetario (*ASA*, *ibuprofeno*), con un antagonista de la coagulación (*dextrano*) o con cualquier fármaco o alimento que pueda interactuar.

3) El tratamiento anticoagulante debe mantenerse mientras exista algún riesgo de trombosis (los coágulos de sangre o trombos obstruyen las venas o las arterias), lo que dificulta e impide el flujo normal de la sangre; pudiendo causar embolismo.

4) Observar los signos tempranos de toxicidad de los anticoagulantes (hemorragia o trombocitopenia), como encías que sangran con el cepillado de los dientes, hemorragia o supuración de cortes o heridas, hematomas o zonas purpúreas en la piel y epistaxis inexplicable, desorden menstrual.

5) Monitorear signos de hemorragia interna, como mareo, cefalea, dolor o edema de las articulaciones, dolor o hinchazón abdominal, dolor o malestar de espalda, hematuria, hemoptisis (esputo con sangre), vómito con sangre (hematemesis). En el TGI superior: heces negras alquitranadas o sanguinolentas, estreñimiento. Más graves, asociadas al uso crónico de más de 6 meses: hemorragia (TGI o cerebral), llagas en cavidad oral y garganta, anorexia, úlceras o manchas blancas, hepatotoxicidad, vasculitis, necrosis y gangrena en la piel, osteoporosis, trombocitopenia y leucopenia.

Medicamentos antagonistas de la agregación plaquetaria

Ellos inhiben la agregación plaquetaria (IAP), originada por causas diversas, mediante la interferencia de la síntesis de PG_S y el estímulo del AMPc en la superficie de las plaquetas[15].

Farmacocinética

La **ASA** y el **clopidogrel** se absorben bien por VO. La **ASA** se absorbe más rápido en el estómago y una fracción se transforma a *salicilato* en el intestino delgado. Se alcanza una Cp entre 1-2 h, se ligan a las proteínas plasmáticas entre el 80-90 %; se distribuyen ampliamente en todos los tejidos y atraviesan la placenta, pero su concentración en el SNC y en el LCR es baja, porque el transporte activo del plexo coroideo expulsa el fármaco.

FF, dosis y vías de uso terapéutico

Ácido acetilsalicílico (ASA). FF VO tabl. 81, 100, 324, 500, 650 mg. Dosis adulto: analgésico y antipirético: VO: 325-650 mg c 6 h; antiinflamatorio: 650-1.300 mg c 6 h; en prevención de infarto miocardio: 81-325 mg/d; en prevención de ictus: 150-325 mg/d. Dosis en niños: analgésico y antipirético: VO: 10-15 mg/kg/dosis c 6 h; antiinflamatorios: 20-25 mg/kg/dosis c 6 h.

Clopidogrel. FF VO tabl. 75 mg, 300 mg. Dosis adulto VO prevención de ictus: 250 mg 2 v/d. En síndrome coronario agudo: dosis de carga 300 mg, seguida de 75 mg/d hasta 12 meses + ASA en dosis de 100 mg.

Dipiridamol. FF VO tabl. 75 mg; sol. inyectable 10 mg/2 ml. Asociado a **ASA:** 25 mg + *dipiridamol* 200 mg. Dosis adulto: VO; 5-100 mg 4 v/d. IV; 0,4 mg/kg/min por 4 min (máximo 60 mg). Niños: 3 mg/d.

Ticlopidina. FF VO tabl. 250 mg. Dosis adulto: VO; prevención de ictus: 250 mg 2 v/d; en síndrome coronario agudo: dosis de carga 500 mg seguido de 250 mg/d cada 12 h + *ASA*. Niños: 5 mg/kg c 12 h.

Farmacodinamia y farmacoseguridad

Mecanismo de acción

[15] Células anucleadas encargadas de la coagulación.

Los medicamentos IAP regulan el proceso fisiopatológico de las plaquetas mediante tres tipos de interacción: 1) fuera de las plaquetas en Rs de neurotransmisores de la membrana plaquetaria (colágeno, trombina y prostaciclina); 2) dentro de las plaquetas en Rs de las PG_{D2}, PG_{E2} y de la SERO de la membrana plaquetaria y 3) dentro de las plaquetas mediante agentes moduladores como endoperóxidos, PG_S, tromboxano A_2 y Ca^{2+}.

La ruptura de un vaso sanguíneo expone las moléculas de colágeno y plaquetas que se adhieren (agregación plaquetaria), las cuales forman un tapón gelatinoso que detiene la hemorragia por tiempo corto (figura 36). Para garantizar un tapón persistente hasta la recuperación del tejido dañado, el organismo refuerza dicho tapón con fibrina, a partir del proceso de la cascada de la coagulación que transforma el fibrinógeno soluble en fibrina insoluble, mediante la intervención del factor II activado (trombina).

La **ASA** inhibe de manera inespecífica las isoenzimas COX_1 y COX_2 de la enzima ciclooxigenasa (COX), fundamentales para la síntesis de las PG_S y del tromboxano A_2 (TX_{A2}), a partir del metabolismo del ácido araquidónico de las plaquetas mediante la acetilación irreversible e inhibición de las isoenzimas COX_1, COX_2 y la enzima TX_{A2}. Es decir, la **ASA** es antagonista no selectiva e irreversible de la COX, reduce la síntesis de PG-H_2 y a partir de esta se produce el TX_{A2}.

El efecto farmacológico IAP de la **ASA** es rápido, modifica el equilibrio entre la inhibición de la acción de la enzima que sintetiza TX_{A2}, que favorece la agregación plaquetaria, y la síntesis de PG-H_2, que IAP; esta persiste durante el $t^{1/2}$ biológico de la plaqueta, alrededor de 7-10 d. El **clopidogrel** impide la unión del fibrinógeno a Rs de las plaquetas, donde modifica la activación del complejo glucoproteico GIIb/IIIa y, en consecuencia, se origina la IAP. Debido a que el metabolito activo del **clopidogrel** modifica de forma irreversible el R de las plaquetas expuestas al fármaco, estas persisten alteradas el resto de su vida; sin embargo, no inhibe la enzima fosfodiesterasa.

La **ticlopidina** tiene una estructura química y un MA parecido al **clopidogrel**. El **dipiridamol** inhibe la actividad de las enzimas adenosina desaminasa y fosfodiesterasa; por tanto, aumenta la concentración intracelular de la *adenosina*, nucleótido de la adenina y del AMPc plaquetario. Analizar figura 37.

RAM/tóxicas

Entre las más graves están: nefrotoxicidad, hemorragia gástrica y broncoespasmo en pacientes con historia de asma, alergias y pólipos nasales. La **ASA** produce el síndrome salicilismo y shock anafiláctico. Leves: náusea, vómito, diarrea, epigastralgia, gastritis, exacerbación de úlcera péptica, rash, urticaria, mareos, acufenos (tinnitus). El **clopidogrel** presenta menor incidencia de RAM que la **ticlopidina** en piel, TGI y hemático, pero parece ocasionar una incidencia mayor de neutropenia comparado con la **ASA**.

Figura 37.
Mecanismo y sitios de acción de medicamentos antiagregantes plaquetarios.

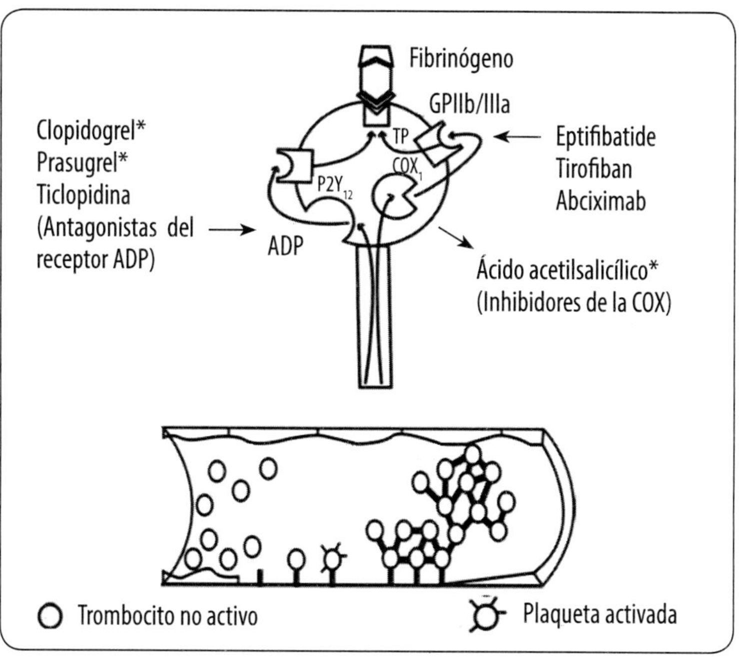

Fuente: tomado de Farmacología: texto y atlas, p. 151.

Interacciones medicamentosas de interés clínico

Los *IAP* interaccionan con la *rifampicina*, la *fenitoína* o el *uso crónico de etanol*; estos estimulan el metabolismo del *IAP*, decrecen su Cp y disminuyen su efecto terapéutico. Interaccionan también con la *cimetidina*, *disulfiram* o *metronidazol*, quienes inhiben el metabolismo del *IAP*, aumentan su Cp, extienden su efecto anticoagulante y las RAM. La **ASA** coadministrada con un *IAP* potencia el riesgo de hemorragia. La *ampicilina*, *tiroxina*, *triyodotironina*, *fenitoína* o *naproxeno* compiten por la unión a proteínas, por lo que, si se coadministran con **ASA**, esta es desplazada de dicha unión y queda libre, es decir, farmacológicamente activa y, por consiguiente, se aumenta el efecto de la *IAP*.

La *warfarina* y el *probenecid* compiten por el mismo mecanismo de excreción que la **ASA**; estos excretan primero y la Cp de la **ASA** aumenta, lo que incrementa su efecto de *IAP*. La **ASA** interacciona con el *ácido ascórbico, prednisolona, cloruro de amonio, fosfato sódico* o *potásico* (acidificantes urinarios); estos fármacos disminuyen la excreción del salicilato, aumentan su Cp y, por ende, el efecto de la IAP, por lo que en algunos casos se requiere ajustar la dosis.

Usos terapéuticos

La **ticlopidina** parece ser más efectiva que la **ASA** en la prevención del ACCV, aunque no existen estudios que evidencien dicho efecto. También se cree que el **clopidogrel** y la **ticlopidina** tienen un control más específico sobre la función plaquetaria, razón por la cual son útiles en el ACCV de tipo obstructivo para mantener la permeabilidad arterial o como tratamiento complementario de los esquemas trombolíticos utilizados en el IAM.

Por eso, la FF **ASA + dipiridamol** se propone para prevenir el reinfarto del miocardio y el **clopidogrel** para prevenir episodios de tipo arterioesclerótico, IAM, ictus y muerte vascular en pacientes con historia reciente de ACCV. En algunos casos, este último es más afectivo que la **ASA** para reducir eventos de causa arterioesclerótica en sujetos de riesgo alto.

Precauciones y contraindicaciones

La **ASA** está contraindicada en su uso junto con **ibuprofeno** o **diclofenaco**, pues induce una interacción farmacológica de potencia aditiva del efecto nefrotóxico, aumentándose el riesgo de hemorragia por inhibición de la agregación plaquetaria. También está contraindicada junto con la **ticlopidina** y el *acetaminofén 3* (*paracetamol*), ya que aumenta el riesgo hepatotóxico. Hacer monitoreo rutinario hemático y hepático a la **ticlopidina**.

Medicamentos fibrinolíticos o antitrombóticos

Farmacocinética

La **estreptoquinasa** ***tiene*** $t^{1/2}$ menor de 30 min. El TP lo mantiene entre 2-5 v la cifra de referencia al momento de suspenderla y continuar el tratamiento con **heparina** para prevenir un **IAM**.

FF, dosis y vías de uso terapéutico

Estreptoquinasa. FF IV polvo liofilizado 750.000 y 1.500.000 UI. Dosis adultos: dosis del infarto de miocardio: 1,5 millones de UI en infusión intravenosa durante 60 min. Se disuelve la ampolla en solución salina isotónica o dextrosa. Carga inicial: 250.000 UI/30 min para contrarrestar la resistencia causada por exposición a estreptococos, seguida por 100.000 UI/h en infusión continua. En trombosis coronaria vía intraarterial: 20.000 UI seguidas por 2.000 UI/min. En limpieza de cánula arteriovenosa: 100.000-250.000 UI por instilación lenta en la cánula obstruida. En el embolismo pulmonar agudo, trombosis o embolismo arterial y en trombosis venosa profunda, por 24 h hasta 72 h. La dosis en niños no está establecida; no obstante, en IAM se usa: 1.500.000 UI, alrededor de 30-60 min. La dosis y duración del tratamiento IV varía según la condición clínica, debe comenzar en forma inmediata luego de la aparición de los síntomas, reduce la probabilidad de mortalidad cuando se administra dentro de las 24 h posteriores a la aparición de los síntomas. Es conveniente el uso conjunto de **ASA** en una dosis de 160 mg/d antes de aplicar **estreptoquinasa** y hasta un mes después (salvo contraindicación).

Farmacodinamia y farmacoseguridad

Mecanismos de acción

La **estreptoquinasa** actúa de forma directa o indirecta en la conversión del plasminógeno en plasmina, en cuyo proceso produce degradación de la fibrina y la lisis del trombo. La destrucción del coágulo (resistente a la lisis con el tiempo) y la reperfusión sanguínea dependen del tratamiento antitrombótico temprano, aplicando el trombolítico. En la siguiente figura 38, observar la diferencia entre los fármacos antiplaquetarios, anticoagulantes y antitrombóticos, según el sitio donde actúan.

RAM/tóxicas

Los medicamentos antitrombóticos pueden producir: trombosis leve o severa, dolor abdominal o de espalda, hematuria, melena[16], cefalea severa y continua, epistaxis, hematemesis (vómito con sangre) y arritmia de origen ventricular. Rara vez: hipotensión súbita, disnea, rubor de la piel, náusea, rash cutáneo, urticaria.

[16] Heces negras, viscosas y malolientes, por la presencia de sangre degradada.

Figura 38.
Perfil del mecanismo de acción de algunos antitrombóticos.

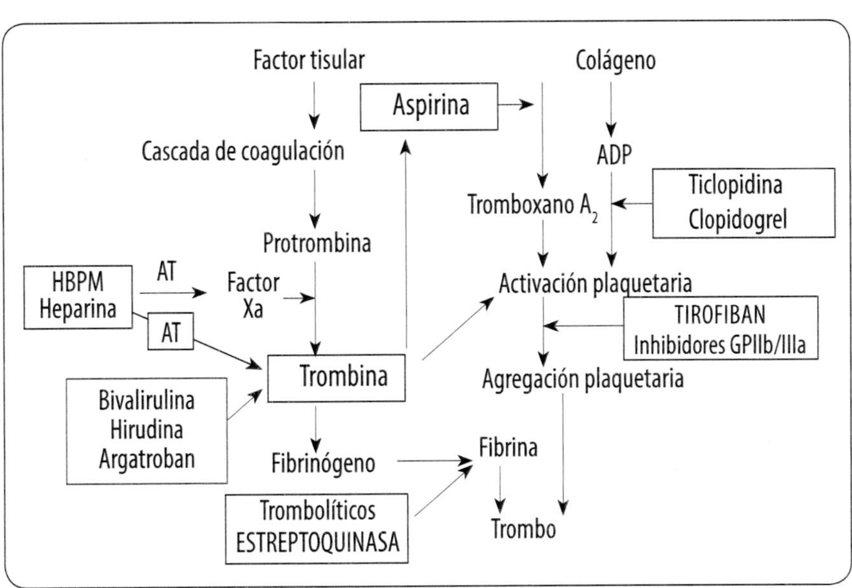

Fuente: elaborado por la autora.

Interacciones medicamentosas de interés clínico

La **estreptoquinasa** junto con *heparina, warfarina, ASA, ticlopidina, dipiridamol* o *clopidogrel* potencia el efecto trombolítico o antitrombótico, aumentando el riesgo de hemorragia y lesión de la pared gástrica. El uso simultáneo de *noretisterona, ácido mefenámico* o *ácido tranexámico* con **estreptoquinasa** inhibe la acción de este e induce el aumento del riesgo de enfermedad trombogénica (trombosis venosa profunda). Algunos pacientes tratados previamente con **estreptoquinasa** presentan resistencia parcial al efecto anticoagulante de la **heparina**, el cual es tardío. A veces es necesario aumentar la dosis hasta un 24 % para alcanzar el valor adecuado del tiempo TPP.

Uso terapéutico

La **estreptoquinasa** se usa en tromboembolia pulmonar y arterial periférica grave, trombosis venosa profunda, derivaciones para la permeabilidad de catéteres y en IAM. Se debe iniciar en las 4 h siguientes al evento y aplicar en una hora.

Precauciones y contraindicaciones

La **estreptoquinasa** es un fármaco con IT muy estrecho, utilizar con la suficiente valoración del R/B en trombosis severa, *teniendo precaución* de que, a medida que la acción trombolítica disuelve el coágulo, se aumenta la concentración local de la trombina y se provoca agregación plaquetaria y trombosis mayor. Para prevenir este evento, aplicar junto con *ASA* o *heparina*. *Tener precaución* de usar la **estreptoquinasa** en pacientes con historia de infección por bacteria estreptococo; en este caso, es posible que los anticuerpos circulantes neutralicen su efecto fibrinolítico. Para evitar este evento, administrar dosis alta para sobrepasar el efecto de los anticuerpos y alcanzar una Cp terapéutica que impida la producción de plasmina.

Actividad académica de acompañamiento

1) Analizar y describir las interacciones principales comunes de los medicamentos antihipertensivos, señaladas en la siguiente figura 39, luego: enuncie, describa y analice cada una de las interacciones planteadas y valore el impacto clínico, social y económico. Teniendo en cuenta la sintaxis y la semántica en la práctica de la escritura de la farmacología básica para su comprensión y aprendizaje.

2) El estudiante debe proponer un tratamiento no farmacológico simultáneo al tratamiento farmacológico de profilaxis con los *IAP*, después de un IAM y ACCV, para evitar la formación e incidencia de trombos.

Figura 39.
En ambos esquemas conceptuales, se indica el bosquejo de algunas interacciones farmacocinéticas comunes de fármacos antihipertensivos, A partir de cada uno de ellos, el estudiante debe hacer el ejercicio de comprensión y aprendizajes de describir paso por paso el el MA-acción-efecto de la interacción enunciada. Ademas, razonar el impacto en el paciente de dicha interacción.

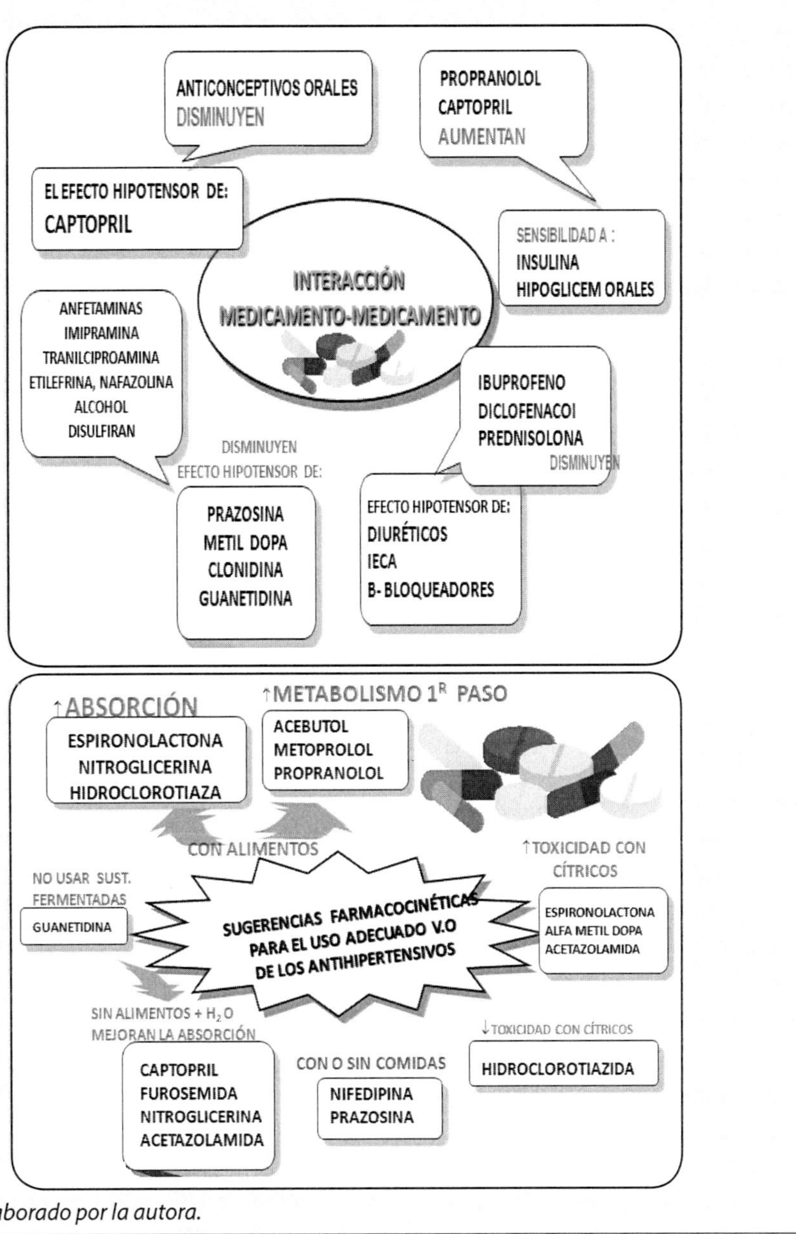

Fuente: elaborado por la autora.

Lecturas recomendadas

Bao, Y., Han, J., Hu, F. B., Giovannucci, E. L., Stampfer, M. J., Willett, W. C. & Fuchs, C. S. (2013). "Association of Nut Consumption with Total and Cause-Specific Mortality". *New England Journal of Medicine, 369*(21), 2.001-2.011. https://doi.org/10.1056/NEJMoa1307352

Tobón-Marulanda, F. Á. (2019). La educación y formación integral biopedagógica en farmacoseguridad. Revista Electrónica Educare, 23(1), 1-23. https://doi.org/10.15359/ree.23-1.6

Verdú Solans, J., Ojeda Cuchillero, I. & Soler Costa, M. (2013). "Iatrogenia farmacológica en el paciente cardiorrenal: a propósito de un caso". *Semergen, 39*(4), 226-230. https://doi.org/10.1016/j.semerg.2012.02.009

UNIDAD CUATRO

Medicamentos antiinfecciosos, MA

Son aquellos fármacos específicos para inhibir ciertos tipos de infección, según el tipo de germen (bacterias, hongos, parásitos y virus), con base a su acción-efecto terapéutico sobre uno o varios de ellos. En la acción-efecto terapéutico influyen múltiples variables endógenas (tipo de germen, condiciones fisiopatológicas del hospedero, entre otras) y exógenas (tipo de antiinfeccioso, entorno, elaboración farmacéutica, entre otras). Observar la figura 40.

Factores que afectan la seguridad y la eficacia del medicamento antiinfeccioso

En la figura 40, se reflexiona factores interrelacionados previos al uso de un antinfeccioso, p.ej. identificar el tipo de germen, su mecanismo de resistencia al antiinfeccioso y elegir antinfeccioso óptimo y para prevenir la afectación a la salud humana y al medio ambiente.

Resistencia de los gérmenes a los antinfecciosos

La relación orgánica ecológica entre los seres humanos y otros seres vivos, como los gérmenes, se perciben y subsisten a expensas de uno u otro. En el antiguo Egipto, se evidenció la presencia de gérmenes que originaban enfermedades como la peste bubónica, que ellos llamaban plaga; hoy se evidencia epidemias como la CoV-19, cólera o SIDA.

En la actualidad, se descubren, estudian y usan antiinfecciosos cada vez más potentes contra gérmenes; si bien estos ayudan a prevenir, curar y mantener la salud y la vida, al mismo tiempo pueden inducir una septicemia y empeorar la infección hasta la muerte. Este problema grave de salud pública no se resuelve solo con la "magia" de los fármacos, sino que es necesario identificar a las causas de la enfermedad infecciosa y de los factores determinantes.

Figura 40.
Razonar factores interrelacionados previos al uso de un antinfeccioso.

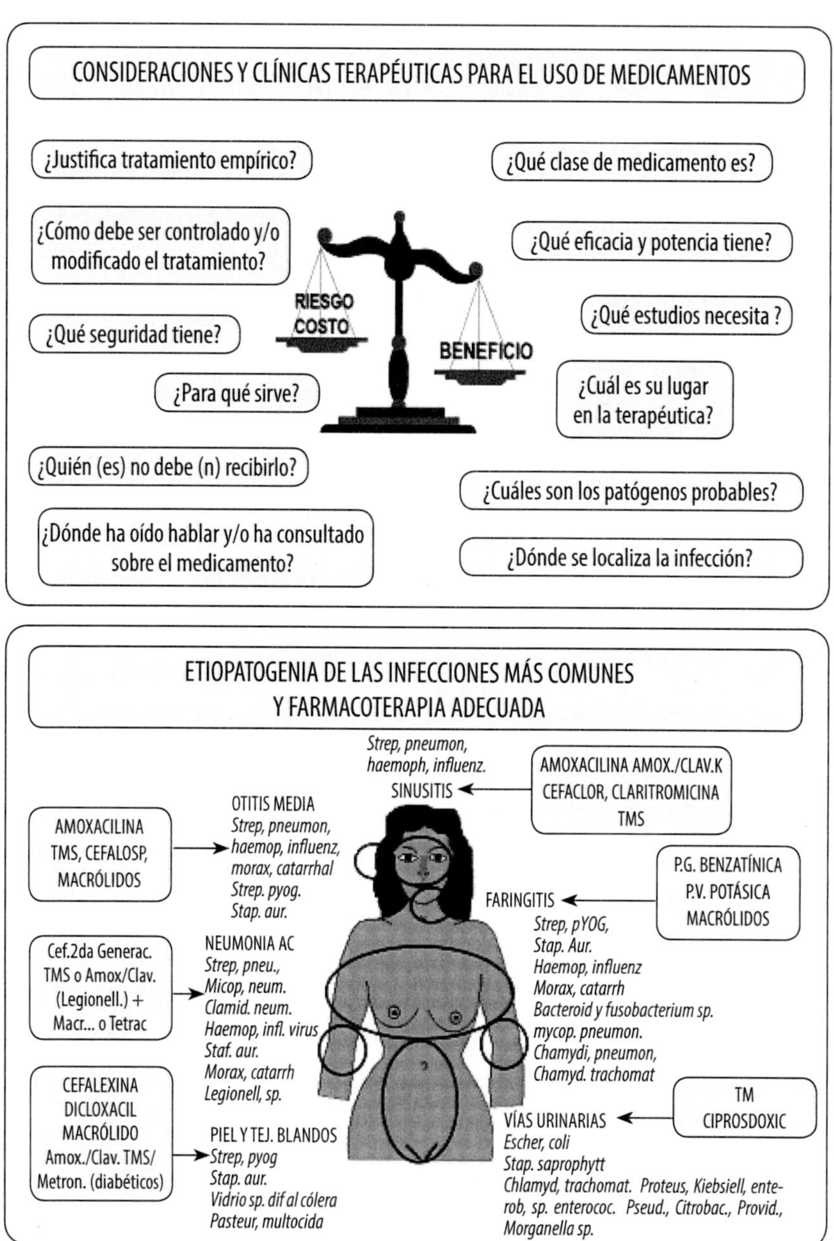

En la figura de la parte superior se plantean interrogantes esenciales previos a la prescripción de un antiinfeccioso. En la derecha, el antinfeccisoso de elección acorde al germen causante de la infección.

en la aparición de resistencia de los gérmenes a los antiinfecciosos, tales como la automedicación, la prescripción indiscriminada sin un diagnóstico preciso del agente causante de la infección, la no adherencia al tratamiento, conductas y condiciones de vida insalubres de una población significativa, alteración del sistema inmunológico, el uso de antibióticos en la producción de alimentos, el crecimiento de la población de las grandes urbes, la migración mundial, entre otros. Estos FR impulsan cambios radicales en la conducta humana que eleva la probabilidad de transmisión de agentes patógenos de persona a persona, p. ej. por nfecciones de transmisión y contacto sexual; a través de un vector mecánico (insecto, roedor, animal doméstico),

La transmisión de enfermedades infecciosas por vectores es alarmante, pero se puede prevenir y evitar una "crisis mundial" de sepsis, para lo cual se requiere del conocimiento y diferenciación del mecanismo de defensa de cada germen específico (resistencia) frente al antiinfeccioso y de agentes desinfectantes externos (técnicas higiénicas) mediante un análisis en forma de tríada epidemiológica: germen-hospedero-infección (figuras 35 y 36). Es decir, tener en cuenta las características fisioanatómicas del germen o huésped (agresividad, capacidad alergógena, elaboración de exotoxinas y endotoxinas que actúan a distancia, reproducción en Vo/min) que ingresa al ser humano u hospedero y produce o no la infección, según variables múltiples, como: 1) la capacidad del sistema inmunológico del hospedero de defenderse, 2) mecanismos y barreras naturales (piel, lágrimas, saliva, fiebre, secreciones, vómito, diarrea, tos, entre otras), 3) resistencia del germen frente a dichas barreras y 4) seguridad y eficacia farmacológica del antiinfeccioso.

Entre los mecanismos básicos de resistencia de los gérmenes al antiinfeccioso, están:

1) *Mutación*. El germen elabora una nueva información genética (gen de resistencia) que le transmite a otro(s) germen(es) a través de un plásmido o pelo sexual. El germen se transforma en otras variantes, con un cambio genético de su ADN que altera su patogenicidad y es resistente al antiinfeccioso. Estas mutaciones pueden aislarse cuando el germen se cultiva en un medio que contiene el antiinfeccioso y el análisis indica que estas cepas son mutantes.
2) *Transducción*. Este mecanismo de resistencia se hace por la intervención de un bacteriófago (virus que infecta la bacteria) capaz de transportar el factor de resistencia del ADN, incorporarlo a gérmenes no resistentes y hacerlos resistentes.
3) *Transformación*. Los gérmenes resistentes en el medio incorporan a otros no resistentes el gen de resistencia a su ADN; otros gérmenes resistentes son capaces de excretar células con el gen de ADN transformador durante

algunas fases de su crecimiento; los gérmenes no resistentes lo ingieren y se transforman en resistentes.

4) Ciertas bacterias tienen la habilidad de elaborar enzimas que inactivan la acción de algunos antibacterianos, como las enzimas *β-lactamasas resistentes* tipo cefalosporinasa o penicilinasa, que inactivan la *cefalosporina* y la *penicilina*, respectivamente.

Como se observa, la resistencia de los gérmenes es un fenómeno biológico natural, pero se amplifica por las diversas variables enunciadas, sumadas a políticas públicas deficientes, actitudes y prácticas individuales y sociales que, por indiferencia o desconocimiento, favorecen la propagación de la resistencia a los antiinfecciosos.

Tres ejemplos de resistencia: 1) la TB antes se trató con tres fármacos antimicobacterianos, hoy es frecuente tener que utilizar cinco y, además, existen casos resistentes a los medicamentos antituberculosos conocidos; 2) el virus de la inmunodeficiencia humana (VIH) posee una resistencia alta a la mayoría de los medicamentos antivirales y disminuye las defensas del hospedero, requiere de un tratamiento integral muy eficaz y el arsenal de antivirales disponibles está disminuido por las resistencias; 3) el avance de las técnicas de trasplante y la disminución de defensas inmunológicas para evitar el rechazo de un órgano recibido conducen a la necesidad de antiinfecciosos específicos más potentes debido a la amenaza de la resistencia de estos.

En resumen, hay una responsabilidad social inaplazable de todos los involucrados de ayudar a disminuir los efectos y sus consecuencias de morbilidad y mortalidad de infecciones con mayor índice de reincidencia (cólera, peste bubónica y paludismo) o infecciones emergentes en la circulación mundial de bienes y personas, para prevenir que las epidemias crucen las fronteras, el aumento de la demanda de atención sanitaria y permanencia hospitalaria, el deterioro de la seguridad y eficacia de los tratamientos, el aumento del coste del tratamiento y la alteración de la ecología de los gérmenes.

En consecuencia, la resistencia de los gérmenes es un fenómeno biológico natural que demanda un conocimiento esencial, ya que los humanos hospedan miles de especies, con las cuales puede tener una relación parasitaria temporal (patógena) que altera el organismo del hospedero o provoca una relación ecológica permanente (saprofita), es decir, vivir como simbiontes formando parte de la flora normal de la cavidad oral, TGI o piel, donde ayudan a la disgregación de la materia o contribuyen a la síntesis de sustancias.

Esto es importante para seleccionar el antiinfeccioso a usar en cada caso particular, según la acción-efecto farmacológico contra el germen específico (bacteria, virus, parásito, hongo), afín directo de la dosis administrada y los procesos LADME (farmacocinéticos) que determinan la Cp del PA en el lugar de la infección (farmacodinamia). P. ej., evaluar la presencia o no de absceso y el pH ácido del foco infeccioso. Estos factores reducen el efecto de algunos fármacos como **gentamicina**, **amikacina**, **estreptomicina** y **vancomicina**, bactericidas de espectro reducido contra bacterias Gram (-).

La existencia de un hematoma reduce el efecto bactericida de la **penicilina G benzatínica procaínica**, **dicloxacilina**, **amoxicilina**, **tetraciclina** y la **doxiciclina**, debido a que el átomo de hierro del hematoma forma un complejo no absorbible inactivo con el PA. La presencia de un cuerpo extraño, como una prótesis, le permite a las bacterias adherirse a este y desarrollar resistencia, lo que induce al fracaso farmacoterapéutico. De igual manera, el conocimiento básico de la farmacocinética y la farmacodinamia del fármaco determinan la seguridad y la eficacia de un antiinfeccioso, ya que de estos procesos depende la Cp, la concentración inhibitoria mínima (CIM) del PA en el sitio de infección, la distribución, el Vd en el organismo y el paso a través de la BHE y en el LCR. Este paso depende de la permeabilidad de las membranas y el grado de inflamación de las meninges, que favorece el paso de algunos PA a través de las BB en condiciones normales. Observar la figura 41.

En la fase de distribución del antiinfeccioso también interviene la unión del PA a las proteínas plasmáticas, la cual dificulta el paso de este por las barreras celulares para llegar al foco infeccioso, donde actúa el medicamento. La denominación de fármaco antiinfeccioso (derivado sintético o semisintético desarrollado por laboratorios farmacéuticos) tiene un significado diferente al de fármaco antibiótico, el cual se entiende como aquel PA producido por otro ser vivo. Ambos son capaces de eliminar o de impedir el crecimiento de gérmenes sensibles a su acción antiinfecciosa tóxica selectiva para el organismo invasor y no para el hospedero. Estos parámetros son la base para la clasificación farmacológica, según el tipo de agente causante de la infección.

Figura 41.
Perfil de absorción de algunos antinfecciosos de uso común en la APS.

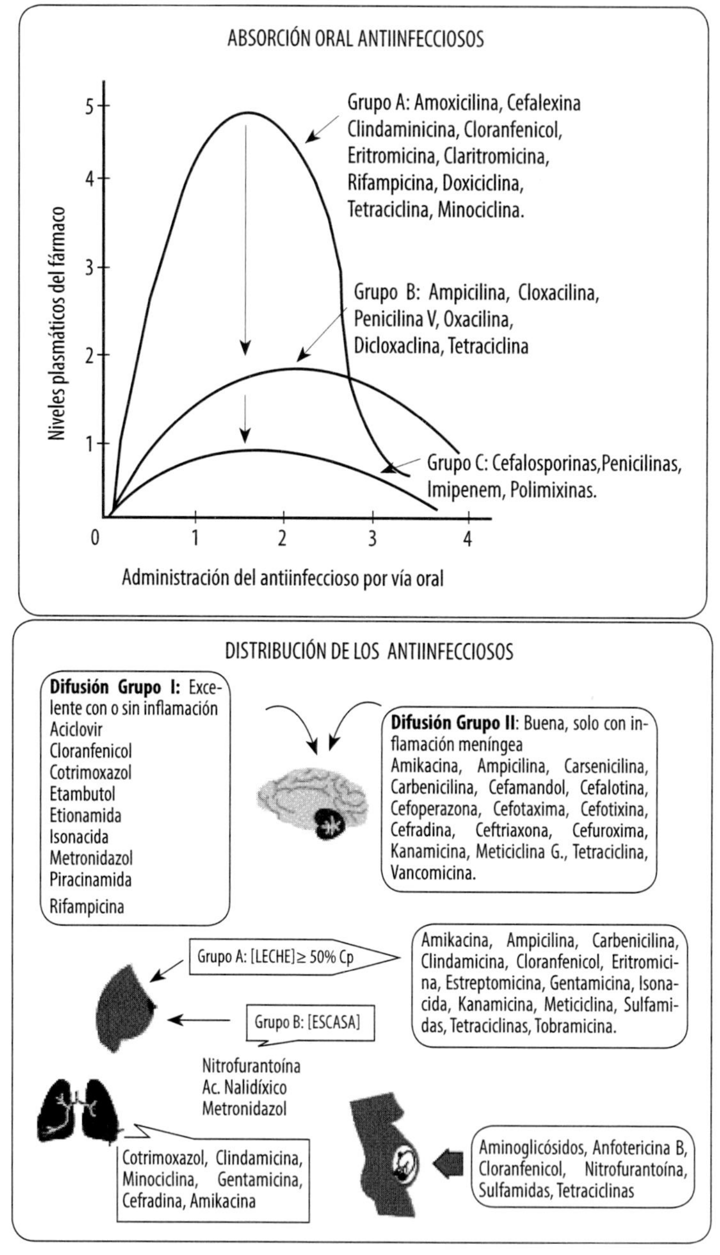

Se indica el grado de A hipotético de antiinfecciosos por VO. En el segundo esquema, se muestran los sitios de distribución en el organismo de antiinfecciosos. Fuente: elaborado por la autora.

Capítulo 1

Antinfecciosos antibacterianos

Ellos actúan en el proceso fisioanatómico de las bacterias, microorganismos unicelulares conformados por células procariotas, sin membrana nuclear ni membrana mitocondrial, carentes de retículo endoplasmático y del aparato de Golgi y que se reproducen por división asexual. Las bacterias se clasifican por:

- **La estructura fisioanatómica básica de la bacteria.** Esférica (cocos), bastón (bacilos) y bastones curvos (espiroquetas).

- **La pared celular externa.** Estructura semirrígida, proporciona estabilidad: enzimas transpeptidasas y otras enzimas y proteínas que originan el peptidoglucano bacteriano; bacterias Gram (+), cuya pared celular externa de peptidoglucano es gruesa: *Estafilococus aureus, Streptococcuspyogénes* (β-hemolítico grupo A), *Streptococcus galactiae* (β-hemolítico grupo B), *Streptococcus pneumoniae* y bacterias Gram (-): *Klebsiella,* posee una pared celular externa de peptidoglucano. Observar la siguiente figura 42.

Condiciones básicas de la bacteria para sobrevivir, la necesidad o no de O_2. *Aerobias estrictas*: dependen de O_2 para su crecimiento; *anaerobias estrictas*: se desarrollan en ausencia total de O_2, utilizan aceptores finales distintos del oxígeno como CO_2, H_2 y N_2 o tienen un metabolismo estrictamente de fermentación; *anaerobias facultativas*: pueden desarrollarse en presencia o ausencia de O_2, aunque prevalecen en medio anaeróbico; *microaerófilas*: se desarrollan en un medio con baja presencia de O_2 (menor del 12 % en lugar del 20 % que es la atmosférica) y en altas tensiones de CO_2.

- **La temperatura óptima de crecimiento.** *Termófilas*: crecen a una T° óptima entre 25-80 °C. *Mesófilas*: entre 10-45 °C, óptima 20-40 °C. *Psicrófilas*: entre 5-30 °C, óptima 10-20 °C.

Figura 42.
Tipificación de bacterias sensibles a antiinfecciosos.

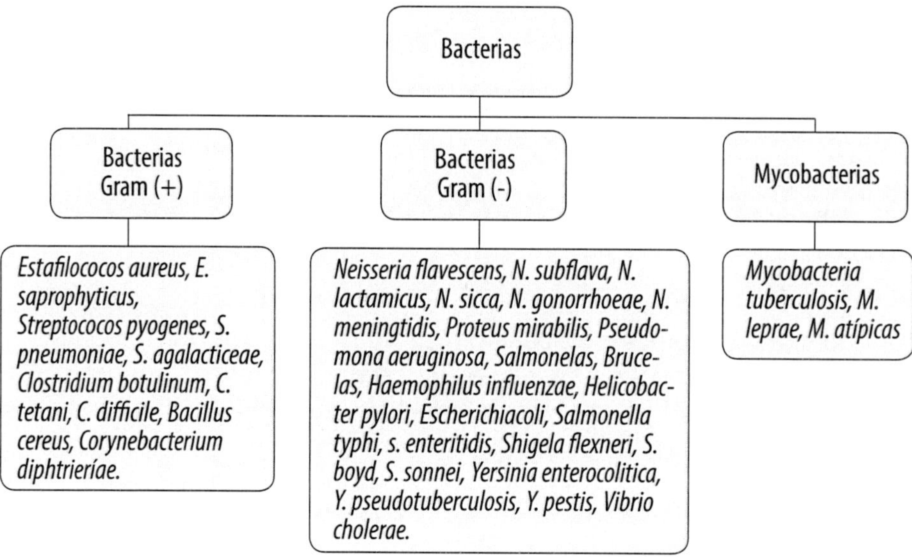

Tipos de bacterias que son receptores de los medicamentos antibacterianos, estos actúan, sobre alguna estructura de su pared celular. Fuente: elaborado por la autora.

- **El pH del medio para el crecimiento bacteriano.** *Acidófilas*: crecen a pH entre 1-5. *Neutrófilas:* entre 5,5 y 8,5. *Basófilas:* entre 9-10.

En este sentido, la identificación, clasificación morfológica y condiciones del crecimiento bacteriano permiten clasificar y comprender mejor la acción y el efecto de los fármacos antibacterianos de tipo *bactericida* o *bacteriostático de espectro amplio o reducido*. Con base a estos parámetros, se clasifican los antibacterianos de la siguiente manera:

Clasificación farmacológica de antibacterianos

Los antibacterianos se clasifican, según su acción-efecto, en bactericida o bacteriostático. Ambos pueden ser de acción y efecto reducido, contra bacterias Gram (+) o Gram (-), o de acción-efecto amplio, contra bacterias Gram (+) y Gram (-) simultáneamente.

Bactericidas de la estructura química β-lactámicos

Penicilina G benzatínica, penicilina G Na^+ y K^+, penicilina G procaínica, fenoximetilpenicilina, piperacilina. *Efecto reducido contra bacterias Gram (+).*

Ampicilina sódica, amoxicilina, cefuroxima, imipenem + cilastatina, meropenem. *Efecto amplio contra Gram (+) y Gram (-).*

Dicloxacilina, oxacilina sal Na^+, sulbactam, clavulanato K^+ o ácido clavulánico y tazobactam. *Antagonistas de enzima la β-lactamasa: efecto reducido contra Gram (+).*

Ampicilina sódica + sulbactam sódico, ampicilina + clavulanato K^+, amoxicilina + clavulanato K^+, ticarciclina + ácido clavulánico. *Antagonistas de enzima β-lactamasa: efecto potente amplio:*

Vancomicina. *Efecto reducido contra bacterias Gram (+) anaerobias.*

Ceftriaxona Na^+, cefepima, aztreonam, ticarcilina, piperacilina + tazobactam. *De efecto reducido contra bacterias Gram (-) aerobias.*

Farmacocinética

La VoA de algunos bactericidas utilizados en APS, como la **amoxicilina**, no se afecta por la presencia de alimentos, mientras que la VoA de otros, como la **ampicilina**, sí es afectada por estos. Su Cp se alcanza entre 1-2 h y su $t^{1/2}$ es de 1-1,5 h. Su distribución y fijación a proteínas es poca y su eliminación es renal. Algunos de estos aspectos se indican en la tabla 10 más adelante.

La **penicilina G benzatínica** tiene menos A y solubilidad que la **penicilina G procaínica**. Ambas por vía IM forman un depósito de cristales en el tejido muscular del sitio de aplicación; este depósito se disuelve de forma lenta y libera gradualmente el PA para que se absorba y alcance la Cp adecuada; se une a proteínas plasmáticas y allí se acopla parcialmente y se distribuye por el organismo.

La **penicilina G procaínica** alcanza una Cp óptima en un $t^{1/2}$ de 30 min a 3 h y la **penicilina G benzatínica** alcanza una Cp adecuada en un $t^{1/2}$ entre 2-4 sem. Estos bactericidas por VO son inestables al pH ácido del estómago y, por esto, es muy baja la cantidad de PA que se absorbe a través del TGI. Por este motivo, se administran por vía IM en DU para curar la infección y evitar la no adherencia del paciente al tratamiento. Su distribución es buena, cruzan la barrera placentaria

Tabla 10.
Aspectos farmacocinéticos de medicamentos bactericidas (penicilinas)

Antiinfeccioso	Dosis	% AVO	Cp mcg/ml			% de UPP	$t^{1/2}$P en min a h	EU
Penicilina G	310^5 UI	_	18-24			45	30-45	60
Penicilina V	10^6 UI	50	6			55-60	30-60	60
Oxacilina	1 g oral	30-50	5-10			88-93	30	25
Cloxacilina	1 g oral	30-50	5-10			92	30-60	50
Dicloxacilina	1 g oral	70	15			96	96	35
Flucloxacilina	1 g oral	50	95			95	30-60	35
Ampicilina	0,5 g IV	30-50	2-6	7-10	67,7	20	1-1,5	25-85
Amoxicilina	0,5 g IV	74-80	7-8	7-14	62,5	20	1-1,5	60

AVO = Absorción vía oral. Cp = Concentración plasmática. UPP = Unión a proteína plasmática. P = Plasmática. H = Horas. EU = Excreción urinaria.

y la BHE. Cuando las meninges que constituyen la BHE están inflamadas, se aumenta la VoA del PA y alcanza una mayor Cp terapéutica que antagoniza dicha inflamación por una infección; sin embargo, no se acumula el PA en el LCR, ni penetra las neuronas, pero tiene un efecto irritante sobre estas.

La inflamación de las meninges evita la necesidad de administrar la penicilina por vía intratecal en el tratamiento de meningitis neumocócica o meningocócica. No obstante, la penicilina por vía intratecal alcanza concentraciones terapéuticas en ciertas cavidades (pleural, articular, pericárdica), pero es de riesgo por sus efectos tóxicos. Las penicilinas se eliminan por secreción tubular activa: una pequeña cantidad se excreta por filtración glomerular y otra por la glándula mamaria.

Las **penicilinas G K^+**, **benzatínica** y **procaínica** tienen un $t^{1/2}$E alrededor de 4 h después de inyectadas. La **fenoximetilpenicilina** (nombre genérico químico) o **penicilina V** —tanto la **Na^+** como la **K^+**— se absorbe bien por VO (65 %), es resistente al medio ácido gástrico y alcanza una Cp adecuada entre 4-6 h. Su metabolismo es parcial en el hígado a metabolitos activos antibacterianos de menor eficacia que el compuesto original. La **dicloxacilina**, **oxacilina**, **meticilina** y **nafcilina sódica** (estas dos últimas de uso nosocomial) son acidorresistentes a las enzimas penicilinasas de bacterias Gram (+), por lo que tienen un espectro antiinfeccioso limitado contra el *Staphylococcus aureus* y el *Streptococcus pneumoniae*, productores de enzimas β-lactamasas; su A VO es rápida e irregular y son estables al medio ácido gástrico; su A es alta en el duodeno, se distribuyen a los tejidos en un $t^{1/2}$ corto (30-60 min) y su excreción es lenta; son las penicilinas penicilinasa resistente que menos se distribuyen a la placenta y a la BHE. Tienen metabolismo hepático, razón para restringir su uso en pacientes con alteración hepática y en neonatos.

La **ticarcilina** se absorbe bien por vía IM o IV, su unión a proteínas es del 45 %. Alcanza una Cp en un $t^{1/2}$ alrededor de 70 min y se elimina por filtración glomerular y secreción tubular. La **piperacilina** tiene un $t^{1/2}$ de 30-90 min; se distribuye adecuadamente al foco infeccioso y tiene poca unión a proteínas; se excreta por vía renal de forma inalterada (60-90 %) en 24 h. La **vancomicina** no se absorbe por VO; se aplica por infusión IV lenta, se distribuye bien en 30-90 min; su metabolismo hepático es mínimo y se excreta por filtración glomerular, en un $t^{1/2}$E de 6-10 h.

La **cefalexina**, **cefazolina**, **cefradina** y **cefalotina** (cefalosporinas primera generación) se absorben bien por VO y su A se altera poco con la ingesta de alimentos; no atraviesan la BHE, ni aun con las meninges inflamadas; cruzan mínimo la barrera placentaria y la glándula mamaria; no se metabolizan y se excretan inalteradas por riñón (no obstante, en caso de daño renal, el $t^{1/2}$E aumenta).

La **ceftriaxona** y la **cefepima** atraviesan la BHE, alcanzan baja concentración en el LCR y pasan la placenta. La **ceftriaxona** se une a proteínas cerca de 90 % y se difunde bien por todos los tejidos; se excreta máxime por vía renal (filtración glomerular y secreción tubular) y, en menor cantidad, por la glándula mamaria y la bilis. El **aztreonam** se absorbe bien por vía parenteral, se une alrededor del 60 % a proteínas plasmáticas; se distribuye al LCR, glándula mamaria en menor proporción y a tejidos del organismo; se metaboliza cerca del 32 % y se excreta por el riñón en la orina. Se acumula en pacientes con IR.

El **imipenem** y el **meropenem** (carbapenémico, nueva penicilina) no se ab sorben por VO y su A por vía IM es irregular; se distribuyen bien a los tejidos, cruzan la barrera placentaria y pasan poco al LCR. No obstante, alcanzan una Cp suficiente contra bacterias Gram (-), que causan meningitis, e inactivan las enzimas β-lactamasas bacterianas resistentes a otras penicilinas; aunque, a la vez, son inductores de la producción de las mismas. El **imipenem**, p. ej., induce el desarrollo de la *enzima dehidropeptidasa* en la célula tubular renal, la cual, a su vez, lo inactiva. Por tal razón, se requiere asociarlo con la *cilastatina*, antagonista selectivo de esta enzima con efecto nefroprotector, para evitar nefrotoxicidad por la formación de metabolitos tóxicos y aumentar su $t^{1/2}$E. Por el contrario, el **meropenem** es resistente a la enzima dehidropeptidasa y no se destruye; su eliminación es por vía renal.

El **sulbactam**, **tazobactam** y **clavulanato** se producen a partir de hongos de la especie *Stieptomyces clavuligeras*. Son acidorresistentes que, en combinación con otro fármaco β-lactámico, se absorben bien por VO y aumentan la capacidad de inhibir enzimas β-lactamasas producidas por bacterias Gram (+) y Gram (-) sensibles.

FF, dosis y vías de uso terapéutico

Penicilina G benzatínica. FF IM ampolla 1.200.000 y 2.400.000 UI. Adultos y niños con más de 27 kg de peso 1.200.000 UI, vía IM, c 21 d. Menores de 27 kg de peso 300,000-600,000 UI vía IM c 21 d. Niños, sífilis: 50,00 UI/kg IM, máxima 2.400.000 UI en una dosis única. Para infecciones estroptocócicas: 300.000-600.000 UI/IM (menor de 30 kg) o 900,000 UI/IM (mayor de 30 kg) en dosis única que puede repetirse cada 7-28 días de acuerdo a la necesidad clínica.

Penicilina cristalina G Na^+ y K^+. FF IV o IM vial liofilizado de 1.000.000 UI y 5.000.000 UI. Dosis adulto: 1-4 millones IV c 4 h dependiendo de la severidad. Puede usarse en infusión continua precedida de dosis de carga. Neonatos con peso menor a 2.000 g, edad de 0,7 días: 50.000 UI/kg c 12 h; edad de 8-28 días: 50.000 UI/kg c 8 h. Neonatos con peso mayor de 2.000 g, edad de 0-7 días: 50,000 UI/kg c 8 h; edad 8-28 días: 50.000 UI/kg c 6 h. Niños mayores a 4 semanas, infecciones leves y moderadas: 100.000-250.000 UI/kg/d dividido en 4 dosis; infecciones severas: 250.000-400.000 UI/kg/d dividido en 5 dosis.

Penicilina G procaínica. FF IM vial de liofilizado de 400.000 UI y 800.000 UI. Dosis adulta: 300.000-600.000 UI/IM c 12 h. Niños mayores de 12 años: 600.000-1.200.000 UI diarias por vía IM. Dosis niños: sífilis congenia: 50.000 UI/kg/IM c 24 h; infección estreptocócica: 300.000 UI/kg (menor de 30 kg) o 600.000-1.000.000 UI/kg (mayor de 30 kg) dividido en 1-2 dosis diarias

Fenoximetilpenicilina. FF VO tabl. o cáp. 500 mg; susp. al 5 % (250 mg/5 ml). Dosis adulto: 250-500 mg c 6 h/d. Niños: 25-50 mg/kg divididas en 3-4 dosis.

Piperacilina (antipseudomona-penicilina). FF IV vial liofilizado de **4 g piperacilina + 0,5 g tazobactam**. Dosis adulto: en infecciones severas por neumonía por pseudomonas aeruginosa: 4,5 g/IV c 6 h (18 g); en infecciones leves y moderadas: 4,5 g c 8 h (13,5 g). Neonatos con peso menor de 2.000, g edad de 0-7 días: 75 mg/kg c 12 h; edad de 8-28 días: 75 mg/kg c 8 h. Neonatos con peso mayor de 2.000, g edad de 0-7 días: 75 mg/kg c 8 h, edad de 8-28 días: 75 mg/kg c 6 h. Niños mayores a 4 semanas: 100 mg/kg de piperacilina IV c 8 h, idealmente en infusión continua.

Ampicilina (penicilina). FF VO tabl. o cáp. 500 mg; susp. 125 mg/5 ml (2,5 %) y 250 mg/5 ml (5 %). Dosis adultos: 500 mg c 6 h VO, 750 mg-2 g c 6 h IM dependiendo de la severidad o 1-2 g c 4-6 h IV dependiendo de la gravedad. Neonato con meningitis y peso menor 2.000 g de 0-7 días: 25 mg/kg/IV c 12 h; edad 8-28 días: 25 mg/kg c 8 h IV. Neonatos con otras infecciones y peso menor 2.000 g de 0-7 días: 50 mg/kg/IV c 12 h; edad 8-28 días: 50 mg/kg c 8 h IV. Neonatos con meningitis y peso mayor 2.000 g de 0-7 días: 50 mg/kg/IV c 8 h; edad 8-28 días: 50 mg/kg c 6 h IV. Neonatos con otras infecciones y peso mayor 2.000 g de 0-7 días: 25 mg/kg/IV c 8 h, edad 8-28 días: 25 mg/kg c 6 h IV. Niños mayores a 4 semanas, infecciones leves y moderadas: 50-100 mg/kg/d VO, dividido en 4 dosis o 100-200 mg/kg/d IV dividido en 4 dosis. En infecciones severas: 200-400 mg/kg/d IV dividido en 6 dosis.

Amoxicilina (penicilina). FF VO cáp. o comprimidos de 250 mg, 500 mg y 1 g, suspensión 125 mg/5 ml (2,5 %) y 250 mg/5 ml (5 %) y 500 mg/5 ml; suspensión pediátrica 700 mg/5 ml. Dosis adulto: 250 mg-1 g c 8 h; infecciones otorrinolaringológicas, genitourinarias, piel y tejidos blandos: 500 mg c 8 h; en neumonía adquirida en comunidad: 750 mg-1 g c 6 h. Dosis niños: 20-50 mg/kg/d divido en 3 dosis.

Cefuroxima (cefalosporina segunda generación). FF VO tabl. 250-500 mg; suspensión 250 mg /5 ml. FF IV sol. iny. de 750 mg. Dosis adulto IM o IV: 2,25-9 g diarios divididos en 3 dosis; VO 250-500 mg 2 v/d. Niños IM o IV: 50-100 mg/kg/d divididos según la gravedad; en meningitis bacteriana: 200-240 mg/kg/d en 3 o 4 dosis; 125-250 mg 2 v/d.

Imipenem + cilastatina (penicilina-carbapenémico). FF solución inyectable 500 mg + 500 mg. Dosis adultos: 250-1.000 mg c 6-8 h. Dosis en niños: 15-25 mg/kg c 6 h. No tiene seguridad en niño menores de 12 años.

Meropenem (penicilina-carbapenémico). FF vial de 500 mg y 1 g. Dosis adulto IV: 1-2 g/d dividido en dosis cada 8 horas. Neonatos con peso menor de 2.000 g: 20 mg/kg c 12 h. Neonatos con peso mayor de 2.000 g, edad 0-7 días: 20 mg/kg c 12 h; edad 8-28 días: 20 mg/kg c 8 h IV. Niños mayores a 4 semanas: 20-40 mg/kg c 8 h.

Dicloxacilina (penicilina). FF VO cáp. 250-500 mg, suspensión 125 mg/5 ml (2,5 %) y 250 mg/5 ml (5 %). Dosis adulto: en infecciones leves de tejidos blandos: 500 mg-1 g c 6 h. Neonatos con peso menor de 2.000 g, edad 0-7 días: 50 mg/kg c 12 h; edad 8-28 días: 50 mg/kg c 8 h IV. Neonatos con peso mayor de 2.000 g, edad 0-7 días: 50 mg/kg c 8 h; edad 8-28 días: 50 mg/kg c 6 h IV. Niños mayores a 4 semanas: 20-40 mg/kg c 8 h. Niños mayores a 4 semanas, infecciones leves y moderadas: 100-150 mg/kg/d dividido en 4-6 dosis; en infecciones severas: 150-200 mg/kg/d dividido en 6 dosis.

Oxacilina sal Na^+ (penicilina). FF IV solución inyectable 1, 2 y 4 g. Dosis adultos: 1-2 g c 4-6 h por vía IV o IM. Niños: 25-50 mg/kg/d dividido en 4 dosis.

Sulbactam. FF tabl. o cáp. 375 mg, 750 mg; susp. 250 mg/5 ml; amp. 0,75 g, 1,5 g y 3 g proporción 2:1 de *ampicilina/sulbactam*. Dosis adulto VO: 375-750 mg c 12 h IV: 1,5-3 g c 6 h. Niños VO menores de 30 kg: 25-50 mg/kg/d c 12 h; IV: 50 mg/kg/d *sulbactam* y 100 mg/kg/d *ampicilina* c 6-8 h. Por VO en mayores de 30 kg, igual que en adulto.

Ampicilina sódica + Sulbactam sódico. FF IV polvo estéril para inyección 1 g + 500 mg. Adultos: en infecciones leves de tejidos blandos o infecciones urinarias VO: 3,75-700 mg c 12 h; en infecciones moderadas y severas: 1,5 (1 g *ampicilina* y 0,5 g *sulbactam*) a 3 g (2 g *ampicilina* y 1 g *sulbactam*) c 6 h IV. Niños: 100-200 mg/kg del componente de *ampicilina* dividido en 4 dosis IV. Para la presentación oral se ajusta según el peso: menores de 30 kg: 25-50 mg/kg/d dividido en 2 dosis; mayores de 30 kg, igual a la dosis en adultos.

Ampicilina + clavulanato K^+. FF VO susp. 125 mg + 28,5 mg/5 ml. Dosis adultos IV en infecciones oído, nariz, SR, piel y tejido blando: VO 0,5-1 g c 6 h/d; IV: 0,5-1 g/d; IM: 500-750 mg c 6 h/d. En meningitis, niños de 0-7 d.: FF IV 100 mg/kg/d c 12 h durante 5-7 d.; niños mayores de 7 d.: 100-200 mg/kg/d c 4-6 h hasta 100-300 mg/kg/d.

Amoxicilina + clavulanato K^+. FF VO tabl. 250 mg + 125 mg; 875 mg + 125 mg; VO suspensión 125 mg + 31 mg/5 ml; 250 mg + 62 mg/5 ml, 400 mg + 57 mg/5 ml. Dosis adultos: 500/125 c 8 h; 875/125 mg c 12 h (no usar si CrCl es menor de 30 ml/min); 1.000/6,25 mg 2 tabl. c 12 h (no usar si CrCl es menor de 30 ml/min). Niños: VO 45-90 mg/kg dividido en 2-3 dosis, máximo 2 g/d.

Vancomicina (glucopéptido). FF IV sol. iny. 1 g/100 ml; liofilizado 1 g; polvo para reconstruir de 500 mg. Dosis adulto: IV: 2-3 g/d (o 30-60 mg/kg/d) dividido en dosis c 8-12 horas. Niños: mayor de 1 mes: IV; 10-15 mg/kg c 6 h. Determinar con frecuencia la Cp de **vancomicina**, ajustar dosis en pacientes con IR y en adultos mayores.

Ceftriaxona Na^+ (cefalosporina de tercera generación). FF sol. iny. 250, 500 mg y 1 g. Dosis adulto: 1-4 g c 6-8 h. Dosis niños: 20-50 mg/kg/d c 6-8 h, pero en infecciones graves hasta 80 mg/kg/d.

Cefepima (cefalosporina cuarta generación). FF sol. iny. 1-2 g. Dosis: 1-2 g c 8-12 h/d. Según la gravedad de la infección, ajustar dosis en insuficiencia renal. Niños: 25/mg/kg/d c 12 h. IV o IM 50 mg/kg/dosis o infusión continua c 8-12 h.

Aztreonam (monobactámico). FF IV sol. iny. 1 g; polvo para reconstruir y administrar por inhalación oral con 75 mg. Dosis adulto: IM o IV: 500 mg a 2 g c 6-8 h, puede utilizarse en infusión continua, inhalador; 75 mg c 8 h durante 28 días. Dosis neonatos con peso menor de 2.000 g, edad 0-7 días: 30 mg/kg c 12 h; edad 8-28 días: 30 mg/kg c 8 h IV. Neonatos con peso mayor de 2.000 g, edad 0-7 días: 30 mg/kg c 8 h; edad 8-28 días: 30 mg/kg c 6 h IV. Niños mayores a 4 semanas: 30 mg/kg c 6 h, idealmente en infusión continua.

Ticarcilina (antipseudomona aeruginosa-penicilina). FF sol. iny. 3-6 g. Dosis adultos: 15-18 g/d en dosis fraccionadas c 4-6 h. La asociación de 3 g *ticarcilina* + 100 mg *clavulanato* c 6 h/d. Dosis niños: 200-300 mg/kg/d divididos en 4 dosis.

Farmacodinamia y farmacoseguridad

Mecanismo de acción

Las *penicilinas* y las *cefalosporinas* inhiben la síntesis de la pared bacteriana al interferir la acción de la enzima *transpeptidasa* en dos fases: 1) el PA actúa como un inhibidor competitivo de la unión de las bacterias a las proteínas fijadoras de penicilina *PFP-carboxitranspeptidasa*; 2) el anillo β-lactámico de la penicilina se une a la *PFP-carboxitranspeptidasa* y forma un enlace covalente que bloquea irreversiblemente esta PFP y, en consecuencia, inhibe el proceso de la reacción de transpeptidación y de la síntesis de la pared celular de peptidoglucano. Por tanto, produce lisis osmótica de la pared celular de la bacteria durante su replicación y provoca su muerte (bactericida).

Las *penicilinas* y las *cefalosporinas* de primera generación tienen buena acción-efecto farmacológico bactericida reducido contra **cocos Gram (+)**: el *Streptococcus piogenes* (*S. β-hemolítico* grupo A), *Streptococcus viridans, Streptococcus pneumoniae, Staphylococcus aureus, Streptococcus agalactiae* (*β-hemolítico* grupo B), *Streptococcusbovis, Bacillus anthracis, Clostridium perfringens y tetani* y **cocos Gram (-)**: la *Leptotrichia buccalis, Pastrurella mutocida, Spicillum minus*, entre otros.

Las *cefalosporinas de primera generación* se pueden utilizar como alternativa a la penicilina G, por ser resistentes a la enzima penicilinasa producida por estafilococos y por su acción farmacológica bactericida contra algunos *bacilos Gram (+)*: *Clostridium perfringens* y *Corynebacterium diphtheriae*. Sin embargo, algunas de estas bacterias *Gram (+)* y *bacilos Gram (-)*, como la *Serratia*, *Pseudomona*, *Acinetobacter*, *Citrobacter* y el *Enterobacter*, desarrollan resistencia, porque producen cada vez más enzimas β-lactamasas de efecto extendido, como las enzimas cefalosporinasas del tipo grupo 1, que codifican cromosomas contra cefalosporinas y, mediante reacción química de hidrólisis, inactivan el fármaco en forma eficiente; particularmente a la **cefoperazona**, **cefotaxima** (cefalosporinas de tercera generación), **aztreonam**, **ticarcilina** y **piperacilina** (penicilinas bactericidas resistentes a enzimas β-lactamasas).

El **aztreonam** actúa en la PFP de bacterias aerobias Gram (-) y sobre enzimas β-lactamasas producidas por este tipo de bacterias; es acidorresistente a la hidrólisis de su anillo β-lactámico. Tiene efecto bactericida potente contra **bacterias Gram (-) aerobias**: *enterobacterias, Escherichia coli, Klebsiella spp, Proteus mirabilis, Proteus vulgaris, Serratia marcenses, Providencia spp, Salmonella, Shiguella, Yersinia spp, Pseudomona aeuroginosa, Haemophylus influenzae* y *Neisseria gonorrhoeae*.

La **ticarcilina**, **piperacilina** y **carbenicilina** tienen un efecto antiinfeccioso potente contra bacterias **Gram (-) aerobia estricta:** la *Pseudomonas aeruginosa*. La **ticarcilina** es de 2-4 veces más potente que la **carbenicilina** y también presenta espectro de acción bactericida reducido, contra **bacterias aerobias** y **anaerobias Gram (+)**. Además, las bacterias productoras de enzimas β-lactamasas las inactivan. Por eso se asocia con el *clavulanato* K^+.

La **dicloxacilina**, **oxacilina**, **meticilina** y la **nafcilina sódica**, las dos últimas de uso nosocomial por vía IV, tienen una acción-efecto farmacológico limitado contra bacterias **Gram (+)**: el *Staphylococcus aureus* y el *Streptococcus pneumoniae*, productoras de enzimas β-lactamasas. La **vancomicina** es bactericida contra **Gram (+)**: el *Estafilococus aureus* incluye cepas resistentes a la *penicilina* y la **meticilina**; frente a *Streptococcus spp*, hemolítico y no hemolítico, *Bacillus anthracis*, *Corynebacterium spp*, *Clostridium difficile* y *Propionibacterium spp*; y algunos **hongos**: *Actinomyces spp*.

La **vancomicina**, por su gran tamaño molecular, no atraviesa las enzimas porinas de la membrana celular externa de las bacterias **Gram (-)** (*Listeria monocytogenes*), por lo que no tiene efecto bactericida sobre estas. Su MA bactericida es mediante la inhibición de la enzima peptidoglucano-sintetasa, impide la síntesis de la biomolécula del peptidoglucano de la pared celular de bacterias sensibles en su tercera fase y facilita la permeabilidad al antiinfeccioso. La siguiente figura 43 señala el sitio en donde algunos antibacterianos se ligan al Re de la bacteria y originar la acción-efecto farmacológico-clínico de antagonizar la infección.

Figura 43.
Perfil del mecanismo de acción de antiinfecciosos antibacterianos.

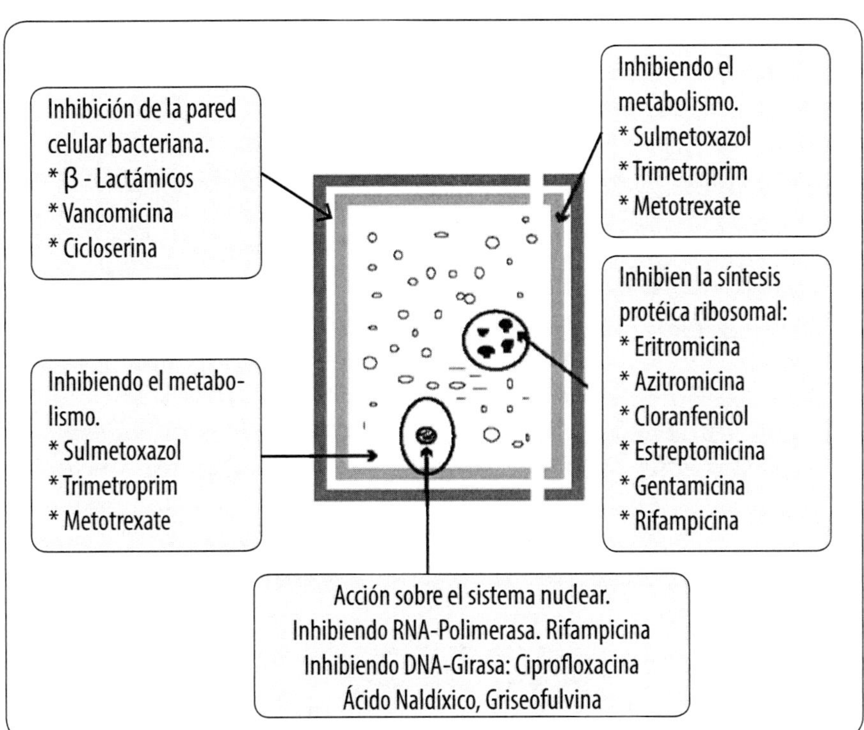

Re de antibacterianos donde antagoniza la bacteria. Fuente: elaborado por la autora.

La **vancomicina** antagoniza la síntesis del RNA bacteriano, por lo que la bacteria es poco susceptible de ser resistente. Contrario a los de los β-lactámicos (*penicilinas —G Na⁺* o *K⁺*; *V Na⁺* o *K⁺—*, *cefalexina*, *cefaclor*, *cefamandol*, entre otros), que tienen un paso diferente en su efecto bactericida, al actuar en la fase final de la síntesis de la pared celular bacteriana mediante reacción de transpeptidación. Por esto, la **vancomicina** presenta resistencia cruzada escasa con otros fármacos β-lactámicos, debido a que no compite por el sitio diana de la bacteria, donde se efectúa la acción antiinfecciosa de otros β-lactámicos.

El **imipenem** y el **meropenem** presentan acción bactericida; este último es menos activo contra Gram (+). Estos antiinfecciosos actúan contra bacterias Gram (+), como *Streptococcus spp*, *Staphylococcus spp productores de penicilinasas*, y bacterias Gram (-), como *Neisseria gonorreae*, *Haemophylus Influenzae*, *Enterococcus fecalis*, y la mayoría de la enterobacterias, como la *Escherichia coli*, *Klebsiella proteus*, *Salmonella spp*, *Shiguella spp*, *Enterobacter spp*, *Citrobacter*,

Acinetobacter spp, Campilobacter jejuni, Campilobacteryersinia, Pseudomona aeruginosa, y anaerobios, como el *Bacteroides fragilis*.

El **sulbactam**, **tazobactam** y **clavulanato**, son PA que además de destruir la pared celular de las bacterias sensibles, también inhiben las enzimas β-lactamasas producidas por bacterias Gram (+) y Gram (-); no obstante, existen bacterias mutantes multiplerresitentes productoras de enzimas β-lactamasas capaces de disminuir la eficacia de estos, como la **ampicilina + ácido clavulánico**.

La **cefepima** y **ceftriaxona** atraviesan la BHE, pero alcanzan concentración baja en el LCR, y pasan la barrera placenta. La **ceftriaxona** tiene aproximadamente un 90 % de unión a proteínas y se difunde bien por todos los tejidos; se excreta por la leche materna, bilis y principalmente por vía renal (filtración glomerular y secreción tubular). La **ceftriaxona** (cefalosporina tercera generación) y la **cefepima** (cefalosporina cuarta generación) tienen un efecto bactericida contra bacterias Gram (-) similar al de las penicilinas que actúan sobre este tipo de bacterias; poseen afinidad por la PFP (Re) e interfieren la síntesis del peptidoglucano de la pared celular de dichas bacterias.

La **ceftriaxona** y la **cefepima** son bactericidas potentes, resistentes a la producción de enzimas β-lactamasas por las bacterias sensibles. La **cefepima** pasa fácil la membrana de bacterias Gram (-), su acción bactericida es más rápida y, además, es activa contra bacterias Gram (+). La **ceftriaxona**, **cefotaxima**, **ceftazidima** y la **cefoperazona** (cefalosporinas tercera generación) y la **cefepima** (cefalosporinas cuarta generación) tienen acción y efecto farmacológico amplio contra bacterias Gram (-), como: la *Pseudomonas aeruginosa, Enterobacter spp, Clostridium freundii, Morganela morgani, Proteus vulgaris, Haemophilus ducrey, Serratia spp, Klebsiella pneumoniae*. Además, presentan acción notoria contra bacterias Gram (+), como el *Streptococcus pneumoniae*. La **ceftriaxona** y la **cefepima** no son efectivas contra el *Estafilococo, Enterococo spp* ni el *Neumococo spp*, resistente a la **meticinila**. La **cefepima** no es bactericida contra el *Bacteroides fragilis*, mientras que la **ceftriaxona** sí.

RAM/tóxicas

Las más graves, pero poco frecuentes, de la **penicilina G benzatínica, Na^+ y K^+**, la **amoxicilina**, **ampicilina**, **oxitetraciclina**, **lincomicina** (más que las demás), entre otros, pueden ser gastrotóxicas: causan colitis pseudomembranosa, una alteración de la flora normal, y originan el crecimiento patológico de la bacteria *Clostridium dificile*; las toxinas que esta libera producen destrucción de células epiteliales del GI, fiebre, sed, náusea, vómito, diarrea severa, deposición de heces con sangre, debilidad, calambres, dolor, distensión abdominal, pérdida de peso, desequilibrio electrolítico, eosinofilia, decoloración de la lengua por infecciones oportunistas de origen fúngico y otras posibles complicaciones. El tratamiento farmacológico de elección es suspender el medicamento y tratar con *vancomicina*, bactericida del *Clostridium dificile*, y *colestiramina* como coadyuvante. Neurotóxicas: fiebre, convulsiones, coma. Nefrotóxicos: proteinuria, piuria, nefritis intersticial aguda, hematuria. Hipersensibilidad: estomatitis, exantemas, fiebres, inflamación dérmica y artralgia, enfermedad del suero, reacción de Jarisch-Herxheimer y shock anafiláctico, causados por metabolitos activos resultado de la degradación del antiinfeccioso (xenobiótico), que provocan una reacción inmunológica, que incluye urticaria, erupciones cutáneas maculopapulares, dermatitis exfoliativa, edema laríngeo, fiebre alta, eosinofilia, cefalea, artralgias, mialgias, vasculitis, hipotensión severa y hasta la muerte. Estas son más probables en personas con antecedentes de alergia (asma o fiebre del heno). Neurotóxica: neuropatía, reacción de Hoigné, ansiedad, confusión, agitación, depresión, alucinación, miedo, convulsión y hasta la muerte.

RAM/tóxicas de la **fenoximetilpenicilina** a dosis altas: convulsión, por lo general en pacientes urémicos. Por vía IM o IV, produce dolor alrededor del sitio de la inyección, seguido por eritema, mancha azulada hemorrágica hasta necrosis de los tejidos celular, muscular, subcutáneo y piel. Hematotóxica: anemia hemolítica (trombocitopenia, leucopenia), por vía parenteral en tratamiento largo. Nefrotóxica: nefritis intersticial hasta IR. RAM menos tóxicas como decoloración de la lengua causada por infecciones oportunistas del tipo fúngico y alteraciones del TGI. El **imipenem** y el **meropenem** producen el efecto grave gastrotóxico de colitis pseudomembranosa: diarrea profusa, náusea, vómito. RAM menos graves: flebitis en el sitio de aplicación, confusión hasta convulsiones y leucopenia (hematotóxico). La **piperacilina** es más hematotóxica, induce trastornos de la coagulación y de agregación plaquetaria.

La **cefalexina**, **cefazolina**, **cefradina**, **cefalotina**, **ceftriaxona**, **cefoperazona**, **cefepima**, **cefotaxima** y **ceftazidima** ocasionan RAM tóxica de hipersensibilidad (anafilaxia, urticaria, broncoespasmo), erupciones cutáneas, fiebres, lesión de la mucosa bucal y dermatitis) como las penicilinas. La **ceftriaxona** produce en la zona de inyección: dolor, flebitis. TGI: diarrea, vómito, dispepsia, anorexia. A Cp alta, produce mareo, cefalea, vértigo, ansiedad, alteración hematológica (leucopenia, trombocitopenia, neutropenia, disminución de la hemoglobina y del hematocrito y anemia hemolítica). Es nefrotóxica y provoca sobreinfección por gérmenes resistentes como el *Streptococcus faecalis* y *Candida albincans*.

El **aztreonam**, **sulbactam**, **tazobactam** y **clavulanato** tienen poco efecto tóxico para el hospedero; sin embargo, el **aztreonam** produce dolor en el sitio de la administración IV, flebitis, tromboflebitis; hipersensibilidad dérmica: eritema, exantemas y urticaria; en el TG: náusea, vómito, colitis pseudomembranosa, dolor abdominal; hemática (eosinofilia, leucopenia, trombocitopenia); elevación de las transaminasas.

La **vancomicina** produce en frecuencia menor RAM tóxica, a Cp altas es nefrotoxica y ototoxica (pérdida de la audición), hipotensión severa, broncoconstricción, taquicardia.

Las pencilinas se reportan con probabilidad mayor de inducir un shock anafiláctico, aunque también lo puede causar las cefalosporinas; por la liberación de histamina; máxime en los mastocitos ubicados en el sistema dérmico, vascular y sistema respiratorio, originando una emergencia por lesiones en la piel; vasodilatación (síndrome del hombre rojo), hipotensión severa y broncoconstricción. Son más frecuentes y menos graves: fiebre, escalofríos y flebitis en el sitio de inyección. La **ticarcilina** es hepatotóxica[17], nefrotóxica (eleva la urea y las creatininas séricas), cardiotóxica (fibrilación auricular) y causa alteraciones metabólicas (hipernatremia, hipopotasemia e hipouricemia). Analizar la siguiente figura 44.

Figura 44.
Perfil del MA- acción- efecto de la RAM shock anafiláctico

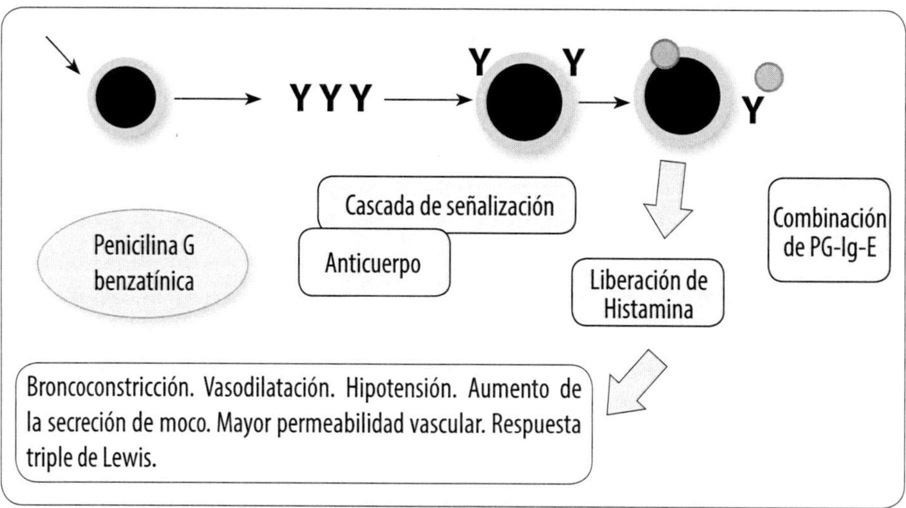

Esquema de la RAM/tóxica inmunológica inducida por fármacos. Fuente: elaborado por la autora.

[17] Aumenta las enzimas hepáticas aminotransferasas de alanina (TPG) y las aminotransferasas de aspartato (TGO). Además, incrementa la bilirrubina.

Interacciones medicamentosas de interés clínico

Un **β-lactámico** utilizado simultáneamente con *cloranfenicol, eritromicina* u *oxitetraciclina* (bacteriostáticos) antagoniza el efecto bactericida. La **ampicilina, amoxicilina, cefalotina, cefazolina, cefalexina, cefoperazona, ceftriaxona, cefotaxima, cefepima, ticarcilina, imipenem** y **meropenem** usados a la vez con *gentamicina, amikacina* o *estreptomicina* potencian el efecto bactericida contra bacterias **Gram (+) y Gram (-) resistentes**, como la *Pseudomona aeruginosa* y el efecto nefrotóxico de la cefalosporina. Asimismo, la *furosemida*, al competir con la cefalosporina por el mecanismo de excreción, disminuye la eliminación renal, aumenta la Cp e incrementa la nefrotoxicidad de esta.

La **ceftriaxona** y la **cefepima** contiguas a la *warfarina* Na^+ potencian el efecto anticoagulante. Al administrar concomitantemente **cefazolina** o **piperacilina** con *ASA*, esta compite con el antiinfeccioso por el mecanismo de excreción de secreción renal activa; la *ASA* se elimina y el antiinfeccioso permanece en sangre, aumentándose su Cp y el riesgo hematotóxico (neutropenia, fiebre y eosinofilia). El uso conjunto de **piperacilina** y **cefazolina** incrementa el efecto antiagregante plaquetario (riesgo de sangrado).

La **penicilina G** K^+ contigua al *captopril*, suplementos de potasio u otro medicamento o alimento que contenga K^+ aumenta la hiperpotasemia. La **penicilina G benzatínica** y la **penicilina G procaínica** juntas potencian el efecto bactericida y permiten una recuperación más rápida, debido a que la **penicilina G benzatínica** tiene $t^{1/2}$ largo y un efecto terapéutico sostenido contra gérmenes susceptibles y la **penicilina G procaínica** alcanza una Cp y efecto antiinfeccioso más rápido; por consiguiente, es una interacción sinérgica de suma.

La coadministración de **amoxicilina** y **ampicilina** potencia RAM en la piel y produce exantema, mononucleosis y colitis pseudomembranosa. La **ampicilina** induce el metabolismo hepático de los estrógenos; Ingerida simultáneamente con anticonceptivos orales, disminuye la Cp de estos, dando lugar a irregularidades en el ciclo menstrual, como hemorragia y embarazo no deseado. La Cp de las penicilinas se disminuye y se retrasa en presencia de alimentos en el estómago; deben tomarse entre 30-60 min antes de las comidas, excepto la **penicilina V**, la **ampicilina** y la **amoxicilina**.

El uso conjunto de **ampicilina + sulbactam** con *amikacina, estreptomicina, gentamicina* es una interacción sinérgica del efecto antiinfeccioso contra bacterias Gram (-) y *enterococos* multirresistentes. Al igual que la asociación de la **piperacilina + tazobactam**, es una interacción sinérgica e incrementa el espectro de acción bactericida de la **piperacilina**. Esta, de igual modo, junto con **amikacina** o **tazobactam**, potencia el efecto bactericida contra bacterias Gram (-) resistentes, según el caso clínico.

La **piperacilina** interacciona con el *cloranfenicol, eritromicina, sulfametoxazol* y *oxitetraciclina* (bacteriostáticos); estos fármacos disminuyen el efecto terapéutico bactericida de la **piperacilina.** Contigua a otro medicamento hematotóxico (*dipirona*), neurotóxico (*fenobarbital, ciclofosfamida*), hepatotóxico (*rifampicina, ácido valproico*) o con otro nefrotóxico (*imipenem, gentamicina*), aumenta el riesgo del efecto tóxico e implicaciones clínicas. La FF de **ticarcilina** asociada al **ácido clavulánico** incrementa su acción antiinfecciosa contra la pseudomona aeruginosa y algunas bacterias Gram (+).

La **cefalotina**, **cefazolina**, **cefalexina**, **ceftriaxona**, **cefuroxima**, **cefamandol y cefepima** administradas concomitantemente con *rifampicina, oxitetraciclina* o *Cloranfenicol*, sinergizan y amplían el efecto bactericida. También interaccionan con *etanol*, producen reacción antabus, principalmente el **cefamandol**, hasta días después de suspender el tratamiento con la cefalosporina. Las **cefalosporinas** en alta Cp alteran la coagulación por déficit de *vitamina K* y provocan leucopenia, trombocitopenia, neutropenia o anemia hemolítica (disminución de la hemoglobina y el hematocrito).

La **vancomicina** interacciona con la *heparina*; esta, por una incompatibilidad fisicoquímica, puede inactivar el efecto farmacológico bactericida de la **vancomicina**. La *furosemida* compite con el **aztreonam** por la vía de excreción; la eliminación de este disminuye, su Cp aumenta y sus efectos también crecen. El uso simultáneo de **aztreonam** con *warfarina* aumenta el tiempo de protrombina con poca ventaja clínica significativa. También interacciona con *gentamicina, cefradina, clindamicina* y *metronidazol*, interfiriendo la valoración analítica de la prueba de laboratorio de las transaminasas en sangre y creciendo su valor. Así, estos medicamentos inducen a un falso positivo de glucosa en orina.

Usos terapéuticos

El tratamiento eficaz de cualquier tipo de infección con alguna penicilina depende principalmente, entre muchos otros factores (figura 4, del sistema inmunológico del paciente, la adherencia al tratamiento (administración continua y completa), frecuencia de la dosis y la vía de administración para alcanzar la Cp adecuada en el foco infeccioso. Así, por vía IM, la **penicilina G benzatínica** se emplea por DU mensual en régimen profiláctico en infecciones estreptocócicas que producen fiebre reumática; de 1-2 dosis para tratar infecciones del SR alto (amigdalitis, faringitis) por estreptococos o coadyuvante de pautas terapéuticas por tiempo prolongado de infecciones crónicas de piel (erisipela, impétigo), en bacteriemias y endocarditis por *Estreptococus pyogenes*.

La **penicilina G procaínica** se indica cada 12-24 h en infecciones de la cavidad oral producida por el *Estreptococus viridans*; infecciones de piel por *Streptococus pyogenes*; infecciones del SR: bronquitis aguda, neumonía por *Streptococus pneumoniae*, otitis externa; infecciones del TGU: pélvica inflamatoria, quiste y absceso de glándula de Bartolino; sífilis primaria y secundaria; infecciones dérmicas: forúnculo estafilocócico, celulitis, erisipela, impétigo, meningitis; y difteria.

La **fenoximetilpenicilina (penicilina V)** es útil por VO a intervalos de 6-8 h. Entre sus usos principales están: en infecciones de tipo orofaríngeo (faringoamigdalitis aguda, laringitis estenosante) y otitis externa, por el riesgo de una complicación como meningitis; en bronquitis aguda, neumonía por estreptococos o neumococos, forúnculo, celulitis, erisipela, impétigo, profilaxis de fiebre reumática y asplenia quirúrgica o congénita.

La **ampicilina** o la **amoxicilina** son de primera elección en infecciones mixtas por bacterias Gram (+) y Gram (-), p. ej., en: 1) el SR, causadas por la *Haemophillus influenzae*, sinusitis aguda, laringitis, traqueitis, otitis media y externa, bronquitis, faringitis, amigdalitis, neumonía por *Streptococcus pyogenes*, *Streptococcus pneumoniae*, *neumococo spp*, entre otros; 2) niños con asplenia quirúrgica o congénita por el riesgo de una complicación con meningitis; 3) el TGI, disentería, colitis aguda y gastroenteritis causadas por la *E. coli*, *Proteus mirabilis*, *Vibrio cholerea*, *Listeria monocytogenes*, *Shigella dysenferiae*, la *Salmonella* y otras *spp*; 4) el TGU, anexitis, epididimitis, proctitis, vaginitis, uretritis; causadas por *Haemophilus ducreyi*, *Chlamydia trachomatis* y *Neisseria gonorrhoeae*; 5) otras: síndrome de aspiración masiva, profilaxis de endocarditis bacteriana, oftalmía purulenta, mastoiditis aguda y meningitis; 6) infecciones graves por bacterias Gram (+), aerobias y algunas anaerobias (*Estafilococo aureus*, *Pseudomona aeruginosa*, *Streptococcus pneumoniae*, *Corynebacterium diphteriae*, *Bacillus antracis*, *Clostridium perfringens*, *Treponema pallidum*, *Leptospira*, *Listeria monocitogenes*) y por bacterias Gram (-), como la *Escherichia coli* (enterobacterias), *Bacteroides fragilis*, *Klebsiella spp*, *Hemophylus influenza*, *Helicobacter pylori*, *Alcaligenes faecalis*. También contra algunos hongos como el *Actinomyces israelii* y *Actinomycesbovis*.

La **piperacilina** se usa en infecciones graves por bacterias Gram (-) aerobias como la *Pseudomona aeruginosa*; en uretritis gonocócica por cocos anaerobios como la *Neisseria gonorrhoeae*; infecciones intraabdominales por *Echerichia coli*; en neumonía por *Klebsiella* y *Serratia*; en infecciones por bacterias Gram (+) anaerobias y aerobios, como la *Clostridium spp*; enterococos; infecciones de piel, tejido blando.

Cuando estas bacterias son resistentes, se aplica la asociación de **ampicilina** o **amoxicilina** con **sulbactam**, la asociación **piperacilina** con **tazobactam** o **amikacina**, entre otras. P. ej., contra algunas bacterias causantes de infecciones graves del SCV (cardiopatía congénita, valvulopatía adquirida, endocarditis, cardiopatía hipertrófica o en prolapso de válvula mitral), del TGU (colitis grave, abdomen agudo) y del SR (neumonía grave). De igual modo, se usa la combinación de **amoxicilina + clavulanato K^+** o **amoxicilina + sulbactam** en la profilaxis antiinfecciosa previa a cirugía de cabeza y cuello, GI, sistema biliar y ginecoobstétrica.

La **dicloxacilina**, **oxacilina**, **meticilina** y **nafcilina sódica** son específicas contra infecciones como la neumonía, forúnculo, celulitis, erisipela, impétigo, artritis séptica, meningitis, osteomielitis, empiema, septicemia y endocarditis por *Staphylococcus aureus* resistente a la *meticilina*. El **imipenem** y el **meropenem** se usan en infecciones mixtas multirresistentes intraabdominales, osteoarticulares, ginecológicas, genitourinarias, endocarditis, del SR y septicemia; causadas por bacterias aerobias y anaerobias asociadas en varios casos a contaminación de la cavidad oral, vaginal o dérmica por la flora bacteriana fecal; son útiles en profilaxis posquirúrgica.

Las **cefalosporinas** de tercera y cuarta generación son de uso hospitalario, en especial para antagonizar infección por *Pseudonomona aeruginosa*. La **cefepima** es una opción en infeccion por gérmenes resistentes. La **ceftriaxona** pasa al LCR, por eso es de elección en infección por *Neisseriagonorrhoeae* (gonorrea), *Haemophilus ducreyi* (chancro blando), *Haemophylulus influenzae, Neiseseia meningitidis* (meningitis) y *Streptococcus pneumoniae* (neumonía) en adulto y en niños de más de 4 meses.

La **vancomicina** se indica en profilaxis de endocarditis, infección grave provocada por cocos Gram (+); colitis pseudomembranosa medicamentosa producida, p. ej., por la *clindamicina* y antiinfecciosos de efecto amplio que exacerban el crecimiento del *Clostridium difficile*; infecciones resistentes a bactericidas β-lactámicos por *Estafilococo aureus,* enterococos, entre otras. La **vancomicina** es una alternativa para tratar pacientes alérgicos a las penicilinas con infecciones resistentes a otros antiinfecciosos.

El **aztreonam** se usa en infecciones TGU, TR; en piel, tejido blando, hueso y articulaciones; infecciones graves por *Pseudomonas aeruginosa*, *Serratia marcescens*, *Neisseria gonorrhoeae* y *Klebsiella*. El **aztreonam** es una alternativa al uso de aminoglucósidos por su similitud en su espectro antiinfeccioso. La **ticarcilina**, **ceftriaxona** y **cefepima** se usan en infecciones nosocomiales causadas por bacterias Gram (-), resistentes especialmente contra la *Pseudomonas aerugino-*

sa, causante de infecciones del TGU, piel, sangre y neumonía. No obstante, se deben considerar las penicilinas de primera opción a las cefalosporinas para su uso racional y evitar la resistencia.

Precauciones y contraindicaciones

Las **penicilinas G (Na^+, K^+, procaínica, benzatínica)**, **fenoximetílica**, **dicloxacilina** y **piperacilina**, al igual que la **cefalexina**, **Cefazolina**, **cefalotina** (cefalosporinas) y, en general, cualquier antiinfeccioso β-lactámico están contraindicados en los siguientes casos:

1) Historia de hipersensibilidad o atopia crónica (asma, eccema, fiebre de heno, urticaria) o alérgicos a otras penicilinas o cefalosporinas, ya que, al pertenecer al mismo grupo químico β-lactámico, presentan reacción cruzada entre ellas.
2) Trastornos hemorrágicos, en especial con la **piperacilina**. Los pacientes deberían tener monitoreo hemático antes de la terapia y en caso de sangrado, suspender el tratamiento.
3) Enfermedad GI (colitis ulcerosa, enteritis o colitis asociada a un antiinfeccioso).
4) Disfunción hepática, renal o mononucleosis infecciosa.
5) Durante la lactancia, se excretan a través de la leche materna.
6) Por vía intratecal o aplicada cerca de un vaso o nervio, es irritante potente; causa cefalea fuerte, vómito, pleocitosis, convulsión hasta coma por una reacción química meníngea.
7) Eosinofilia mayor del 15 % durante el tratamiento.
8) No elaborar sln de penicilinas con *gentamicina*, *amikacina* o *estreptomicina* en el mismo recipiente, esta mezcla interacciona mediante una reacción química de quelación, forma un complejo insoluble y no se absorbe, por tanto, no tiene efecto bactericida.
9) La **penicilina G Na^+** o **G K^+** está contraindicada en pacientes con IC; induce arritmia.
10) El **imipenem** y el **mepenem** en pacientes con antecedentes epilépticos y daño renal; ajustar la dosis en pacientes con alteración renal, según el monitoreo de su Cp.
11) No administrar **vancomicina** contigua al *cloranfenicol*, *meticilina*, *dexametasona*, *heparina* y *fenobarbital*, ya que estos fármacos son incompatibles con ella.
12) No preparar **ticarcilina** en sln con bicarbonato de sodio para aplicar por perfusión, debido a su incompatibilidad química. Monitorear el tratamiento con **aztreonam** junto con *warfarina* en pacientes con historia de IR y alteración vascular. También controlar el tratamiento con **ticarcilina** en

pacientes con alteración hepática, renal o metabólica, ya que en estos casos se incrementa su Cp hasta niveles tóxicos.

Bactericidas derivados de la estructura química quinolona

Ciprofloxacina, norfloxacina, levofloxacina, moxifloxacina. *De efecto amplio contra bacterias Gram (–) y ciertas Gram (+).*

Farmacocinética

La **norfloxacina** y la **ciprofloxacina** se absorben por VO, alcanzan Cp elevada y tienen difusión tisular en tejido pulmonar, bronquial y óseo, pero no pasan con facilidad la BHE; tienen $t^{1/2}$ prolongado. Se deben administrar por VO de 2-3 h antes de las comidas.

FF, dosis y vías de uso terapéutico

Ciprofloxacina. FF VO tabl. 750-500 mg, FF IV vial liofilizado 100 mg; susp. 250 mg/5 ml. Dosis adultos: 500-750 mg c 12 h VO y continuarse 3 d después de la desaparición de los signos y síntomas de la infección hasta 15 d. Por vía IV, 400 mg c 8-12 h; 400 mg IV equivalente a 750 mg VO. En niños, aprobado solo en fibrosis quística con infección aguda o infección del tractourinario multirresistente a dosis de 20-30 mg/kg/d c 8-12 h.

Norfloxacina. FF tabl. 400 mg. Dosis adultos: 400 mg c 12 h. Dosis niños: 10 mg/kg/dosis c 12 h.

Levofloxacina. FF tabl. recubiertas 200-400 mg; FF IV sln inyectable 200 mg; gotas de 3 mg/ml. Dosis adultos: 200-400 mg c 12 h. Dosis niños: 5 mg/kg c 12 h VO o IV.

Moxifloxacina. FF comp. 400 mg, FF IV sln inyectable 400 mg/250 ml, FF gt sln oftálmica 5 mg *moxifloxacina* + 1 g *dexametasona* (5-10 ml). Adulto: 400 mg/d y niño: 10 mg/kg/d.

Farmacodinamia y farmacoseguridad

La **ciprofloxacina** y la **norfloxacina** son medicamentos bactericidas de acción-efecto amplio contra infecciones por **bacterias Gram (-)**, agentes etiológicos causantes de infecciones del TGI, TR inferior y TGU, primordialmente contra la *Escherichia coli*, la *Klebsiella*, la *Proteus mirabilis*, *Salmonella*, *Shiguella*, *Aeromonashydrophila*; **bacilos Gram (-) anaerobios**: *Campylobacter jejuni*, *Yersinia enterocolitica*, *Vibrio parahaemolyticus*, *Vibro cholerae)*; **bacilos aerobios**: *Mycobacterium tuberculosis*; algunos **parásitos**: *Plasmodium falciparum y otras spp*; *Citrobacter spp* y *Acinetobacter spp*. **Bacterias Gram (+):** la *Pseudomona aeruginosas* y el *Mycobacterium tuberculosis*, pero desarrollan resistencia con facilidad mayor.

Algunas bacterias desarrollan resistencia a la **ciprofloxacina** y a la **norfloxacina** mediante cambios bioquímicos en el Re o "diana" (la enzima ADN girasa), alterando el ADN donde actúa la quinolona. Esto cambia la permeabilidad de las proteínas *porinas* de la pared celular de las bacterias Gram (-), las hace impermeables y repelan la quinolona, impidiendo la acción antiinfecciosa. Las bacterias *Klebsiella* y *Proteus* tienen tendencia mayor a desarrollar resistencia a estos bactericidas mediante mutación.

Mecanismo de acción

La **ciprofloxacina** y la **norfloxacina** son bactericidas porque inhiben dos enzimas relacionadas con los ácidos nucleicos de las bacterias durante la división celular: la topoisomerasa I (ADN-girasa) y la topoisomerasa IV, esenciales para el desarrollo en espiral del ADN del germen y la replicación del mismo. Al antagonizar estas enzimas, el ADN se estira y pierde su bioactividad.

Usos terapéuticos

La **norfloxacina**, **ofloxacina** y **ciprofloxacina** son indicadas principalmente en infecciones de SR por *Pseudomonas aeruginosa*, tejido blando y en infecciones osteoarticulares. TGI: profilaxis de la diarrea del viajero, disentería bacilar, salmonelosis, descontaminación intestinal por *Salmonella pullorum*, *Shigella dysenferiae*, *Shigella flexneri*, *Escherichia coli*, *Campylobacter*, infecciones biliares. TGU: pielonefritis aguda no complicada; cistitis aguda complicada o no; uretritis, prostatitis; ginecológicas (anexitis, endometritis y salpingitis); de transmisión y contacto sexual por *Neiseria gonorrea* y *Chlamydia trachomatis*. También de uso como terapia de segunda línea en infección posquirúrgica por *Pseudomonas aeruginosa*; tratamiento profiláctico de inmunosuprimidos y en tratamiento de la TB.

RAM/tóxica

La **norfloxacina** o la **ciprofloxacina** (quinolonas) aumentan las transaminasas (hepatotóxica); inducen psicosis, convulsiones (neurotóxica); dañan el cartílago y retardan el crecimiento. La **trovafloxacina**, hepatitis aguda.

Interacciones medicamentosas de interés clínico

La **ciprofloxacina** y la **norfloxacina** usadas con: 1) *teofilina, warfarina, amiodarona* o *procainamida*, el antiinfeccioso inhibe el sistema enzimático CYP_{450} de estos fármacos, aumentando su Cp, $t^{1/2}$ y el riesgo de RAM/tóxica. P. e., la *teofilina* potencia la estimulación del SNC (convulsiones) y la estimulación CV (taquiarritmia); la *warfarina* potencia el efecto anticoagulante (hemorragia), el cual se refleja en el aumento de los valores del INR y del PT; 2) cationes mono, di y trivalentes, como Al^{3+}, sales de Fe^{2+}, Zn^{2+}, Mg^{2+}, Ca^{2+}, Mn^{2+}, presentes en alimentos lácteos, suplementos vitamínicos y minerales y en medicamentos como el *sucralfato* y los antiácidos, esta interacción produce una reacción química de quelación, genera quelatos, sustancias no absorbibles que disminuyen o inactivan el efecto antiinfeccioso. La **ciprofloxacina** y la **norfloxacina** junto con fármacos β-lactámicos potencian el efecto bactericida, una interacción terapéutica sinérgica de potencia.

Precauciones y contraindicaciones

La **norfloxacina** y la **ciprofloxacina** están contraindicadas en menores de 18 años y en pacientes psicóticos o epilépticos.

Bactericidas derivados del grupo químico aminoglucósido

Amikacina, estreptomicina, gentamicina, neomicina. *De efecto amplio contra bacterias Gram (–) y ciertas Gram (+).*

Farmacocinética

La **gentamicina**, **estreptomicina** y **amikacina** son medicamentos básicos muy polares y muy poco solubles al pH del estómago, por lo que no se absorben por VO, sino que su administración es IM, IV e intratecal; por esta última vía alcanza concentración alta en LCR. La **gentamicina** y **amikacina** tienen poca unión a proteínas, mientras que la **estreptomicina** presenta una unión a estas del 35 %. Las tres se distribuyen al espacio extracelular (incluido el líquido ascítico, abscesos, pleural, pericardial, perotineal y sinovial), pasan la BHE y se acumulan en el líquido amniótico y en el espacio extracelular fetal, donde causan RA al feto. Por vía IM, alcanzan la $Cp_{máx}$ entre 30-90 min; por vía IV, en 30 min. La **gentamicina** es la que más se concentra en el túbulo proximal renal y en el oído interno.

Los *aminoglucósidos* no se metabolizan, se excretan mediante filtración glomerular activa por el riñón y en menor proporción por la bilis. Su $t^{1/2}$ en personas con función renal normal es de 2-3 h y en pacientes con anuria se prolonga hasta 50-100 h o más. En caso de insuficiencia renal aguda (IRA), el $t^{1/2}$ E de la **amikacina** aumenta hasta 20 veces.

FF, dosis y vías de uso terapéutico

Amikacina. FF parenteral amp. 100-500 y 1.000 mg/2 ml. Dosis adulto: única dosis 15 mg/kg. Neonatos: edad gestacional menor de 26 semanas: 7,5/kg/d; edad gestacional 27-34 semanas: 7,5/kg c 8 h; edad gestacional 35-41 semanas: 7,5/kg c 12 h; edad gestacional mayor a 42 semanas: 7,5/kg c 8 h IV o IM. Niños: edad mayor de 4 semanas: 12-22,5 mg/kg/d. Si no tiene efecto clínico a los 3-5 d de iniciar el tratamiento, suspender y cambiarlo por otro, con base a la pruebas del laboratorio de identificación del germen.

Estreptomicina. FF sol. iny. 1 g. Dosis adultos: IM 1 g/d o 15-30 mg/kg/d. Dosis niños: IM 20-40 mg/kg c 12 h/d.

Gentamicina. FF, sol. iny. 40, 80, 120 y 160 mg; FF tópica: ungüento oftálmico 3 mg %/5 g; crema 0,1 %/100 mg, 20 g; sol. oftálmica 3 mg/5 ml. Adultos: dosis de carga 3-5 mg/kg IV o IM, mantenimiento de dosis única diaria 3 mg/kg. Neonatos: edad gestacional menor de 26 semanas: 2,5 mg/kg/d; edad gestacional 27-34 semanas: 3-3,5 mg/kg/d; edad gestacional mayor a 35 semanas: 4 mg/kg c 8 h IV o IM. Niños: edad mayor de 4 semanas: 5-7,5 mg/kg/d IV o IM. Debe tenerse en cuenta que la vía IM es muy dolorosa.

Neomicina. FF tópica sln ótica **neomicina** 0,5 % + *colistina* 0,15 % + *dexametasona* 0,05 %. Dosis: 1-4 gt 2-3 v y sln **neomicina** 0,35 % + *glucocorticoide* 0,1 % + *polimixina* 6.000 UI/ml. Dosis de adultos y niños: sol. oftálmica: instilar 1-2 gotas en el ojo afectado c 3-4 h.

Farmacodinamia y farmacoseguridad

Mecanismo de acción

La **gentamicina**, **amikacina**, **tobramicina** y **estreptomicina** actúan por un proceso de difusión pasivo y de transporte activo a través de las porinas de la membrana celular de las bacterias Gram (-) hasta llegar al interior de estas, donde se unen específicamente a la subunidad 30_S del ribosoma de la bacteria de manera irreversible; allí impiden la síntesis de sus proteínas peptídicas e inducen una lectura errónea del RNAm, lo que provoca que se origine una membrana celular bacteriana inestable y se provoque la muerte de las bacterias.

La **kanamicina** y la **neomicina** se unen tanto a Res de la subunidad 30_S como de la subunidad 50_S del ribosoma bacteriano. De ahí que presenten efecto bactericida amplio y posean efecto posantibiótico[18] contra **bacterias Gram (-)**: la *Pseudomonas aeruginosa, Serratia spp, Escherichia coli, Francisella tularensis, Yersinia pestis, Salmonella pullorum, Mycobacterium tuberculosis, Brucella spp, Shiguella spp, Providencia spp, Proteus mirabilis, Klebsiella spp, Shiguella dysenteriae, Shiguella flexneriy, Shiguella boydii*; y **Gram (+)**: la *Nocardia asteroides, Staphylococcus aureus* y el *Estaphylococcus epidermis*. Estas bacterias presentan resistencia a los aminoglucósidos, por lo que se recomienda usarlos junto con una *penicilina* o *cefalosporina* por su interacción sinérgica. No obstante, la **amikacina** presenta un efecto bactericida más amplio.

RAM/tóxicas

La **gentamicina**, la **amikacina** y la **estreptomicina** presentan efecto ototóxico (neurotóxico), asociado a la Cp alta del PA en el oído interno, donde lesionan las partes coclear y vestibular de este, causando daño irreversible; nefrotóxico, debido a que tienen afinidad significativa por los túbulos renales; en el SNP, provocan BNM (parálisis flácida, debilidad muscular); en piel y mucosas: exantema, urticaria, prurito y estomatitis. Entre otros efectos tóxicos reportados están: fiebre, eritema multiforme, necrosis epidérmica hasta síndrome de Stevens Johnson, shock anafiláctico y agranulocitosis.

Interacciones medicamentosas de interés clínico

La **gentamicina**, la **estreptomicina** y la **amikacina** administradas junto con *vancomicina, imipenem* o *anfotericina B* producen interacción sinérgica bactericida. Contiguas a *furosemida* o *ácido etacrínico*, compiten por el mecanismo de eliminación de secreción tubular activa, estos se eliminan y el *aminoglucósido* aumenta la Cp, el efecto bactericida y el riesgo de RAM/tóxica. En uso simultáneo con *warfarina*, el aminoglucósido altera la flora intestinal, lo que disminuye la síntesis y la Cp de vitamina K en el intestino, por tanto, incrementa el efecto de los anticoagulantes como la *warfarina*. Contigua a la *lidocaína* o a la *succinilcolina*, estos incrementan el riesgo de BNM (antagonizarlo con *gluconato de* Ca^{2+} IV). Junto con *ampicilina, amoxicilina* o *cefuroxima*, originan una interacción bactericida sinérgica contra bacterias Gram (-) y Gram (+), p.

[18] Efecto bactericida aun en concentración inhibitoria mínima (CIM).

ej., en la meningitis por *Lysteria monocytogenes*. De igual forma, la **amikacina** y la **estreptomicina** junto con una *tetraciclina* aumentan el efecto bactericida en la brucelosis.

Usos terapéuticos

La **gentamicina**, **amikacina** y **estreptomicina** se usan en infección grave intrahospitalaria, p. ej., por bacterias *Enterococcus faecalis, Pseudomona aeruginosa, Streptococcus viridans, Staphylococcus spp* y *Corynebacterium spp.* En infecciones por *Klebsiella spp, Estaphylococcus aureus* o enterococo, se requiere el aminoglucósido junto con *penicilina, cefalosporina* o *vancomicina* para lograr un efecto bactericida terapéutico sinérgico.

La **gentamicina** tiene acción bactericida contra infecciones por la *Escherichia coli, Serratia spp, Acinetobacter spp, Serratia marcescens* y *Enterobacter spp.* Bacterias que causan infecciones del TGU, tracto biliar, SCV y SR (otitis media, neumonías, endocarditis), artritis séptica, osteomielitis, peritonitis, endometritis; en profilaxis pre y postquirúrgica y en lesiones por quemaduras.

La **gentamicina** junto con la *penicilina G* Na^+, *G* K^+ o *G benzatina* es útil en la endocarditis bacteriana; contigua a una *tetraciclina*, es de elección en el tratamiento de la brucelosis.

El uso de la **amikacina** es similar al de la **gentamicina**, pero la primera es la indicada en las infecciones causadas por la *Nocardia asteride* y por cepas de *Mycobacterium tuberculosis*, resistente a la **estreptomicina**. La **amikacina** o la **estreptomicina** son los bactericidas de elección contra la tuberculosis, infección por *Francisella tularensis* o *Yersinia pestis*; y alternativas al tratamiento de la endocarditis resistente a la **gentamicina**.

La **neomicina** por VO o irrigación local intestinal evita la encefalopatía hepática. La **sisomicina, kanamicina** o **neomicina** junto con *polimixina* o *bacitracina* vía tópica se usan en infección dérmica, ocular y de oído. La **tobramicina** es de uso en el tratamiento de la fibrosis quística (daño genético autosómico recesivo), teniosis, amibiosis, tuberculosis y profilaxis prequirúrgica colorrectal. La **kanamicina** se indica contra bacterias aerobias y tiene acción bactericida sinérgica con la *eritromicina* por VO contra bacterias anaerobias.

Precauciones y contraindicaciones

La **gentamicina**, **amikacina** y **estreptomicina** se contraindican en pacientes con antecedentes de IR, alteración hepática e hipotensión arterial. Además, son FR la edad avanzada, sexo femenino; interacción con otros PA nefrotóxicos o medicamentos BNM, anestésicos generales o locales y en pacientes con antecedentes de botulismo o miastenia gravis. Tener precaución de diluir el aminoglucósido en 50-100 ml de sln salina 0,9 % o en dextrosa al 5 %; administrar la infusión durante 30 min mínimo para evitar el BNM.

Bactericidas del grupo químico sulfonamidas

Sulfacetamida sódica, sulfametoxazol (SMX) + trimetoprima (TMP), sulfadoxina + pirimetamina, sulfadiazina de plata. Esta interacción farmacológica sinérgica de potencia es antagonista *amplia contra Gram (+), Gram (-) y algunos parásitos.*

Farmacocinética

Las asociaciones de **SMX + TMP** y **sulfadoxina + pirimetamina** se absorben bien por VO. El **TMP** es más liposoluble que el **SMX**, razón por la cual se utiliza en la proporción de 5/1. Se distribuyen bien a todos los tejidos, órganos y LCR; su metabolismo es hepático, su excreción es renal y requieren ajuste de dosis en caso de daño renal.

FF, dosis y vías de uso terapéutico

Sulfametoxazol (SMX, sulfonamida) + Trimetoprim (diaminopirimidina, TMP). FF VO tabl. 80 + 40 mg, tabl. 160 + 800 mg; suspensión oral de 40 + 200 mg/5 ml; susp. oral 80 + 400 mg; susp. oral 160 + 800 mg/5 ml; sol. iny. 80 + 400 mg/ml/5 ml. Dosis adultos: VO: de 80 + 400 mg-160 + 800 mg de *trimetoprim + sulfametaxol* respectivamente dos veces al día; IV: 5-20 mg/kg/d de *trimetoprim* dividido en dosis cada 6-12 horas. Dosis en niños: 8 mg/kg de *trimetoprim* dividido en dosis cada 12 horas.

Sulfadoxina (sulfonamida) + pirimetamina (diaminopirimidina). FF VO cáp. *sulfadoxina* 500 mg + *pirimetamina* 25 mg; tabl. 25 mg *pirimetamina*. Dosis de adulto DU: 1.500 mg de *sulfadoxina* y 75 mg de *pirimetamina*. Niños DU: 25 mg/kg de *sulfadoxina* y 1,25 mg de *pirimetamina*. Puede haber hasta un 30 % de resistencia a este tratamiento.

Sulfacetamida sódica (sulfonamida). FF oftálmica sln 10 y 30 %. Dosis en adultos y niños: instilar 1-2 gotas en saco conjuntival c 2-3 h.

Sulfadiazina de plata. FF crema tópica 1 %/100 g. Dosis adultos y niños: aplicar extensamente en la piel quemada de una a 2 veces por día.

Farmacodinamia y farmacoseguridad

Mecanismo de acción

La asociación **SMX + TMP** (también denominada como **cotrimoxazol**) son bactericidas al antagonizar secuencialmente la síntesis de ácido fólico, necesario en la síntesis de purinas (ácidos nucleicos), necesarias a su vez para la síntesis de ADN y RNA. La timidina es necesaria para la síntesis de ADN; la metionina y RNAt en la síntesis de proteínas, indispensables para el crecimiento celular y replicación bacteriana. En la figura 44, observar que el **cotrimoxazol** y la asociación **sulfadoxina + pirimetamina** actúan como antimetabolitos selectivos y presentan una interacción farmacológica sinérgica bactericida de acción-efecto de potencia terapéutica, por la inhibición secuencial de esta vía metabólica de la bacteria en dos fases secuenciales de la síntesis de ácido fólico.

En la primera fase, el **SMX** y la **sulfadoxina** actúan como falso sustrato por ser estructuras químicas similares a la del ácido paraaminobenzoico (PABA), necesario para la síntesis de ácido fólico bacteriano, a partir de *pteridina* + PABA + *glutamato*. El SMX se incorporan al PABA (Re) e inhibe la enzima *dihidropteroato Sintetasa*; antagonizando la conversión del ácido dihidropteroico (precursor del ácido fólico) a ácido dihidrofólico. En la segunda etapa, el **TMP** antagoniza la enzima *dihidrofólico reductasa* y bloquea la conversión del *ácido dihidrofólico* a *ácido tetrahidrofólico* de la bacteria, por lo que antagoniza la síntesis de aa y ADN bacteriano, causando lisis a la bacteria. Observar la siguiente figura

De ahí, la acción bactericida amplia contra **bacterias Gram (+)**: el *Streptococcus pyogenes, Streptococcus pneumonidae, Staphylococcus spp, Corynebacteriumm diphteriae, Bacillus anthracis*; **bacterias Gram (-)**: el *Haemophilus influenza, Haemophilus ducrey, Moxarella catarrhalis, Brucella spp, Salmonella spp, Chlamydia trachomatis, Echerichia coli, Proteus mirabilis, Shigella sp, Citrobacter* y *Acinetobacter*, como el *Vibrio cholerae*; **bacilo enterobacteria anaerobio facultativo**: la *Yersinia pestis*; algunos **hongos**: el *Actinomyces spp* y el *Histoplasma sp*, y ciertos **protozoos**: el *Nocardia sp, Plasmodium falciparum, Toxoplasma gondii* y el *Neumocystis carinii*.

La resistencia de los gérmenes susceptibles a la FF **cotrimoxazol ocurre** mediante un mecanismo bioquímico del germen que origina un cambio estructural de las enzimas *dihidropteroato sintetasa* y *dihidrofólico reductasa* de la bacteria sucesptible. Es decir una mutación del Re del Clotrimazol, impidiendo la fijación del **SMX + TMP** al sitio *diana* (Re) y la bacteria adquiere resistencia a dicho fármaco; la cual transfiere el factor de resistencia a otros gérmenes no resistentes.

Figura 45.
Perfil del MA - acción - efecto farmacológico.

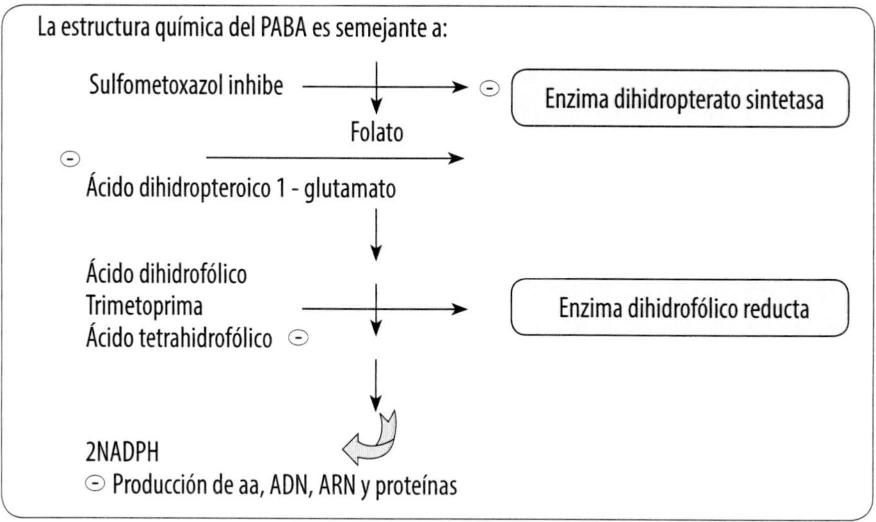

El **sulfametoxazol + trimetoprima** inhibe la bacteria. Fuente: elaborado por la autora.

RAM/tóxica

El *síndrome de Steven Johnson*, la población infantil masculina es la más susceptible. Neurotóxica: *kernícterus* el fármaco interactúa con la piel y mucosas, (hiperbilirrubinemia) en neonatos; la **sulfonamida** compite con la *bilirrubina* por la unión a la albúmina (proteínas) y desplaza a esta. La *bilirrubina* libre se acumula en el SNC y produce alteración mental. Hematotóxica: pancitopenia, anemia megaloblástica, leucopenia y granulocitopenia. Dermatotóxica: exantemas, dermatitis, fotosensibilidad. Nefrotóxica: formación de cálculos urinarios, cristaluria, aumento de creatinina y disminución de la excreción de orina y hematuria. Hepatotóxica: aumento de transminasas, con mayor probabilidad en pacientes infectados con *Pneumocitis carnii*, a dosis elevada y en tratamiento a largo plazo. TGI poco graves: náusea, vómito, diarrea.

Interacciones medicamentosas de interés clínico

El uso contiguo de **cotrimoxazol a la** *eritromicina, clindamicina* o con la *penicilina G procaína* originan una interacción farmacológica de potencia antiinfecciosa. El **cotrimoxazol** tiene alta afinidad por la unión a proteínas, por lo que al ser administrado junto con *tiopental sódico, fenobarbital, warfarina* o *ASA*, estos compite con por dicha unión y desplaza al *cotrimoxazol*, incrementándose la Cp en forma libre y, por ende, reduce el efecto farmacológico y tóxico del fármaco depresor del SNC o antitrombótico , según el caso.

La **pirimetamina** potencia el efecto hematotóxico (trombocitopenia, leucopenia) cuando se usa concomitantemente con *5-fluorouracilo, cloranfenicol* o *dipirona* (depresores de médula ósea). El **cotrimoxazol** simultáneo con *metotrexato* o *carbamazepina* (antagonistas del ácido fólico) aumenta la posibilidad de anemia megaloblástica; concomitante con la *acetazolamida, hidroclorotiazida* o *furosemida*, tiene reacción cruzada, máxime en ancianos, y produce trombocitopenia (hematotóxico); junto con *vitamina C*, aumenta la cristaluria con mayor riesgo en las personas sedentarias.

Usos terapéuticos

El **cotrimoxazol** es de primera opción en infecciones del SR (sinusitis, otitis, bronquitis por *S. pneumoniaey, H. influenzae*; bronconeumonía por *Pneumocistis jiroveci*); TGU: prostatitis, vaginosis por *Chlamydia trachomatis*; cistitis aguda o crónica; pielocistitis, uretritis gonocócicas por bacterias Gram (-), p. e., *E. coli*. TGI: gastroenteritis, disentería, diarrea del viajero por *Salmonella, Shiguella, E. coli.*

El **SMX + TMP o la Sulfadoxina + pirimetamina** son de uso en toxoplasmosis por *Toxoplasma gondii*, excepto en embarazadas, para quienes la **espiramicina** es la primera elección; en infecciones orofaríngeas por *Neissería gonorrhoeae* productoras de enzima penicilinasa resistente y en infecciones protozoarias.

La **sulfadoxina + pirimetamina** se utiliza como profilaxis en la malaria por *Plasmodium falciparum*. La **sulfacetamida** se usa en conjuntivitis de inclusión o tracoma ocasionada por *Chlamydia trachomatis*; su aplicación es en FF de ungüento o gt oftálmica: aplicar 1 gt 4 v/d/3 s; en infección ocular por Gram (-): 1 gt c 12 h/7-15 d.

Precauciones y contraindicaciones

SMX + TMP debe ser con ingestión alta de líquido; monitorear el sistema inmune antes de una cirugía con anestesia general; alcalinizar la orina con bicarbonato Na^+ para evitar la cristaluria; usar como coadyuvante de la terapia el *ácido folínico*, excepto en pacientes con sida (en estos pacientes se aumenta la morbilidad y el fracaso terapéutico). El **cotrimoxazol** está contraindicado en neonatos, pacientes con historia de hipersensibilidad, en especial si es niño varón y en paciente con alteración renal.

Bacteriostáticos de la estructura química tetraciclina

Tetraciclina HCl, oxitetraciclina, clortetraciclina, tetraciclina + anfotericina, doxiciclina. **Acción-***efecto amplio bactericida antagonista de bacterias Gram (+), Gram (-) y parásitos.*

Farmacocinética

La **tetraciclina HCl** por VO se absorbe menos del 70 % y la **doxiciclina** en un 94 % en el ID. Esta última y la **minociclina** son más liposolubles que la **tetraciclina HCl**. Las tres se absorben mejor sin la presencia de alimentos (ingerir 2-3 h antes); se distribuyen bien en el LCR, incluso cuando las meninges no están inflamadas (excepto la **minociclina**, que alcanza concentración alta en lágrimas y saliva); cruzan la placenta y se concentran en tejido de crecimiento rápido (huesos, dientes, pelo, uñas), donde presentan una reacción química de quelación y forman quelatos (complejos insolubles).

La **tetraciclina HCl**, en el caso de daño hepático, se metaboliza poco y no requiere ajuste de dosis. Las tetraciclinas se excretan por las glándulas mamarias, su eliminación es renal y, en el caso de IR, requieren ajuste de dosis. Las tetraciclinas se clasifican farmacológicamente según su efecto antiinfeccioso amplio contra diversos gérmenes y el $t^{1/2}$E: la **clortetraciclina**, **tetraciclina HCl** y **oxitetraciclina** ($t^{1/2}$E corto); **demeclociclina** y **metaciclina** ($t^{1/2}$ E intermedio); **doxiciclina**, **minociclina** y **tigeciclina** ($t^{1/2}$E largo).

FF, dosis y vías de uso terapéutico

Tetraciclina HCl, oxitetraciclina o clortetraciclina. FF VO tabl. o cáp. 100, 240 y 500 mg. FF tópica gt o ungüento oftálmico. Dosis de adulto: 250-500 mg c 6 h/d. VO durante 10 días. Niños mayores de 8 años: 40-50 mg/kg/d durante 10 días.

Tetraciclina + anfotericina. Dosis adulto: 250-500 mg c 6 h/d. Dosis máxima paludismo: 4 g/d. Dosis niños mayores de 9 a.: 25-50 mg/kg/d.

Doxiciclina. FF VO cáp. 100 mg. Dosis adultos: VO 200 mg el primer día, seguidos de 100 mg/d. En sífilis: 200 mg/d durante 14 d. En acné: 50-100 mg/d. En paludismo se han dado 200 mg durante 7 d. Brucelosis según OMS: **doxiciclina** 200 mg + **rifampicina** 600-900 mg c 6 h/d durante 7-15 d.

Farmacocinética

Mecanismo de acción

La **doxiciclina** y la **tetraciclina HCl** antagonizan la unión de la *enzima aminoacil transferasa al ARNt* de la bacteria, lo que permite que las tetraciclinas se acoplen a la subunidad 30_S ribosomal bacteriana (Re-F) de modo reversible y detenga el crecimiento de la bacteria (bacteriostático). No obstante, en algunos casos a Cp elevada, se unen a la subunidad 50_S ribosomal (Re-F), mediante dos pasos: 1) el PA ingresa por difusión pasiva a través de las porinas de la membrana bacteriana; 2) el PA por el mecanismo de transporte activo llega a la subunidad 30_S ribosomal o a la 50_S ribosomal en el citoplasma de la bacteria, donde inhibe la replicación del RNAm-ribosomal e impide la adición de nuevos aa a la cadena peptídica del RNAt. Esto origina un RNAt que transfiere información equivocada al ADN e interfiere la síntesis de proteína bacteriana, lo que detiene su desarrollo y multiplicación.

Las **tetraciclinas** son bacteriostáticos de efecto amplio contra bacilos aerobios Gram (+): *Bacillus anthracis, Actinomyces spp* y *Corynebacterium granulomatis*; bacterias Gram (+): *Streptococcus pyogenes, Streptococcus pneumoniae, Staphylococcus aureus* y *Staphylococcus epidermidis (meticilinas resistentes)*; bacterias Gram (-): *Neisseria meningitidis, Neisseria gonorrhoeae, Haemophilus ducreyi, Haemophilus influenzae, Rickettsia spp, Escherichia coli, Brucella canis, Legionella spp, Campylobacter jejuni, Helicobacter pylori, Yersinia spp, Francisella, Pasteurella hemolítica, Chlamydia trachomatis* y cocobacilos; bacterias anaerobias Gram (-): *Bacteroides fragilis, Klebsiella spp, Actinomyces spp, Propionibacterium acnés*; bacterias espiroquetas Gram (-): *Leptospira spp, Borrelia burgdorferi* (enfermedad de Lyme) y *Treponema palidum*; bacilos aerobios Gram (-): *Bartonella bacilliformis, Vibrio cholerae, Francisella tularensis, Brucella spp*; bacterias sin pared celular, anaerobias facultativas: *Mycoplasma pneumoniae* y *Mycoplasma hominis*; parásitos protozoos: *Plasmodium falciparum* y *Entamoeba histolytica*. Parásitos intracelulares: *Rochalimaea, Coxiella* y *Ehrlichia*, que se confunden con virus.

RAM/tóxica

Hepatotóxica (necrosis grasa hepática aguda, IH grave); síndrome de Fanconi, este causado por tetraciclinas vencidas/almacenadas en condiciones inadecuadas. Consiste en una reacción química de epimerización que origina metabolitos activos tóxicos al SNC (confusión hasta convulsiones); síndrome de hipertensión endocranean, IH (alteración de la transaminasas); e IR (eterioro de los túbulos renales proximales) que, permite la E de cantidades altas de aa, bicarbonato, fosfato, entre otras, causando glucosuria, hipocalcemia, polidipsia, poliuria.

En tejidos de crecimiento rápido: huesos, pelo, uñas, dientes (esmalte, coloración); al unirse al Ca^{+2} causa hipoplasia; retardo del crecimiento esquelético, raquitismo en nonatos[19], neonatos y niños. TGI: irritación potente (ulceración esofágica), trastorno de flora intestinal; causan diarrea profusa hasta Colitis Pseudomembranosa. fototóxica catarata congénita y el síndrome de Stevnes-Johnson.

La **doxiciclina** es antianabólica, por eso se usa en acné.

Interacciones medicamentosas de interés clínico

La **tetraciclina HCl**, **doxiciclina** o **oxitetraciclina** coadministradas con:

1) (multivitamínicos, antiácidos, nutracéuticos) o alimentos (leche, lácteos, frutas) que contengan cationes monos, di o trivalentes (Al^{+3}, Mg^{+2}, Ca^{+2}, Fe^{+2}, Fe^{+3} o Zn^{+2}) causan una reacción química de quelación, cuyos subproductos no son absorbibles en el TGI, por lo que disminuye la A, biodisponibilidad y efecto antiinfeccioso de la tetraciclina.
2) *Gentamicina*, *amikacina* o *estreptomicina*, inhiben el efecto bactericida de la tetraciclina, ya que compiten por el mismo Re, la subunidad 30_S ribosomal de la bacteria.
3) *Warfarina*, la **tetraciclina** altera la flora bacteriana saprofita y reduce la producción de protrombina, que regula la acción de la *warfarina*, por lo que potencia el efecto anticoagulante de esta.
4) *β-metildigoxina*, reducen en el intestino la flora bacteriana y, a la vez, disminuyen el metabolismo bacteriano de esta a metabolitos inactivos; incrementan la reabsorción, Cp y efecto cardiotóxico de la *β-metildigoxina*.

[19] En la embriogénesis durante el desarrollo del nonato, cuando la madre gestante lo ingiere.

5) Anticonceptivos orales, esta interacción entre estos medicamentos reduce la hidrólisis de los estrógenos conjugados en el intestino; su A es menor y disminuyen el efecto del anticonceptivo por las bacterias presentes en.
6) La *fenitoína, carbamazepina, fenobarbital* y bebidas etílicas son inductores enzimáticos del metabolismo hepático de la **tetraciclina**, disminuyen su Cp, aumentan el $t^{1/2}$E y disminuyen el efecto terapéutico bacteriostático.
7) La *isotretinoína* (isómero de la vitamina A) por VO o vía tópica desencadena una dislipidemia secundaria y aumenta la presión intracraneal.
8) *Metformina* (antidiabéticos) o *dihidroergotamina*, la **tetraciclina** inhibe el metabolismo hepático de los fármacos enunciados, aumenta su Cp y $t^{1/2}$ E e incrementa el efecto hiperglucémico y efectos tóxicos del fármaco. En el caso de la *dihidroergotamina*, aumenta la vasoconstricción hasta con signos de ergotismo (necrosis celular).
9) *Metoxiflurano*, potencia efecto nefrotóxico, al aumentar el nitrógeno ureico en la sangre.
10) *Colestipol*, este reduce la A, Cp y efecto bacteriostático de la **tetraciclina**.

Usos terapéuticos

La **tetraciclina HCl**, **oxitetraciclina** y **clortetraciclina** son alternativas en infección del TR causada por *Mycoplasma pneumoniae, Legionella pneumophila*; de piel por *Bacillus anthracis*; gastroenteritis por *Yersinia enterocolítica*; granuloma inguinal por *Klebsiella granulomatis*. La **tetraciclina HCl** se usa en infecciones causadas por *Proteusmirabilis* y *Pseudomona aeruginosa*; enfermedad de Whipple (lipodistrofia intestinal) por bacteria Gram (+); enfermedad de esprúe tropical junto con terapia sustitutiva de folatos; para mejorar la actividad enzimática y la morfología del epitelio superficial de la mucosa del yeyuno; disminuye la diarrea y el efecto hemático.

La **doxiciclina** y la **tetraciclina HCl** son de primera elección en el tratamiento de infecciones por *Clostridium tetani, Francisella tularensis, Leptospira interrogans*; de transmisión sexual no complicadas: gonocócica (*Neisseria gonorrhoeae*), uretritis inespecífica, sífilis, linfogranuloma venéreo, chancro blando por *Haemophilus ducreyi* y conjuntivitis de inclusión por *Chlamydia trachomatis* (tracoma). Se recomienda administrar esta última por VO, ya que solo por vía tópica no siempre erradica el germen. Las tetraciclinas se usan junto con *cloranfenicol* en infección intestinal por *Vibrio parahaemolyticus* y *Vibrio vulnificus*; rickettsiosis (fiebre manchada de las montañas rocosas), tifus (epidémico, murino, tropical, vesicular) y fiebre Q (*Borrelia recurrentis, Coxiella burnetii*), excepto en niños menores de 8 a. Esta interacción terapéutica, en ciertos casos clínicos, evidencia mejoría en 24 h.

La **doxiciclina** es de uso terapéutico en el síndrome uretral en la mujer, prostatitis aguda e infección urinaria por *Escherichia coli*, por su A tisular y persistencia del PA en el TGU, próstata y tejidos afines; además es la alternativa en IR. La **minociclina** es útil para erradicar la *Neisseria meningitidis*.

La interacción **tetraciclina + eritromicina** es de uso terapéutico en neumonía atípica por *Chlamydia pneumoniae* o *Mycoplasma pneumoniae*; disminuye en el esputo y en el líquido pleural el número de bacterias y, por tanto, acorta la duración de los síntomas de la infección: malestar general, fiebre, tos y fatiga. Dicha interacción terapéutica es también útil en la fiebre Q y psitacosis por *Chlamydia psittaci*. La **doxiciclina** se usa junto con *gentamicina* o *estreptomicina* en infección por *Brucella melitensis* (brucelosis humana), que causa aborto, y en angiomatosis bacilar.

Contraindicaciones y precauciones

La **oxitetraciclina** y la **doxiciclina** están contraindicadas en población vulnerable (niños, embarazadas, inmunosuprimidos, adulto mayor, mujeres pre y posmenopáusicas); pacientes con historia de alteración renal y hepática; tratamientos empíricos. Usarlas junto con *hidróxido de* Al^{3+}, Mg^{2+}, *carbonato de* Ca^{2+}, *suplementos de Fe* (sulfato ferroso) o *laxantes que contengan* Mg^{2+}, *leche y derivados*, antes y después de tomar las **tetraciclinas orales** (excepto la **doxiciclina**). La **tetraciclina HCl** está contraindicada en solución parenteral hipernutricional, ya que inhibe la utilización de aa para la síntesis de proteínas. Deben tenerse las siguientes precauciones al utilizar **tetraciclinas**:

1) Tomarla con agua suficiente (al menos 250 ml) para evitar ulceración esofágica, irritación GI y disminución de la biodisponibilidad del PA.
2) Usarla en infección renal, solo cuando se tenga la certeza que el germen es sensible a ella, por 7-10 d para reducir el número de bacterias resistentes al fármaco.
3) Solo usarla en pielonefritis aguda cuando no haya otro agente antiinfeccioso efectivo.
4) De uso en infecciones *cócicas* por *estafilococo*, *estreptococo* o *meningococo*.

La **minociclina** evita el desarrollo del *meningococo* y disminuye el estado infeccioso del portador, pero su uso no es conveniente porque causa alteración vestibular. En general, el uso de cualquier **tetraciclina** debería restringirse a un diagnóstico preciso, valorando R/B.

Bacteriostático de la estructura química fenicol

Cloranfenicol. *De efecto amplio contra bacterias Gram (+), Gram (-) y parásitos.*

Farmacocinética

El **cloranfenicol** tiene liposolubilidad alta y se absorbe por VO; alcanza Cp alta en el SNC, distribución a los tejidos y fluidos corporales. Es el antiinfeccioso que más pasa la BHE y atraviesa la placenta. Su excreción es renal, cerca del 10 %, se elimina en la orina inalterado y se acumula en el caso de IR. Alrededor del 90 % del PA se conjuga con el ácido glucurónico a metabolitos inactivos no tóxicos; se acumula en el hígado y es un riesgo alto para niños. Es necesario ajustar la dosis en pacientes con IR e IH.

FF, dosis y vías de uso terapéutico

Cloranfenicol. FF VO cáp. 250 mg y 500 mg; suspensión de 125 mg/5 ml .Dosis adultos: 50-100 mg/kg c 6 h, dosis máxima hasta 4 g/d.. Dosis en niños: 50 a 100 mg/kg/d c 6 h, dosis máxima 4 g/d.

Cloranfenicol succinato sódico. FF solución iny. 1 g; sol. oftálmica 5 mg/ml. Dosis VO o IV adultos y niños: 50-100 mg/kg c 6 h. Neonatos VO o IV: 25 mg/kg c 6 h/d. Prematuros VO o IV: 2,5 mg/kg c 8-12 h/d; sol. oftálmica: 1-2 gotas c 6-12 h.

Farmacodinamia y farmacoseguridad

Mecanismo de acción

El **cloranfenicol** inhibe la síntesis de proteínas mediante la unión reversible a su R-subunidad 50_S del ribosoma de las bacterias sensibles, donde antagoniza las enzimas aminoacil transferasa y peptidil transferasa e inhibe las reacciones de traslocación del RNAt a la cadena peptídica del ADN bacteriano. Por eso, detiene la formación y la multiplicación de las bacterias sensibles (efecto bacteriostático).

El mecanismo de resistencia de las bacterias Gram (-) al **cloranfenicol** es por la producción de la enzima *cloranfenicol acetiltransferasa*, que inhibe su efecto antiinfeccioso. Esta resistencia es cruzada con otros antiinfecciosos, como la *clindamicina* y la *lincomicina*, los cuales actúan en el mismo R-subunidad 50_S ribosomal bacteriano. Tiene acción-efecto bacteriostático amplio contra bacterias Gram (+): *Streptococcus pneumoniae, Chlamydia bartonella, Haemophilus influenzae, Neisseria meningitidis*; Gram (-): *Bacteroides fragilis* y *Salmonella typhi.* Otros gérmenes: *Rickettsias spp, Espiroquetas spp* y la micoplasma.

RAM/tóxicas

El **cloranfenicol** produce efectos idiosincrásicos asociados con dosis alrededor de 4 g/d, entre los que se encuentran: efectos hematotóxicos: anemia aplásica, depresión de la médula ósea; antagoniza en forma directa la síntesis de proteínas en la mitocondria del hospedero e induce signos y síntomas de leucopenia (leucemia), trombocitopenia o reticulocitopenia hasta la muerte. En el SNC, provoca neuritis óptica. En el sistema vascular: acción irritante potente de la musculatura lisa vascular, colapso vascular, cianosis, letargia, distensión abdominal, hipotensión, distrés respiratorio y hasta la muerte.

Como el neonato tiene un sistema enzimático hepático inmaduro y deficiencia de la enzima *glucuroniltransferasa*, necesaria para metabolizar el **cloranfenicol**, este medicamento aumenta su Cp y le produce colapso vascular; *síndrome del niño gris*, con síntomas y signos de disminución de oxígeno (coloración gris ceniza), vómito, diarrea, hipotermia y flacidez hasta ser mortal. Por su efecto antiinfeccioso amplio, induce a la alteración de la flora intestinal y a un déficit de *vitamina K* y sobreinfecciones bacteriana y micótica.

Interacciones medicamentosas de interés clínico

El **cloranfenicol** junto con:

1) *Eritromicina, lincomicina* o *clindamicina:* compiten por la unión al Re-subunidad 50_S del ribosoma bacteriano y disminuyen entre sí el efecto bacteriostático.
2) *Fenitoína, warfarina, heparina, glibenclamida, tolbutamida* o *acetaminofén*: el **cloranfenicol** inhibe el metabolismo hepático, aumenta la Cp, disminuye el $t^{1/2}$E y potencia el riego de los efectos de estos medicamentos. Así, el *acetaminofén* incrementa sus efectos hepatotóxicos, hipotensión e hipotermia; la *warfarina* y *heparina* incrementan la hipoprotrombinemia y aumentan la hemorragia; la *fenitoína* aumenta el efecto neurotóxico, hiperplasia gingival.
3) *Fenobarbital*: este es inductor enzimático del metabolismo hepático del **cloranfenicol**, por lo que disminuye su Cp y su efecto bacteriostático.
4) *Ampicilina*: el **cloranfenicol** incrementa el metabolismo hepático de esta, disminuye su Cp, aumenta su $t^{1/2}$E y, a la vez, reduce su efecto bactericida.

5) La vacuna contra la fiebre tifoidea o el toxoide tetánico: el **cloranfenicol** interfiere el efecto inmunológico de dicha vacuna.
6) *Sales de hierro*: el **cloranfenicol** disminuye la eficacia de estas, al interferir en la maduración de los glóbulos rojos.

Usos terapéuticos

El **cloranfenicol** se usa en infección oftálmica, rickettsiosis, linfogranuloma venéreo, brucelosis, fiebre recurrente, tularemia, angiomatosis bacilar, psitacosis. Es una opción a *tetraciclinas* en personas alérgicas a los β-lactámicos y en niños menores de 8 a.; a la *ampicilina, amoxicilina* o *cotrimoxazol* en casos de salmonelosis; en infección causada por *Chlamydia*, que resiste fármacos β-lactámicos resistentes a enzimas β-lactamasas; en absceso cerebral y en infecciones por anaerobios al *metronidazol* y a la *clindamicina*. El **cloranfenicol** es de elección en infecciones por *Haemophilus influenzae* (SR y SNC), *Salmonella typhi* y *Neisseria minigitides* (SNC), cuando se compromete la vida.

Precauciones y contraindicaciones

El **cloranfenicol** está contraindicado en poblaciones vulnerables, especialmente en el tercer trimestre de embarazo y durante la lactancia; en neonatos y niños; mujeres pre y posmenopáusicas; tratamientos prolongados y repetidos; pacientes con disfunción hepática o renal. Debe reservarse para infecciones graves por *Salmonella tiphy*, *Neisseria meningitidis* y *Haemophilus influenzae*. Valorar el R/B, B/U y otros indicadores antes de usarlo como primera opción en infecciones por bacterias sensibles. Requiere monitoreo de la Cp (máxima 20 mcg/ml). Suspenderlo a cualquier signo neurotóxico o hematotóxico.

Bacteriostáticos de la estructura química macrólidos

Eritromicina, claritromicina, azitromicina, espiramicina. *Efecto reducido contra bacterias Gram (+) y ciertas Gram (-).*

Farmacocinética

La **claritromicina**, **eritromicina**, **azitromicina** y **espiramicina** son liposolubles, se absorben por VO y dependen del pH ácido del estómago; por esto los alimentos demoran su A. La **claritromicina** es la más estable al pH gástrico, el $t^{1/2}$ es de 4-7 h por VO; tiene metabolismo de primer paso y su biodisponibilidad es próxima al 50 %. Su unión a proteínas es entre el 40-70 %, se metaboliza en el hígado a un metabolito activo que se elimina en orina y se excreta vía biliar.

Los ésteres de **eritromicina** (*estearato, estolato* y *etilsuccinato*) son más resistentes al pH gástrico. Por VO, su A mejora más en ayunas, al igual que su biodisponibilidad, entre el 30-60 %; la unión a proteínas es entre el 65-90 %; el $t^{1/2}$E se aproxima a 2 h y alcanza una Cp máxima en 4 h. El $t^{1/2}$E de la **azitromicina** es cercano a las 14 h. Los macrólidos se distribuyen bien por todo el organismo; la **eritromicina** tiene distribución alta a la próstata y pasa la barrera placentaria; al igual que la **espiramicina**.

La **claritromicina** se distribuye especialmente a los pulmones, macrófagos y glándulas mamarias (no al LCR); se metaboliza al metabolito activo *14-hidroxi-claritromicina*, el cual tiene un efecto bacteriostático sinérgico más amplio comparado con la **eritromicina**. La **azitromicina** incrementa la capacidad fagocitaria de las bacterias por el organismo. La **eritromicina** se metaboliza y se inactiva parcialmente en el hígado a un metabolito inactivo de *azitromicina*, el cual no se metaboliza y se excreta en el 80 % por la bilis. Por esta razón, en IR no se requiere ajuste de dosis, mientras que la **claritromicina** sí lo requiere.

FF, dosis y vías de uso terapéutico

Eritromicina, etilsuccinato o estearato. FF VO tabl. con y sin recubrimiento 500-600 mg; suspensión 200 y 500 mg/5 ml; FF tópica gel 4 g/100 g; loción de 2 g/100 ml. Dosis de adultos: 250 mg-1 g c 6 h. Neonatos con peso menor de 2.000 g, edad 0-7 días: 10 mg/kg/d c 12 h; edad 8-28 días: 10 mg/kg/d c 8 h. Neonatos con peso mayor a 2.000 g, edad 0-7 días: 10 mg/kg/d c 8 h; edad 8-28 días: 10/mg/kg c 6-8 h. Niños mayores de 4 semanas: 30-50 mg/kg divididos cada 6 horas.

Claritromicina. FF VO tabl. 250 y 500 mg; cáp. de liberación prolongada 500 mg; suspensión oral 250 mg/ml, granulados a reconstruir 125 mg/5 ml; polvo a reconstruir sol. iny. 500 mg. Dosis VO adulto: 250-500 mg c 12 h hasta 1.000 mg/d. IV: 250-500 mg c 12 h. Dosis VO niños: mayor de 6 meses: 7,5 mg/kg c 12 h. Dosis IV: 500 mg c 12 h/d. En IR con depuración de creatinina menor a 30 ml/min, la dosis se reduce a la mitad y el tratamiento no debe sobrepasar de 15 d. Dosis infección esparcida o localizada por micobacterias (*avium, intracellulare, chelonae, fortuitum, kansasii*): 5-30 mg/kg c 12 h/d. La dosis depende de los signos y síntomas del paciente.

Azitromicina. FF VO tabl. 500 mg, liofilizado de 500 mg; suspensión oral 200 mg/22,5 ml, susp. oral 2 g y 4 g/100 ml/30 ml. Dosis adulto: mayor de 15 años: 250-500 mg/d o 1-2 g en dosis única. IV: 250-500 mg/d. Niños mayores de 6 m: 5-12 mg/kg/d o 30 mg/kg en dosis única.

Espiramicina. FF VO tabl. 3.000.000 UI. Uso exclusivo para toxoplasmosis. Dosis de adulto: 100 mg/kg/d (3.000.000 UI) al día por 3 sem. en intervalos de cada 2 sem.

Farmacodinamia y farmacoseguridad

Mecanismo de acción

La **claritromicina**, **eritromicina**, **azitromicina** o **espiramicina** se une a la subunidad 50_S del ribosoma bacteriano de modo reversible; es bacteriostático y en ciertos casos pueden ser bactericida, dependiendo de la dosis. Cualquiera de estos PA allí bloquean la reacción de transpeptidación para la unión de los aa al RNAt, interfieren el desplazamiento del RNAm para la incorporación al ADN y eliminan la elongación de la cadena peptídica durante la síntesis de proteínas de las bacterias.

El Re de estos medicamentos subunidad 50_S es el mismo R-sitio de acción farmacológico del **cloranfenicol**, **lincomicina** y **clindamicina**. De ahí que la **eritromicina** presenta resistencia cruzada con la **azitromicina**, **cloranfenicol**, **lincomicina**, **claritromicina**, **oxitetraciclina** y **doxiciclina**. En consecuencia, el uso indiscriminado de **eritromicina** y la **azitromicina** hace que bacterias como *Staphylococcus aureus*, *Corynebacterium diphteriae*, *Clostridium perfringes*, *Bacteriodes fragilis*, *Fusobacterium* y la mayoría de las bacterias Gram (-) desarrollen resistencias contra ellos.

La resistencia de las bacterias a los macrólidos se produce principalmente por medio de cambios bioquímicos en el R-subunidad 50_S, sitio de acción por metilación del RNA ribosomal bacteriano. Por lo anterior, el espectro del efecto es principalmente bacteriostático o, en algunos casos, bactericida, dependiendo de la Cp del macrólido y la CIM en el sitio de la infección.

Así, la **azitromicina** y la **eritromicina**, en ciertos casos a Cp alta, son bactericidas eficaces contra bacterias Gram (+): *Streptococcus pneumoniae*, *Actinomyces israelii*, *Streptococcus viridans*, *Streptococcus pyógenes* (β-hemolítico grupo A), *Staphylococcus aureus*, *Corynebacterium diphteriae*, *Lysteria monocytogenes*, *Mycobacterium (chelonae, abscessus y fortuitum)* y *Nocardia asteroides*; estas bacterias presentan susceptibilidad variable frente a estos antiinfecciosos. También se usan contra ciertas Gram (-): *Legionella pneumophila*, *Bordetella pertussis*, *Borrelia burgdorferi*, *Chlamydia trachomatis*, *Riketsias spp*, *Treponema pallidum*, *Helicobacter pylori*, *Mycobacterium avium*, *Neisseria meningitidis*, *Neisseria gonorrhoeae*, *Espiroquetas* y el *Mycoplasma pneumoniae*.

La **claritromicina** presenta mayor efecto farmacológico bacteriostático (hasta bactericida) en infección por *Mycobacterium chelonae* que la **eritromicina**. Además contra Gram (+): *Estreptococos spp, Estafilococos spp*. Los macrólidos tienen menor potencia sobre bacterias Gram (-): *Haemophilus influenzae, Neisseria gonorrheae, Helicobacter pylori, Borrelia burgdorferi, Mycobacterium avium y leprae.*

La **espiramicina** y la **azitromicina** son específicas contra el *Toxoplasma gondii*; esta última inhibe los quistes del parásito y tiene efecto bacteriostático a Cp más baja, es de 4-8 veces más potente que la **eritromicina** contra el *Haemophilus influenzae* y otras bacterias Gram (-): *Bordetella pertusis, Campylobacter jejuni, Eikenella corrodens, Maraxella (Branhamella) catarrhalis, Haemophilus ducrey* y contra la infección por *Borrelia burgdorferi*.

También tienen efecto bacteriostático contra bacilos aeróbicos Gram (+): *Bacillus anthracis, Corynebacterium minutissimum, Erysipelothrix rhusiopathiae, Clostridium tetani* y *Listeria monocytogenes*; y bacilos aeróbicos Gram (-): *Moraxella catarrhalis, Chlamydias trachomatis y pneumoniae, Mycoplasma pneumoniae, Legionella pneumophila, Rickettsia, Ureaplasma urealyticum* y *Treponema pallidum*.

RAM/tóxica

La **azitromicina**, **claritromicina**, **eritromicina** y **espiramicina** tienen una seguridad relativa. El efecto más grave se presenta con la **eritromicina** en forma de **estolato** o **lactobionato**, que causan efecto mayor o tóxico, ictericia (elevación transitoria de enzimas hepáticas). Todos estos antiinfecciosos provocan en el SCV: síndrome del QT largo y taquicardia ventricular. SNC: cefalea, mareo, insomnio, confusión, alucinaciones y convulsiones. TGI: alteración del gusto, decoloración de los dientes, náusea, vómito, dolor epigástrico y diarrea. Hemática: leucopenia, eosinofilia y trombocitopenia. Dérmica: erupción, exantema hasta síndrome de Stevens Johnson. Hipersensibilidad: anafilaxis. Por lo general, las RAM son más frecuentes con la **eritromicina** que con la **azitromicina**.

Interacciones medicamentosas de interés clínico

La **eritromicina** interacciona con el *cloranfenicol, clindamicina* y *oxitetraciclina*; estos compiten por el mismo R que la **eritromicina** y disminuyen el efecto bacteriostático de ambos; junto con *etanol*, el cual disminuye su A y efecto bacteriostático; junto con la *warfarina*, interacción que incrementa el TP y produce hemorragia, por lo que es necesario el monitoreo del TP; con β-*metildigo-*

xina, la **eritromicina** altera la flora saprofita intestinal que ayuda a metabolizar esta, incrementa su Cp y su efecto cardiotóxico; la *ergotamina* también incrementa el efecto tóxico agudo del Ergot (vasoespasmo periférico); junto con *ácido ascórbico, vitaminas del complejo B, tetraciclinas, cloranfenicol, heparina* o *fenitoína*, el macrólido inhibe el metabolismo hepático de estos fármacos, aumenta su Cp, su $t^{1/2}E$ y, por ende, sus efectos terapéutico y tóxico.

La **eritromicina** y, en menor grado, la **claritromicina** y la **azitromicina** compiten con el *astemizol, carbamazepina, ciclosporina, β-metildigoxina, teofilina, simvastatina, valproato, cisapride* o *warfarina*, entre otros, por las isoenzimas del CYP_{450} (CYP_{1A2} y CYP_{3A4}); la **eritromicina** inhibe la capacidad metabólica hepática, aumenta la Cp, el $t^{1/2}E$, efectos terapéuticos y RAM/tóxicas de estos medicamentos. Además, los macrólidos presentan interacción de inhibición de la glicoproteína P, la cual transporta un PA desde el parénquima hepático al sistema biliar y desde la circulación a la luz intestinal.

Usos terapéuticos

La **eritromicina**, **claritromicina** y **azitromicina** se usan en infecciones del TGU: uretritis, cervicitis, epididimitis, chancro blando; granuloma inguinal por *Chlamydia trachomatis, Neisseria gonorrhoeae* o *Klebsiella granulomatis*; sífilis. TR: otitis media por *Estreptococos pneumoniae/Estreptococos pyogenes*; bronconeumonía por *Chlamydiophila psittaci*; bronquitis crónica por *Haemophilus influenzae*, neumococos *Moraxella catarrhalis*; amigdalofaringitis por *Estreptococos β-hemolítico grupo A*; estomatitis de Vincent; neumonía por *Staphylococcus aureus/Legionella pneumophila*; neumonía atípica por *Mycoplasma pneumoniae*; difteria por *Corynebacterium diphtheriae*; tos ferina por *ordetella pertussis*; erisipela, celulitis o impétigo por *Staphylococcus aureus/Estreptococos tipo A*; eritrasma por *Corynebacterium minutissimum*; acné por *Propionibacterium acnés*; osteomielitis, psitacosis o quemadura infectada por *Pseudomona aeuroginosa*.

Los macrólidos son una alternativa a las penicilinas para el tratamiento de: 1) infecciones del TGU: uretritis por *Estreptococos fecalis* y *Ureoplasma ureolyticum*, sífilis, conjuntivitis de inclusión, linfogranuloma venéreo, granuloma inguinal, cervicitis, proctitis y uretritis por *Chlamydia trachomatis* o *Neisseria gonorrhoeae*; 2) pacientes alérgicos a las penicilinas en profilaxis de endocarditis; 3) encefalitis por micoplasma y rickettsias; 4) infecciones de pacientes inmunosuprimidos (sida), tipo gastroenteritis severas (fiebre y diarrea sangrienta) por *Campylobacter jejuni* o *Cryptosporidium*; no obstante, se prefiere el *metronidazol*; 5) toxoplasmosis por *Toxoplasma gondii*; 6) profilaxis de fiebre reumática.

La **claritromicina** y la **azitromicina** son una opción a la **eritromicina** por: su estabilidad a la acidez gástrica, mejor A, $t^{1/2}$E mayor, causar menor irritación GI, adherencia alta al tratamiento; efecto bacteriostático 2-4 v. más potente contra bacterias Gram (+) resistentes (*estreptococos, estafilococos* y cocos) e infección por micobacterias (*avium, intracellulare, chelonae, fortuitum, kansasii*) diseminadas/localizadas. La **espiramicina** uso específico para tratar la *toxoplasmosis* transplacentaria; presenta un bajo riesgo embriotóxico teratogénico usada individualmente o en asociación con *pirimetamina* o *sulfadoxina*.

Interacciones farmacológicas

La **azitromicina** junto con *sulfadiazina o pirimetamina* potencia el efecto contra el *Toxoplasma gondii*. La **eritromicina** administrada con *neomicina* por VO es de utilidad para la preparación prequirúrgica del colon o recto. La **eritromicina**, **azitromicina** y **claritromicina** administradas con *sulfametoxazol, sulfisoxazol* o *sulfadiazina* tienen una interacción sinérgica bacteriostática contra el *Haemophilus influenzae* (agente etiológico de otitis media resistente en niños) y contra infección por *Moraxella catarrhalis*.

Precauciones y contraindicaciones

Los macrólidos están contraindicados por vía IV, ya que son incompatibles de modo físico y químico con el fluido sanguíneo; la **eritromicina estolato** en pacientes con alteración auditiva o disfunción hepática (colestasis), en el embarazo y durante la lactancia, debido a que el lactante presenta efectos GI; la **eritromicina** y la **claritromicina** junto con *sulfametoxazol* causan efecto teratogénico en animales, pero se carece de datos en humanos; no usar durante el embarazo.

Se contraindica el uso conjunto de **eritromicina** y **claritromicina** con *cloranfenicol, oxitetraciclina, clindamicina, lincomicina, gentamicina, amikacina* o *estreptomicina*; estas interacciones causan un efecto bacteriostático antagónico al competir por el Re-subunidad ribosomal bacteriano. De igual modo, tener precaución con el uso de la **claritromicina** o **eritromicina** en: niños menores de 12 a.; pacientes con daño renal; junto con otro PA hepatotóxico u ototóxico, ya que se potencian estos efectos; en IR y depuración de creatinina menor a 30 ml/min, en cuyo caso la dosis se reduce a la mitad y el tratamiento no debe sobrepasar de 15 d.

Bacteriostáticos de la estructura química lincosánidos

Clindamicina, lincomicina. *Efecto reducido sobre bacterias Gram (+) aerobias y anaerobias.*

Farmacocinética

La **clindamicina** se absorbe por VO mejor que la **lincomicina** y tiene una biodisponibilidad aproximada al 90 %. Los alimentos afectan poco su A, aunque se sugiere tomarse 1 h antes de las comidas. Por vía tópica o vaginal, se absorbe similar a la vía parental. Ambos se distribuyen bien en los tejidos, máxime al sistema óseo y SR; pasan la barrera placentaria y se acumulan en el nonato; no pasan la BHE, aun con las meninges inflamadas. Estos antiinfecciosos alcanzan mayor concentración en los macrófagos y en los neutrófilos que en otros tejidos; su metabolismo es hepático y sus metabolitos activos se excretan por bilis y orina; se acumulan en pacientes con daño hepático.

FF, dosis y vías de uso terapéutico

Clindamicina. FF VO cáp. 300 mg; FF IV amp. 600 mg; FF tópica: sln 1 %, gel 1 %, crema vaginal 1 %, óvulos 100 mg. Dosis adulto: 500 mg c 6-8 h VO; IM/IV: 600 mg c 8-12 h/d. Dosis niños VO: 30-60 mg/kg/d. IM niños: 20 mg/kg c 8 h/d. En el acné, aplicar loción o gel 2 v/d en la zona afectada. Tópica vaginosis bacteriana: aplicar crema de 100 mg c 24 h/7 d.

Lincomicina. FF VO cáp. 500 mg, FF IV amp. 300-600 mg/2 ml. Dosis VO o IV adulto: 500 mg c 8-12 h/d. Dosis VO niños: 30-60 mg/kg/d. Niños IV: 10-20 mg/kg/d.

Farmacodinamia y farmacoseguridad

Mecanismo de acción

La **clindamicina**y la **lincomicina** se unen reversiblemente a la subunidad 50_S ribosomal de bacterias sensibles, donde inhiben la enzima peptidil transferasa, impiden la formación del RNAt y la transferencia de información a la cadena peptídica del ADN bacteriano y dificultan la síntesis de proteínas, el desarrollo y la multiplicación de la bacteria.

Este efecto bacteriostático predominante (aunque a veces bactericida, máxime de la **clindamicina**), depende del tipo de bacteria, concentración en el sitio de la infección y efecto posantibiótico. La resistencia de las bacterias a la **clindamicina** o la **lincomicina** parece estar relacionada con la producción de enzimas similares a las que producen las bacterias resistentes a las tetraciclinas y esta resistencia es cruzada con el *cloranfenicol.*

La **clindamicina** o **lincomicina** tienen efecto bacteriostático contra bacterias aerobios **Gram (+)**: *Streptococcus spp (pyogens, viridans, pneumoniae), Staphylococcus aureus, Actinomyces spp, Nocardia spp* y *Clostridium perfringens*; **Gram (-)**: *Helicobacter pylori, Haemophylus influenzae, Chlamydia trachomatis, Campylobacter jejuni, Fusobacterium spp, Bacteroides fragilis* y *Leptospira spp*; algunos **protozoos**: *Plasmodium falciparum* y *Plasmodium vivax*; *Toxoplasma gondii* y *Babesia spp* y el **hongo**: *Pneumocistis jirovecii.* Es importante anotar que el *Clostridium difficile, Bacteroides fragilis* y *Staphylococcus meticilino* presentan resistencia a fármacos lincosánidos.

RAM/tóxicas

TGI: la **lincomicina** causa *colitis pseudomembranosa* más que la **clindamicina**; la cual se trata con *vancomicina, colestiramina* y *metronidazol.* En el SNP: BNM. En el SCV: hipotensión y arritmias hasta paro cardiaco. Hepatotóxica. En el sitio de aplicación IV: tromboflebitis y exantema cutáneo.

Interacciones medicamentosas de interés clínico

La **clindamicina** y **lincomicina** compiten con la *eritromicina, claritromicina, espiramicina* y *cloranfenicol* por la unión al Re-subunidad 50_S ribosomal bacteriano y se inhiben el efecto bacteriostático entre ellos. La **clindamicina** compite con la *amikacina, gentamicina* y *estreptomicina* por el mecanismo de eliminación por filtración glomerular en el riñón; la **clindamicina** se elimina primero, disminuye su $t^{1/2}$E, mientras que aumenta la Cp del aminoglucósido y su efecto terapéutico y nefrotóxico hasta IRA. Administrar la **clindamicina** con *succinilcolina, pancuronio, tubocurarina* o *suxametonio* potencia el efecto BNM de estos. El uso concomitante de **clindamicina** con *metronidazol* o *ceftazidima* potencia el efecto bactericida contra bacterias anaerobias.

Usos terapéuticos

La **clindamicina** se usa en infección de moderada a severa por bacterias anaerobias *Clostridium spp*; herida infectada de abdomen o intestino por *Bacteroides fragilis*; infección del TGU femenino (aborto séptico, absceso pélvico), máxime por *Echerichia coli*, entre otras; en profilaxis de procedimiento odontológico o quirúrgico de pacientes con algún cuerpo extraño en el organismo (marcapasos, prótesis); pacientes con endocarditis bacteriana o enfermedad CV; infección hepática o biliar; sinusitis, otitis, faringitis, absceso pulmonar y osteomielitis por estafilococos.

La FF **clindamicina** + *pirimetamina* es una alternativa a la FF *TMP/SMZ* para tratar infecciones por el *Pneumocystis jirovecii* y el *Toxoplasma gondii* (toxoplasmosis cerebral) en pacientes con sida. Se indica la interacción terapéutica de **clindamicina** junto con *amikacina*, *gentamicina*, *estreptomicina* o *cefalosporina* de segunda o tercera generación para potenciar el efecto bactericida contra bacterias resistentes.

Precauciones y contraindicaciones

La **clindamicina** y la **lincomicina** están contraindicadas en pacientes: 1) con *miastenia gravis*, tratados con *tubocurarina*, *vecuronio* o *pancuronio*; 2) que requieren premedicación preanestésica con un relajante muscular; 3) tratados con *gentamicina*, *amikacina* o *tobramicina*; 4) tratados junto con *loperamida*, el cual retrasa la eliminación de las toxinas liberadas por el *Clostridium perfringes* en el colon y agrava la colitis pseudomembranosa. Tener precaución rigurosa en pacientes con historia clínica de alteración hepática o renal.

Tomar conciencia para aprender

Bactericidas	Bacteriostáticos
Mecanismo de acción	
• Las **penicilinas** y las **cefalosporinas** inhiben la síntesis de la pared bacteriana al interferir la acción de la enzima *transpeptidasa*. • La **vancomicina** inhibe la enzima peptidoglicano sintetasa y la síntesis del peptidoglicano de la pared celular. • La **sulbactam**, **tazobactam** y **clavulanato** inhiben las enzimas β-lactamasas producidas por bacterias Gram (+) y Gram (-); por ello, se busca asociarlas con otros antibacterianos para producir sinergismo en el efecto terapéutico.	• Las **tetraciclinas** bloquean de modo reversible la unión de la enzima aminoacil transferasa al ARNt de la bacteria e impiden que se acople a la subunidad 30_S ribosomal bacteriana. En Cp elevada, se unen a la subunidad 50_S ribosomal de la bacteria. • El **cloranfenicol** inhibe la síntesis de proteína por unión reversible a la subunidad 50_S del ribosoma de las bacterias, donde inhibe las reacciones de traslocación del RNAt a la cadena peptídica del ADN bacteriano.
• Las **quinolonas** inhiben las enzimas topoisomerasa I (ADN-girasa) y la topoisomerasa IV. • Los **aminoglucósidos** se unen específicamente a la subunidad 30_S del ribosoma de la bacteria de manera irreversible, donde impiden la síntesis de sus proteínas.	• La **claritromicina**, **eritromicina**, **azitromicina** y **espiramicina** se unen a la subunidad 50_S del ribosoma bacteriano de modo reversible; allí bloquean la reacción de transpeptidación. • La **clindamicina** y **lincomicina** se unen a la subunidad 50_S ribosomal de las bacterias de forma reversible, donde inhiben la enzima peptidil transferasa.

RAM/tóxica	
• **Penicilinas y cefalosporinas**: hipersensibilidad y *shock anafiláctico*, que provocan urticaria, erupciones cutáneas, edema laríngeo, fiebre alta, hipotensión severa, incluso la muerte. • La **vancomicina** es nefro-ototóxica; la **ticarcilina** hepatotóxica y la **piperacilina** hematotóxica. • La **ciprofloxacina** y otras quinolonas son hepatoneurotóxicas. Interaccionan con los cationes mono, di y trivalentes de multivitamínicos y antiácidos, produciendo una reacción química de quelación, originan quelatos no absorbibles que disminuyen o inactivan el efecto antiinfeccioso. • **La gentamicina, estreptomicina, amikacina, entre otros;** presentan efecto ototóxico, nefrotóxico y BNM (parálisis flácida, debilidad muscular). Por ello no usa junto con xilocaina, lincomicina o cualquier BNM.	• **Tetraciclinas:** hepatotóxica; síndrome de Fanconi, retraso del crecimiento esquelético, huesos y dientes. Irritacción potente al TGI, diarrea abundante y colitis Pseudomembranosa por proliferación de la bacteria *Clostridium difficile*. • El **cloranfenicol** produce efectos hematotóxicos, neuritis óptica, colapso vascular, cianosis, letargia, hipotensión, distrés respiratorio hasta la muerte; *síndrome del niño gris* (colapso vascular), vómito, diarrea, hipotermia y flacidez hasta ser mortal. • La **eritromicina estolato** y la **eritromicina lactobionato** producen RAM/tóxicas: taquicardia ventricular, ictericia, elevación transitoria de enzimas hepáticas, ototoxicidad, síndrome de Stevens Johnson. Menos graves: trastorno delgusto, decoloración de dientes, vómito, dolor epigástrico y diarrea. • La lincomicina origina colitis pseudomembranosa (más que la clindamicina), BNM, hipotensión y arritmias hasta IAM.

Actividad académica de acompañamiento al estudiante

El estudiante sobre la base de las siguientes dos figuras debe tipificar, describir y analizar el impacto multidimensional del uso inadecuado de un antinfeccioso sin tener un diagnóstico preciso de:

1. El uso de un fármaco antinfeccioso, desde el MA de la acción-efecto farmacológico-clínico antagonista del germen causante de la infección.
2. La RAM tóxica específica que causa cada uno de los medicamentos indicados en los sistemas fisológicos del esquema, p.e. la Penicilina Procainica puede ocasionar anemia hemolítica (hematotóxica) o RAM hipersensibilidad (shock anafiláctico).
3. La resistencia de tres gérmenes al antinfeccioso de uso frecuente en la APS.

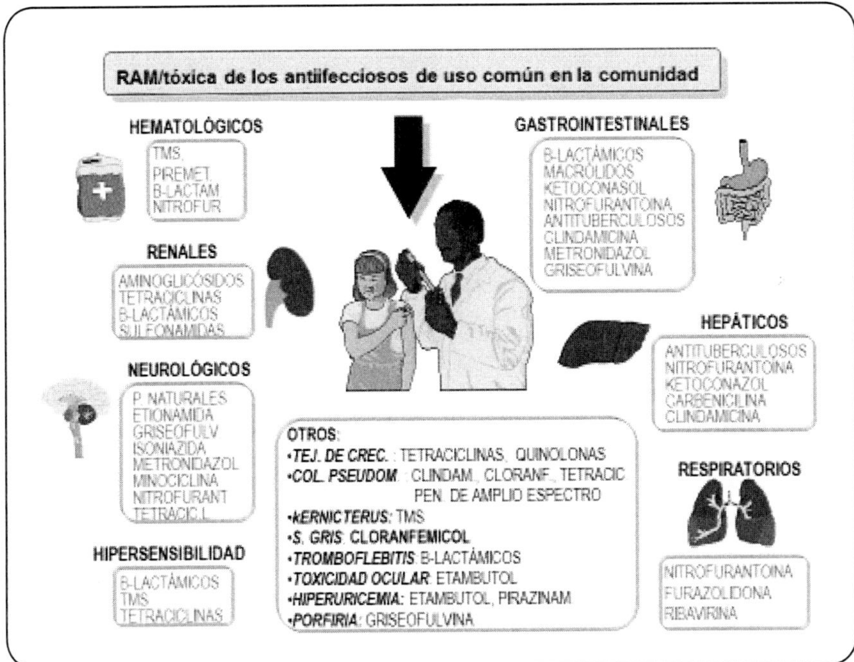
RAM/tóxica de los antiifecciosos de uso común en la comunidad
HEMATOLÓGICOS
TMS, PIREMET, B-LACTAM, NITROFUR
GASTROINTESTINALES
B-LACTÁMICOS
MACRÓLIDOS
KETOCONASOL
NITROFURANTOINA
ANTITUBERCULOSOS
CLINDAMICINA
METRONIDAZOL
GRISEOFULVINA
RENALES
AMINOGLICÓSIDOS
TETRACICLINAS
B-LACTÁMICOS
SULFONAMIDAS
HEPÁTICOS
ANTITUBERCULOSOS
NITROFURANTOINA
KETOCONAZOL
CARBENICILINA
CLINDAMICINA
NEUROLÓGICOS
P. NATURALES
ETIONAMIDA
GRISEOFULV
ISONIAZIDA
METRONIDAZOL
MINOCICLINA
NITROFURANT
TETRACIC.L
OTROS:
•TEJ. DE CREC.: TETRACICLINAS, QUINOLONAS
•COL. PSEUDOM.: CLINDAM., CLORANF., TETRACIC PEN. DE AMPLIO ESPECTRO
•KERNICTERUS: TMS
•S. GRIS: CLORANFEMICOL
•TROMBOFLEBITIS: B-LACTÁMICOS
•TOXICIDAD OCULAR: ETAMBUTOL
•HIPERURICEMIA: ETAMBUTOL, PIRAZINAM
•PORFIRIA: GRISEOFULVINA
RESPIRATORIOS
NITROFURANTOINA
FURAZOLIDONA
RIBAVIRINA
HIPERSENSIBILIDAD
B-LACTÁMICOS
TMS
TETRACICLINAS

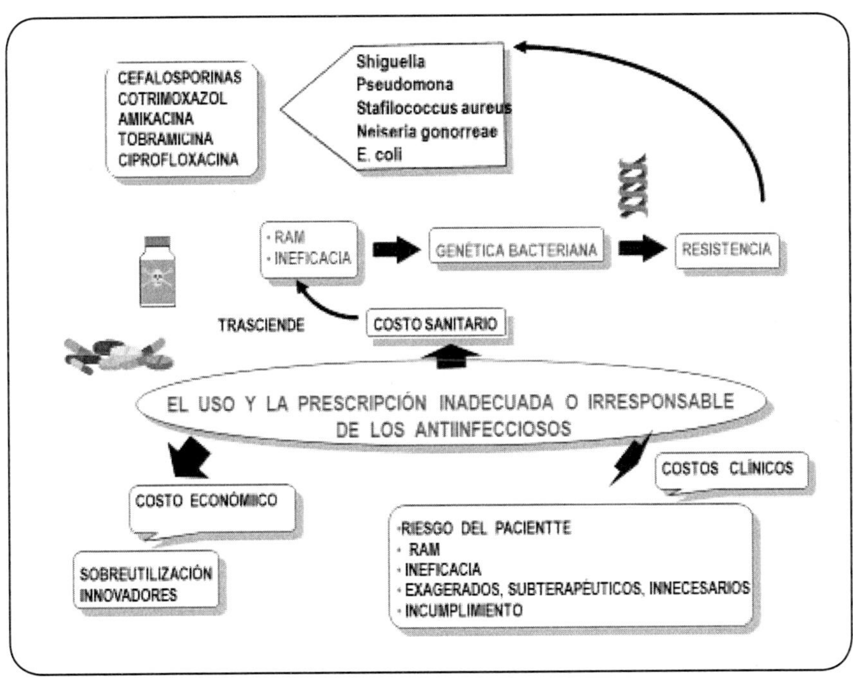
CEFALOSPORINAS
COTRIMOXAZOL
AMIKACINA
TOBRAMICINA
CIPROFLOXACINA
Shiguella
Pseudomona
Stafilococcus aureus
Neiseria gonorreae
E. coli
• RAM
• INEFICACIA
GENÉTICA BACTERIANA
RESISTENCIA
TRASCIENDE
COSTO SANITARIO
EL USO Y LA PRESCRIPCIÓN INADECUADA O IRRESPONSABLE DE LOS ANTIINFECCIOSOS
COSTOS CLÍNICOS
COSTO ECONÓMICO
SOBREUTILIZACIÓN
INNOVADORES
•RIESGO DEL PACIENTTE
• RAM
• INEFICACIA
• EXAGERADOS, SUBTERAPÉUTICOS, INNECESARIOS
• INCUMPLIMIENTO

Capítulo 2

Antinfecciosos antimicobacterianos

Estos fármacos antagonizan la infección producida por dos tipos de patógenos: el *Mycobacterium tuberculosis*, agente causante de la tuberculosos (TB) humana, y la *Mycobacterium leprae*, causante de la lepra. Estos gérmenes son de la familia de *Mycobacteriaceae* pertenecen al orden *Actinomycetales*; son bacilos Gram (+) aerobios obligados,ácido resistentes al alcohol, termoresistentes y multiresistentes a los antimicobacterianos.

La TB es una enfermedad infectocontagiosa alta y crónica que avanza lentamente y es producida por el *Mycobacterium tuberculosis o bactermoresistentesilo de Koch* (BK), aerobio estricto, no esporulado, de crecimiento lento y cuyo único reservorio es el ser humano. Esta bacteria entra al organismo por el SR y, en ocasiones, por vía orodigestiva (por el consumo de leche de vaca no pasteurizada, contaminada con el *Mycobacterium bovis*, causante de la TB bovina) o por el tejido linfático de la faringe y de la mucosa intestinal. Afecta cualquier tejido, órgano o sistema del organismo, principalmente el SR, pero también el SNC, renal, osteoarticular, TGI, visceral, piel, tejido subcutáneo y TGU.

Un paciente con TB pulmonar libera partículas infecciosas con bacilos al toser, hablar, reír y estornudar; estas partículas pueden quedar suspendidas en el aire por largos periodos de tiempo, caer al suelo y ser inhaladas. Una vez en contacto con la cavidad orofaríngea y los tejidos de las vías respiratorias superiores, son deglutidas o expectoradas y alcanzan el alvéolo en los pulmones (sitio inicial de implantación del bacilo de la TB).

La transmisión de la TB pulmonar es de contagio alto en un espacio, de origen multifactorial. Entre estos factores de riesgo están: bacilos viables en el esputo del enfermo; aerosolización del esputo cuando el paciente tose o estornuda; hospedero susceptible expuesto el tiempo suficiente al aire contaminado, FR posible de ingreso del bacilo tuberculoso (BT) al alvéolo, donde el sistema inmune en condiciones óptimas lo destruye o fagocita a través de la estimulación de las células macrófagas alveolares y de las linfoquinas (linfocinas) que participan en el control de la infección y en la destrucción de la *Mycobacterium tuberculosis* e inducen la secreción del factor de necrosis tumoral (TNF), causante de los síntomas y signos sistémicos de la TB: fiebre vespertina, sudoración, pérdida de peso, necrosis tisular, dolor torácico difuso, tos, fatiga, disminución del peso, pleuresía (inflamación de la pleura), infiltración inflamatoria, formación de tubérculos, granuloma, necrosis, fibrosis, caverna y expectoración purulenta.

No obstante, el BT es resistente, se multiplica intracelularmente en los tejidos oxigenados del pulmón y se disemina a otros órganos. Un número alto de personas son infectadas con el BT, pero algunas son asintomáticas, debido a que su sistema inmunológico puede controlar los bacilos en un estado latente para toda la vida. Solo una minoría infectada manifiesta la TB primaria progresiva en diferentes estados tardíos de su vida, influida por la edad, el sexo (mayor riesgo en la mujer) y sistema inmunológico débil.

Esta micobacteria crece lento, posee capacidad y frecuencia de multiplicación, su nivel de actividad metabólica varía con la concentración alta de O_2 y es afectada por el pH de su alrededor, factores que facilitan el desarrollo alto de resistencia a los antimicobacterianos; por tal razón, el tratamiento exige de la combinación de varios antimicobacterianos en DU/d por periodo de tiempo prolongado, más de tres meses después de que el esputo sea (-), para esterilizar las lesiones y prevenir recaída. Los antimicobacterianos se clasifican en:

Rifampicina (R), isoniazida (H), pirazinamida (Z), etionamida (ETA), kanamicina. *Bactericidas contra el bacilo de Koch intracelular y extracelular.*

Etambutol (E) HCl, tioacetazona (TBI), ácido paraaminosalicílico (PAS). *Bacteriostáticos contra la Mycobacterium tuberculosis.*

Farmacocinética

La **H, Z, R** y **ETA** por VO e IV se absorben bien en el TGI y se distribuyen en los tejidos del organismo; llegan al LCR y a la saliva, pasan la placenta y la pleura. Su $t^{1/2}$E es entre 1-3 h. La **Z** tiene metabolismo hepático por reacción de acetilación a metabolitos inactivos contra el *Mycobacterium tuberculosis* y la **R** es la que alcanza una Cp más alta y la que mejor traspasa las meninges (BHE), más si están inflamadas.

La **R** origina en el hígado por hidrólisis un metabolito *inactivo*, la *3-formilrifamicina*, y por desacetilación, metabolitos activos. La **Z** se metaboliza en el hígado por desaminación a un metabolito activo llamado *ácido pirazinóico*, por acción de la enzima pirasinamidasa. Algunos de los metabolitos de la **ETA** son activos contra el *Mycobacterium tuberculosis*. Estos antituberculosos se excretan principalmente por filtración glomerular y secreción tubular en orina, pero también en heces, leche materna y saliva.

El **E HCl** alcanza concentraciones óptimas para el tratamiento de la meningitis tuberculosa. La **TBI** alcanza una Cp máxima entre 4-6 h; se metaboliza parcialmente en el hígado, no pasa la BHE y, en gran parte, se excreta sin modificar. El **PAS** es el que tiene mayor unión a proteínas plasmáticas, aproximadamente en un 50 %.

FF, dosis y vías de uso terapéutico

Rifampicina. FF, sol. oral al 2% en frasco por 120 ml; tableta asociada con **RHZE** 150 + 75 + 400 + 275 mg; tabl. asociada con **RHZ** 150 + 75 + 400 mg; tabl. asociada con **RH**: 300 + 150 mg. Dosis adulto: VO 300 mg c 8 h o 600 mg c 12 h. Dosis máxima: 20 mg/kg/d. Niños: 5-10 mg/kg/dosis c 12-24 h VO o IV.

Isoniazida. FF VO tabl. asociadas **RHZE y RHZ** en tabl. por 100 y 300 mg; susp. oral 10 mg/ml. Dosis adulto: 5-15 mg/kg. En profilaxis: 5 mg/kg/días por 3-9 meses.

Pirazinamida. FF VO tabl. asociadas **RHZE y RHZ** o en tabl. por 500 mg. Dosis adultos y niños: 15-50 mg/kg.

Etionamida. FF tabl. 250 mg. Dosis adultos: VO 250 mg c 12 h. Dosis niños: VO 10-20 mg/kg/d dividido en dos dosis.

Kanamicina FF IV y **estreptomicina.** FF IM sol. iny. 1 g. Dosis adulto: IM 5-15 mg/kg/dosis y 1 g/d o 15-30 mg/kg/d. Dosis en niños: IM 5-15 mg/kg/d y 20-40 mg/kg/d.

Etambutol HCl. FF VO tabl. 400 mg; tabl. recubierta y composición asociada ***R*** 150 mg + ***H*** 75 mg + ***Z*** 400 mg + ***E*** 275 mg. Dosis VO adulto: 15-20 mg/kg/d según el régimen.

Tioacetazona. FF VO tabl. asociada***:*** **TBI** 150 mg + **H** 300 mg.

Ácido paraaminosalicílico. FF VO tabl. 500 mg. Dosis: 500 mg/d.

Farmacodinamia y farmacoseguridad

Mecanismo de acción

La **H** es bactericida intracelular del BT, mediante la inhibición de la síntesis del ácido micólico de la pared celular de este, causándole la muerte dentro del fagocito y antagonizándole su acidorresistencia. Impide el crecimiento del BT hasta por cuatro días con una sola dosis a poblaciones de BT en estado inactivo y en fase de crecimiento intracelular.

Poco se conoce del MA de la **Z**; se presume que actúa en la membrana celular del *Mycobacterium tuberculosis* y es el fármaco que tiene mayor efecto bactericida contra los BT intracelulares, donde interfiriere los procesos oxidativos de la bacteria. La **R** inhibe la enzima RNA-polimerasa del BT e interrumpe la síntesis del ARN-dependiente del ADN; en consecuencia, elimina la formación de ARN y actúa como bactericida de amplio espectro con la capacidad de eliminar el crecimiento de los BT hasta por ocho días a DU. Es un medicamento selectivo que afecta poco las células del hospedero.

Poco se conoce del MA de la **ETA**, se considera antimicobacteriano bactericida que actúa intracelularmente y suprime la acidorresistencia del BT; es de elección contra BT resistente a la **H**. El **E** detiene la incorporación del ácido micólico y la síntesis de nutrientes para el desarrollo de la pared celular de la micobacteria y actúa como bacteriostático contra los BT intra y extracelulares. La **TBI** y el **PAS** también son bacteriostáticos y se conoce poco su MA; el **PAS** parece que actúa incrementado el consumo de oxígeno de las micobacterias, es selectivo contra BT extracelulares y no actúa sobre la flora saprofita. La **H**, **E**, **ETA** y **Z** presentan efecto farmacológico específico contra BT y otras micobacterias. La **R** es de espectro amplio contra la *Mycobacterium tuberculosis*; bacterias **Gram (+)**: *Clostridium spp*, estafilococos, estreptococos y cocos; **Gram (-):** *Brucella* y *Chlamydia*; **virus**: poxvirus.

RAM/tóxicas

Hepatotóxica: hepatitis química, la **H** en pacientes con metabolismo del fenotipo acetilador lento ocasiona, con mayor frecuencia: lesión hepática grave relacionada con la acetilación y formación del metabolicto activo hidrazona. **Neurotóxica**: encefalopatía, polineuropatía, psicosis tóxica (confusión, cambio de comportamiento), neuritis óptica atrófica. La **H** inhibe la fosforilación de la Vitamina B6 y disminuye la Cp de vitamina B6 (piridoxina), por esto inhibe el componente lipoide de la membrana celular y bloquea los sistemas enzimáticos que requieren folatos de piridoxal y, en consecuencia, provoca convulsiones.

Hematotóxica: leucopenia, agranulocitosis, anemia, metahemoglobinemia, púrpura hemorrágica. Nefrotóxica: hematuria albuminuria, resistencia vesical. Endocrina: ginecomastia, trastornos en la maduración de los espermatozoides, hiperglucemia/ hipoglucemia. Piel: erupción cutánea, urticaria. SNA: sequedad de la boca, hipotensión ortostática. TGI: vómito, náusea, epigastralgia. Otros: LES y artralgia.

La **Z** interfiere la excreción del ácido úrico (hiperuricemia); causa hepatitis citolítica y elevación de transaminasas; RAM/fototóxica y gastrotóxica; linfadenopatía; artralgias en el primer o segundo mes de tratamiento relacionadas con la cantidad de la dosis administrada.

La **R** causa en el SN: dolor de cabeza, mareos, fatiga, parestesias, aumento de las proteínas del LCR, neuropatía óptica (daltonismo medicamentoso), asociado con un déficit de Cu y Zn. TGI: vómito, diarrea, calambres estomacales, pancreatitis, colitis pseudomembranosa, colelitiasis, sangrado GI. Sistema endocrino: hiperglucemia, porfiria, disminución de la tiroxina, desórdenes menstruales. Hepático: lesión difusa de la célula hepática, hepatitis tóxica, ictericia franca y elevación de las transaminasas. SR: síndrome respiratorio, disnea, cáncer de pulmón. Piel: urticaria, lesión mucopapular, síndrome de Steven Johnson, dermatitis exfoliativa. Hipersensibilidad: reacción semejante a la histamina, erupción, irritabilidad, edema periorbital, síndrome de resfriado, fiebre y malestar general; tiñe de rojo o naranja las secreciones lagrimales, sudor y orina. Sistema musculoesquelético: dolor en articulaciones y músculos. Renal: IR aguda (proteinuria, nefritis intersticial aguda). Hemática: anemia hemolítica, trombocitopenia, coagulación intravascular diseminada, síndrome hemorrágico. Teratogénica: infantes de madres que reciben **R** en el primer trimestre del embarazo. Otros: coloración de la orina entre naranja rojizo y marrón rojizo, de las heces, la saliva, el esputo, el sudor, las lágrimas y el esperma.

La **ETA** en el SN: somnolencia, neuropatía periférica, fotosensibilidad, depresión mental, alteraciones olfatorias y visuales; hipotensión ortostática, anorexia. Endocrino: ginecomastia, impotencia, acné, trastornos menstruales. TGI: náusea, vómito, diarrea, cólico, sabor metálico. Con menor frecuencia: hepatitis, elevación de enzimas hepáticas.

El **E** en el SNC: cefalea, vértigo, fiebre, nefrotóxico, artralgias, irritación del TGI, erupciones cutáneas, prurito; en animales es teratogénico.

La **TBI** en el SNC: anorexia, edema cerebral y convulsiones. Hematotóxica: anemia hemolítica y agranulocitosis metabólica. Diabetes. Renal: lesiones hepáticas y renales (nefritis tóxica).

El **PAS** es hematotóxico: amplía el TP (hemorragia), trombocitopenia, leucopenia, eosinofilia, anemia hemolítica, hipopotasemia; neurotóxico: encefalopatía, polineuritis; hepatotóxico: necrosis hepática, pranceatitis aguda; nefrotóxico: albuminuria, nefritis; en piel: erupción cutánea, dermatitis, irritación; causa alteración de la hormona tiroxina (bocio).

Interacciones medicamentosas de interés clínico

La **H** administrada paralela con la *vitamina B6 (piridoxina)* en dosis de 15-50 mg/d hasta 100-300 mg/d antagoniza la neuritis periférica provocada por la **H**.

La **H** presenta interacción junto con: 1) la *fenitoína*: disminuye el metabolismo hepático de la **H**; le incrementa su Cp y, por ende, sus efectos tóxicos; 2) la *carbamazepina*: es un inductor enzimático de la **H**, le incrementa la formación de metabolitos tóxicos; 3) la *prednisolona*: incrementa el metabolismo hepático y la excreción de la **H** y le disminuye su efecto antimycobacteriano; 4) la *warfarina*: la **H** inhibe el metabolismo enzimático del anticoagulante e incrementa su efecto; 5) el *hidróxido de aluminio*: disminuye la A de la **H** y reduce su Cp y efecto; 6) la **R**: incrementa el riesgo de hepatotóxico de la **H**; 7) alimentos ricos en *tiramina* (queso, pescado chocolate): potencian ciertos efectos de la **H** sobre la IMAO; produce eritema, prurito, sensación de calor, dolor de cabeza, mareo, taquicardia, sudoración y escalofríos.

La **R** interacciona con: 1) *metil-prednisolona, warfarina, β-metildigoxina, tolbutamida, dapsona, anticonceptivos orales, diazepam, teofilina, propanolol, ketoconazol, levotiroxina* o *trimetoprima*: la **R** es inductor enzimático del sistema P_{450} de estos PA, por lo que les disminuye la Cp y los efectos terapéuticos de estos fármacos requieren monitoreo. 2) *Etanol, amikacina, estreptomicina, furosemida, H, ketoconazol, miconazol* y otros antituberculosos: la **R** antagoniza el sistema P_{450} y potencia el riesgo hepatotóxico de dichos medicamentos.

La **Z** interacciona con la **H** o el *halotano* (hepatotóxicos); estos aumentan la hepatitis colítica con elevación de las transaminasas de la **Z**. Por otra parte, la **Z** interfiere con los resultados de la prueba de análisis de cuerpos cetónicos en orina.

La **ETA** junto con: 1) **H**: la **ETA** inhibe la acetilación de la **H, crece su Cp y RAM.** 2) la *cicloserina* y la **H**: incrementan su efecto neurotóxico (neuritis óptica, periférica y transtorno mental); 3) alimentos o medicamentos que contengan iones quelantes como el Zn, Cu o el Mg: aumenta el efecto neurotóxico de la **ETA** y, en el caso del Mg, este aumenta su efecto bacteriostático.

La **TBI** con la **H** potencia el efecto contra el *Mycobacterium tuberculosis*. El **PAS** administrado con *acetaminofén* impide la unión de este último al ácido fólico y le antagoniza su efecto analgésico y antipirético. El uso de **H** con Etanol incrementa el riesgo de hepatitis y de desencadenar crisis hipertensivas.

Usos terapéuticos

La duración del tratamiento para TB pulmonar y extrapulmonar debe ser de al menos 6 meses en dos fases, una de ellas intermitente. El diagnóstico y el tratamiento de la TB en Colombia es gratuito, requiere de supervisión del personal de salud y motivar la adherencia al tratamiento completo mismo. Observar la tabla 11.

Tabla 11.
Tratamiento básico de la TB según el Ministerio de Salud de Colombia.

Fase	Duración	N° dosis	Fármaco	FF	Dosis día
Primera	De lunes a sábado/8 sem.	48	Pirazinamida	VO: tabl. 500 mg	1.500 mg (3 tabl.)
			Estreptomicina	IM: amp. 1 g	1 g
			*Etambutol	VO: tabl. 400 mg	1.200 mg (3 tabl.)
			H + R	VO: tabl. 150 mg H + 300 mg R	H 300 mg + R 300 mg (2 tab)
Segunda	Martes y viernes/18 sem.	36	H	VO: tabl. 100 mg	500 mg (5 tabl.)
			R	VO: tabl. 300 mg	600 mg (2 tabl.)

* De elección el E**tambutol** 1.200 mg (3 tabl.), cuando se contraindica la **estreptomicina.**

Los medicamentos para tratar la TB se clasifican en antimycobacterianos de primera línea, los más potentes y de menor toxicidad (**H**, **R**, **Z**, **E**), y de segunda línea, que son menos bactericidas y presentan mayores efectos secundarios (**ETA**, **TBI** y el **PAS**). Otras alternativas son la *rifabutina, ciprofloxacina, claritromicina, rifabutina* y *azitromicina*). La sinergia farmacológica-clínica de estos antimycobacterianos es ventajosa, debido a que disminuye errores de prescripción, ajuste de la dosis, una dispensación con un número de tabletas establecidas, mayor adherencia del paciente y control del tratamiento. Además, concientiza al paciente de la importancia de los siguientes aspectos para evitar el FR de sobredosificación (efectos tóxicos) o subdosificación (resistencias al antiinfeccioso):

- La dosis de la **estreptomicina** es vía IM, amp. 500 mg/d. Aplicable en adultos mayores de 45 años y peso menor a 50 kg.
- Si se deja de tomar alguna dosis, esta se debe reponer al final del tratamiento.
- Aislar a todo paciente sospechoso o confirmado de TB pulmonar o laríngea hasta que no sea contagiosa.
- Se pide prolongar la segunda fase a siete meses en las siguientes circunstancias: a) si el paciente presenta TB y VIH; b) si la radiografía inicial evidencia enfermedad severa cavitaria; c) si el cultivo del esputo resulta positivo al terminar la primera fase del tratamiento; d) cuando no es posible incluir la **Z** en la primera fase del tratamiento.
- Realizar pruebas de función hepática rutinaria al iniciar el tratamiento y al terminarlo en pacientes con historias de alcoholismo y hepatopatías.
- Verificar control bacteriológico una vez al mes durante la primera y la segunda fase en el 4º y 6º mes para observar la evolución y las RAM/tóxicas de los antimycobacterianos.
- La DUD se debe ingerir en ayunas, solo en caso de intolerancia se justifica el fraccionamiento y con una comida liviana.
- Cuando se abandona el tratamiento en la primera fase del tratamiento por más de dos semanas, este se debe reiniciar.
- Cuando el paciente recibe más del 80 % de la dosis e interrumpe el tratamiento por 3 meses o más, este debe reiniciarse; después de la interrupción, se debe hacer de nuevo el cultivo y la prueba de sensibilidad. En caso de que el cultivo sea (+), el esquema se reinicia; si es (-), la terapia se debe prolongar cuatro meses más de la inicial.
- El tratamiento de 6 meses de duración a niños no es adecuado, por su alta tasa de fracaso terapéutico y recaída; se debe terminar el tratamiento con la interacción de varios antimicobacterianos para evitar la resistencia.
- La **R** se usa en profilaxis de personas en contacto con enfermos de TB activos; también contra cocos Gram (+), cocos Gram (-), enterobacterias y la *Chlamydia*; como alternativa a la **H** en el tratamiento de la lepra. La **R** junto con la *vancomicina* es útil para tratar endocarditis bacteriana. La **R** con *cefotaxima* o con *ceftriaxona* es eficaz en la meningitis por neumococo resistente a la *penicilina* y en la profilaxis de meningitis por meningococo y *Haemophilus influenzae*.
- La **ETA** se emplea en TB resistente a otros antimicobacterianos.
- La **Z** es de primera opción para tratar la TB, con la **H**, **R**/la **estreptomicina**.
- El **PAS** y la **TBI** (presentan efecto contra algunos virus) se usan en el tratamiento de la TB, cuando el *Mycobacterium tuberculosis* es resistente a la **H**.
- El **E** es de primera opción para tratar la TB en gestación y durante la lactancia.

Precauciones y contraindicaciones

La **H**, **Z**, **R** y **ETA** están contraindicadas en pacientes con disfunción hepática activa, alteración neurológica o psiquiátrica, embarazadas, alcoholismo o desnutrición. Máxime la **ETA**, en pacientes con porfiria aguda (es porfirinogénica), es la más neurotóxica, teratogénica y dificulta el manejo de la diabetes. La monoterapia con **R**, **H**, **Z** o **ETA** contra el *Bacilo leprae* y el *bacilo de Koch* está contraindicada, desarrolla fácilmente resistencia.

La **Z** debe ser usada con precaución en pacientes con insuficiencia renal o con gota. La DUD de la **ETA** debe ingerirse después de la cena. Usar *piridoxina*, en dosis de 50-100 mg/d en adultos, simultáneamente con **H** y **ETA** para evitar la neuritis periférica, ocasionada por estas. Evitar el sol en exceso o el uso de lámparas solares. Monitorear la disfunción hepática, renal y neurológica (pruebas visuales periódicas) y ajustar la dosis no más de 8 mg/kg de peso. Ingerir los antimicobacterianos con alimentos para minimizar la irritación gástrica. Usar el **E** en niños tuberculosos solo cuando sean resistentes a otros antimicobacterianos. Se debe informar al médico si se presenta signos o síntomas de hepatitis, neuritis periférica, encefalopatía tóxica, alteración hemática, en piel o dolores articulares.

Capítulo 3

Antinfecciosos antivirales

Son los fármacos que ayudan a disminuir los síntomas-signos de la infección producida por un virus, incluidas varias vacunas nuevas. P.ej. contra el corona virus (CoV-19), causante del síndrome respiratorio agudo (SRA), antirretrovirales contra el virus inmunodeficiencia humana (VIH), causante del síndrome de la inmunodeficiencia adquirida (SIDA), virus del herpes, hepatitis B y C (ambos causan cáncer de hígado), entre otros; contra patologías virales, desde las molestias de un resfriado, infecciones virales resistentes que afectan a millones de personas en el mundo, hasta una encefalitis grave.

Los medicamentos antivirales se clasifican desde la farmacología en dos grupos básicos:

1. **Anti-virales viricidas de acción-efecto farmacológico amplio**

   Zidovudina o azidotimidina (AZT), lamivudina, abacavir, estavudina, didanosina (ddl). *Inhibidores de la enzima transcriptasa reversa análogo de nucleósido (ITRN).*

   Efarivenz. *Inhibidor de la enzima transcriptasa reversa no nucleósido (ITRNN).*

   Fosamprenavir, indinavir, nelfinavir, ritonavir, lopinavir, saquinavir. *Inhibidor de la enzima proteasa (IP).*

2. **Anti-virales virostáticos de acción-efecto farmacológico reducido**

   Aciclovir, valaciclovir, amantadina, interferones (autacoides u hormonas) e inmunoglobulinas (Ac). *Inhibidores de la enzima ADN polimerasa de la transcripción del genoma vírico.*

Dentro de los **interferones** se encuentran: 1) **ALFA (α)**: actúa sobre los leucocitos; puede ser de tipo ***α*-2A** (roferón A), **α-2B** (intrón A) y PEG interferón **α-2B** (PEG intrón); 2) **BETA (β)**: sobre fibroblastos y 3) **DELTA** (**δ**): modulador sobre sistema. Dentro de las **inmunoglobulinas (Ac)** se encuentran los anticuerpos monoclonales, como el **palivizumab**: contra virus.

Hoy, la farmacología de esta área del conocimiento (la genómica vírica) se dedica a identificar la secuencia completa o parcial del genoma del virus que permita la información sobre el desarrollo del ciclo de vida, tipo de infección vírica, e identificar el sitio vulnerable "Re-diana" del PA antiviral que inhiba o detenga la reproducción de ácidos nucleicos que componen el "mapa genético" de los virus, el cual produce sus propias proteínas para vivir. Esto permite dividir los medicamentos en tres grupos: **inmunomoduladores** (transforman o estimulan las defensas del hospedero contra la infección viral), **viricidas** (eliminan directamente el virus) y **virostáticos** (detienen la duplicación viral). La clasificación farmacológica de los medicamentos antivirales se hace de la siguiente manera:

Tabla 12.
Receptores de anti-virales según su material genético.

VIRUS ADN	VIRUS RNA
• Parvovirus: *parvovirus canino* • Papovavirus: *papiloma humano, papovavirus del papiloma* • Adenovirus: *adenovirus aviar* • Herpesvirus: *varicela-zóster* • Poxvirus: *poxvirus Chordopoxvirinae* • Hepadnavirus: *hepatitis B*	• Picornavirus: *enterovirus bovino* • Reovirus: *rotavirus A* • Arbovirus: *fiebre amarilla* • Togavirus: *virus de la rubeola* • Arenavirus. *virus Junín* • Retrovirus: *VIH* • Paramixovirus: *morbillivirus* • Rabdovirus: *virus de la rabia* • Ortomixovirus: *influenzavirus A*

Farmacocinética

El **aciclovir**, **ZDV**, **ddI, lamivudina**, **Ritonavir** y la mayoría de los antivirales se absorben bien por VO en el ID. Entre los que menos se absorben están el **ritonavir** y el **aciclovir**. Esta último alcanza una Cp 10 v. menor a la que se alcanza por vía IV. Su biodisponibilidad es entre 15-30 % y su unión a proteínas es escasa, cerca al 15 %. La D es buena por el organismo, pasa la barrera placentaria y al LCR. Dos de ellos presentan $t^{1/2}$E corto: el **aciclovir** (2,5 h) y la **ZDV** (0,5-1,5 h), por lo que requieren dosificación con frecuencia de 5-6 v/d; presentan poco

Figura 45.
Clasificación farmacológica de antinfecciosos antirretrovirales del VIH.

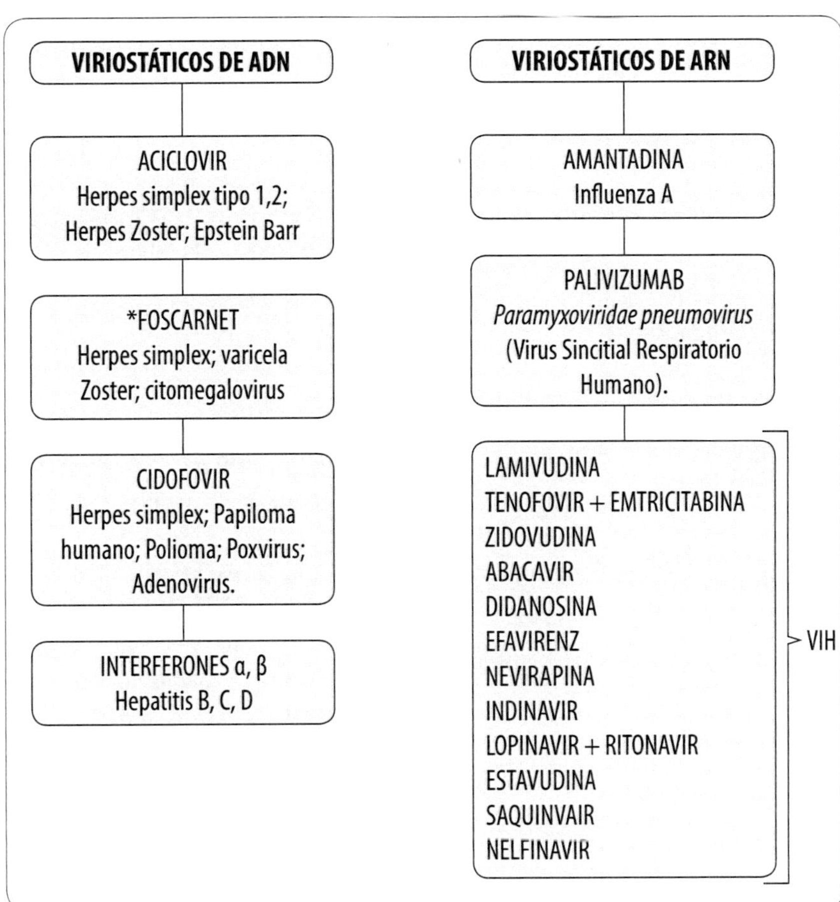

Fuente: elaborado por la autora.

metabolismo hepático y se eliminan por vía renal en la orina, sin cambio, de un 60-80 %. En IR, el $t^{1/2}$E tiene una prolongación importante y requiere ajuste de dosis.

El **valaciclovir** es un profármaco del **aciclovir** de A rápida por VO; presenta una biodisponibilidad de 3-5 v mayor que el **aciclovir** por vía IV. La **ddI** es lábil a un pH ácido, por lo que su FF es en cápsulas gastrorresistentes (ddI-GR): el PA está incorporado en unas microesferas resistentes al HCl estomacal y en el ID liberan la ddI, donde se disuelven a un pH base débil y los alimentos reducen su A en ID.

El **efavirenz** tiene M en el hígado por el CYP_{3A4}. El **ritonavir** posee una afinidad elevada por diversas formas isoméricas CYP del CYP_{450} e inhibe la oxidación del metabolismo de otros fármacos, cuando se administran simultáneamente en el orden $CYP_{3A4} > CYP_{2D6}$. La **amantadina** no se metaboliza, tiene $t^{1/2}$E intermedio, de 12-17 h, y se elimina por el riñón.

FF, dosis y vías de administración

Zidovudina (ZDV) o azidotimidina (AZT). FF VO tabl. 100 mg; sol. oral 10 mg/ml/100 ml, 120 ml y 240 ml; sol. iny. 10 mg/ml/20 ml. Dosis en adultos: VO: 300 mg cada 12 h; IV: 1 mg/kg/dosis cada 4 horas. Dosis en niños: prevención transmisión materna: neonato a término: VO: 4 mg/kg/dosis c 12 h; neonato de 30-35 sem. de gestación: 2 mg/kg c 12 h; IV: 1,5 mg/kg c 6-12 h. Tratamiento VIH: 4 semanas a 18 años: 240 mg/m^2 c 12 h.

Lamivudina. FF VO tabl. 150 mg; sol. oral 10 mg/ml/100 ml. Dosis adultos: 150 mg c 12 h/d o 300 mg/d. Dosis niños: 1 mes a 16 años: 4 mg/kg c 12 h.

Lamivudina 150 mg + 300 mg **zidovudina.** FF VO tabl. Dosis: 1 tabl.150 mg + 300 mg/d.

Abacavir. FF VO tabl. 300 mg; sln oral 20 mg/240 ml. Dosis de adultos: 300 mg c 12 h/d o 600 mg/d. Dosis niños: mayor de 3 meses a 16 años: 8 mg/kg c 12 h.

Estavudina. FF VO cáp. 30 y 40 mg. Dosis adulto de 60 kg o más: 1 tabl. 40 mg c 12 h/d. Adulto menores de 60 kg: 1 tabl. 30 mg c 12 h.

Didanosina (ddI). FF VO tabl. 25 mg y 100 mg y cáp. liberación prolongada. Dosis VO adulto: menor de 60 kg, 125 mg c 12 h o 250 mg/d; mayor de 60 kg: 200 mg c 12 h o 400 mg una vez al día. Dosis niños: 2 semanas a 8 meses: 100 mg/m^2 c 12 h; mayor de 8 meses: 12 mg/m^2 c 12 h; 3-12 años: 240 mg/m^2 una vez al día.

Efavirenz. FF VO cáp. 50 y 200 mg, tabl. recubierta de 600 mg. Dosis VO adulto: 600 mg/d antes del alimento. Dosis niños: mayor de 3 años: 10-15 kg, 200 mg/d; 16-20 kg, 250 mg/d; 21-25 kg, 300 mg/d; 26-32,5 kg, 350 mg/d; 33-40 kg, 400 mg/d, y mayor de 40 kg, 600 mg/d.

Fosamprenavir. FF VO tabl. 700 mg. Dosis de adultos: 1.400 mg 2 v/d (sin *ritonavir*), pero se recomienda mejor 1.400 mg más *ritonavir* 100-200 mg una vez al día. Dosis niños: 2-5 años, 30 mg/kg/dosis repartido c 12 h; mayor de seis años, 30 mg/kg/dosis repartido c 12 h o en régimen potenciado 18 mg/kg/dosis con *ritonavir*: 3 mg /kg/dosis repartido c 12 h.

Indinavir. FF VO cáp. o tabl. 200 y 400 mg. Dosis adulto: 800 mg c 8 h/d.

Nelfinavir. FF VO tabl. 250 mg; polvo para reconstruir sol. oral 50 mg/g/144 g. Dosis adulto: 750 mg c 8 h/1,250 mg c 12 h con las comidas. Dosis niños: 2-13 años, 45-55 mg/kg c 12 h.

Ritonavir. FF VO tabl. 100 mg. Dosis adultos: no se recomienda como agente primario, sino como potenciador. La dosis puede ser 600 mg c 12 h y como potenciador, 100 mg/d. Dosis niños: mayor de 1 mes: 350-400 mg/m^2 c 12 h y cada 2-3 días se va reduciendo hasta alcanzar 50 mg/m^2 c 12 h.

Lopinavir + ritonavir. FF VO tabl. recubierta 250 + 50 mg; tabl. 100 + 25 mg; sol. oral 80 + 20 mg/ml/160 ml Dosis adulto: 2 tabl. 200 mg + 50 mg c 12 h/d. Dosis en niños: 14 días a 6 meses: 16 mg/kg c 12 h; 6 meses a 18 años, menor de 40 kg: 10-12 mg/kg c 12 h; mayor de 40 kg: 400 + 100 mg al día.

Saquinavir. FF VO cáp. 200 mg, tableta recubierta de 500 mg. Dosis adultos y niños mayores de 16 años: .000 mg c 12 h en combinación con un *ritonavir* 100 mg/d.

Aciclovir. FF VO tabl. 200, 400 y 800 mg; sol. oral 2 g y 4 g/100 ml/90 ml; liofilizado reconstruir sol. iny. 250 mg; sol. tópica 5 %; ungüento 5 %/15 g; ungüento oftálmico 3%/10 g. Dosis *herpes simplex* genital primario (primer evento): : 400 mg c 8-12 h/d durante 5-10 d o 800 mg c 8 h/2 d. Amplía la proporción de curación; pero, no previene la reaparición de la virosis por *Herpes simplex* genital periódico. Dosis *Herpes simplex* genital, supresión crónica (más de 6 eventos/a.): 200 mg c 8 h/d o 400 mg c 12 h/d. Dosis IV virosis mucocutánea en hospedero inmunosuprimido: 5 mg/kg/infusión/1 h c 8 h/d durante 7-14 d o VO 400 mg 5 v/d durante 7-14 d. Niños con gingivoestomatitis primaria: 15 mg/kg 5 v/d durante 7 d. IV en encefalitis viral: 10-15 mg/infusión/1 h c 8 h/d durante 14-21 d.

Dosis VO *herpes zóster* hospedero normal: 800 mg 5 v/d durante 7-10 d. VO *herpes zóster* hospedero inmunosuprimido no grave: 800 mg 5 v/d durante 7-10 d; si la virosis no se detiene, cambiar por la vía IV: 5 mg/kg c 8 h/d. IV en el estado grave (compromiso del nervio trigémino o diseminado, existe más de un dermatoma): 10-12 mg/kg c 8 h/infusión/1 h/d durante 7-14 d. IV *varicela zóster* en hospedero inmunosuprimido: 10-12 mg/kg c 8 h/infusión/1 h/d durante 7 d.

Valaciclovir. FF VO tabl. con o sin CE 500 y 1.000 mg. Dosis *herpes simplex* genital: 1 g c 12 h/d durante 7-10 d. *Herpes simplex* genital recurrente: 500 mg c 12 h/3 d o 1 g/d durante 5 d. Otros usos: similares a las del *aciclovir*. Dosis niños: mayor de 2 años: 20 mg/kg/dosis c 8 h por 5 días.

Amantadina HCl/sulfato. FF VO tabl. 100 mg, tabl. recubierta 100 mg; sol. iny. 0,2 g. Dosis adultos: VO 200 mg/d o 100 mg c 12 h por 3-5 días. Dosis niños: 1-9 años: VO, 5 mg/kg/d dividido en 2 dosis; mayor de 10 años y mayor de 40 kg: 100 mg c 12 h. Profilaxis: por el periodo de riego diariamente. En insuficiencia renal y ancianos, se recomienda 100 mg/d.

Farmacodinamia y farmacoseguridad

Mecanismo de acción. El **aciclovir** en el organismo se convierte en *aciclovir trifosfato*, el virus dentro de la célula compite por la enzima polimerasa del ADN y forma su material genético; un complejo entre el ADN-*aciclovir*-enzima ADN polimerasa. Este complejo induce la inhibición irreversible de la acción de la enzima ADN polimerasa y el efecto de la síntesis de la cadena molecular del ADN y, por ende, reduce la replicación de los virus herpes simple tipo 1 y 2, varicela-zóster, citomegalovirus (CMV) y de Epstein-Barr.

Por lo anterior, el **aciclovir** es viricida y tiene afinidad por la enzima ADN polimerasa viral de 10-20 v mayor que por la ADN polimerasa celular, donde se incorpora a la molécula de su ADN e inhibe selectivamente la actividad enzimática. El **aciclovir** en pacientes con inmunosupresión severa presenta resistencia a la terapia prolongada.

La **AZT** penetra en la célula de forma pasiva, allí se fosforila a su forma activa, el AZT-trifosfato, mediante las mismas enzimas que regulan el paso de su análogo fisiológico, el aa timidina (TI), a la forma timidín-trifosfato celular. Así, la *AZT trifosfato* actúa como inhibidor competitivo de la TI viral. Por tanto, la **AZT** es *virostática o viricida* del VIH, según la dosis y las condiciones clínicas del paciente, por lo general en pacientes con sida y con neumonía por *Pneumocystis carinii* (confirmada por citología). Además, finaliza la síntesis de la cadena cuando se incorpora al ADN proviral. Por su parte, la **ZDV** inhibe la acción de la enzima transcriptasa reversa del VIH e impide la conversión del ARN en ADN provírico al ligarse la *AZT trifosfato* de la cadena de ADN del VIH. Así antagoniza la replicación y elongación del virus. Analizar la figura 46 el MA de algunos de los antivirales más utilizados:

Figura 46.
Mecanismo y sitio de acción de antinfecciosos antivirales.

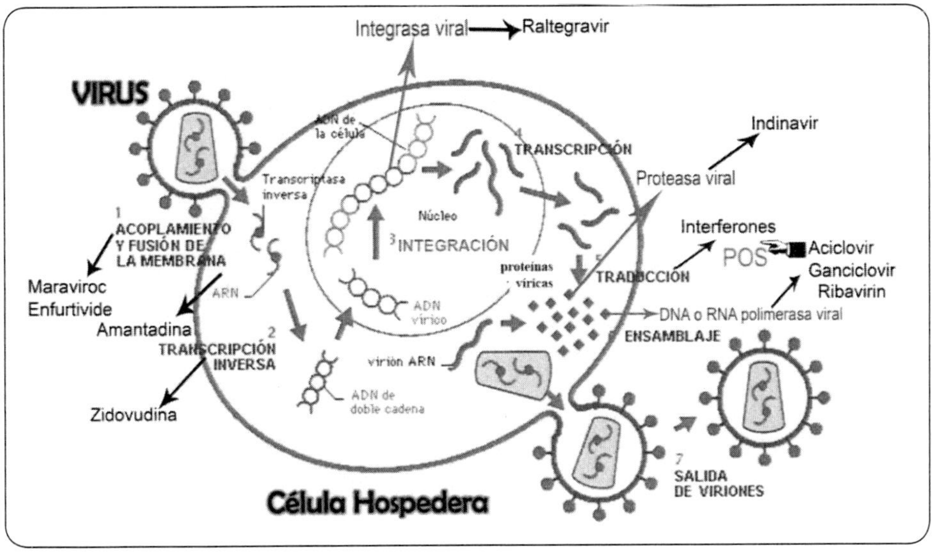

MA farmacológica según el ciclo de vida del virus.

Fuente: elaborado por la autora.

La **ddI** en el organismo se convierte en **dideoxy-adenosina trifosfato**, potente inhibidor de la transcriptasa inversa del VIH que muestra cierto margen de seguridad. La **lamivudina** se metaboliza intracelularmente a su forma activa **3TC-TP**, la cual inhibe la TI viral competitivamente y actúa como finalizador de la cadena del ADN proviral del **VIH-1**, **VIH-2** y del virus de la hepatitis B (VHB). Observar la figura 47 en página siguiente.

El **efavirenz** es inhibidor selectivo, no competitivo de la transcriptasa reversa del *VIH-1*; pero a la Cp que alcanza en el organismo no tiene efecto contra la transcriptasa reversa del *VIH-2* y las *ADN*-polimerasas humanas. El **ritonavir** es un viricida antagonista peptidomimético de la enzima proteasa aspartil VIH-1 y VIH-2 e incapacita a la enzima para procesar al precursor lipoproteico gag-pol; esto induce la producción de un VIH con una morfología inmadura e inactivo. Tiene afinidad selectiva por la proteasa VIH inmadura y poca actividad inhibitoria contra la enzima proteasa aspartil humana; sin embargo, estudios *in vitro* indican que es activo contra cepas del VIH probadas en diversas células humanas primarias y transformadas. El **ritonavir** tiene una afinidad elevada por la glicoproteína P y puede inhibir este transportador.

Figura 47.
Medicamentos antagonistas de infecciones virales.

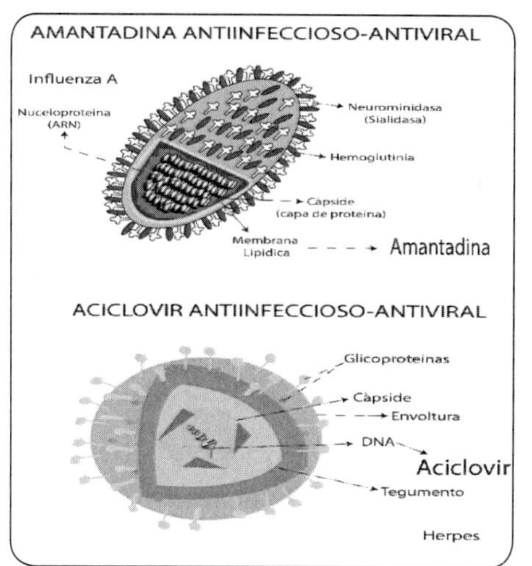

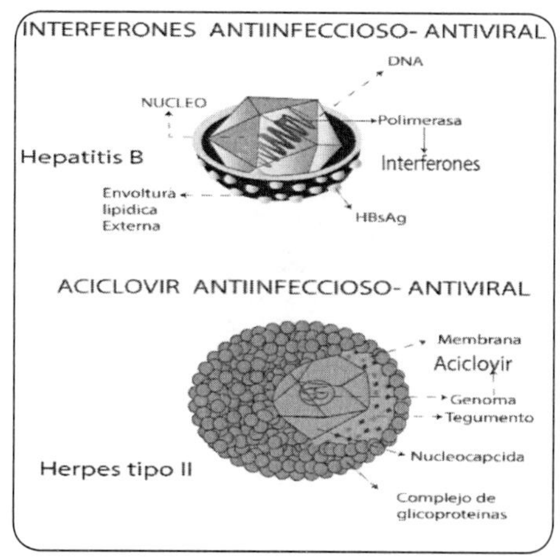

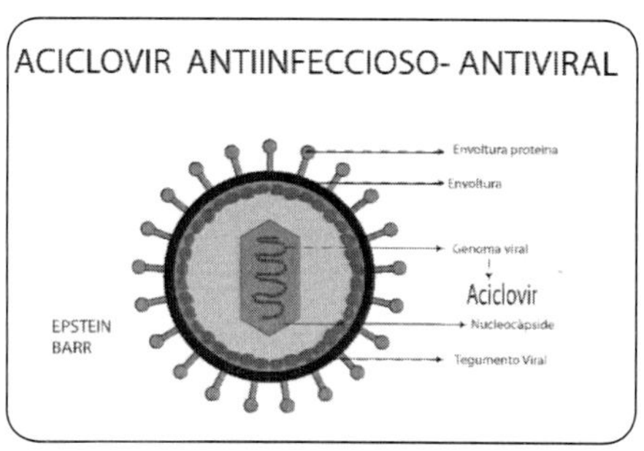

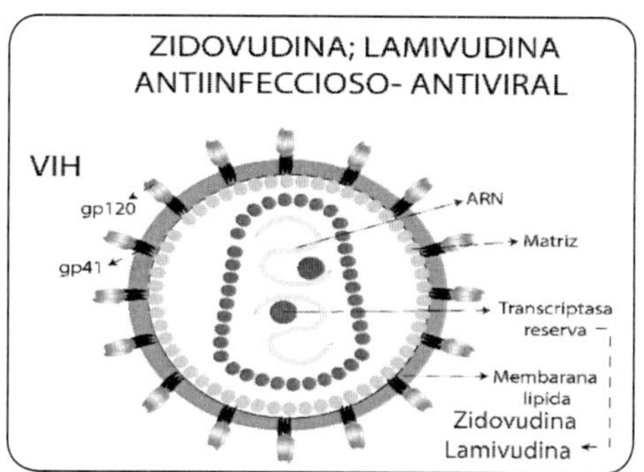

Representación del Re donde actúan antivales de uso frecuente, como el **aciclovir, zidovudina** y **lamivudina.**

Fuente: elaborado por la autora.

La **amantadina** es virostática o viricida (asociada a otro antiviral) y es agonista dopaminérgica. A pesar de que su MA no es claro, se presume que bloquea la descapsidación del virus cuando penetra la célula viral, inhibe la transcripción primaria del ARNm en la célula hospedera e impide la liberación y multiplicación del genoma de virus influenza A, H_1N_1, H_2N_2 y H_3N_2 en el hospedero a Cp baja. Tiene profiláctica y terapéutica contra el virus influenza A en animales. Los **interferones son** inmunomoduladores de la reacción del organismo contra el virus causante de la virosis, mediante síntesis/metilación del ARNm; traslación/ensamblajes de proteínas viales y liberación viral. Asi, se desprende el virus de la cápsula e inhibición de la entrada del virus al hospedero. Observar la figura 48:

Figura 48.
Perfil del mecanismo y sitios de acción de los antivirales como la amantadina e interferon.

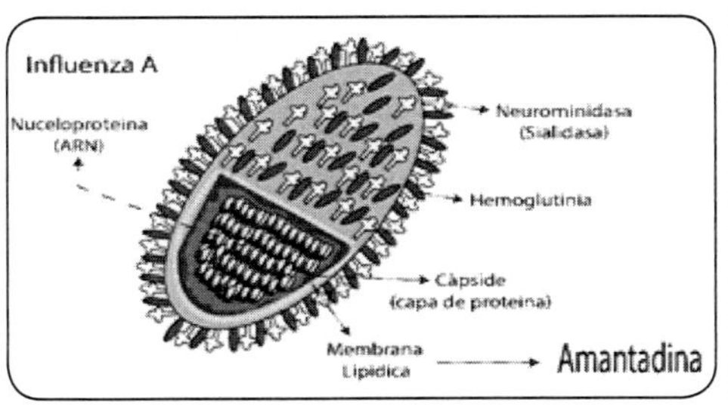

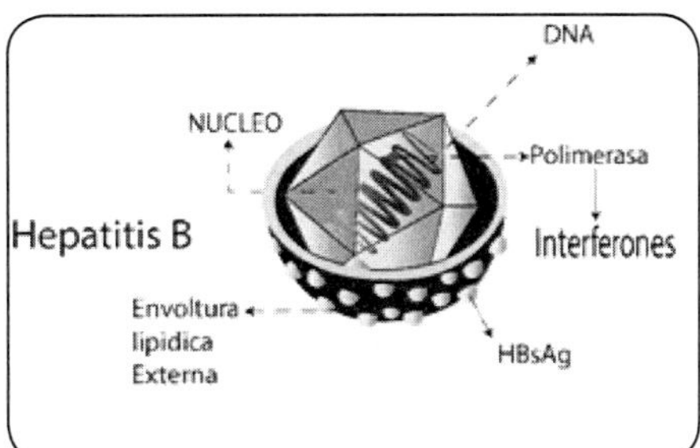

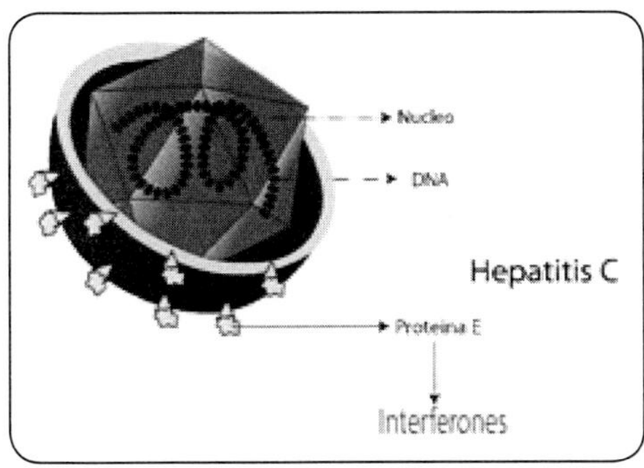

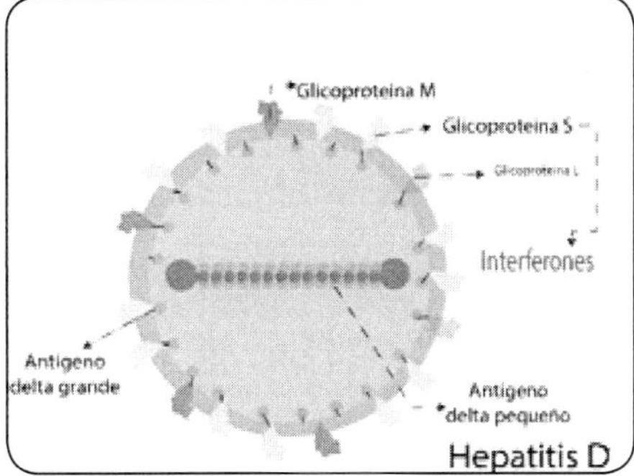

Re donde actúan antivales como la **amantadina** e interferón.
Fuente: elaborado por la autora.

RAM/tóxicas

En general, los anti-virales presentan RAM menos frecuentes por VO, pero, se asocia al uso por IV; porque la depuración renal deficiente (e induce a una nefritis intersticial, hematuria, cristaluria, flebitis); aumento de la sudoración e hipertensión. Neurotóxico (insomnio, confusión, alucinaciones, temblores, convulsiones, coma. El **aciclovir**: dolor, sensación de quemadura, irritación tópica, rash cutáneo, urticaria, hiperplasia gingival, diarrea, mareo, cefalea, artralgia, náusea, vómito, cambios en el periodo menstrual, anorexia.. La FF tópica ungüento oftálmico causa sensación leve y temporal de rasquiña, una queratopía superficial difusa, en forma de puntos claros.

La **ZDV** causa depresión medular (anemia aplásica, neutropenia); macrocitosis; miopatía y miositis con el uso prolongado (indicador indirecto de la adherencia del paciente al tratamiento); aumento moderado de las transaminasas hepáticas; trastorno TGI. La **amantadina** presenta anorexia, náusea, vómito, disnea, malestar y mialgia al iniciar el tratamiento. Además de las RAM/tóxicas: miopatía, anemia hemolítica y neutropenia a Cp alta, en pacientes graves y en tratamiento crónico. La FF tópica aerosol ocasiona conjuntivitis, broncoespasmo y exantema. En el SNC: mareo, insomnio, vértigo, disminución de la capacidad de concentración, nerviosismo, agitación, ansiedad, convulsiones, confusión, ataxia, agresividad, paranoia, alucinaciones. SNPS: efectos anti-ACh (retención urinaria, visión borrosa, estreñimiento); dérmica (prurito, exantema). Otras: hipotensión ortostática y alteración periodontal.

La **ddI** origina pancreatitis, neuropatía periférica y trastorno del TGI. La **lamivudina** parece ser la menos tóxica, pero origina acidosis láctica con esteatosis hepática, al igual que la **ZDV** y la **ddI**. El **ritonavir** provoca astenia, cefalea y parestesias periorales; menos frecuentes: pérdida del gusto, dolor abdominal, vértigo, erupción, prurito, parestesias periféricas y pancreatitis, síncope e hipotensión ortostática por vasodilatación; incrementa las enzimas hepáticas, los triglicéridos y el colesterol. La mayoría de estos antivirales manifiestan efecto diabetogénico, adipogénico y del TGI.

Los **interferones** a dosis de 1-2 millones de UI se asocian a un síndrome parecido al de la influenza aguda, en la primera semana de tratamiento con síntomas y signos de fiebre, cefalea, escalofríos, mialgias, artralgias, náusea, vómito, diarrea y leucopenia. En sobredosis: neurotóxico (hipoacusia aguda, retinopatía, depresión, ansiedad, irritabilidad, cambios emocionales, agitación); anemia aplástica, agranulocitosis, granulocitopenia, trombocitopenia, cardiotóxico, hipertrigliceridemia, tiroiditis, elevación de las enzimas transaminasas, mialgias.

Interacciones medicamentosas

El **aciclovir**, junto con otros fármacos nefrotóxicos (*anfotericina B*, *gentamicina*), aumenta el FR nefrotóxico, en especial si existe disfunción renal; con el *metotrexato* aplicado por vía intratecal causa complicación severa neurológica.

La **ZDV** administrada con:

1) La *rifampicina*: esta es inductora enzimática de la ZDV; reduce el metabolismo y la Cp de esta, provocando una pérdida parcial o total del efecto viricida.
2) La *fenitoína*: esta en algunos casos se comporta como inductora enzimática de la **ZDV**, disminuye su Cp y paralelamente decrece el efecto viricida; mientras que en otros pacientes ocurre lo contrario. Estas observaciones sugieren la necesidad de monitorear la Cp de ambos medicamentos en pacientes tratados con estos.
3) El *ácido valproico*, *fluconazol* o *metadona*: disminuyen el aclaramiento re-

nal, incrementan su Cp, los efectos terapéuticos y RAM/hematotóxica de la **ZDV**.

4) La *flucitosina, anfotericina B, dapsona, pirimetamina, cotrimoxazol, interferones, vincristina, vinblastina* o *doxorrubicina*: la **ZDV** aumenta el riesgo de RAM/nefrotóxica o efecto mielosupresor potente.
5) La *claritromicina*: reduce la A de la **ZDV**; esto se evita al administrar una de la otra al menos 2 h antes.

La **amantadina** utilizada a la vez con:

1) *Amiodarona, sotalol, amitriptilina, clorpromazina, haloperidol, astemizol, eritromicina, claritromicina, cotrimoxazol, ciprofloxacina* o *cisapride*, entre otros: estos compiten por las mismas isoenzimas hepáticas que metabolizan a la **amantadina**, inhiben su biotransformación y aumentan la Cp de un metabolito tóxico que induce la prolongación del intervalo QT (taquiarritmia ventricular) hasta la muerte.
2) *Levodopa, la Torsade de pointes + carbidopa*: este evita reacciones psicóticas.
3) *Droperidol, haloperidol, metoclopramida, biperideno* o *trihexifenidilo*: la **amantadina** potencia efectos dopaminérgicos y anti-ACh.

El **ritonavir** junto con:

1) *Alprazolam, amprenavir, delavirdina, efavirenz, rifampicina, fentanilo, carbamazepina* o *fenitoína*: el **ritonavir** inhibe las isoenzimas CYP_{3A} de estos fármacos y se aumenta su propia Cp, prolonga su efecto terapéutico antiviral y, a la vez, aumenta el riesgo de RAM/tóxica.
2) El PA *hipericina* de la planta *Hypericum perforatum* (hipérico o hierba de San Juan): este induce las enzimas que metabolizan el **ritonavir** hasta por dos semanas después de la interrupción del uso de *hipérico*, lo que reduce la Cp y su efecto antirretroviral.
3) *Anfetamina* y sus derivados: el **ritonavir** inhibe las isoenzimas CYP_{2D6} de este APST; aumenta su propia Cp y, de forma simultánea, el riesgo de RAM/tóxicas como crisis hipertensiva o taquicardia hasta ACCV.
4) *Warfarina*: el **ritonavir** induce el metabolismo de las isoenzimas CYP_{1A2} y CYP_{2C9} y causa descenso de los Re-*warfarina*, disminuye su Cp y reduce el efecto anticoagulante.

Usos terapéuticos

El **aciclovir** se indica en virosis por *varicela zóster* y *herpes simplex* causantes de infección ocular, en el SNC (encefalitis por IV) y en el TGU; en infecciones mucocutáneas por *herpes simplex* (queralitis ocular, labial y genital), en la etapa inicial e infecciones recurrentes; en virosis simple o generalizada por *varicela zóster* de personas inmunosuprimidas a las 48 horas luego de aparecer el rash. La **ZDV** se emplea en el tratamiento del sida y en pacientes con signos clínicos de infección por gérmenes oportunistas y neurológicos. La **amantadina** es útil en prevención y tratamiento de infecciones por el virus de la influenza A, ingerido de 24-48 h antes de los síntomas y signos de la virosis; reduce la duración de los mismos. La **lamivudina** es viricida, se usa combinada con la **ZDV** para prevenir la transmisión materno-fetal del VIH y el virus de la hepatitis B.

Las vacunas son de elección para la prevención de algunas infecciones virales, es decir de uso profiláctico recobra hoy mayor importancia por la virosis por el CoV-19, junto con las medidas de bioseguridad. Observar la siguiente figura 49.

Figura 49.
Tratamiento profiláctico de algunas infecciones virales.

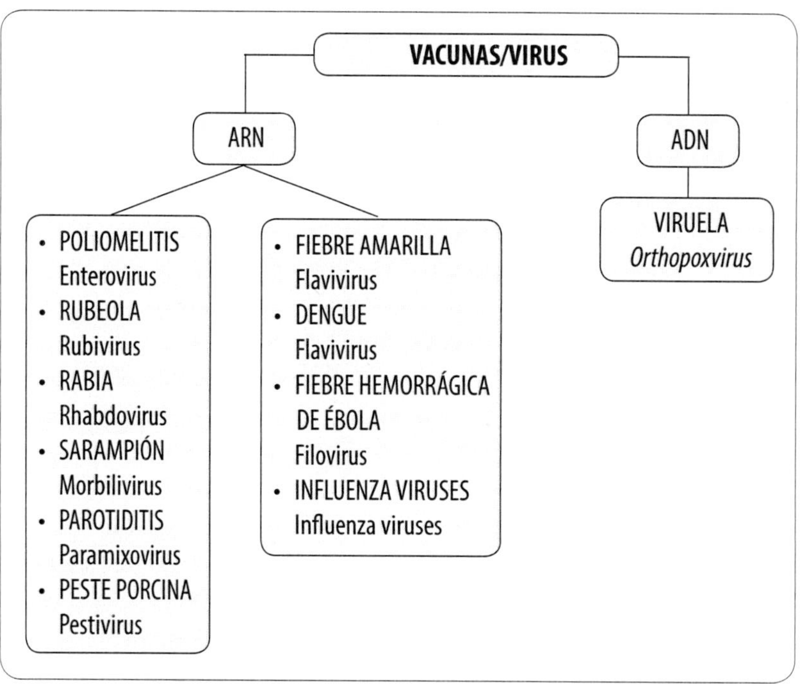

Fuente: revisión documental de la autora.

Precauciones y contraindicaciones

Tener precauciones con el uso de **aciclovir**:

1) Al usar la FF tópica en infección herpes labial de pacientes inmunosuprimi-

do, no es evidente la utilidad de esta. Debe aplicarse usando un guante para evitar la autoinoculación o la transmisión a otros y el contacto con los ojos.

2) Al usar la FF por VO en virosis por *varicela zóster* en niño hospedero normal de 2-12 a.; no se recomienda tratamiento rutinario.
3) Administrarlo con alimentos, lo antes posible tras la aparición de los primeros síntomas y signos del herpes.
4) Practicar una buena higiene oral, ir al odontólogo regularmente y hacerse profilaxis para evitar la sensibilidad, sangrado y aumento del tamaño de las encías.
5) Ajustar la dosis de acuerdo con el monitoreo de la alteración de la función renal.
6) Administrar la infusión IV de **aciclovir Na^+** en 1 h e hidratar adecuadamente al paciente para evitar la obstrucción de los túbulos renales por precipitación del **aciclovir**.
7) Preparación de la sln para infusión IV: añadir al vial de 500 mg, 10 ml de H_2O estéril para obtener una concentración de 50 mg/ml; agitar bien hasta que la sln esté clara. Diluir luego con sln estándar de glucosa/electrolitos hasta 70 ml para obtener una concentración final igual/ menor a 7 mg/ml. Esta sln es estable durante 24 h a T° ambiente; descartarla una vez cumplido este tiempo. El **aciclovir Na^+** estéril es incompatible con sln biológica o coloidal (hemoderivados, solución que contengan proteínas) y puede precipitar con los parabenos.

El **aciclovir** está contraindicado, en especial por vía IV, en pacientes con historia de hipersensibilidad, IH e IR, deshidratación, alteraciones neurológicas, embarazadas. La **amantadina** está contraindicada en pacientes epilépticos y adultos mayores (son más susceptibles a los efectos de tipo psicológico, neurológico y anti-ACh-M).

Capítulo 4

Antiinfecciosos antiparasitarios-antiprotozoarios

Son aquellos fármacos que eliminan parásitos que infestan a los seres vivos. Se clasifican en tres categorías principales: 1) Los antiamibiosis contra la *Etamoeba hystolítica.* 2) Los antihelmintos, antiprotozoarios que poseen cilios con dos tipos de núcleos en cada individuo. 3) Los antiprotozoarios contra parásitos flagelados sanguíneos de los tejidos intestinales y del TGU, como la giardia, trichomonas, enteromonas, leishmania, palsmodium y el tripanosoma. Las infecciones por estos protozoarios son frecuencia en habitantes de países tropicales y subtropicales, donde las condiciones sanitarias, las prácticas higiénicas y el control de los vectores de la transmisión son inadecuados; un problema de salud pública.

En general, la infestación por estos parásitos es por VO al consumir alimentos contaminados; excepto los estrongiloides, las uncinarias y los esquistosomas, que pueden penetrar la piel sana. Los antiparasitarios se tipifican en la siguiente figura 50.

Antiparasitarios antiprotozoarios

El **metronidazol** y **tinidazol** son fármacos que eliminan los parásitos *Entamoeba histolytica* y *Giardia lamblia*, protozoos anaerobios que infestan a los seres vivos, cuando ingieren quistes de estos protozoarios, infección parasitaria llamada amebiosis. Esta tiene una distribución universal, pero es más grave en las regiones subtropicales y tropicales. Se transmite por vía orofecal: condiciones higiénicas deficientes en estratos socioeconómicos vulnerables, alimentos contaminados por el protozoario en ventas ambulantes, por no lavar bien los alimentos o las manos después de defecar, por convivencia en hacinamiento,

Figura 50.

Clasificación farmacológica de los antiparasitarios-antiprotozoarios.

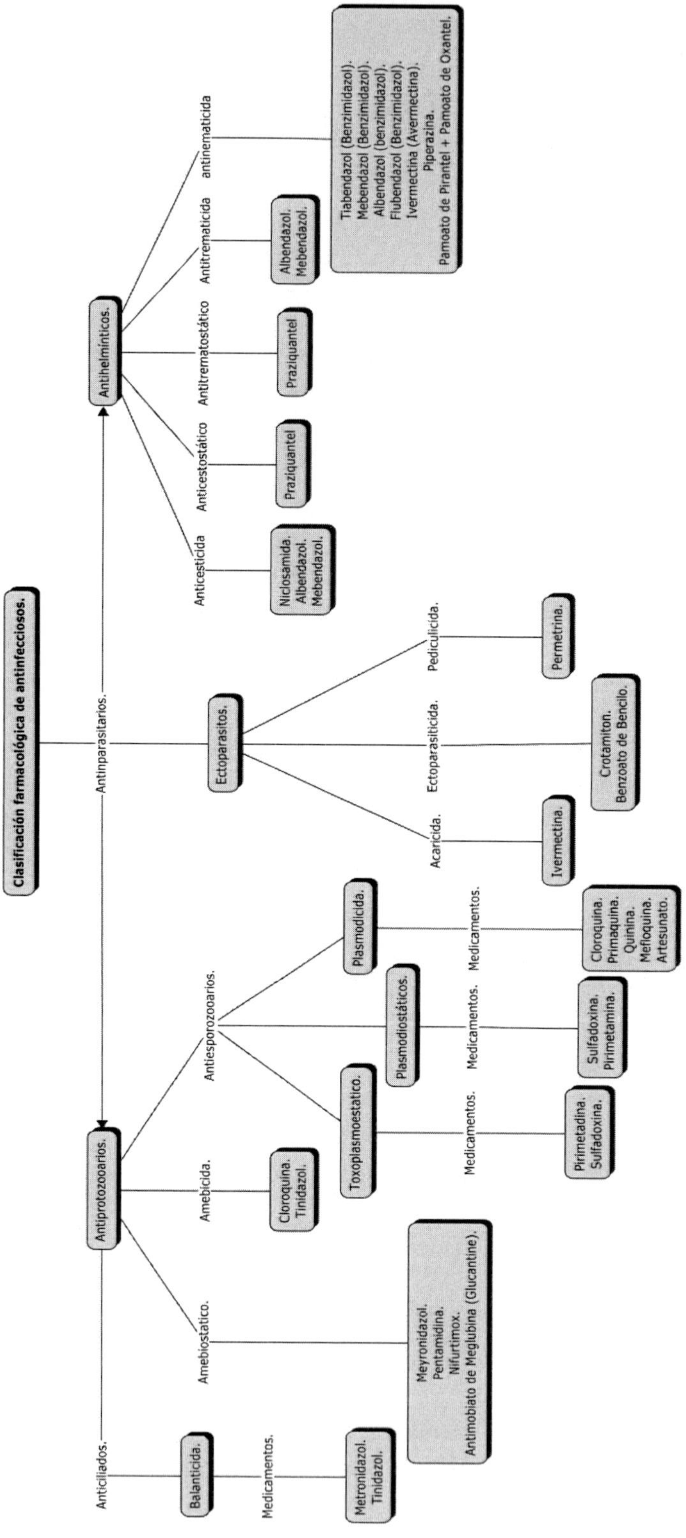

Clasificación farmacológica de antinfecciosos.
Antinparasitarios.
Antiprotozooarios.
Anticiliados.
Balanticida.
Medicamentos.
Metronidazol.
Tinidazol.
Amebiostatico.
Meyronidazol.
Pentamidina.
Nifurtimox.
Antimobiato de Meglubina (Glucantine).
Amebicida.
Cloroquina.
Tinidazol.
Antiesporozooarios.
Toxoplasmoestatico.
Medicamentos.
Pirimetadina.
Sulfadoxina.
Plasmodiostáticos.
Medicamentos.
Sulfadoxina.
Pirimetamina.
Plasmodicida.
Medicamentos.
Cloroquina.
Primaquina.
Quinina.
Mefloquina.
Artesunato.
Ectoparasitos.
Acaricida.
Ivermectina.
Ectoparasiticida.
Crotamiton.
Benzoato de Bencilo.
Pediculicida.
Permetrina.
Antihelmínticos.
Anticesticida
Niclosamida.
Albendazol.
Mebendazol.
Anticestostático
Praziquantel
Antitrematostático
Praziquantel
Antitrematicida
Albendazol.
Mebendazol.
antinematicida
Tiabendazol (Benzimidazol).
Mebendazol (Benzimidazol).
Albendazol (benzimidazol).
Flubendazol (Benzimidazol).
Ivermectina (Avermectina).
Piperazina.
Pamoato de Pirantel + Pamoato de Oxantel.

Fuente: elaborado por la autora.

mascotas y abundancia de insectos como moscas, pulgas, garrapatas, cucarachas, entre; otros (vectores de transmisión de los quistes).

Los quistes se convierten en trofozoitos que se adhieren a las células epiteliales del colon mediante una leticina de la membrana del parásito, similar a las proteínas de adhesión del huésped. El trofozoito es la forma inmadura patógena activa de la *Entamoeba histolytica*, produce lisis de la célula del hospedero (por eso se llama "histolítica") e invade la submucosa, donde secreta un factor que inhibe los macrófagos activados por el interferón o, en caso contrario, elimina el parásito. Este parásito invade la pared intestinal (luminal) en forma de granuloma amebiano y produce disentería aguda o una infección intestinal crónica del hígado hasta absceso hepático (tisular). Algunas personas son portadoras, poseen la entamoeba sin desarrollar la parasitosis, pero los quistes están presentes en las heces, sobreviven en el ambiente por lo menos una semana en un medio húmedo y fresco e infectan a otros seres vivos.

Antinfecciosos, antiparasitarios antihelmíticos

Son fármacos contra infecciones parasitarias intestinales producidas por dos tipos de protozoarios, primero los nematodos o nematelmintos (helmintos redondos), clasificados en dos grupos: 1) nematodos intestinales: la *Ascaris lumbricoides* (áscaris o lombriz), el *Trichuris trichiura* (tricocéfalos), el *Necator americanus* y el *Ancylostoma duodenale* (uncinarias), el *Strongyloides stercoralis* y el *Enterobius vermicularis* (oxiuros), entre otros; 2) nematodos tisulares: el *Toxocara canis*, frecuente en niños; *Trichinella spiralis* (triquinosis por ingesta de carne de cerdo mal cocida); *Wuchereria bancrofti* y la *Loa loa* (filarias, transmisión vectorial por mosquitos). El segundo grupo de los protozoarios es el de los platelmintos, helmintos planos, congregados en dos grupos: 1) los platelmintos cestodos: la *Taenia solium, Taenia saginata, Himenolepis nana, Diphylobothrium latum*; 2) los *platelmintos trematodos*: el *Schistosoma japonicum, Schistosoma haematobium* y el *Schistosoma mansoni.*

Mebendazol, albendazol, pamoato de pirantel + pamoato de oxantel, piperazina. *Medicamentos contra los nematodos intestinales y tisulares.*

Praziquantel, niclosamida. *Medicamentos contra los platelmintos (cestodos y trematodos).*

Antinfecciosos, antipalúdicos o antimaláricos

La **primaquina**, **cloroquina**, **quinina**, **mefloquina** y otros como un derivado de la **artemisinina** (hojas de *Artemisina annua*), **doxiciclina** y **pirimetamina + sulfadoxina** son fármacos contra varios géneros de protozoarios (*Plasmodium falciparum*, *Plasmodium vivax*, *Plasmodium malariae* y *Plasmodium ovale*) causantes del paludismo o malaria (del italiano *mala aria*, mal aire), infección con índices altos de morbi-mortalidad, transmitida por los mosquitos hembra *Anophelesgambiae* y *Anophelesatroparvus*, principalmente. Estos pican y transmiten en la saliva el parásito *Plasmodium*; este también se transmite por transfusión de sangre o de una madre infectada al feto.

Antinfecciosos, antileishmaniosis y antitripanosomiosis

La **meglumina antimoniato o N-metilglucamina** y el **nifurtimox** antagonizan el protozoo del género *Leishmania*, especies patógenas: *Leishmania danovani* (causa leishmaniosis visceral), *Leishmania braziliensis* (leishmaniosis mucocutánea) y *Leishmania trópica* (leishmaniosis cutánea), agentes etiológicos de la infección leishmaniosis, cuyo principal vector está en América: el mosquito *Lutzomyia* del *Phlebotomus* que infesta con leishmania a caninos, marsupiales, roedores y primates.

Los fármacos antitripanosomiosis son de uso contra el protozoario hemoflagelado *Trypanosoma cruzi*, agente causante de la infección tripanosomiosis americana o mal de Chagas. Este parásito es transmitido por insectos del género artrópodos de la subfamilia *Triatominae*, vector doméstico triatoma hematófago *infestans*, al defecar sobre la picadura que realiza para alimentarse. Estos insectos tienen varios nombres, según el país: benchuca, vinchuca, chipo, pito, chupança, barbeiro y chinches. También se transmite por transfusión de sangre contaminada, de la madre infectada al feto o por la ingesta de alimentos contaminados por el parásito. Estas dos enfermedades parasitarias se consideran una de las preocupaciones en materia de salud pública en América.

Farmacocinética

El **metronidazol**, **ornidazol** y **tinidazol** (antiamibianos) se absorben completamente y rápido por VO; se distribuyen bien por todos los tejidos y líquidos corporales; alcanzan concentración terapéutica en el exudado vaginal, líquido seminal, saliva, leche materna y LCR. El PA original y sus metabolitos se excretan en la orina. El **mebendazol** y el **albendazol** se absorben por VO en forma irregular y los alimentos grasos aumentan su A.

El **mebendazol** se absorbe menos del 10 % y se une a proteínas en un 95 %. El **albendazol** presenta metabolismo alto de primer paso para alcanzar una Cp sistémica adecuada; administrar con alimentos ricos en grasas y, para lograr una concentración y acción luminar óptima, administrar con el estómago vacío. Este PA se metaboliza a sulfóxido activo que atraviesa el LCR, bilis y los quistes; su excreción es por vía renal.

La FF **pirantel + pamoato de oxantel** tiene una A deficiente. La E es por la orina como metabolito activo/inactivo. La **piperazina** muestra A óptima en el TGI, pasa el SNC, tiene metabolismo parcial hepático (25 %) y se excreta por vía renal. El **praziquantel** por VO tiene A muy buena; se une a proteínas en gran porcentaje (80 %); pasa a leche en un 25 %; posee un efecto de primer paso pronunciado y su E es principalmente por vía renal.

La **quinina**, **cloroquina**, **mefloquina**, **primaquina** y los antipalúdicos por VO se absorben bien, rápido y en un porcentaje alto en el TGI. La **cloroquina** se une a proteínas plasmáticas en un 55 % y se deposita en los tejidos en cantidad considerable: estudios en animales muestran Cp hepática, pulmonar, esplénica y renal entre 200-700 v mayor que la Cp en el cerebro y en la médula espinal. El metabolismo de la **cloroquina** es apreciable, el metabolito principal encontrado en la orina es la **desetilcloroquina** y en menor cantidad la **bisdesetilcloroquina**; el 50 % no se metaboliza y corresponde a la **cloroquina** original; se excreta lentamente en orina. La eliminación se acelera mediante acidificación de la orina.

La **quinina tiene D** por todo el organismo y pasa la placenta; la alcalinización de la orina disminuye su excreción. La **mefloquina** y la **primaquina** se concentran en el hígado y en el pulmón, el $t^{1/2}$ es prolongado, alrededor de 17 d, debido a su concentración en diversos tejidos y a su recirculación continua enterohepática y enterogástrica; presenta metabolismo extenso y se elimina por las heces, principalmente. La **primaquina** no se concentra en los tejidos, se metaboliza por oxidación rápida a un PA desaminado, primordialmente, y los metabolitos aparecen en la orina. Aún no se identifica el PA que posee el efecto esquizonticida.

La **meglumina antimoniato** (antileishmaniosis) por VO se absorbe mal y es sumamente irritante al TGI, por lo que se aplica por vía parenteral o local. De la dosis se elimina, sin transformarse, más del 80 % por la orina en 6 h. Los fármacos antitripanosomiosis, como el **nifurtimox** por VO, se absorben bien y alcanzan una Cp pico baja en 3,5; tienen un V_{da} amplio y se elimina por biotransformación hepática.

FF, dosis y vías de uso terapéutico

Metronidazol benzoilo. FF VO tabl. 250 mg y tabl. 500 mg; suspensión oral 250 mg/120 ml, FF IV sol. iny. 500 mg/100 ml; FF tópica óvulo o tabl. vaginal 500 mg; gel 0,75 %/30 g. Dosis adultos, en amebiosis: 500-750 mg c 8 h durante 7-10 días; infecciones por anaerobios: VO e IV, 500 mg c 6-8 h (no exceder 4 g/d); colitis pseudomembranosa: VO e IV, 500 mg c 8 h más *vancomicina* por vía VO. Dosis amebiosis niños: 35-50 mg/kg 3 dosis; infecciones por anaerobios: VO: 15-35 mg/kg/d 3 dosis; IV: 30 mg/kg/d dividido en dosis c 6 h.

Tinidazol. FF VO tabl. 500 mg y 1.000 mg; suspensión 20 %/15 ml. Dosis tricomoniosis (pareja): 2 g o 1 g c 12 h/d durante 1 d. En amebiosis intestinal: 2 g/d durante 2-3 d o 500 mg/d durante 5 d. Amebiosis hepática adultos: inicial 1,5-2 g durante 3-5 d. Niños: 50-60 mg/kg durante 5 d. En infección por anaerobios: 2 g DU, seguida de 500 mg c 12 h/d durante 5-7 d. Profilaxis preoperatoria: 2 g DU antes del procedimiento quirúrgico.

Mebendazol (benzimidazol). FF VO tabl. 100 mg y suspensión oral 2 %/30 ml. Dosis niños y adultos parásitos intestinales: niños mayores de 2 años, 100 mg c 12 h por 3 días. Filariasis: 100 mg c 12 h por 30 días.

Albendazol (benzimidazol). FF VO tabl. 200 mg y 400 mg; suspensión oral 2 %/15 ml, 20 ml y susp. oral 4 %/10 ml. Dosis adultos: parásitos intestinales: 400 mg dosis única; larva *migrans*: 400 mg c 12 h por 5 días; cisticercosis: 400 mg c 12 h por 8-30 días acompañado de corticoides sistemáticos. Dosis niño: parásitos intestinales: 400 mg dosis única; giardiasis: 10 mg/kg/d por 5 días; cisticercosis: 15 mg/kg/d dividido en 2 dosis por 8-30 días acompañado con corticoides sistemáticos.

Pamoato de pirantel 100 mg **+ pamoato de oxantel** 100 mg**.** FF VO tabl./ suspensión oral 5 + 5 g/ml/15 ml. Dosis en adulto: 500 mg/dosis única. Dosis niño: 10 mg/kg en dosis única.

Piperazina. FF VO jarabe 10 %, 12 % y 20 %/60 ml. Dosis adulto/niño: 75 mg/kg/d/2-7 d.

Praziquantel. FF VO tabl. 150 mg y 600 mg. Dosis adultos: 10-20 mg/kg dosis única; en cisticercosis: 50 mg/kg/d dividido en 3 dosis al día por 14 días. Dosis niños: mayor de 4 años, 10-20 mg/kg dosis única; en cisticercosis, 50 mg/kg/d dividido en 3 dosis al día por 14 días.

Niclosamida. FF VO tabl. 500 mg. Dosis adultos: 2 g DU. Niños de 11-34 kg: 1 g DU. Más de 34 kg: 1,5 g DU; después de 2 h de administrada, ingerir de 15-30 g de $MgSO_4$, disueltos en H_2O como purgante para eliminar segmentos antes de que liberen los huevecillos. Administrar después de las comidas.

Primaquina fosfato. FF VO tabl. 5 mg y 15 mg. Dosis adultos: 15 mg/d por 14 días. Dosis niño: 0,25 mg/kg/d por 14 días.

Cloroquina difosfato o sulfato. FF VO tabl. 150 mg. Dosis adulto: inicial 4 tabl.; a las 24, h 3 tabl. y a las 48 h otras 3 tabl. hasta 1.500 mg. Dosis niños: inicial 10 mg/kg; a las 24 h, 7,5 mg/kg y a las 48 h 7,5 mg/kg hasta una dosis total de 25 mg/kg .

Quinina sulfato. FF cáp. 200, 400 y 600 mg. Dosis adulto/niño: 10 mg/kg c 8 h/d/7-8 d.

Quinina diclorhidrato. FF IV sln inyectable 680 mg/2 ml. Dosis adulto: inicial bolo 20 mg/kg, diluidos en 300-500 ml DAD 5 % o 10 % en proporción de 5-10 ml/kg hasta 500 ml; continuar con 10 mg/kg c 8 h/d en dilución igual y luego cambiar a **quinidina sulfato** VO. Niños: 10 mg/kg c 8 h/3 d.

Mefloquina. FF VO tabl. 250 mg. Dosis total adulto o niño: 25 mg/kg repartidos en 3 d. Niños menores de 7 a.: 1 dosis/d. Personas que viajen a zonas endémicas: 250 mg DU, de 1-2 sem. antes del viaje y continuar durante otras 6 sem.

Meglumina antimoniato o N-metilglucamina. FF IM sln inyectable 85 mg/ml. Dosis adultos y niños: IV o IM: 20 mg/kg/d por 20-28 días.

Nifurtimox. FF VO tabl. 120 mg. Dosis adulto enfermedad de Chagas: inicial 8-10 mg/kg/d durante 2 sem.; ajustar a 2 mg c sem. hasta 11 mg/kg/d durante 4 meses. Niños de 1-10 a.: 15 a 20 mg/kg/d, dividida en 4 dosis durante 90 d. Adolescentes de 11-16 a.: 12,5-5 mg/kg/d durante 90 d. En Chagas congénito: administrar en dos dosis de 10-20 mg/kg/d durante 90 d. En meningoencefalitis: 25 mg/kg/d durante 90 d.

Farmacodinamia y farmacoseguridad

Mecanismo de acción

El **metronidazol**, **ornidazol** y **tinidazol** son de acción-efecto antiinfeccioso amplio contra parásitos helmintos cestodos (como las amebas), bacterias anaerobias y células anóxicas o hipóxicas. Estos antiamebianos son profármacos que penetran las células del parásito, donde el radical nitro de su estructura química tiene interacción amplia con el germen; aceptan electrones y activan un metabolito activo que estimula el metabolismo anaerobio del germen por la enzima epóxido reductasa.

El radical nitro activo se fija a las proteínas, al ADN del parásito y, posiblemente, a otras biomoléculas, sobre las cuales es citotóxico; allí destruye o bloquea la síntesis del ADN hasta producir la muerte celular del cestodo. Los antiamebianos presentan efecto antiinfeccioso amplio contra parásitos y bacterias anaerobias, aunque ciertos gérmenes de estos muestran resistencia frente ellos. No obstante, se conoce poco de su mecanismo de resistencia, se supone que los gérmenes resisten a los antiamebianos mediante cambios en la diana molecular, donde actúa el fármaco.

El **mebendazol** y **albendazol** causan efecto amplio contra áscaris, estrongiloides, oxiuros, tricocéfalos, uncinarias, filiarias, triquinosis, oncocercos, larva migrans cutánea y *Necator americanus*. El **albendazol** tiene potencia mayor contra los protozoarios mencionados en sus etapas inmaduras de huevos (ovicida), larvas (larvicida) y formas adultas.

Estos PA de medicamentos se unen a las células intestinales y tegumentarias (cutícula de los nematodos mencionados), donde, de manera selectiva e irreversible, impiden que el nematodo absorba glucosa y le inducen la depleción de los depósitos de glucógeno, lo que origina inmovilidad y parálisis motora hasta la muerte. En casos de ascariosis aguda, puede desencadenar la migración tisular (cerebro, pulmón) de estos nematodos, con la consecuencia de complicaciones severas.

La FF **pamoato de pirantel + pamoato de oxantel** inhibe la enzima acetilcolinesterasa del parásito, estimula la ACh, causa acción BNM de tipo despolarizante y le produce al parásito espasticidad. Esto permite que el parásito sea eliminado por el peristaltismo del TGI. Tiene efecto contra áscaris, trichuris, uncinarias (*Ancylostoma*, *Necator*).

La **piperazina** bloquea el efecto estimulante de la ACh en la placa NM, provoca espasticidad al parásito y hace que este sea expulsado por el peristaltismo, provocando poca RAM/tóxica en el hospedero. La **piperazina** posee efecto contra oxiuros, pero no sobre las larvas titulares.

El **praziquantel** aumenta la entrada de Ca^{2+} a las células del trematodo, le produce parálisis muscular marcada y destruye irreversiblemente el tegumento del cisticerco; de esta forma le antagoniza la A de sustancias nutricionales hasta su muerte. El **praziquantel** tiene efecto contra *Schistosomas* (*S. japonicum, S. haematobium, S. mansoni*), trematodos (*tenias, Hymenolepis nana*) y cisticercosis (migración de *T. solium*).

El MA de los antiparasitarios se comprende mejor desde el ciclo de vida del protozoario, p.ej. el ciclo de vida del *Plasmodium spp* se realiza en dos fases: primero, el insecto anófeles (mosquito hembra, hospedero intermediario o vector) ingiere sangre humana infectada con el protozoario al succionar la sangre del enfermo. En el estómago del mosquito se realiza la gametogénesis, diferenciación de formas sexuales o gametocitos, y en la pared intestinal ocurre la fertilización y se origina el cigoto que se desarrolla como ooquiste, el cual madura a esporozoito, forma infectante que causa malaria; este se localiza en las glándulas salivares del anófeles hembra, donde ocurre la fase esporozoito, hística primaria o hemática asexual.

En una segunda fase, el mosquito hembra infestado inocula los esporozoitos en otro hospedero por la saliva, al picarlo; en dicho hospedero los esporozoitos alcanzan el torrente sanguíneo y penetran los hematíes, donde se inicia la fase intraeritrocitaria, en la cual los esporozoitos se desarrollan asexualmente y evolucionan a esquizontes maduros; los eritrocitos cargados con esquizontes eritrocíticos se transforman a trofozoitos y luego pasan a esquizontes maduros (forma asexual); estos producen la lisis del eritrocito y liberan de 6-24 merozoitos. Analizar la figura 51.

Esta primera etapa (hemática asexual), en la cual se desarrolla el ciclo esquizogónico eritrocítico de liberación de merozoitos a la circulación y ruptura sincrónica de los eritrocitos infectados, ocurre en poco tiempo (alrededor de 48 h) y se origina el cuadro febril típico en 3 d hasta 16 d, llamado "fiebre terciana". La periodicidad de la parasitemia y la manifestación clínica febril dependen del tiempo esquizogónico y de la multiplicación de parásitos eritrocíticos, según la especie de *Plasmodium*. Durante este periodo, los antimaláricos presentan un efecto farmacológico antiparasitario escaso sobre los merozoitos sanguíneos (fase intraeritrocitaria), un sitio diana de nuevos medicamentos efectivos, objeto de investigación. Así, para el *P. malariae* este ciclo requiere 72 horas, cuyo resultado es el episodio febril entre el primer y cuarto día, llamado "fiebre cuartana".

Durante esta fase primaria, el trofozoito madura hasta merozoito y este se localiza en el hepatocito, principalmente, y en otros tejidos y órganos (fase extraeritrocítica); allí madura a esporozoitos, los cuales se ubican en las células parenquimatosas del hígado, donde se multiplican y pasan a la fase de esquizogonia tisular de liberación de miles de merozoitos que entran a la circulación, invaden de nuevo los eritrocitos y reinician la fase eritrocítica o el ciclo de infección, en la cual se liberan los merozoitos que van a los glóbulos rojos del hospedero. Es por esto que la cura radical de la malaria implica la eliminación de la forma asexual (esquizontes intraeritrocíticos) y la eliminación de la forma sexual, hística secundaria (merozoitos exoeritrocíticos). Observar la figura 51.

Figura 51.
Perfil del MA-acción-efecto de antimaláricos: según el ciclo biológico del Plasmodium.

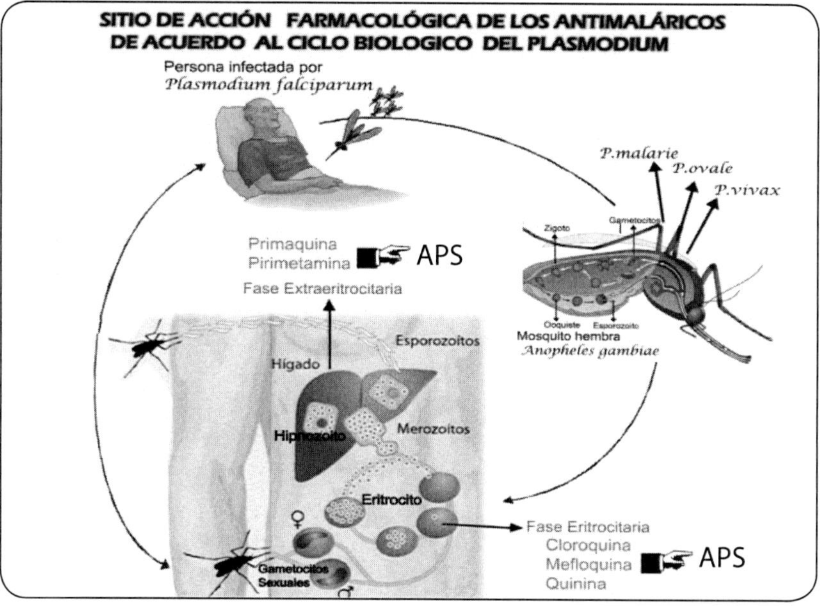

Fuente: elaborada por la autora.

En el caso de malaria por *P. falciparum* o *P. malariae*, una vez que los esquizontes tisulares de estos producen la infección, no quedan formas parasitarias en el hígado. Por el contrario, en la malaria por *P. vivax* o *P. ovale*, algunas formas inmaduras tisulares del parásito persisten en forma de *hipnozoitos* y causan recurrencia de infección eritrocítica, meses y años después del estadio primario. De estos protozoarios, el *Plasmodium falciparum* presenta mayor patogenicidad por sus características invasoras del organismo, lo que es más grave para personas no inmunes, en quienes se desarrolla usualmente una parasitosis aguda hasta ser fatal si no se trata al paciente con prontitud.

La **primaquina**, **cloroquina**, **mefloquina** y **quinina**, al ingresar a los eritrocitos, actúan en las formas circulantes inmaduras del *Plasmodium*, el cual produce la descomposición de la hemoglobina a la *ferriprotoporfirina IX*, libera HEM soluble tóxico en cantidad grande para protegerse y este se polimeriza y se convierte en *hemozoína* en la vacuola digestiva de los parásitos a un pH ácido. El antipalúdico aumenta el pH intravesicular de los eritrocitos infectados y se fija a la ferriprotoporfirina IX que se forma para el desdoblamiento de la hemoglobina en los eritrocitos infectados e incapacita al parásito para efectuar la digestión de esta. Además, inhibe las enzimas polimerasa y proteinasa que se encuentran dentro de la vacuola digestiva del protozoario, impide la producción del HEM, disminuye la síntesis de ADN e interviene en la síntesis de nucleoproteínas del parásito, trastornando su estructura terciaria del ácido nucleico.

La interacción entre Re-*Plasmodium* y el antimalárico, este lesiona la membrana celular del *Plasmodium*, lo que ocasiona la lisis de los eritrocitos y del protozoario. Así, la **primaquina** origina la acción-efecto esquizonticida; parece que actúa mediante una reacción química de oxidación e induce RAM/tóxicas de hemodiálisis y de metahemoglobinemia en el hospedero.

Los *Plasmodium* desarrollan resistencia a los antimaláricos, en la cual influyen variables diversas que hacen de la malaria una de las enfermedades infecciosas de mayor resistencia endémica adquirida contra medicamentos antipalúdicos en el ámbito mundial. P. ej., el *Plasmodium falciparum* es el que más desarrolla resistencia contra los antimaláricos, es responsable del 85 % de los casos de mortalidad, en términos de incidencia y distribución geográfica. Otras causas del aumento de malaria son el desarrollo de resistencia de los mosquitos *Anopheles* a los insecticidas y, quizás, el calentamiento progresivo de la tierra. Por tanto, la necesidad del uso masivo de la combinación de fármacos antipalúdicos y la elaboración de cierto tipo de vacuna, elaborada con base en un solo antígeno (Ag), pensando siempre en la variabilidad biológica del sistema inmune de la persona, entre otras variables. En este sentido, el desarrollo de una vacuna antimalárica requiere que incluya Ag distintos, para que el organismo hospedero estimule la respuesta inmune contra el Ag (*Plasmodium*), expresado en cualquier fase de su ciclo vital.

La **meglumina antimoniato** es antileishmaniosis al antagonizar las enzimas glucolíticas de la *Leishmania spp*, de forma potente. El **nifurtimox** es un tripanocida, como, son los antagonistas de las formas *amastigote* y *tripomastigote* del *Trypanosoma cruzi*. El MA se relaciona con la capacidad de tener una reacción química de reducción parcial sobre este parásito y originar radicales tóxicos derivados del O_2 (el anión superóxido, radical hidroxilo y el peróxido de hidrógeno de reactividad alta) que, realizan peroxidación de lípidos, reaccionan con macromoléculas celulares e inactivan ciertas enzimas; alterando la membrana celular del parasito. Esto provoca degradación del ADN y mutagénesis del *Tripanosoma cruzi*; este tiene un nivel bajo de la enzima glutatión reductasa (catalasa/peroxidasa que regenera la enzima glutatión reducida del aa cisteína; cuya disponibilidad reducida es un FR en la síntesis de glutatión; esto hace al *Tripanosoma* muy vulnerable al peróxido de hidrógeno y a los radicales libres. Por eso, el **nifurtimox** origina acción-efecto tripanocida.

RAM/tóxicas

El **metronidazol**, **ornidazol** o el **tinidazol** es neurotóxico (mareo, vértigo, convulsiones, neuropatía periférica), poco frecuente. SNP: parestesias (adormecimiento en sitios nerviosos inervados por la ACh). SH: prolongación del TP. Más frecuentes en el TGI: náusea, vómito, moniliosis bucal (infección por levaduras), sabor metálico, dolor epigástrico, retorcijones.

El **mebendazol**, como, producen RAM graves: inducen la secreción de insulina (hipoglucemia); y menos graves: dolor abdominal, náusea, vómito y diarrea.

El **albendazol** es hematotóxico (trombocitopenia, leucopenia) y hepatotóxico (aumento de las enzimas transaminasas). Menos graves: alopecia; en el SNC: lasitud, insomnio; TGI: dolor epigástrico, diarrea, cefalea, náusea.

La FF **pamoato de pirantel + pamoato de oxantel** presenta somnolencia, cefalea, rash, náusea, vómito, diarrea, anorexia y dolor abdominal.

La **piperazina** neurotóxica a dosis altas, produce ataxia, temblor, nistagmus (movimiento incontrolado e involuntario de los ojos), visión borrosa hasta convulsiones; en este evento, debe hacerse un lavado gástrico y aplicar *diazepam*.

El **praziquantel** neurotóxica (cefalea, hipertermia, hipertensión intracraneana, vértigo), debido a la lisis parasitaria; esta, en algunos casos, origina inflamación aguda y necesita el uso conjunto con *dexametasona IV*.

La **primaquina** es hematotóxica, produce metahemoglobinemia, hemodiálisis y anemia hemolítica en pacientes con deficiencia genética de la enzima *glucosa-6-fosfato deshidrogenasa*, malestar abdominal; en pacientes con historia de LES o artritis: este fármaco agrava la granulocitopenia y la agranulocitosis.

La **cloroquina**, **quinina** o **mefloquina** *cinchonismo* en dosis alta, un síndrome que ocasiona en el SNC: cefalea, excitación psíquica, daño retiniano irreversible, convulsión, tinnitus, vértigo, hipoacusia, pérdida parcial de la capacidad auditiva. SR: depresión respiratoria, colapso CV, shock hasta la muerte. TGI: anorexia, náusea, vómito, diarrea, cólico abdominal. Piel: erupción pleomórfica, cambios de pigmentación, prurito, liquen y alopecia. SCV: hipotensión y cambios en el ECG, a excepción de la **mefloquina**e hasta paro cardiaco; esta RAM cardiotóxica aumenta cuando se usa junto con la *quinina*, *quinidina* o un *β-bloqueador*.

La **meglumina antimoniato** ocasiona alteración en el ECG (reversible según dosis), alteración de la función hepática y renal, cefalea, malestar, disnea, edema facial y dolores abdominales. El **nifurtimox**: vómito, anorexia, hipersensibilidad (dermatitis, fiebre, ictericia, infiltrado pulmonar y anafilaxia), mialgias y debilidad; neuropatía periférica, que puede ser severa hasta la suspensión del tratamiento. Menos frecuentes: cefalea, alteración neuropsíquica (excitación), leucopenia y disminución del número de espermatozoides.

Interacciones medicamentosas

El **metronidazol**, **ornidazol** y **tinidazol** usados con: 1) *etanol* o *disulfiram*: los antiparasitarios inhiben la enzima acetaldehído deshidrogenasa e interfieren la oxidación del *etanol* a ácido acético para ser eliminado en forma de CO_2 + H_2O. Esto aumenta la Cp de acetaldehído, metabolito activo con efecto antabus y neurotóxico: cefalea, fiebre, inquietud, excitación hasta convulsiones; cardiotóxico: arritmia, hipotensión hasta paro cardiaco; nefrotóxico; y causa en el TGI: vómito, mareo y dolor abdominal; 2) *heparina* o *warfarina*: el antiamebiano inhibe el metabolismo del anticoagulante y potencia su efecto terapéutico o tóxico (hemorragia); 3) *fenobarbital* u otro fármaco inductor enzimático: este incrementa la tasa metabólica, disminuye la Cp y el efecto terapéutico del antiamebiano. Por el contrario, junto con la *cimetidina* u otro fármaco que inhiba su metabolismo, el antiamebiano prolonga su $t^{1/2}$E y sus efectos terapéutico y tóxico.

El **mebendazol**, entre las RAM graves, induce la secreción de insulina (hipoglucemia con hipoglucemiantes). Los *antinematodos*, como el **mebendazol**, interaccionan con la *carbamazepina*; esta aumenta el metabolismo del antinematodo, disminuye la Cp del mismo y, por ende, produce su efecto terapéutico. Por el contrario, la *cimetidina* inhibe el metabolismo y aumenta la Cp y los efectos terapéutico o tóxico del **mebendazol**.

El **pamoato de pirantel + pamoato de oxantel** coadministrado con la **piperazina** se antagoniza el efecto antiparasitario entre sí. La **piperazina** contigua a *clorpromazina* o *haloperidol* (antipsicóticos), estos aumentan el efecto neurotóxico de la **piperazina**.

La **cloroquina**, **mefloquina** o **quinina** contiguas a: 1) la *primaquina*: potencia el efecto arritmogénico, pero se usa para disminuir cepas resistentes; 2) *cloranfenicol, penicilina G Na^+ o K^+* o *dipirona* (depresores de la médula ósea u otros hemolíticos): potencia este efecto hematotóxico; 3) *metronidazol*: aumenta la RAM/neurotóxica convulsión; 4) *etanol, gentamicina* o *rifampicina* (hepatotóxico): aumenta la incidencia de daño hepático; 5) *heparina*: aumenta la trombocitopenia y el riesgo de hemorragia; 6) sales derivadas del oro(antiinflamatorias): estas aumentan el riesgo de dermatitis medicamentosa; 7) *$Al(OH)_3$*: retrasa la A y disminuye el efecto de los antipalúdicos; 8) *succinilcolina, gentamicina* o *clindamicina*: estas potencian el efecto BNM. La **quinina** junto con *β-metildigoxina* eleva la Cp de esta hasta toxicidad, por lo que debe usarse con extremo cuidado.

Usos terapéuticos

El **metronidazol**, **ornidazol** y **tinidazol** son fármacos de elección para tratar colitis amebiana aguda o crónica, amebiosis tisulares (absceso hepático y absceso cerebral, pulmón y cutáneo), disenterías e infecciones por *Giardia lamblia* y *Trichomonas vaginalis* (en hombres y mujeres); contra bacilos anerobios Gram (+) sensibles, como los del género *Clostridium difficile*, que origina la colitis pseudomembranosa.

El **mebendazol** es de elección en infecciones por los nematodos (áscaris, oxiuros, tricocéfalos, uncinarias, filiarias). Además, es un medicamento alternativo en estrongiloidiosis, teniosis, oncocercosis y larva migrans cutánea. El **albendazol** es de elección para tratar trichuriosis, triquinosis, toxocoriosis, loasis, giardiosis, teniosis oxiuriosis, ascaridiosis complicada, necatoriosis e infección hidatídica quística; además es de primera elección en neurociticercosis (el tratamiento es más corto, más barato, alcanza mejor Cp y presenta mayor A al SNCL); la segunda elección es el **praziquantel**.

La FF **pamoato de pirantel + pamoato de oxantel** se usa como alternativa al *mebendazol* para tratar infección por nematodos, ya que el **pirantel**, a diferencia del **oxantel**, es ineficaz contra *Trichuris trichiura*. La **piperazina** es una opción en el tratamiento de ascaridiosis y en la pseudoobstrucción intestinal por áscaris.

El **praziquantel** es de elección en el tratamiento de la teniosis por *T. solium, T. saginata* o *Diphyllobohtrium latum*; de la esquisostomiosis y de la infección por *H. nana*. Es una alternativa al **albendazol** en el tratamiento de la neurocisticercosis. La **oxaniquinina** es una opción al **praziquantel** en el tratamiento de la infección causada por *Schistosoma mansoni*, protozoario que presenta sensibilidad alta a la **oxaniquinina**. En general, los pacientes con infestación alta de *helmintos* necesitan un tratamiento más prolongado.

El tratamiento farmacológico contra el *Plasmodium* difiere según la especie; la **primaquina** se indica como *esquizonticida tisular*, esta produce curaciones radicales del paludismo por *P. vivax* y *P. ovale*. La **primaquina** es también gametocida de las cuatro especies de *Plasmodium* y permanece en el hígado después de que se elimina la forma eritrocítica; por eso, hay una probabilidad alta de que interrumpa la transmisión de la enfermedad.

La **cloroquina** se emplea como esquizonticida sanguíneo o gametocitocida de acción rápida contra formas circulantes del *P. ovale*, *P. vivax*, *P. malariae* y contra los gametocitos inmaduros de *P. falciparum*. La **cloroquina** no tiene acción exoeritrocítica y no produce curación total de la malaria por *P. vivax* y *P. ovale*; en cuyo caso, el tratamiento requiere de la adición de la **primaquina** para una cura radical. La **cloroquina** es una alternativa contra las cepas multirresistentes de *Plasmodium falciparum*. La FF **pirimetamina + sulfadoxina** (antifólicos del parásito) tiene acción bactericida contra este *Plasmodium*. La **quinina**, **quinidina** y **mefloquina** son esquizonticidas más eficaces que los anteriores contra especies multirresistentes, pero a la vez presentan más efectos tóxicos.

La **quinina** junto con *doxiciclina* es eficaz solo contra las etapas exoeritrocíticas (tisular) y no contra la etapa eritrocítica del paludismo, aunque el efecto de esta interacción terapéutica se observa limitado en áreas donde el empleo de antipalúdicos ha sido intenso y el *Plasmodium* desarrolla resistencia a estos. En suma, la **cloroquina**, **quinina** o **mefloquina** se indican en el tratamiento agudo y supresivo del paludismo provocado por *Plasmodium vivax*, *P. malariae*, *P. ovale* y algunas cepas susceptibles de *P. falciparum*.

La **meglumina antimoniato** se usa para tratar la leishmaniosis tegumentaria o cutánea, leishmaniosis en mucosa, leishmaniosis mucocutánea y la leishmaniosis visceral. El **nifurtimox**, estripanocida eficaz, reduce la parasitemia por la tripasonomiosis americana en la fase latente, aguda (niños y adultos) y crónica por accidente de laboratorio, en transmisión por transfusión, pacientes trasplantados y en infección congénita confirmada.

El **nifurtimox** es de uso en la enfermedad crónica, aunque sus efectos son contradictorios y no está claro si tiene eficacia distinta contra las especies de *Trypanosoma*. En el estadio agudo, desaparece la parasitemia, mejoran los síntomas y signos y se curan más del 80 % de los pacientes, pero las reinfecciones son frecuentes en las zonas endémicas.

Precauciones y contraindicaciones

Tener precaución rigurosa al seleccionar el antinfeccioso antiparasitario, se deben administrar con 250 ml de agua y algunos con o después de los alimentos. El **mebendazol** debe ingerirse con alimentos grasos para aumentar su A; si produce mareo, suspenderlo. En el tratamiento del paciente infestado por oxiuros, este debe tratarse simultáneamente con todos los integrantes de la familia; repetir el tratamiento nuevamente después de 2-3 sem. del primero; consultar al médico si no se produce el efecto terapéutico.

El **mebendazol** debe usarse junto con suplementos de Fe todos los días durante el tratamiento de las parasitosis por anquilostomas o por tricocéfalos; si el paciente padece anemia, tratar 6 meses después del mismo; después del tratamiento de oxiuros, lavar (sin sacudir) toda la ropa de cama y las prendas de dormir, con el fin de evitar la reinfestación. La administración de **mebendazol** no requiere precauciones especiales, como restricción dietética, ayuno o uso simultáneo con purgante o enema, antes, durante, ni después del tratamiento. Antes de iniciar el tratamiento con **piperazina** se debe corregir la anemia o la malnutrición preexistente. El **praziquantel** en pacientes con disfunción hepática severa necesita una reducción de las dosis. Administrar la **meglumina antimoniato** (antileishmaniásico) de forma IM profunda o IV lenta; si existe una deficiencia o carencia de Fe, se debe corregir antes del tratamiento y administrarlo con una alimentación rica en proteínas.

Reducir la dosis de la **meglumina antimoniato** en las anteriores anomalías y evitar la intoxicación por sobredosis terapéutica antimonial, para lo cual la dosis se debe ajustar progresivamente de la siguiente manera: el primer día, ¼ de la dosis; el segundo día, ½ de la dosis; el tercer día, ¾ partes de la dosis; a partir del cuarto día, la dosis total. El tratamiento debe durar 20 d aproximadamente, según los signos y síntomas clínicos; se debe controlar la función cardiaca (ECG), renal y hepática.

Está contraindicado el uso de fármacos antiparasitarios en los siguientes casos:

1) El **metronidazol** junto con *etanol* hasta 3 d después de terminar el tratamiento, durante el embarazo y en pacientes con historia de alteración del SNC y de discrasias sanguíneas. Debe evaluarse el uso del antiamebiano, con base en la relación R/B en enfermedades orgánicas activas del SNC (epilepsia), discrasias sanguíneas, disfunción cardiaca o hepática severa.
2) El **mebendazol** y el **albendazol** en embarazadas (teratogénico), niños menores de 1 a., pacientes que presenten enfermedad parenquimatosa hepática grave (deficiente desintoxicación).

3) La **piperazina** en niños y en pacientes con disfunción hepática, renal o epilepsia, ya que aumenta el riesgo de neurotoxicidad.
4) El **praziquantel** en pacientes que manejen vehículos, máquinas o requieran concentración y atención. En cisticercosis ocular produce lesiones en el ojo, daña la mucosa ocular; se recomienda cirugía. La **mefloquina** con el uso de *timolol* o *propranolol* (β-adrenérgicos) o con *verapamilo* (B -canales de Ca^{2+}) incrementa el riesgo de bradicardia sinusal.
5) La **cloroquina**, **quinina** o **mefloquina** en pacientes con falta de la enzima glucosa-6-fosfato deshidrogenasa (G6PDH), mujeres embarazadas y durante la lactancia; en caso de que el beneficio para la madre supere el riesgo potencial para el feto, la dosis para el lactante o el niño no debe superar 5 mg. Si aparece alteración hemática, debe suspenderse.
6) La **meglumina antimoniato** en pacientes con historia de trastorno renal, cardiaco o hepático grave.

Capítulo 5

Antinfecciosos antifúngicos o antimicóticos

Son fármacos contra hongos diversos de saprófitos[20] y patógenos para el entorno humano en el área de la salud y la producción. Son aeróbicos, aunque algunas especies son facultativas; su nutrición es heterótrofa, carecen de clorofila y adquieren su energía de compuestos orgánicos del suelo y del agua. Crecen mejor en ambientes ligeramente ácidos (pH 5-7 neutral); su tamaño y complejidad es superior al de las bacterias, habitan en ambientes húmedos y oscuros (suelo, frutas, pan, queso, plantas, cuerpo humano y animal, agua dulce y salada).

Los hongos son responsables de infecciones micóticas sistémicas y locales de gravedad y localización diversa, por múltiples vías de entrada, debidas a: el uso creciente de fármacos inmunodepresores para tratar el cáncer y en los trasplantes de órganos para prevenir el rechazo; personas inmunosuprimidas (sida); el uso irresponsable de antiinfecciosos de acción-efecto amplio potente por periodos prolongados.

La prescripción de un antifúngico solo debería hacerse teniendo un diagnóstico correcto establecido por el laboratorio y los síntomas y signos clínicos. Sin embargo, en algunos casos de pacientes inmunodeprimidos, el diagnóstico es empírico por exclusión ante la falta de efecto del tratamiento con fármacos antibacterianos y/o antivíricos. Se clasifican según su MA farmacológica sistémica, local (superficial) o ambas:

[20] Hongos benéficos que ejercen un papel importante en la degradación de la materia orgánica inerte y en el aumento de la fertilidad del suelo.

Antinfecciosos fungistáticos

Son fármacos antagonistas de hongos que causan micosis de acción sistémica o local. Los fungistáticos detienen la multiplicación e inhiben la bioactividad de algunos hongos. Se dividen en fármacos antimicóticos de acción sistémica y de acción tópica.

Antinfecciosos fungicidas de acción sistémica

La **anfotericina B**, **ketoconazol** y **fluconazol** actúan sobre un órgano o sistema interno infestado con un hongo que alcanza en el organismo las condiciones necesarias para su multiplicación. Entre los agente etiológicos principales de la transmisión de este tipo de micosis están: *Paracoccidioides brasiliensis* (paracoccidioidomicosis), *Blastomyces dermatidis* (blastomicosis), *Hystoplasma capsulatum* (histoplasmosis), *Cryptococcus neoformans* (cryptococosis meningea), *Coccidioides immitis* (coccidioidomicosis), *Aspergillus flavus spp* (aspergylosis), *Candida albicans* (candidiosis).

Antinfecciosos fungistáticos de acción tópica

La **nistatina** y **clotrimazol** son de acción superficial contra dermatofitosis adquiridas por contacto directo; tienen un cuadro clínico definido según el sitio de su localización, llamada tinea o tiña (palmar, inguinal, capitis, corporis, pedis, barbae y en uñas u onicomicosis). Se dividen en inflamatorias y no inflamatorias, causadas por hongos del género *Epidermophyton spp*, como el *Trychophyton spp*, *Microsporum spp*. También contra *Candidiasis* (mucocutánea, oral, faríngea, inguinal y vaginal) por *Candida Albicans*.

Farmacocinética

La **anfotericina B** por VO se absorbe el 5 %, por lo que la vía de elección es la IV para alcanzar Cp terapéutica; la Cp máxima se relaciona con la dosis, Vo de la infusión y frecuencia. En adultos, una infusión IV de 0,6 mg/kg produce una Cp máxima de 1-3 mg/l, que disminuye rápido hasta alcanzar una fase estable prolongada de 0,2-0,5 mg/l, aproximadamente. La distribución a LCR, secreciones bronquiales y saliva es muy baja. Se excreta poco por orina biológicamente activo; la mayor parte se excreta por la bilis.

El **ketoconazol** por VO se absorbe en $t^{1/2}A_{máx}$ de 1-2 h; aumenta en medio ácido, disminuye cuando se bloquea la secreción gástrica con medicamentos y en la aclorhidria. Se metaboliza casi totalmente en el hígado por el sistema de oxidasas mixtas dependientes del CYP_{450}; el $t^{1/2}E$ es dosis-dependiente: dosis de 200 mg (90 min) y 800 mg (4 h).

El **fluconazol** se absorbe bien VO; debe administrarse con alimentos para reducir la náusea, el vómito y facilitar su A. Se D a una Cp similar en el LCR, saliva, esputo y en la vagina. Se E por vía renal cerca del 80 % del fármaco y se excreta sin modificar en la orina. Presenta unión escasa a proteínas plasmáticas (11 %). El $t^{1/2}E$ es de 30 h. La FF dosis única de Fluconazol, no requiere ajste durante la terapia con este fármaco.

El **clotrimazol** presenta A mucocutánea y vaginal alrededor de 3 % y permanece por 3 d; su A por VO es casi nula y se excreta por orina como metabolitos inactivos y por vía biliar en menor medida. La **nistatina** por vía parenteral es tóxica y se restringe su acción terapéutica a infecciones mucocutáneas producidas por especies de *Candida* en boca, esófago y vagina. Apenas se absorbe en el tracto gastrointestinal, por lo que administrada por VO aparece en las heces.

FF, dosis y vías de uso terapéutico

Anfotericina B. FF IV polvo para reconstruir 50 mg. Dosis adulto: IV: 0,3-1,5 mg/kg/d diluido en infusión lenta una sola vez al día durante 2-6 h. Dosis niños: IV: 0,25-1 mg/kg/d una sola vez al día en infusión de 2-6 horas.

Ketoconazol (imidazol). FF VO tabl. 200 mg; suspensión oral 2 %/30 ml y 60 ml; champú 2 %. Dosis de adultos: VO: 200- 400 mg/d una vez al día; tópico, aplicar 1 vez al día 2-6 semanas; en dermatitis seborreica, aplicar champú 2 veces por semana. Dosis niños: mayor de 2 años: 3,3-6 mg/kg/d en una dosis al día hasta por 4 semanas.

Fluconazol. FF VO cáp. 150 y 200 mg; susp. 50 mg/5 ml. FF IV sln inyectable 200 mg/100 ml. Dosis adulto criptocócica en SNC y en otros parénquimas: 400 mg primero, seguidos por 200-400 mg 1 v/d durante 4-6 sem., según el efecto clínico y las pruebas de laboratorio. Dosis profiláctica indefinida de recaída de meningitis criptocócica en: 200 mg DUD, después usar la dosis, según criterio del médico. En candidemia, candidiosis diseminada e infecciones candidiósicas invasoras: 400 mg/1 d, seguidos por 200 mg/d; de acuerdo al efecto clínico, ajustar a 400 mg/d. En candidiosis orofaríngea o candidiosis asociada a dentaduras postizas: 50 mg 1 v/d durante 7-14 d, ajustar en pacientes inmunosuprimidos, si es necesario.

En infección candidiósica en mucosa (mucocutánea, esofagitis, candiduria, excepto candidiosis vaginal): 50 mg/d durante 14-30 d hasta 100 mg/d. En candidiosis vaginal: 150 mg DU. Prevención micosis en enfermedad maligna: 50 mg DUD por el tiempo que el paciente esté en riesgo, consecuencia de la quimioterapia citotóxica o de la radioterapia. En dermatomicosis (tiña pedis, capis o crural) o candidiosis: 150 mg 1 v/sem. durante 2-6 sem. (en tiña pedis hasta 6 sem. o más). Dosis niños: 1-2 mg/kg/d DU.

Nistatina. FF VO tabl. 500.000 UI; suspensión VO 100.000 UI/ml/60 ml. FF tópica crema 100.000 UI; FF óvulo vaginal 100.000 UI; FF crema 100.000 + 200 UI/mg/30 g. de Óxido de zinc. Dosis adulto: VO: 400.000-1.000.000 UI c 8 h; tópico: aplicar 2-3 veces al día; vaginal: colocar un óvulo al acostarse por dos semanas. Dosis niños: VO: 100.000-400.00 UI 4 v/d. La FF tópica: aplicar 2-3 v/d. FF suspensión VO en lactante: 1-2 ml c 6 h. Los óvulos se usan por 14 días c 12-24 h.

Clotrimazol. FF crema vaginal al 1 %/20 y 40 g, 2 %/20 g; comprimido vaginal 500 mg. Dosis adulto: tópico: aplicar 2 v/d por 4 semanas; aplicar crema o colocar un comprimido vaginal al acostarse por 3-7 noches. Dosis niños: tópico: aplicar 2 v/d por 4 semanas.

Farmacodinamia y farmacoseguridad

Mecanismo de acción

La **anfotericina B** tiene afinidad y especificidad alta por los esteroles de la membrana celular de las células eucariotas (mamíferos, hongos y protozoos), pero no de las procariotas (bacterias); sin embargo, es mayor su afinidad y selectividad por el ergosterol de los hongos que por el colesterol de las células de los mamíferos, lo que explica su relativa especificidad. En este R-diana, altera la permeabilidad de la membrana celular del hongo para la salida de iones H^+, Na^+ y K^+ y, por consiguiente, la acción letal fúngica del hongo. Tiene efecto farmacológico contra hongos de acción sistémica, tales como: el *Histoplasma capsulatum*, *Cryptococus neoformans*, *Candida albicans*, *Coccidioides immitis* y algunas especies de *Aspergillus flavus y Mucor*; y contra otros protozoarios parásitos sanguíneos, tales como: *Lehismania braziliensis* y *L. mexicana*.

El **fluconazol** y **ketoconazol** interfieren la síntesis y permeabilidad de la membrana celular fúngica e inhiben la enzima esterol-14-α-desmetilasa (asociada al sistema del CYP_{450}), la cual cataliza la conversión de *lanosterol* en *ergosterol*, lípido más abundante en la membrana celular de los hongos, lo cual permite la reserva de la enzima 14-α-metil-esterol que modifica la disposición interna de los componentes de la membrana y altera las funciones de algunos sistemas enzimáticos de la misma, como la enzima ATPasa y las enzimas del sistema de transporte de electrones. Se altera la membrana celular del hongo, la composición de los lípidos e inhiben la respiración aeróbica.

El MA antimicótico de la **nistatina** es similar al de la **anfotericina B**, pero carece de efecto antiinfeccioso contra bacterias, virus y protozoos. La **nistatina** es activa contra varios géneros de hongos; no se puede administrar por vía parenteral debido a su toxicidad y se restringe su acción terapéutica a infecciones mucocutáneas producidas por especies de *Candida* en boca, esófago y vagina. Apenas se absorbe en el tracto gastrointestinal, por lo que, administrada por VO, aparece en las heces.

RAM/tóxicas

La **anfotericina B** tiene RAM/nefrotóxica, induce IR hasta el 80 %, dependiente de la dosis y frecuencia por varios periodos; a dosis baja es reversible, pero si sobrepasa 3 g, el daño renal con necrosis tubular es irreversible. Durante la aplicación causa fiebre, escalofrío y vómito, HTA y tromboflebitis. En el TGI: vómito, anorexia y dolor abdominal. SNC: cefalea. SNP: dolor musculoesquelético. Por vía intratecal: parestesias, paraplejía, convulsiones, meningitis química, alteración neurológica. Menos común: anemia normocítica, tromboflebitis, trombocitopenia, hepatotoxicidad, distrés respiratorio, ICC, signos parkinsonianos, psicosis, ACCV, nódulo subconjuntival, hipokalemia por la acidosis en el túbulo distal, hipomagnesemia, hipertermia, anemia aplástica.

El **fluconazol** y **ketoconazol** provocan rash, alopecia hasta síndrome de Stevens Johnson; TGI: malestar, diarrea, vómitos, náusea, anorexia; hepatotóxica: aumento de las transaminasas, asintomático. El **ketoconazol** inhibe el esteroide o génesis en el hospedero (hombre) y causa ginecomastia, disminuye la libido, causa impotencia y azospermia. Menos frecuentes: alteración del ciclo menstrual e hipoadrenalismo clínico; mientras que el **fluconazol** no interfiere con la síntesis de hormonas del hospedero.

Aunque las preparaciones tópicas son bien toleradas en general, ocurren RAM/dérmicas como quemazón, eritema, picazón, prurito, urticaria y edema. Por vía vaginal, en algunas mujeres, aumenta la frecuencia de la micción, disuria y calambres abdominales. El **clotrimazol** presenta en algunos casos durante los primeros días del tratamiento: irritación, sensación de quemazón y picor, que no requieren supresión del mismo. La **nistatina** presenta RAM leves y transitorias, en general, aun en tratamiento prolongado; en TGI son raras: sensibilización, irritación oral, rash, urticaria o síndrome de Stevens-Johnson.

Interacciones medicamentosas de interés clínico

La **anfotericina B** interacciona con: 1) la *amikacina, gentamicina, ciclosporina, β-metildigoxina,* BNM o con cualquier otro fármaco nefrotóxico: estos fármacos potencian el efecto nefrotóxico de la **anfotericina B**; 2) la *dexametasona*, la *hidrocortisona* o *β-metildigoxina*: estas medicinas elimina K y agravan la depleción de K^+ que produce la **anfotericina B** y aumenta el riesgo de desequilibrio de electrolitos y de alteración de la función cardiaca.

El **ketoconazol** tiene interacción con: 1) la *ciclosporina, teofilina, glibenclamida, diazepam* y *astemizol* o *cisapride*: estos fármacos compiten por el mismo sistema de enzimas del P_{450} hepático, en especial por la familia CYP $3A_4$, necesaria para su metabolismo; el antimicótico inhibe estas enzimas y el metabolismo de dichos fármacos; aumenta su Cp y prolonga sus efectos terapéutico y RAM/tóxica; p. ej., producir arritmia grave (*torsade de pointes*) hasta la muerte; 2) la *fenitoína, isoniazida, rifampicina, rifabutina, carbamazepina* e *isoniazida*: son inductores enzimáticos del metabolismo del **ketoconazol**, disminuye la Cp de este, reduciendo significativamente su biodisponibilidad y acortando sus efectos terapéutico y tóxico; 3) el *hidróxido de* $Al^3 + Mg^{2+}$(antiácidos) o con el *omeprazol* (inhibidores de la bomba de protones): estos aumentan el pH del TGI y disminuyen notoriamente la A del **ketoconazol**; 4) el *ritonavir*: este inhibe el metabolismo del **ketoconazol** y aumenta su biodisponibilidad marcadamente; se requiere considerar la reducción de la dosis de **ketoconazol**.

El **fluconazol** interacciona con: 1) *etanol* y *disulfiram*: el **fluconazol** inhibe el metabolismo de estos, aumenta la Cp del *acetaldehído* (neurotóxico, cardiotóxico, hepatotóxico) y produce sofocación, erupción cutánea, edema periférico, náusea, cefalea e HTA hasta la muerte; aunque en varios casos es reversible; 2) *cisapride, eritromicina* y demás fármacos que compiten por el sistema enzimático $P_{450}3A$: el **fluconazol**, al igual que el **ketoconazol**, inhibe el metabolismo de la *cisapride* y causa mayor riesgo de arritmia grave *torsade de pointes* (cardiotóxico, una prolongación del intervalo QT del ECG); 3) *warfarina*: el **fluconazol** prolonga el TP del anticoagulante; 4) *nifedipina* y *amlodipino* (BCC): las isoenzimas $CYP3A_4$ están implicadas en su metabolismo, por lo tanto, el **fluconazol** amplía la Cp del BCC; 5) *atorvastatina* o *simvastatina* (inhibidores de la enzima HMG-CoA reductasa): estos fármacos se metabolizan por las isoenzimas $CYP3A_4$ o las isoenzimas $CYP2C_9$ y, por ende, aumenta el riesgo de rabdomiolisis y miopatía; 6) *losartán*: el **fluconazol** inhibe la conversión de *losartán* en un metabolito activo, antagonista del R-angiotensina II, que origina el MA antihipertensivo del *losartán*.

El **clotrimazol** interacciona con la **anfotericina B** y produce antagonismo farmacodinámico al competir por el mismo Re-ergosterol del hongo y disminuir el efecto antimicótico de ambos. El **clotrimazol** interacciona también con *betametasona*; esta incrementa la susceptibilidad a infección cutánea y el crecimiento de gérmenes.

El **clotrimazol** adjunto al *metotrexato* inhibe el metabolismo de este en el sistema CYP_{450}, le aumenta la Cp al citotóxico y ambos tienen mayor riesgo de toxicidad: el **clotrimazol** de aplasia medular, disfunción renal y hepática y úlcera GI; y el *metotrexato* riesgo de nefrotoxicidad, hiperglucemia e hiperkalemia. La **nistatina** interacciona con fármacos procinéticos, laxantes y anti-ACh (modificadores del tránsito intestinal); estos disminuyen el efecto terapéutico antimicótico de la **nistatina**.

FF, vías y dosis de uso terapéutico

La **anfotericina B** es de elección en las infecciones fungicas, como la histoplasmosis y criptococosis del paciente con SIDA; coccidioidomicosis, aspergilosis, blastomicosis, paracoccidioidomicosis, candiduria, candidiosis peritoneal, intertrigo, muguet, pañalitis, esporotricosis; en fiebre persistente de paciente granulocitopénico y en leishmaniosis.

El **ketoconazol** por VO y tópico de uso en dermatomicosis mucocutáneo por *Pityrosporum ovale* (dermatitis seborreica, pedis, cruris, corporis, pitiriasis versicolor, barbae, capitis); candidiosis mucocutánea (vaginal, oral, orofaríngea), histoplasmosis, paracoccidioidomicosis, coccidioidomicosis, blastomicosis, criptococosis no meníngea y candidiosis sistémica en pacientes con sida y balinitis candidiósica del diabético.

El **clotrimazol** se usa en micosis mucocutáneas (áreas orocutánea, orofaríngea, perianal, vulvovaginal e intertriginosa). La curación clínica requiere 2-4 sem. de aplicación tópica, de acuerdo al sitio y a la extensión de la micosis. La **nistatina** se emplea en micosis superficiales por candidiosis oral, en piel, mucosas y en el tracto intestinal.

Contraindicaciones y precauciones

Está contraindicada la administración de **ketoconazol** o **fluconazol** en pacientes que estén recibiendo *cisapride* o cualquier fármaco que se metabolice por el sistema enzimático 3A. No utilizar la **anfotericina B** junto con el **miconazol** o con el **ketoconazol**. No preparar la infusión IV de estos con ninguna otra sustancia diferente a la dextrosa, en una concentración de 0,1 mg/ml con 1.200 UI de *heparina*, alternando el sitio de inyección para minimizar el riesgo de tromboflebitis. Su uso es solo en personas hospitalizadas con diagnóstico preciso que no puedan ser tratadas con otro medicamento menos tóxico.

Vigilar la Cp de electrolitos durante su uso. Evitar el daño renal con una diuresis adecuada, alcalinizando la orina y administración óptima de Na^+. El **fluconazol** está contraindicado en niños menores de 16 a.; cuando el médico considere que su uso es imperativo, debe ser contralado rigurosamente; considerar que el **fluconazol** se metaboliza más rápido en adultos y en infecciones graves con compromiso de la vida, requiere dosis diarias más altas.

Tomar conciencia para aprender

La **anfotericina B**, el **ketoconazol** y el **fluconazol** son los antimicóticos fungicidas más potentes que afectan la membrana celular del hongo. La **flucitosina** altera la síntesis de ADN y ARN del hongo; la **griseofulvina** interacciona con los microtúbulos del hongo e impiden la división celular, mientras que el **tolnaftato** es fungistático. Sin embargo, los antimicóticos son poco solubles y los hongos son de crecimiento lento, poseen una pared celular con quitina, poliósidos, fosfolípidos y esteroles, características que hace a los hongos resistentes a los antifúngicos y la mayoría son micostáticos.

Entre los fungicidas de uso actual están: 1) la **terbinafina** de uso terapéutico es contra micosis de la piel, el cabello y las uñas causadas por dermatofitos como *Trichophyton* (*T. rubrum*, *T. mentagrophytes*, *T. verrucosum*, *T. tonsurans*, *T. violaceum*); *Mycrosporum canis*, *Epidermophyton floccosum*; por levaduras como *Candida albicans*; pitiriasis versicolor debida a *Pityrosporum orbiculare* (conocido también como *Malassezia furfur*); hongos resistentes a otros micóticos, causantes de tinea corporis, cruris, pedis y capitis; 2) algunos autores insinúan que el MA de la **caspofungina** y la **micafungina** (equinocandinas) es homólogo al de las penicilinas y sus derivados, que actúan sobre las enzimas transpeptidasa y sintetasa en la pared bacteriana (PBP); por esta teoría, el MA de estos antimicóticos podría ser similar al de las G-penicilinas antifúngicas.

La **caspofungina** y **micafungina** (antifúngicos en estudio clínico) también causan, al igual que los antifúngicos tradicionales, RAM como irritación local en el sitio de infusión, flebitis, alteración de las pruebas hepáticas, cefalea, fiebre, hemólisis, hipersensibilidad (liberación de histamina de relativa frecuencia, dada su composición polipeptídica), pero estas se observan menos después de la administración de **caspofungina** o **micafungina** y se presentan más rápido con el uso de la **anidulafungina**.

A la luz de los datos disponibles, se podría suponer que las **equinocandinas** emergen como una alternativa segura frente a la **anfotericina B** en aquellos pacientes con candidiosis o aspergiliosis que cursen con una falla renal, ya sea previa al tratamiento o desencadenada por el uso de **anfotericina**.

Es necesaria la búsqueda de fungicidas cuyo MA específico sea el bloqueo de la síntesis de ergosterol en la membrana celular del hongo y sobre otras dianas fúngicas selectivas para disminuir la resistencia. Se debe considerar que muchos de los fármacos fungicidas de acción sistémica son tóxicos potentes para el hongo y para los hospederos (pacientes).

Capítulo 6

Medicamentos antineoplásicos citotóxicos

Son fármacos contra la oncogénesis/carcinogénesis (factores de crecimiento anormal de células), suprimen el crecimiento y la expansión de las células malignas y controlan la neoplasia y el rol del sistema inmune. El estudio de estos fármacos aumenta en los últimos años; se requiere un conocimiento profundo de las características farmacocinéticas y farmacodinámicas (RAM/tóxica y relación R/B) y un monitoreo estricto y constante (farmacovigilancia) del efecto hematotóxico, renal, hepático, cardiaco y metabólico. Esto requiere de exámenes clínicos y pruebas de laboratorio frecuentes. Considerando que los antineoplásicos son inespecíficos en su acción farmacológica e inhiben el crecimiento de los tumores malignos (citotóxico, veneno celular), pero también lesionan las células normales del hospedero. Por analogía, a los fármacos bacteriostáticos se les denomina citostáticos, estos excluyen isótopos radiactivos (ejercen un mecanismo físico, emisión de radiaciones) y hormonas (sexuales masculina, femenina y glucocorticoide, que no son venenos celulares). Los antineoplásicos, salvo algunas excepciones, no son capaces de curar los procesos cancerosos y son de uso prolongado.

Clasificación farmacológica

Ciclosfamida, busulfán, clorambucilo, melfalán, cisplatino. *Antineoplásicos antimetabolitos.*

Fluorouracilo, mercaptopurina. *Antineoplásicos antimetabolitos antagonistas de purinas.*

Citarabina, metotrexato. *Antineoplásicos antimetabolitos antagonistas de pirimidinas.*

Doxorrubicina hidroxiclorada. *Antineoplásicos citotóxicos inhibidores de las topoisomerasas (antibióticos).*

Vinblastina sulfato, vincristina sulfato. *Antineoplásicos antagonistas del huso mitótico en la división celular.*

Tamoxifeno. *Antineoplásico antihormonal.*

Imatinib. *Antineoplásico inhibidor de la enzima tirosina quinasa anticuerpo monoclonal.*

Rituximab. *Antineoplásico anticuerpo monoclonal.*

Tretinoína, trióxido de arsénico, bortezomib. *Inhibidores de proteosoma.*

Interferón α. *Regulador de la acción-efecto biológica del sistema inmune .*

Farmacocinética

La **ciclofosfamida** se administra de preferencia por VO, presenta transporte biliar y se excreta en cantidades mínimas del PA original en las heces o en la orina por filtración glomerular. El **busulfán** se absorbe bien en el TGI; tiene $t^{1/2}$E rápido, cerca de 2,5 h, y su efecto antineoplásico clínico inicia de 1-2 sem. después; muestra metabolismo hepático a un metabolito activo (derivado del ácido aminofenilacético) y se elimina lento casi por completo por vía renal. El **melfalán** presenta A variable e incompleta en TGI; su metabolismo se realiza en los líquidos y tejidos corporales; la acción dura alrededor de 6 h y su eliminación es renal y fecal, principalmente.

Las antineoplásicas antimetabolitos se absorben por el TGI; se distribuyen a tejidos, líquido intra y extracelular y su excreción es renal. La **citarabina** se administra por IV rápida, atraviesa la BHE en pequeña cantidad y presenta baja unión a proteínas (15 %); su metabolismo consiste en la desaminación rápida en sangre y tejidos, en especial en el hígado. Se elimina por vía renal, menos de 10 % en forma inalterada.

El **fluorouracilo** se administra IV o vía tópica en cáncer cutáneo, debido a toxicidad grave en el TGI. Se distribuye bien en todos los tejidos, inclusive en el SNC; se metaboliza en el hígado y libera CO_2, el cual se elimina por el aire espirado. Su dosis debe ajustarse en caso de función hepática trastornada. La **mercaptopurina** (6-MP) por VO presenta A errática y se distribuye por el organismo con amplitud, a excepción del LCR. La **6-MP** se metaboliza en el hígado hasta el derivado 6-metilmercaptopurina o ácido úrico (metabolito activo); este y el PA original se excretan por el riñón.

La **doxorrubicina hidroxiclorada** se inactiva en el TGI, por lo que debe administrarse IV. Se fija a las proteínas plasmáticas y se distribuye con amplitud a los tejidos, excepto en el SNC; su metabolismo principal es hepático y su excreción es por la bilis, aunque ocurre cierta excreción por el riñón. La **vincristina** y **vinblastina** se distribuyen rápido por vía IV, al igual que producen con rapidez efectos tóxicos y destrucción celular, como originar hiperuricemia por oxidación de las purinas hasta ácido úrico, efecto tóxico que mejora con el tratamiento coadyuvante de *alopurinol* (inhibidor de la oxidasa de xantina); se concentran y se metabolizan en el hígado; se excretan en la bilis y en las heces. La dosis debe modificarse en pacientes con trastornos de la función hepática u obstrucción biliar.

FF, dosis y vías de uso terapéutico

Ciclofosfamida. FF IV vial liofilizado 500 mg, 1 y 2 g. FF VO tabl. con o sin recubrimiento 50 mg. Dosis adultos: VO, IV: pacientes que no han recibido terapia previa, inicial no exceder de 35-40 mg/kg/d por periodos de varios días.

Busulfán. FF VO tabl. 2 mg. Dosis inicial: 0,065-0,1 mg/kg/d hasta que el recuento de leucocitos descienda por debajo de 15.000 células/ml. Mantenimiento: 2-4 mg/d 2 v/sem. Dosis pediátrica: 0,06-0,12 mg/kg/d.

Clorambucilo. FF VO tabl. 2 mg. DU adultos inicial ciclo corto: 100-200 mg/kg/d dividida en varias porciones. DU pediátrica: 0,1-0,2 mg/kg o dividida en partes.

Melfalán. FF VO tabl. 2 mg. Dosis adulto mieloma múltiple: *esquema 1*: 0,15 mg/kg/d durante 7 d, descansar al menos 3 sem. y monitorear el recuento leucocitario; cuando el recuento de plaquetas y leucocitos aumente, iniciar dosis de mantenimiento: 0,05 mg/kg/d. *Esquema 2*: 0,1-0,15 mg/kg/d durante 2-3 sem. o 0,25 mg/kg/d durante 4 d, descansar de 2-4 sem.; cuando los recuentos de plaquetas y leucocitos aumenten, iniciar una dosis de mantenimiento: 2-4 mg/d. *Esquema 3*: 7 mg/m^2 de superficie corporal/d durante 5 d, repetir a intervalo de 4-6 sem. hasta que el recuento sanguíneo vuelva al valor normal. Carcinoma ovárico: 0,2 mg/kg/d durante 5 d, repetir a intervalo de 4-6 sem. hasta que el recuento sanguíneo vuelva al valor normal. Dosis pediátrica niños hasta 12 a.: no se ha establecido la dosis.

Cisplatino. FF IV liofilizado 10 y 50 mg.

Fluorouracilo. FF tópica ungüento al 5 %. Dosis de adultos: aplicar 1-2 v/d durante dos o seis semanas y ajustar según la respuesta.

Mercaptopurina. FF VO tabl. 50 mg. Dosis adultos, niños de 5 a. y mayores: DU de 2,5 mg/kg/d, aproximadamente.

Citarabina. FF IV liofilizado 100 mg/5 ml y 500 mg/25 ml. Dosis adultos infusión inicial por 24 h continuas: 100-200 mg/m^2 o 3 mg/kg/d; también en dosis divididas en inyección rápida durante 5-10 d. Dosis mantenimiento por vía Sc: 1 mg/kg 1-2 v/sem. Dosis intratecal en leucemia meníngea: 5-75 mg/m^2 a intervalos que varían desde una vez al día durante 4 días a una vez cada 4 días. Metotrexato. FF IV sln iny. 5 mg/ml/2 ml, 10 mg/ml/2 ml, 25 mg/ml/2 ml, 500 mg; FF VO tabl. 2,5 mg. Dosis adultos: con ácido fólico 5 mg/ semana, en AR. 10-15 mg una vez a la semana, incrementando 5 mg c 2-4 semanas (máx.: 20-30 mg semanal); IM, SC 15 mg una vez a la semana.

Doxorrubicina hidroxiclorada (antraciclina). FF sln inyectable o liofilizado 10 mg y 50 mg. Dosis infusión IV: 2 mg/ml en sln de NaCl 0,9 % o dextrosa 5 %.

Vinblastina sulfato (alcaloide natural de la *Vinca rosea*). FF IV liofilizado 10 mg y sln inyectable 1 mg/ml. Dosis IV adulto inicial: 0,1 mg/kg DU, incrementar de 0,05 mg/kg a intervalos de 1-2 sem. hasta una dosis final, según criterio clínico.

Vincristina sulfato (alcaloide de la *Vinca*). FF IV sln inyectable 1 mg/ml. Dosis: 1,5 mg/superficie corporal/sem.

Tamoxifeno (antiestrogénicos). FF tabl. 10 y 20 mg. La dosis habitual es de 20 mg/d por 5 años. De uso contra el cáncer de mama y próstata, principalmente; tiene efecto limitado en los tumores de endometrio u ovario. La hormonoterapia antagoniza la proliferación de las células tumorales en el ciclo de la división celular sobre los Res hormonales y por disminución de hormonas estimulantes.

Imatinib. FF VO cáp. 100 mg. Dosis adultos: VO: 400-800 mg/d. Dosis menores de 600 mg deben de darse una vez al día, dosis de 800 mg deben dividirse 2 v/d. Dosis niños: VO máximo 600 mg día dividido en 1-2 veces.

Rituximab. FF IV infusión sol. iny. 100 mg/10 ml y 500 mg/50 ml. Dosis adultos: IV: 375-500 mg/m^2 cada sem. por 4-12 sem. Dosis niños: anemia hemolítica autoinmune y en púrpura trombocitopénica inmune; infusión IV: 375 mg/m^2 cada sem. por 2-4 sem .

Farmacodinamia y farmacoseguridad

Mecanismo de acción

La **ciclofosfamida**, **busulfán**, **clorambucilo**, **melfalán** y **cisplatino**, en el organismo y por interacción celular con las células del tumor, se biotransforman primero en el sistema del CYP_{450} a metabolitos activos intermediarios hidroxilados, los cuales se desdoblan a otros metabolitos (*mostaza de fosforamida y acroleína*) que fijan el grupo alquilo mediante enlaces covalentes a estructuras moleculares intracelulares, incluso a los ácidos nucleicos, donde su acción citotóxica modifica el entrecruzamiento de la cadena de ADN, RNA e inhibe la síntesis de proteínas (reacción química alquilante). Es decir, la alquilación de la cadena genética desnaturaliza (inactiva) el ADN, efecto citotóxico letal terapéutico para las células malignas, y, paralelo a esto, produce RAM/tóxico efecto inmunosupresor (leucemia aguda), carcinogénesis y mutagénesis en el hospedero, ya que ataca también células benignas.

Esto se explica porque la **ciclofosfamida**, **clorambucilo**, **busulfán**, **melfalán** y **cisplatino** son de especificidad antineoplásica baja y su acción se extiende a células normales. Estos PA actúan sobre neoplasias diversas de procesos malignos en el hospedero, en especial en las de crecimiento rápido, como tejido hematopoyético, epitelio intestinal, entre otras; son de uso en cáncer (tumores sólidos), leucemia y linfoma (neoplasia hematológica).

Los antineoplásicos no distinguen entre las células en ciclo activo o en reposo, aunque son tóxicos potentes para las células en la fase de multiplicación rápida. La resistencia de los procesos celulares neoplásicos a los medicamentos es resultado del aumento de la reparación del ADN, la disminución de la permeabilidad de las células malignas al fármaco y la interrelación de este con grupos bioquímicos endógenos como los tioles (glutatión).

Tener en cuenta las diferentes características de las células del hospedero, tales como: 1) poseen un metabolismo diferente al metabolismo de los gérmenes infecciosos; 2) existen diferencias metabólicas y enzimáticas entre células malignas y normales, las cuales no son acentuadas y tienen un carácter más cuantitativo que cualitativo, lo que hace más difícil una selectividad absoluta del PA; 3) las células tumorales y las células de los tejidos normales pueden ser o no sensibles a la quimioterapia; 4) la población celular orgánica se divide en tres tipos según su característica cinética: en células estáticas, neutras y activas.

Las células estáticas son aquellas que en la etapa embrionaria/neonatal tienen proliferación alta; no obstante, en la edad madura, la división celular (músculo estriado, neuronas) es muy poca. Las células neutras son las que guardan la capacidad de proliferación para otras etapas en las cuales son estimuladas (glándulas, hígado, riñón). Las células activas están en estado proliferativo constante por pérdida celular continua (células sanguíneas, epidermis, TGI). En este sentido, la toxicidad de los medicamentos citostáticos ejerce su acción letal cuando las células malignas están en la etapa del ciclo celular de división y crecimiento celular.

Por esta razón, algunos citotóxicos solo actúan después de la mitosis o fase M de la división celular sobre las nuevas células hijas, cuando están en la *etapa* G_0 (reposo) del ciclo celular; el tiempo de esta fase depende del tipo de célula y de los factores autorreguladores de la célula mediante los cuales conserva su capacidad de replicación, pero no se multiplica. Cuando existe en la *etapa* G_0 un porcentaje alto de células en reposo, el tumor se caracteriza por tener poca bioactividad y poseer quimiorresistencia alta.

Luego, la célula entra en una fase de postreposo, *etapa* G_1, en la que su metabolismo parece ser normal; se prepara para continuar la división celular y presenta una explosión de síntesis de RNA y alguna reparación del ADN. Después de un periodo de cierta latencia de la *etapa* G_1, la célula entra en la *fase S*, en la cual activa la síntesis de ADN y se prepara para la mitosis y la replicación del ADN; una vez completada esta, la célula inicia la *etapa* G_2. La fase **premitótica** y la síntesis de ADN se mantienen prácticamente en reposo; no obstante, la síntesis de proteínas, la acción metabólica y la cantidad de células crecen por un periodo corto y las células inician de nuevo la mitosis, presentan un número diploide de cromosomas y duplican el contenido de ADN: *fase M*.

En conclusión, el ciclo celular se compone de 5 etapas dominantes: G_0, G_1, S, G_2 y M; a excepción de esta última, todas las fases son de división celular, a partir de las cuales se mide la fracción de crecimiento: $(G_1 + S + G_2 + M)/(G_0 + G_1 + S + G_2 + M)$, que tiende a ser mayor en los tejidos y tumores que proliferan con mayor rapidez, entre 0,2 y 0,7. De lo anterior, se deduce que las poblaciones de células, según el ciclo celular del tumor canceroso, son tres: a) activas; muy sensibles a quimioterapia; b) inactivas temporales en las fases G_0 y G_1 prolongadas; poco sensibles; c) activas permanentes; aunque formen tumor, no tienen importancia clínica.

En este sentido, las células de todos los tumores no responden a todos los antineoplásicos (resistencia primaria), así como el melanoma responde muy poco a la mayoría de citostáticos o, después de un tiempo, el tumor es resistente al antineoplásico, el cual se vuelve ineficaz (resistencia secundaria). La resistencia del tumor al antineoplásico se da mediante tres mecanismos:

1) *Farmacológico.* Alteración del ciclo celular del tumor por antineoplásico durante los procesos de A, transporte e interacciones medicamentosas.

2) *Cinético.* Cuando hay más de 1.010 células, la fracción de crecimiento disminuye y crece la probabilidad de producir mutación celular y clones celulares resistentes; en este caso, se requiere usar combinaciones de citotóxicos.

3) *Bioquímico.* La **mostaza nitrogenada** y la **L-asparaginosa** usadas por periodos largos producen anticuerpos. Son profármacos que requieren de intervención enzimática para activarse. Algunas células tumorales son capaces de producir enzimas como el glutatión transferasa; si esta es deficiente, el profármaco no actúa.

Las antineoplásicas o antimetabolitos interaccionan por competición con un metabolito del fármaco en la biosíntesis de bases pirimidínicas y púricas para forjar el ADN en forma indirecta. La alteración de la fijación del PA al ADN antagoniza la proliferación del tumor, puesto que enlentece su crecimiento o antagoniza la(s) enzima(s) que sintetiza(n) los nucleótidos. P. ej., las antimetabolitos inhiben la producción de precursores normales e impiden la producción del sustrato (nucleótido) necesario para la síntesis de ADN o para ser incorporado dentro de este como un pseudoprecursor de la división celular desordenada.

La **citarabina** se activa en los tejidos a **trifosfato de citarabina**, se fija al ADN y actúa contra células que estén en la *etapa S* del ciclo de división celular (multiplicación), en la cual inhibe la enzima ADN polimerasa e impide la mitosis celular; posee poco efecto sobre la síntesis de RNA de proteínas y es un inmunosupresor potente. El **metotrexato** antagoniza la enzima folato reductasa e inhibe la síntesis de timidina, necesaria para la síntesis del ácido fólico y la producción de aa para el ADN.

El **5-fluorouracilo**, es un pro-fármaco por medio de la enzima timidilo sintetasa, se convierte en el organismo a 5-fluorodeoxiuridina monofosfato (su metabolito activo desoxinucleótido), el cual posee efecto antineoplásico, debido a que compite con el monofosfato de desoxiuridina. El flúor presente en la molécula interfiere en la conversión del ácido desoxiuridílico en ácido timidílico (disminuye la síntesis de timidina), por lo que priva a la célula de uno de los precursores esenciales para la síntesis de ácido fólico y la síntesis de ADN, lo que hace que esta tenga un crecimiento desequilibrado y muera. Las células tumorales adquieren resistencia de las siguientes maneras: 1) pierden la capacidad de convertir el **5-fluorouracilo** en su forma activa; 2) incrementan la enzima timidilo sintetasa; 3) aumentan la regulación de catabolismo por el **5-fluorouracilo**.

La **mercaptopurina** penetra las células tumorales mediante la mediación de la enzima fosforribosiltransferasa de hipoxantina y guanina que, cataliza la adición del fosfato de ribosa para ejercer la acción-efecto antileucémico; una vez en la sangre, se convierte al nucleótido activo correspondiente, *fosfato de ribosa de 6-mercaptopurina* (conocido como ácido 6-tioinosínico).

La **doxorrubicina hidroxiclorada** (antibióticos antraciclinas) tiene tres efectos antineoplásicos principales que varían según el tipo de célula: 1) interferencia del ADN, donde inhibe la enzima topoisomerasa encargada de desenvolverlo y no permite su multiplicación o transcripción durante las fases *S* y G_2 del ciclo de división celular; 2) fijación a la membrana celular; 3) origina radicales de O_2 por peroxidación de los lípidos.

La **vincristina** y la **vinblastina** lesionan los microtúbulos del huso mitótico en el ciclo de división celular en forma específica, en el que bloquea los microtúbulos e impide que estos separen entre sí los cromosomas duplicados antes de la mitosis de las células durante la etapa de la metafase. Los microtúbulos están constituidos por las proteínas α y β tubulina; aquellos innecesarios son degradados y las subunidades de tubulina son "recicladas".

La **vincristina** o la **vinblastina** se fijan a la tubulina (proteína microtubular que depende del GTP) y bloquean la reacción bioquímica de polimerización y la capacidad de estas proteínas para polimerizarse, formar otros microtúbulos y ayudar a la división celular; los alcaloides derivados de la vinca forman agregados paracristalinos consistentes en dímeros de tubulina-alcaloide de la vinca inactiva para producir el efecto terapéutico antineoplásico.

La resistencia de las células tumorales a estos antineoplásicos se presenta en el sitio diana, donde las células tumorales aumentan la capacidad de fijación de la **vinblastina** a la glucoproteína P, encargada del transporte desde las células cancerígenas hasta la salida del complejo inactivo que se origina cuando el antineoplásico se une a las células recicladas.

Los antineoplásicos hormonales **etinilestradiol** y **dietilestilbestrol** (estrógenos); **megestrol**, **hidroxiprogesterona** y **medroxiprogesterona** (prostágenos); **testosterona**, **testolactona**, **dromostanolona**, **fluoximesterona** y **calusterona** (andrógenos) bloquean la producción de la hormona luteinizante e inhiben el crecimiento del tejido prostático. Su efecto disminuye la síntesis de andrógeno y, por ende, el tumor. Asimismo, la **prednisona** y la **dexametasona** (glucocorticoides) tienen su aporte inhibitorio sobre la proliferación linfocitaria.

RAM/tóxicas

La **ciclofosfamida** causa fibrosis de la vejiga, ocasionando cistitis hemorrágica aguda; por lo que requiere antagonizar este efecto tóxico con el fármaco *mesna*. Sobre células germinales, produce irregularidad en el ciclo menstrual, amenorrea, atrofia testicular y esterilidad; pueden aparecer lesiones malignas secundarias años después del tratamiento. El **busulfán** y el **melfalán** provocan oscurecimiento de la piel, heces negras alquitranadas y reacciones menos frecuente a largo plazo (confusión, mareos, edema en miembros inferiores, anorexia, cansancio no habitual, artralgia, escalofrío, dolor de garganta, úlceras bucolabiales, inmunosupresión, leucopenia, infección); hemorragias o hematomas no habituales, epigastralgias, artralgias, rash cutáneo o prurito súbito.

El Fluorouracilo después de una venoclisis prolongada, RAM dermopatía eritematosa de palmas y plantas llamada "síndrome de mano y pie". Es más tóxico que el **metotrexato** y la **citarabina en el** TGI: faringitis con disfagia, náusea, vómito, diarrea, estomatitis ulcerosa, ulceraciones GI hasta perforación y peritonitis; anorexia. SH: depresión de médula ósea, granulocitopenia, linfopenia, anemia trombocitopenia y leucopenia hasta hemorragia mucocutánea o hematoma espontáneo. La **mercaptopurina,** depresión de la médula ósea y efecto hepatotóxico (hepatitis, ictericia) hasta ser letal. Genética: teratógenesis (aborto o malformaciones durante el primer trimestre del embarazo. La mayoría de los antineoplásicos causan, con menos frecuencia: alopecia, transitoria, escalofrío, fiebre, hemorragia, edema de miembros inferiores (hiperuricemia), artralgia, cansancio, cefalea, mareos, mialgias, rash cutáneo, tos, disnea, estomatitis aftosa.

En caso de intoxicación por antimetabolitos, se debe suspender el antineoplásico inmediatamente y, la medida más importante, realizar transfusión sanguínea cuando existen signos clínicos hemáticos. En el caso de intoxicación por **metotrexato**, utilizar la **leucovorina sódica** (antídoto específico), IV o IM; esta actúa mediante la inhibición de la enzima folicorreductasa, que transforma el ácido fólico en ácido tetrahidrofolato, necesario para la síntesis de ácido folínico y el metabolismo normal de purinas y pirimidinas.

La **doxorrubicina hidroxiclorada** causa RAM/cardiotóxica (arritmia irreversible) y anafilaxis; su extravasación, al igual que la **vincristina** o la **vinblastina**, produce flebitis y celulitis hasta necrosis tisular; esta RAM parece ser por la producción de radicales libres, dependiente de la dosis. La **vinblastina** produce RAM/tóxica mielosupresora más potente y frecuente que la **vincristina**, mientras que esta causa RAM/tóxica neuropatía periférica (parestesias, pérdida de los reflejos, pie caído, ataxia) y del TGI. El **etinilestradiol** o el **dietilestilbestrol** pueden producir complicaciones graves, como tromboembolia, infarto del miocardio, accidente vascular cerebral e hipercalcemia. La pérdida de la libido en las mujeres se relacione con los trastornos menstruales. En los varones los estrógenos originan ginecomastia e impotencia.

Interacciones medicamentosas de interés clínico

La **ciclofosfamida**, **clorambucilo** o el **busulfán** interacciona con *alopurinol, colchicina* o *sulfinpirazona*; el citotóxico aumenta la Cp de ácido úrico y se requiere ajustar la dosis del antigotoso. La **ciclofosfamida** contigua a: 1) *warfarina*: aumenta el efecto anticoagulante; 2) fármacos inductores de enzimas hepáticas estimula formación de metabolitos alquilantes de **ciclofosfamida** y, con ello, su efecto citotóxico; 3) *azatioprina, ciclosporina, clorambucilo, mercaptopurina* o *prednisolona*: aumenta el FR de infección y el desarrollo de neoplasia; 4) junto con otro antineoplásico alquilante: aumenta la depresión hematopoyética irreversible.

La **citarabina** o la **doxorrubicina hidroxiclorada** contigua a: 1) *colchicina* o *alopurinol*: el antineoplásico eleva la Cp de ácido úrico, efecto que antagoniza el uso terapéutico antigotoso de los medicamentos mencionados; 2) *metotrexato*: este produce un efecto citotóxico sinérgico; aumenta el riesgo de efecto cardiotóxico y disfunción renal.

Usos terapéuticos

Los antineoplásicos poseen un efecto farmacológico amplio, se usan en monoterapia de tumores tipo linfoma de Burkitt y cáncer de mama o como parte de un régimen de enfermedades no neoplásicas, como síndrome nefrótico y artritis reumatoide, resistente a otras medidas terapéuticas. La **ciclofosfamida** tiene efecto antineoplásico potente en tumor reticuloendotelial (leucemia crónica, linfoma, mieloma y carcinoma de seno y ovario); menor efecto en carcinoma de pulmón, cabeza y cuello o TGI.

El **busulfán** se usa para tratar la leucemia mieloide crónica. El **clorambucilo** se usa para tratar la leucemia linfocítica crónica, linfoma de Hodgkin, linfoma no Hodgkin. La **citarabina** se indica para tratar leucemias agudas, leucemia mielocítica crónica, linfomas no Hodgkin. El **fluorouracilo** se emplea para tratar tumores sólidos de crecimiento lento, como cáncer GI, carcinoma de ovario, colorectal, mama, cérvix, pancreático y gástrico.

La **doxorrubicina** se emplea con mayor frecuencia para tratar sarcomas de mama y pulmón, leucemia linfocítica aguda y linfomas. La **vincristina** se emplea para tratar la leucemia linfoblástica aguda en niños, el tumor de Wilms, el sarcoma de Ewing de tejidos blandos y los linfomas de Hodgkin y no Hodgkin.

La **vinblastina** se administra junto con la **bleomicina** o con el **cisplatino** para tratar el carcinoma testicular metastásico, los linfomas de Hodgkin y no Hodgkin diseminados.

El **etinilestradiol** y el **dietilestilbestrol** (estrógenos) se usan en el tratamiento del cáncer de próstata. La **testosterona**, **dromostanolona**, **fluoximesterona** o **calusterona** (andrógenos) se usan junto con otras hormonas para promover el crecimiento del esqueleto en hombres prepúberes con enanismo hipofisiario, endometriosis (crecimiento ectópico del endometrio), carcinoma de pecho, entre muchos otros.

La **hidroxiprogesterona**, **medroxiprogesterona** o **megestrol** se indican en neoplasias endometriales y en tumores renales. La **prednisona** o la **dexametasona** (glucocorticoides) se utiliza en leucemias, linfomas y en terapia de soporte en otras neoplasias, debido al efecto sobre el aumento de la presión intracraneal que origina inflamación severa.

Precauciones y contraindicaciones

En el uso adecuado de el **busulfán** y el **clorambucilo** se recomienda tener las siguientes precauciones:

1) Ingerir suficiente líquido, al menos 250 ml de agua para favorecer la excreción de ácido úrico; reducir la dosis en historia de disfunción renal, hepática, obstrucción biliar o depresión de la médula ósea.

2) Cuando se utilice en combinación con otro antineoplásico, se aumenta el riesgo de supresión gonadal que origina amenorrea o azoospermia, efecto dependiente de la dosis y la duración del tratamiento; incrementa el riesgo de efectos depresores sobre la médula ósea y aumenta la incidencia de infecciones microbianas, retraso en la cicatrización y hemorragia gingival. En el caso del uso de **metotrexato** con otro antineoplásico, crece el efecto citotóxico cardiotóxico y de disfunción renal.

3) Monitorear el conteo de células sanguíneas durante la fase inicial de la terapia; después se establece mantener la dosis, hacer el conteo de células sanguíneas en intervalos de 2 a 3 semanas y ajustar la dosis sobre la base del control hematológico rutinario.

4) Están contraindicados durante el primer trimestre del embarazo y durante el periodo de lactancia (potencial mutagénico, teratogénico y carcinogénico); mayor incidencia de infección microbiana; retraso en la cicatrización y hemorragia gingival. Evitar la inmunización junto con el uso del **metotrexato** y demás antineoplásicos alquilantes. Informar al paciente de que la **doxorrubicina hidroxiclorada** tiñe de rojo la orina.

Tomar conciencia para aprender

- La quimioterapia es una estrategia terapéutica que se usan contra la neoplasia maligna; también se usa la cirugía, la radioterapia e inmunoterapia.
- No obstante, es imposible que los citostáticos eliminen hasta la última célula de grandes masas tumorales, ya que su acción destructora celular es de tipo fraccionario.
- Tener en cuenta que los antineoplásicos no son específicos para las células tumorales, por lo que pueden afectar también a las células del hospedero. Es necesario tener presente que las células cancerígenas normalaes presentan resistencia por mecanismos diferentes.

Lecturas recomendadas

Allevato, M. (2008). "Efectos adversos cutáneos de la terapia antineoplásica". *Act Terap Dermatol*, 78-91.

González-Canga, A., Fernández-Martínez, N., Sahagún-Prieto, A., García-Vieitez, J., Liébana, M. J. D., Tamame-Martín, P. P. & Sierra-Vega, M. (2010). "Seguridad de la ivermectina: toxicidad y reacciones adversas en diversas especies de mamíferos". *Revista MVZ Cordoba*, *15*(2), 2.129-2.137.

Martínez-Martínez, L. (2008). "Extended-spectrum b-lactamases and the permeability barrier". *Clin Microbiol Infect*, *14*, 82-89. https://doi.org/10.1111/j.1469-0691.2007.01860.x

Prats, G. (2013). *Microbiología y parasitología médicas.* Madrid: Editorial Médica Panamericana.

Rodríguez, J. (2006). *Microbiología: lo esencial y lo práctico.* Washington, D. C: OPS.

Tobón-Marulanda, F. Á., Loaiza-Ocampo, J. & Rojas-Durango, Y. A. (2016). "Evaluación de la gestión del suministro de medicamentos antirretrovirales en una institución prestadora de salud Medellín-Colombia 2013". *Médicas UIS, 29*(2), 11-20. https://doi.org/10.18273/revmed.v29n2-2016001

Valencia V., C., Muñoz A., H. & Torres H., M. (2003). "Triquinosis: entre el temor y el deber de informar la fuente de infección". *Revista Chilena de Infectología, 20*(2), 99-103. https://doi.org/10.4067/S0716-10182003000200003

UNIDAD CINCO

Medicamentos antiinflamatorios poco potentes y autacoides

Son aquellos fármacos que antagonizan las acciones de tipo fisiopatológico o inhiben la síntesis de sustancias endógenas involucradas en la inflamación y lesiones, como la SERO, la histamina, las PGS, tromboxanos (TXs) y leucotrienos (eicosanoides) involucradas en la inflamación y lesión de tejidos. Los **autacoides** son PA que tienen $t^{1/2}$E ultracorto y actúan cerca al sitio donde se sintetizan, por lo que se consideran como hormonas locales. No obstante, los efectos farmacológicos de los **autacoides** se refieren al sitio de la inflamación, sin que intervenga la circulación sistémica; caso contrario a las hormonas auténticas.

Capítulo 1

Medicamentos antimigrañosos

Son fármacos que alivian los signos y síntomas de la migraña, asociada con la estimulación de la SERO, neurotransmisor vasoconstrictor y hormona local en el sistema vascular periférico. Esta se localiza principalmente en las plaquetas, TGI y SNC; su estructura química es la 5-hidroxitriptamina (5-HT). La SERO influye en efectos múltiples relacionados con el estrés, el retraso o aumento en la ingesta de alimentos, ayuno y fatiga. Puede provocar alteración de la menstruación e interacciona con bebidas etílicas o fermentadas y algunos medicamentos.

Clasificación farmacológica de acuerdo al uso clínico

Ergotamina + cafeína, dihidroergotamina, metoclopramida y otros como **ASA, Dipirona** (metamizol o sulpirina), **dipirona + isometilamina, naproxeno** (AAA), **prednisolona y dexametasona** (antiinflamatorios). *Medicamentos antimigrañosos en la crisis aguda.*

Ketotifeno, **pizotifeno** (ver profilácticos de la producción de histamina), **B-ADRE-β** (ver los simpaticomiméticos y los antihipertensivos más adelante), **ciproheptadina HCl** (ver antihistamínicos), **amitriptilina + trifluoperazina** y **amitriptilina** (ver antidepresivos y antipsicóticos), **flunarizina**, **nifedipina**, **verapamilo** y **diltiazem** (ver BCC), **divalproato Na$^+$** (ver anticonvulsivantes). *Medicamentos profilácticos de la migraña.*

Farmacocinética

La **ergotamina** y **dihidroergotamina** por VO presentan A variable, sumada a la disminución del vaciamiento gástrico en crisis migrañosas. La distribución es rápida y amplia; se metabolizan extensamente en el hígado, donde sufren metabolismo de primer paso y se eliminan por la bilis; tienen $t^{1/2}$E alrededor de 2 h, al igual que el **sumatriptán**, aunque su efecto vasoconstrictor puede durar hasta más de 24 h. Por estas razones, presentan poca biodisponibilidad y efectos diferentes. La biodisponibilidad del **sumatriptán** VO es del 14 %; la unión a las proteínas plasmáticas es baja. Se metaboliza por la isoenzima MAO_A. El **ondansetrón** se metaboliza mediante enzimas dependientes del sistema CYP_{450} del hígado.

FF, dosis y vías de uso terapéutico

Ergotamina + cafeína. FF VO tabl. **1 mg; spray nasal 9 mg/ml.** Dosis adultos: oral; 2 mg + 1 mg c 30 min, sin pasar de 6 mg en un mismo día o de 10 mg por semana. Inh.: 1 inhalación (0,36 mg) a la aparición del ataque, para repetir a necesidad de 5 min, sin pasar de 6 inhalaciones en 24 h ni de 15 en una semana. **Dihidroergotamina.** FF VO tabl. 1 mg; spray nasal 4 mg/ml. Dosis adultos: una nebulización en cada orificio nasal (0,5 mg), repetir a los 15 min, en caso de, sin pasar de los 2 mg (4 nebulizaciones) en tiempo corto o 4 mg (8 nebulizaciones) en 24 h, no sobrepasar de 12 mg (24 nebulizaciones) por semana.

Metoclopramida. Ver más adelante farmacología de medicamentos procinéticos y antieméticos.

Farmacodinamia y farmacoseguridad

Mecanismo de acción

La **ergotamina** es antagonista de receptores $5\text{-}HT_2$ y la **dihidroergotamina** es antagonista de $Rs5\text{-}HT_2$ y $5\text{-}HT_{1D}$ (antiserotoninérgicos), pero también actúan como agonista o agonista parcial de los Rs Do y ADRE α y β y producen vasoconstricción. La **metisergida**, **ketotifeno** y **pizotifeno** son agonistas de los Rs serotoninérgicos $5\text{-}HT_2$.

Sin embargo, estos medicamentos no son selectivos y, por lo tanto, tienen acciones complejas y sus efectos son difíciles de explicar. El **sumatriptán** y sus homólogos son agonistas selectivos de los subtipos de RE 1D y 1B de la serotonina. La estimulación de los Re-5-HT produce vasoconstricción intracraneal y la estimulación de los Re 5-HT, causan inhibición de la liberación de péptidos vasoactivos de nervios perivasculares trigeminales, con interrupción de la transmisión del dolor en el tallo cerebral.

El **ondansetrón** es un antagonista selectivo de los receptores 5-HT_3, actúa mediante el bloqueo despolarizante serotoninérgico sobre fibras aferentes vagales, en fibras nerviosas de las terminaciones vagales y en la zona quimiorreceptora del gatillo del área postrema del SNC y en fibras nerviosas de la periferia. La **metoclopramida es un** medicamento agonista de los receptores 5-HT_4.

RAM/tóxicas

La **ergotamina** y la **dihidroergotamina**, en pacientes susceptibles al efecto vasoconstrictor (α_1-ADRE), produce edema, frialdad, entumecimiento y claudicación, angina e IR. En historia de enfermedad vascular obstructiva periférica, una dosis alta por periodo largo induce gangrena. Causa FD y síndrome de abstinencia, al cual es difícil hacerle diagnóstico diferencial con una crisis jaquecosa. Otras RAM: náusea, vómito, sensación de malestar epigástrico, diarrea, dolores musculares, fatiga, parestesias, polidipsia y somnolencia. La **metisergida** produce fibrosis retroperitoneal e IR. El **sumatriptán** induce espasmo de las arterias coronarias y dolor precordial, con o sin aumento de la presión arterial; raramente produce IAM. El **ondansetrón** aumenta las enzimas aspartato transaminasa (AST) y alanina transaminasa (ALT), cefalea, efectos extrapiramidales, visión borrosa transitoria, hipopotasemia y rubor facial, constipación, alrededor del 11 %, en pacientes con quimioterapia diaria.

Interacciones medicamentosas de interés clínico

La **ergotamina** y la **dihidroergotamina** interaccionan con la *eritromicina* y la *claritromicina* (antiinfecciosos-macrólidos), *ritonavir, indinavir, nelfinavir, amprenavir, ketoconazol* e *itraconazol*; estos fármacos compiten con los antimigrañosos por el mismo mecanismo de metabolismo en el sistema cicrosomal del CYP_{450} (CYP3A), donde inhiben la isoenzima $3A_4$ e impiden el metabolismo de la **ergotamina**, aumentando su Cp y las RAM/tóxicas de los antimigrañosos, como vasoespasmo, isquemia vascular periférica en arterias coronarias o ACCV. De igual modo, el uso simultáneo de estos fármacos con *propanolol* potencia la RAM/vasoespástica de las coronarias. Contiguos a la *cafeína*, esta potencia el efecto de los antimigrañosos.

El **ondansetrón** interacciona junta a medicamentos inductores de las enzimas del CYP_{450} (como *fenitoína, fenobarbital, rifampicina, griseofulvina, carbamazepina*) o inhibidores de este sistema (como el *ketoconazol, itraconazol, eritromicina* o *claritromicina*); estos medicamentos causan alteración de la clearance, Cp y $t^{1/2}$E del **ondansetrón** y, en consecuencia, de sus efectos.

Usos terapéuticos

La **ergotamina** y la **dihidroergotamina** son de uso en el estado agudo de la migraña; en profilaxis de la misma se usan la **metisergida**, **ketotifeno**, **propranolol**, **pizotifeno**, **dexametasona** (glucocorticoide) y **amitriptilina** (ADT). En pacientes sanos o con hernia hiatal, la **metoclopramida** aumenta las contracciones del esófago e incrementa la presión del esfínter esofágico inferior. Por lo tanto, disminuye el reflujo gastro-esofágico, aumenta las contracciones del antro, mejora la coordinación del peristaltismo entre el antro y el duodeno, acelera el vaciamiento gástrico, relaja el esfínter pilórico y el bulbo duodenal. Por otro lado, incrementa el peristaltismo de duodeno y yeyuno y acelera el tránsito intestinal del duodeno a la válvula ileocecal.

En general, el tratamiento de la migraña tiene dos enfoques: uno (aceptado de uso en pacientes con ataques recurrentes, frecuentes y severos) a través de efecto profiláctico como el *pizotifeno*, *propranolol*, *flunarizina*, *ácido valproico*, *carbamazepina*, *gabapentina*, *paracetamol*, *ácido salicílico*, *captopril*, *enalapril*, *clonidina* (agonista α_2-ADRE); Dos, tratamiento dirigido al control de la crisis. El tratamiento depende de la severidad de los signos clínicos de la evolución de la fase prodrómica, se indica usar la **ergotamina**, **dihidroergotamina** o **sumatriptán** aguda en la cual junto con un fármaco coadyuvante a la evolución, como la **metoclopramida** (antiemético) y contrarrestar la paresia gástrica, de la migraña, mejorar el vaciamiento gástrico y la A del antimigrañoso por VO y luego con *ibuprofeno* o *ASA*.

Precauciones y contraindicaciones

No hacer uso concomitante de fármacos vasoconstrictores junto con **ergotamina**, **dihidroergotamina**, **sumatriptán**, entre otros agonistas del RE $5HT_1$ o nicotina (fumar en exceso), ya que se aumenta el riesgo de vasoconstricción. El **sumatriptán** está contraindicado en pacientes con antecedentes de cardiopatías y coadministrado con *ketoconazol*, *itraconazol*, *eritromicina*, *claritromicina*, *josamicina*, *ritonavir*, *indinavir* o *nelfinavir*, inhibidores potentes de la isoenzima $CYP3A_4$. Utilizar con precaución el **sumatriptán** junto con la FF *cafeína* + *ergotamina* por VO; administrar esta de 1-2 h después del **sumatriptán** para evitar sinergismo aditivo de incremento de la presión arterial. Tener en cuenta que los anticonceptivos orales y el tabaquismo disminuyen alrededor de un 30 % el aclaramiento del **sumatriptán**.

Tomar conciencia para aprender

- Tener precaución con el uso prolongado de la **ergotamina**, ya que puede ocasionar cefaleas de rebote, indicativas de dependencia de este PA; la suspensión después de una posología normal puede dar lugar a cefalea de abstinencia y riesgo de vasoespasmo periférico.
- El uso de medicamentos antieméticos como la *metoclopramida* se recomienda en caso de que la migraña cause náuseas y el vómito sean signos clínicos característicos de las crisis migrañosa.

Capítulo 2

Medicamentos antihistamínicos

Son fármacos para antagonizar la **histamina**, este es un neurotransmisor y un autacoide endógeno, Cp de que se sintetiza y se almacena en varias células del organismo; esta causa efectos de tipo fisiológico y fisiopatológico, mediados por los receptores histaminérgicos H_1, H_2, H_3 y H_4, acoplados a las proteínas G.

La liberación de la **histamina** se realiza a partir de la histidina almacenada en los mastocitos, ubicados en la piel, pulmones, sangre (eritrocitos, basófilos), tejido conectivo y TGI. Ella se libera y se difunde por el estímulo que produce el complejo molecular entre la interacción de la molécula del xenobiótico (PA de un medicamento; toxinas de un germen, insecto, serpiente o un alimento; la destrucción celular por frío o traumatismo) y la molécula de la pared celular del mastocito que se rompe. Dicha interacción origina una reacción inmunológica entre el antígeno y el anticuerpo (Ag-Ac) que destruye el mastocito, libera sustancias vasoactivas: la **histamina** en cantidad alta, PG_S, bradicinina, leucotrienos, sustancia P. La Histamina ejerce acción farmacológica por vías distintas al segundo mensajero, producción de GMPc para interactuar con sus Re-H_1 en el endotelio vascular, pulmones y piel. Donde produce la acción farmacológica de vasodilatación, en especial en los pequeños vasos, contracción del músculo liso vascular y bronquial, alteración dermatológica y liberación de NO. Dichas acciones producen los efectos de hipotensión severa, broncoconstricción, prurito de diferentes grados de severidad y angioedema hasta shock anafiláctico. Observa la figura 52.

Figura 52.
Perfil del mecanismo de acción-efecto de la histamina.

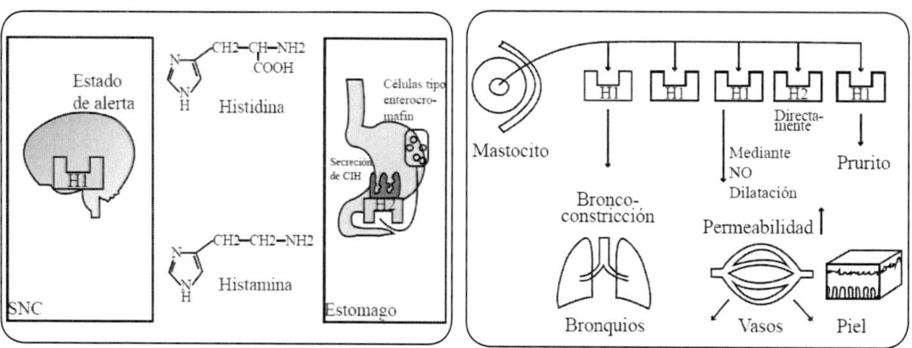

Localización, síntesis, almacenamiento, liberación, efectos fisiológico y fisiopatológico de la **histamina**. Fuente: elaborado por la autora.

Clasificación farmacológica

Clorfeniramina, difenhidramina, dimenhidrinato, hidroxicina, ciproheptadina. *Medicamentos antihistamínicos de Re-H_1 de primera generación.*

Loratadina. *Medicamentos antihistamínicos de R-H_1 de segunda generación. Ranitidina y otros. Medicamentos antihistamínicos de R-H_2 histaminérgicos.* Ver más adelante medicamentos del sistema digestivo.

Ketotifeno, cromoglicato Na^+. *Medicamentos que estabilizan el mastocito y son profilácticos de la liberación de histamina.*

Farmacocinética

Los antihistamínicos tipo H_1 de primera generación tienen liposolubilidad alta y la A es VO e IV. La D es adecuada a los tejidos, incluso atraviesan la BHE y comparada con los antihistamínicos H1 de segunda generación SNC. Por el contrario, la **loratadina** (antihistamínico H_1 de segunda generación) atraviesa poco la BHE y tiene poca acción depresora en el SNC. La mayoría de los antihistamínicos se metabolizan en el hígado por la acción de las isoenzimas $CYP3A_4$ del CYP_{450}. Además, tienen metabolismo rápido en las células epidérmicas, en el SNC, tejidos de crecimiento rápido y en forma lenta en los mastocitos y basófilos. Se excretan como metabolitos por la bilis y el riñón.

FF, dosis y vías de uso terapéutico

Clorfeniramina. FF VO jarabe 2 mg/5 ml y 2,5 mg/5 ml, tabl. 4 mg; FF amp. 10 mg/ml. Dosis adultos: mayor de 12 años y adultos, 2-4 mg c 6-8 h. Niños: 2- 6 años, 1-2 mg c 8 h y 6-12 años, 2 mg c 8 h.

Difenhidramina. FF VO tabl. y cáp. 25 mg y 50 mg; jarabe 250 mg/100 ml. IV amp. sln inyectable 10 mg/ml: lámina orodispersable 12,5 mg y 25 mg. Dosis adulto en alergias o prevenir cinetosis: 20-50 mg c 6-8 h/d; antitusivo: 25 mg c 4 h; como ayuda para dormir en la noche: 50 mg; en distonías agudas: 50 mg IM o IV. Dosis niño: 5 mg/kg/d c 6-8 h; de 2-6 años: 6,25 mg c 4-6 h; 6 a 12 años: 12,5-25 mg c 4-6 h; mayor de 12 años: 25-50 mg c 4-6 h.

Dimenhidrinato. FF VO tabl. 50 mg. Dosis adulto: mayor de 12 años y adultos: 50-100 mg c 6-8 h sin exceder 400 mg. Niños 2-5 años: 12,5-25 mg c 6-8 h, máximo 75 mg/d; 6-12 años: 25-50 mg c 6-8 h, máximo 150 mg/d.

Hidroxicina. FF IV sln inyectable 100 mg/2 ml; VO jarabe 12,5 mg/5 ml, gotas orales 10 mg/ml, tabl. 25 mg y 50 mg, tabl. masticable 25 mg. Dosis adulto: sedación preoperatoria: 25-100 mg oral o IM; antiemético: IM 25-100 mg/dosis; ansiedad: 50-100 mg c 6 h; prurito: 25 mg 3-4 v/d. Dosis niños: sedación preoperatoria: oral 0,6 mg/kg; IM 1,1 mg/kg; antiemético: 1,1 mg/kg; Ansiedad y prurito: menor de 6 años: 50 mg/d en dosis divididas; mayor de 6 años: 50-100 mg/d en dosis divididas.

Ciproheptadina HCl. FF VO tabl. 4 mg; jarabe 40 mg/100 ml. Dosis adulto: 4 mg c 6 h/d hasta 24 mg. Niños: 8 mg/d en jugo, DU al acostarse.

Loratadina. FF VO tabl. 10 mg. Adulto/niño mayos de 12 a.: 10 mg/d DU. Niño de 2-12 a. de peso mayor a 30 kg: 10 mg/d DU y con peso de 30 kg: 5 mg/d DU o 0,2 ml/kg/d DU.

Ketotifeno. FF tabl. 1 mg y jarabe 1 mg/5 ml; gotas oftálmicas al 0,025 % y 0,05 %. Adulto: VO mayor de 12 años y adultos, 1-2 mg 2 v/d. Gotas oftálmicas: 1 gota en cada ojo c 8-12 h. Dosis niños: VO 1 mg 2 v/d. Gotas oftálmicas mayor de 3 años 1 en cada ojo c 8-12 h.

Cromoglicato de sodio. FF sln nasal 20 mg/ml (2 %) y 40 mg/ml (4 %), sln oftálmica 20 mg/ml (2 %) y 40 mg/ml (4 %). Dosis adultos y niños: 1-2 gotas en conjuntiva c 4-6 h, 2-3 atomizaciones en cada fosa nasal c 3 h.

Farmacodinamia y farmacoseguridad

Mecanismo de acción

Los antihistamínicos actúan por antagonismo competitivo reversible de Re histaminergicos H_1 y H_2 del neurotramisor Histamina. Esta también actúa como autacoide, estimulando la actvidad intracelular de sus **Re-H$_1$** por la vía de la enzima polifosfatidilinositol, disminuyendo el tiempo de conducción del nodo auriculoventricular; además, activa los nervios aferentes vagales de la vía respiratoria y estimulan los Re de la tos. En tanto que la unión de la **histamina** o de un agonista de esta, con sus **Re-H$_2$** intensifica la producción del AMPc por acción de la enzima adenilciclasa en la superficie de las células epiteliales gástricas y estimulan sus secreciones (ver figura 52).

La **clorfeniramina**, **difenhidramina**, **dimenhidrinato** e **hidroxicina** (anti-hist H_1) de primera generaación originan acción estimulante o depresora en el SNC, dependiente de la dosis. A dosis baja, por lo general, producen depresión, mientras que, a dosis alta, causan estimulación. Tienen cierta semejanza estructural con la **histamina** por lo cual, a una dosis baja, actúan como antagonistas competitivos reversibles de sus Re-H_1 y H_2 histaminérgicos en el sistema vascular y el músculo liso no vascular, donde bloquean los receptores α-ADRE. Los antihistamínicos H_1 producen otros efectos terapéuticos de tipo antiparkinsoniano, hipnótico-sedante, antiemético, anticinetósico, estimulante del apetito y anestésico local.

El **ketotifeno** y el **cromoglicato Na$^+$** actúan mediante la estabilización de la membrana del mastocito y previenen la liberación de **histamina** u otras sustancias de carácter quimiotáctico, vasoactivo y espasmogénico; lo que evita la atracción de eosinófilos, basófilos y macrófagos.

Los antihistamínicos alcanzar la acción-efecto farmacológica-clínica alrededor de 4-6 sem., la suspensión brusca del medicamento causa reactivación de la crisis alérgica.

RAM/tóxicas

La **clorfeniramina**, **difenhidramina**, **dimenhidrinato** e **hidroxicina** provocan en el SNC: somnolencia, sedación, dificultad en la concentración y en la atención; síncope, mareo, vértigo, incoordinación motora e insomnio. Son menos frecuente a altas dosis: euforia, alucinaciones, convulsión paroxística y excitación (estas se presentan más en los niños), cefalea, visión borrosa, tinnitus, debilidad, cansancio, depresión respiratoria y síndrome de abstinencia neonatal en hijos de madres que recibieron dosis altas de *hidroxicina* y *difenhidramina*. Son frecuentes en el SNAPS: efectos anti-ACh (secreciones bronquiales viscosas y nasales), estreñimiento, retención urinaria (común en ancianos) e hipotensión ortostática; en el CV: hipotensión arterial, cara caliente y rubor; en el TGI: dolor epigástrico. Metabólicas: aumento de peso e hiperglucemia.

Interacciones medicamentosas de interés clínico

La **clorfeniramina**, **difenhidramina**, **hidroxicina**, **dimenhidrinato** y **loratadina** conjuntamente con *etanol, diazepam, imipramina, amitriptilina, bromuro de ipratropio, morfina, procainamida, haloperidol, clonidina, metoclopramida, tranilcipromina, biperideno* o *metildopa* prolongan y potencian los efectos de la ACh-antimuscarínicos (retención urinaria, estreñimiento y visión borrosa) y la depresión del SNC.

El **ketotifeno** interacciona con la *beclometasona*; esta antagoniza el efecto profiláctico del antihistamínico, por lo que se recomienda suspender la *beclometasona* antes de administrar el **ketotifeno** para obtener el efecto terapéutico profiláctico de la liberación de la **histamina**. El uso simultáneo de **ketotifeno** o **cromoglicato de sodio** con **salbutamol** o **terbutalina** (agonista β_2-ADRE) provoca una interacción sinérgica beneficiosa para el tratamiento de la crisis asmática; para el efecto terapéutico adecuado de estos medicamentos profilácticos de la liberación de *histamina*, se deben emplear al menos de 7-10 d antes de la crisis del estado alérgico o la exposición al alérgeno.

La **clorfeniramina**, **difenhidramina**, **dimenhidrinato**, **hidroxicina** y **loratadina** usadas junto con *furosemida* o *gentamicina* aumentan los signos y síntomas de ototoxicidad que ambos medicamentos presentan. También interaccionan con *glibenclamida* y *tolbutamida*, los cuales inducen mayor riesgo de trombocitopenia.

Usos terapéuticos

En la hipersensibilidad (alergia inflamatoria) medicamentosa causada por el *metoxiflurano, halotano, lidocaína, bupivacaína, penicilina G benzatínica, procaínica, morfina, succinilcolina, tubocurarina*, medios de contraste, vacunas; toxinas de insectos y alimentos. El **dimenhidrinato** es de uso en el tratamiento de rinitis, resfriado común, dermatitis atópica, contacto dermografismo (urticaria, prurito, edema), catarro primaveral (fiebre de heno), algunos tipos de ansiedad o tensión por neurosis o retiro del consumo de bebidas etílicas, emesis, urticaria por inducida por giardiosis, analgesia postquirúrgica.

La **hidroxicina** se indica en síndrome de Ménière (ver concepto al final) u otro tipo de síndrome vertiginoso, profilaxis de la cinetosis y trastornos vestibulares, dolor de cabeza, hiperactividad de niños e insomnio de adultos mayores.

La **ciproheptadina** se usa como estimulante del apetito. El **ketotifeno** y el **cromoglicato de sodio**, en la prevención de la conjuntivitis de diferentes etiologías (queratoconjuntivitis flictenular y vernal), rinitis, alergia atópica estacional perenne por irritantes, asma bronquial de carácter alérgico y broncoespasmo desencadenado por el ejercicio.

Precauciones y contraindicaciones

Precaución al usar estos medicamentos en pacientes de edad avanzada y niños, por sus efectos ACh-antimuscarínicos (prostatismo, úlcera péptica, obstrucción del píloro duodenal, íleo paralítico, retención urinaria, sequedad de la boca); en glaucoma de ángulo estrecho; cuando se requiera un estado de alerta, concentración y atención para el estudio o trabajo o una buena coordinación motora para manejar vehículos o maquinarias.

Advertir a los pacientes que notifiquen rápido la aparición de efectos gastrointestinales anormales y sugerir masticar chicle sin azúcar o caramelos, hielo o sustitutos de saliva para aliviar la xerostomía. Si esta persiste durante más de 2 sem., consultar al médico o al farmacéutico profesional. No utilizar **cromoglicato Na^+**, **clorfeniramina**, **difenhidramina**, **dimenhidrinato**, **loratadina**, **ketotifeno** o **hidroxicina** durante el embarazo o la lactancia, en pacientes asmáticos ni junto con medicamentos antigripales, *fenobarbital*, *diazepam*, otro medicamento antihistamínico H_1 o bebidas etílicas (depresores del SNC).

Tomar conciencia para aprender

Se presenta mayor sedación y somnolencia con el uso de los antihistamínicos H_1, debido a que atraviesan la BHE en proporción mayor y producen efectos sobre receptores en el hipotálamo que desencadena el efecto adverso.

Capítulo 3

Medicamentos analgésicos, antipiréticos, antiinflamatorios (AAA)

Son fármacos que antagonizan el dolor (analgésicos), la fiebre (antipiréticos) y, con menor eficacia, la inflamación (antiinflamatorios), conocidos con la sigla de AINE (analgésicos, antiinflamatorios no esteroides), una sigla ambigua desde la concepción de la estructura química y de la accion-efecto farmacológica especifica. Los AAA son un grupo de PA que tienen estructuras químicas distintas, pero comparten ciertos aspectos farmacodinámicos, como el MA mediante la inhibición de PGs, leucotrienos (LEU) y compuestos similares, derivados de ácidos grasos esenciales llamados *eicosanoides*. Estos son mediadores endógenos del proceso fisiopatológico de la inflamación, síntomas y signos clínicos de esta.

Clasificación farmacológica según mecanismo de acción

ASA, ibuprofeno. *Inhibidor inespecífico de la enzima ciclooxigenasa (COX_1 y COX_2) ácido mefenámico.*

Celecoxib. *Inhibidor específico de la isoenzima ciclooxigenasa COX_2.*

Naproxeno, diclofenaco, piroxicam. *Inhibidores con mayor afinidad por la enzima lipooxigenasa (ELO).*

Farmacocinética

La ASA, el ácido mefenámico (**ASA**, **ibuprofeno** y otros) son ácidos débiles liposolubles; en el TGI predomina la forma no ionizada, por consiguiente, la A en este compartimiento es rápida. Se unen a proteínas plasmáticas, especialmente a la albúmina. El $t^{1/2}E$ plasmático varía para cada compuesto y alcanza una Cp/t por VO entre 2-50 h; tienen metabolismo hepático por citocromo-oxidación o conjugación glucorónica.

El $t^{1/2}$E de la **ASA** y derivados es alrededor de 3-5 h; **diclofenaco**, 2-5 h; **acetaminofén**, 4 h; **ibuprofeno**, 2-3 h; **naproxeno**, 12-15 h y **Piroxicam**, 30-86 h. Todos ellos se excretan por vía renal, excepto en los casos de IR por acumulación de metabolitos tóxicos. En neonatos, su eliminación es más lenta que en los adultos y alcanzan el valor de estos al completar el primer año de vida. La cinética de los perfiles de Cp/t del PA libre en plasma de un AAA en pacientes con historia de enfermedad hepática etanólica presenta un nivel significativamente mayor y más variables que en pacientes no consumidores. Esto se explica en parte por una Cp baja de la albúmina plasmática.

La VoA del **ibuprofeno** por VO es rápida, pero administrado junto con los alimentos disminuye. Su unión a las proteínas plasmáticas es alta (98 %) y alcanza efecto máximo de 1-2 h después de ingerirlo. El **diclofenaco** se absorbe bien por la vía rectal, alcanza una Cp más alta por vía IM que por VO, la cual se mantiene con una DUD y alcanza una concentración mayor en el líquido sinovial. El $t^{1/2}$E es alrededor de 50 h y su depuración es 2 veces superior en niños que en adultos.

FF, dosis y vías de uso terapéutico

Ácido acetilsalicílico. FF VO tabl. 81 mg, 100 mg, 324 mg, 500 mg, 650 mg. Dosis adulto analgésica y antipirética: VO 325-625 mg c 6 h/d; antiinflamatoria: 650-1.300 mg c 6 h; en prevención de infarto de miocardio: 81-325 mg/d y la de mantenimiento, 15-160 mg/d; en prevención de ictus: 150-325 mg/d; accidente cerebrovascular y ataque isquémico transitorio: 75-325 mg/d, en fase aguda se recomienda FF solubles o masticables que faciliten la absorción más rápida de dosis 160-325 mg/d; angina inestable: 160-325 mg/d; angina estable crónica: dosis bajas de ASA 75-160 mg/d; Prevención de la toxemia del embarazo: 60-82 mg/d; Enfermedad arterial periférica: 75-100 mg/d. Dosis en niños: analgésico y antipirético: VO 10-15 mg/kg/dosis c 6 h; antiinflamatorio: 20-25 mg/kg/dosis c 6 h; en el síndrome de Kawasaki en niños: 80-100 mg/kg/d dividido en 4 dosis y después de que se resuelva la fiebre se reduce a 3-5 mg/kg/d.

Ibuprofeno (derivado del ácido propiónico). FF VO tabl. o cáp. de 200 mg, 400 mg, 600 mg y 800 mg; susp. oral 100 mg/5 ml/120 ml; IV sol. iny. 5 mg/ml/2 ml. Dosis adultos analgesia, fiebre, dismenorrea: VO 200-400 mg c 6-8 h; inflamación: 400-800 mg c 6-8 h, máximo 3,2 g/d. Dosis niños: neonatos: IV inicial de 10 mg/kg seguido por dos dosis de 5 mg/kg a las 24 y 48 horas; niños mayores de 6 meses: fiebre y dolor, 5-10 mg/kg/dosis c 6-8 h; inflamación: 10-15 mg/kg/dosis c 6-8 h.

Celecoxib. FF VO cáp. 100-200 mg. Dosis adulto: dolor dismenorrea: VO inicial: 400 mg seguido de 200 mg/d; inflamación: 200 mg/d hasta 400 mg/d. Dosis niños: mayor de dos años con AR juvenil y mayor de 10 kg: 50-100 mg c 12 h.

Naproxeno (derivado del ácido propiónico). FF VO tabl. de 250 mg, 275 mg, 500 mg y 550 mg; susp. oral 2,5 g/100 ml, susp. oral 3 %/80 ml; gel 10 %/30 g; FF IM sol. iny. 500 mg; supositorio 50 mg. Dosis de adulto: VO analgésica: inicial 500 mg c 6-8 h; inflamación: 250-500 mg c 12 h. Dosis niños mayores de 2 años: VO inflamación 10 mg/kg/d dividido en 2 dosis.

Diclofenaco (derivado del ácido fenilacético). FF VO tabl. 50 mg y 75 mg; cáp. de liberación programada 25, 75, 100 y 150 mg; susp. oral 15 mg/ml/20 ml; FF sln inyectable 75 mg/2 ml y 100 mg/3 ml; gel 1 %/50 g; sol. oftálmica 1 mg/ml; supositorio 100 mg. Dosis adulto: analgésico: VO 50 mg c 8 h; artritis reumatoide: 50 mg c 6-8 h.

Piroxicam (derivado del ácido enólico u oxicam). FF VO cáp. 10 mg y 20 mg; tabl. flash 20 mg; gel 0,5 %/20 g; sol. iny. 20 mg/ml/1 ml y 40 mg/2 ml; supositorio 20 mg; polvo para reconstruir 20 mg. Dosis adultos: VO: 10-20 mg/d dividido en 1-2 dosis.

Farmacodinamia y farmacoseguridad

Mecanismo de acción

Los AAA inhiben la síntesis de PGs, especialmente la PGE_2, cuya acción fisiológica es producir vasodilatación, aumentar la permeabilidad capilar, causar eritema, dolor (algesia) y la temperatura. Por esto, se explican los efectos AAA. Observar la figura 53.

La **ASA** o el **ibuprofeno** impiden inespecíficamente la reacción en cascada de las PGs que se realiza a partir del ácido araquidónico que se metaboliza por dos vías de la enzima ciclo-oxigenasa (COX), las isoenzimas COX1 y COX2, así:

1) *La vía de la enzima COX.* La inhibición inespecífica de esta impide la producción del endoperóxido PGH_2 y, a su vez, se inhiben dos de las isoenzimas de la COX reacciones bioquímicas que ocurren a partir de él: primero, en las plaquetas, la PGH_2 no se metaboliza al mediador químico TXA_2, vasoconstrictor potente, y por la acción de la enzima tromboxano (TX) sintetasa se inhibe la agregación plaquetaria; segundo, en el endotelio vascular no se forma la PGI_2 ni la PGE_2 que tienen efectos vasodilatador y antiagregante plaquetario, opuestos al TXA_2, a partir de la PGH_2 y la acción de la enzima prostaciclina sintetasa.

Figura 53.
Perfil del MA-acción-efecto farmacológico AAA

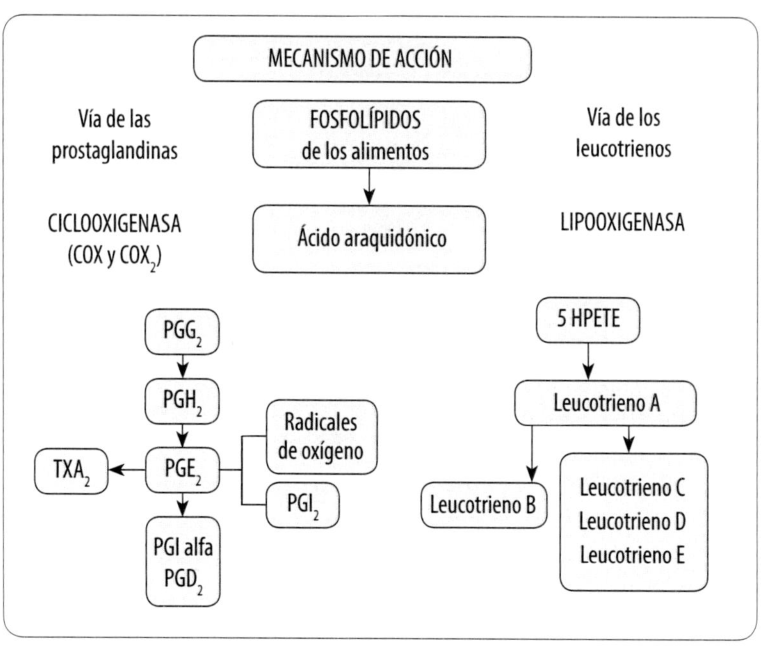

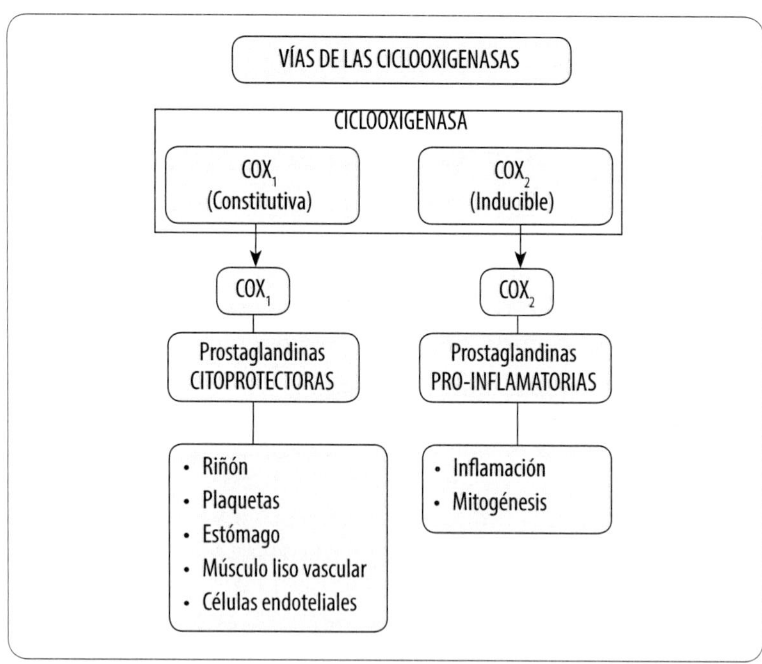

Esquema conceptual del MA de los medicamentos AAA . Fuente: elaborado por la autora.

Las PGs, PGI2 y PGE2 tienen efecto contrarregulador de equilibrio de la vasodilatación y aumento del flujo sanguíneo en el sistema renal sobre la enzima angiotensina II, donde reducen la reabsorción de agua en los túbulos colectores de la nefrona y reducen la eliminación de Na^+ y K^+. En consecuencia, los AAA en alguna medida retienen H_2O y Na^+, lo que agrava la IC, disminuye la función renal y aumenta complicaciones en pacientes con alteración renal.

2) *La vía de la ELO.* La inhibición de esta antagoniza la síntesis de los leucotrienos (LTs), histamina, cininas e isoenzima de la enzima COX de factores inmunogénicos (inhibe la fagocitosis y el sistema del complemento y disminuye la acumulación de leucocitos). En los efectos farmacológicos de los AAA participan otros MA: en su efecto analgésico, coadyuva cierta interacción en el SNC, no bien definida. El efecto antipirético se debe, primeramente, a la inhibición de la síntesis de PGs y a la modificación de la respuesta de la interleucina-1 (pirógeno endógeno); no obstante, los AAA no actúan directamente sobre ellos, a diferencia de la **dexametasona** (antiinflamatorio potente), que inhibe la vía del ácido araquidónico y la producción de pirógenos endógenos derivada de la hormona glucocorticoide y actúa en forma directa sobre estos. Por eso los fármacos glucocorticoides tienen una acción-efecto farmacológico antiinflamatoria más potentes que el diclofenaco o el ibuprofeno. Al igual que acción-efecto antihistaminico (antialégico) que los fármacos antihistamínicos

Los AAA interaccionan a dosis altas con la proteína G y modifican la activación de las células que intervienen en el estadio inicial de la inflamación y de la producción de citoquinas. En segundo lugar, un xenobiótico (pirógenos exógenos, agentes biológicos, reacción inmune, fármacos, progesterona) interacciona con diferentes células endógenas e induce la producción de pirógenos endógenos. Estos activan en el hipotálamo la producción de calor y el aumento de la T° corporal de manera directa o a través de las PGs o receptores EP_3. Entre otras de sus acciones están: tienen una acción *cepilladora* de radicales libres en el SNC, artroprotección en articulaciones, estabilización de la membrana lisosomal, desacoplamiento de la fosforilación oxidativa y la inhibición de la síntesis de mucopolisacáridos.

La **ASA** actúa de cierta manera diferente a los demás AAA; mediante una reacción química de acetilación, inhibe irreversiblemente por enlace covalente la enzima COX plaquetaria, por lo que su efecto es más prolongado; no se sintetiza TXA_2 y disminuye la agregación de las plaquetas por estímulos diferentes: por el colágeno, neurotransmisores (SERO, ADRE) y ADP. Este efecto puede prolongarse con una sola dosis hasta por 2 d y la capacidad funcional de la plaqueta se altera por una semana; solo cuando nuevas plaquetas entran a la circulación, su función se restaura. Mientras que el efecto proagregante de la trombina no se disminuya, no se afecta el flujo sanguíneo ni la adhesión de las plaquetas al endotelio o al colágeno y el hematocrito se conserva normal.

La **ASA** se considera el antiagregante plaquetario de elección en una dosis entre 100-323 mg/d. Por su parte, el **ibuprofeno** inhibe de manera reversible la agregación plaquetaria, pero menos que la **ASA**; la recuperación de la función plaquetaria se produce en un día después de suspender el tratamiento. Otra excepción al MA de los AAA es el **acetaminofén** (*paracetamol*), que actúa mediante la reducción de la síntesis de PGs en el centro termorregulador de la T° en el hipotálamo (SNC), cuando existe concentración muy baja de peróxidos; no obstante, produce un efecto leve sobre la COX_1 y la COX_2; además, existe la posibilidad de que sus efectos se produzcan por otra isoforma COX_3, identificada hace poco, localizada en especial en el SNC. En razón del MA, no es un AAA y no tiene efecto antiinflamatorio; sin embargo, tiene efecto potente analgésico y antipirético.

La enzima COX se típica en dos isoenzimas: la COX_1 (citoprotectora) y la COX_2 (proinflamatoria); el **celecoxib** inhibe específicamente la vía de la isoenzima COX_2 y parece que presenta una mejor relación R/B para el riñón, SCV, endotelio vascular y en las plaquetas; en cambio, el **diclofenaco**, **naproxeno** y **piroxicam** tienen mayor afinidad para inhibir la vía de la ELO e impiden la formación de los LEU, potentes proinflamatorios hipersensibilizantes y vasoconstrictores.

El **diclofenaco** es un antiinflamatorio más potente que el **naproxeno**, **ibuprofeno** y **ASA**, aunque estos tienen mayor efecto analgésico y antipirético que el **diclofenaco**.

RAM/tóxicas

TGI: gastrotoxicidad, dolor epigástrico, gastritis, úlcera de predominio gástrico (paciente con infección por *Helicobacter pylori*) y sangrado digestivo independiente de la FF y vía de administración. En la gastropatía influye el $t^{1/2}E$, la dosis utilizada, la edad (adultos mayores), historia previa de úlcera y sangrado digestivo; el uso simultáneo de *prednisona* (antiinflamatorio potente), etanol (sustancias irritantes) y el tipo de AAA.

El **piroxicam** y **ketorolaco** ($t^{1/2}E$ largo) presentan FR alto de hemorragia digestiva, comparado con el FR relativo menos probable del **celecoxib** (selectivo de isoenzima COX_2), aunque este produce cardiotoxicidad, razón por la cual se prohibió su mercadeo en Colombia y varios países del mundo. Los AAA causan hepatotoxicidad con menos frecuencia; el **diclofenaco** es el que más se relaciona con hepatitis y lesión del nervio ciático por vía IM. Dermatotóxicas: síndrome de Steven Johnson. Cardiotóxicas: IAM, riesgo trombótico, inhibición de la agregación plaquetaria, aumento del tiempo de sangrado, ACCV, equimosis, bradicardia, bloqueo del nódulo sinoauricular (NSA) y AV. Estas RAM quizás se originan por la inhibición selectiva de la isoenzima COX_2 endotelial, mientras queda libre la vía de la isoenzima COX_1 plaquetaria y se produce TXA_2.

También producen RAM/hematotóxica: agranulocitosis y anemia aplástica. En el SNC: cefalea, vértigo, síncope, mareos, nerviosismo, tinnitus, insomnio, depresión, somnolencia; menos frecuentes: hipoacusia y pérdida de la atención y la memoria, principalmente en pacientes adultos mayores. Otras: precipitan crisis de broncoespasmo en pacientes hipersensibles, asociada a una desviación del metabolismo del ácido araquidónico por la vía de la ELO; se forma LEUs broncoconstrictores potentes y se disminuye la flogosis[21].

La **ASA** se asocia con el síndrome de Reye (ver concepto al final), por lo general en niños. Las FF **hioscina N-butilbromuro + dipirona** (*metamizol*) por vía IV e **hioscina N-butilbromuro + acetaminofén** por VO potencian los efectos antiespasmódico y analgésico. La aplicación rápida de estos medicamentos se relaciona con hipotensión severa y síndrome de Stevens Johnson. El **rofecoxib** fue retirado del mercado nacional y mundial por ser cardiotóxico.

Interacciones medicamentosas de interés clínico

La **ASA**, **ibuprofeno** o **diclofenaco** coadministrados con *prednisona, oxitetraciclina, etanol,* alimentos irritantes, *eritromicina,* entre otros, potencian el efecto gastrotóxico. Junto con *glibenclamida* o *tolbutamida* (hipoglucemiantes), estos son desplazados de la unión a proteínas plasmáticas por el AAA y se potencia el efecto terapéutico hipoglucemiante. Contiguos a *gentamicina* o *anfotericina B,* potencian el efecto nefrotóxico de estos, por reducción de la síntesis renal de PGs. Usados simultáneamente con *heparina, clopidogrel, metotrexato, vitamina E* o *Ginkgo biloba* (anticoagulante o antiagregante plaquetario), potencian el efecto anticoagulante. Junto con *furosemida, propranolol* o *captopril,* el AAA induce la retención de Na^+ y H_2O al inhibir la reabsorción de Cl^- estimulada por las PGs y por acción de la hormona antidiurética (ADH); reduce el flujo sanguíneo, aumenta la resistencia vascular y disminuye el efecto antihipertensivo.

[21] Enrojecimiento y calor que caracteriza la inflamación.

El **AAA** administrado concomitantemente con Li^+ o *metotrexato* disminuye la depuración renal y aumenta la Cp de estos y potencia el efecto terapéutico antimaniaco-antidepresivo del Li^+, así como sus RAM: diabetes insípida, nefrotóxica e hipotiroidismo hasta signos neurológicos de depresión, inconsciencia, coma, fasciculaciones, rigidez e hipertonía muscular; convulsiones, depresión respiratoria y muerte o aumenta el riesgo de toxicidad del *metotrexato* (leucopenia y trombocitopenia).

El **ibuprofeno** usado con *zidovudina* aumenta el riesgo de hematotoxicidad (hemartrosis y hematomas) en pacientes hemofílicos VIH (+). El uso concomitante de **ASA**, **ibuprofeno** o **diclofenaco** con un antiinfeccioso enmascara el cuadro clínico infeccioso del paciente. A la vez, con ácido ascórbico (vitamina C), este acidifica la orina y aumenta su reabsorción. En contraposición, junto con hidróxido Al^{3+} + Mg^{2+} (neutralizante de la acidez gástrica), *midazolam* (ansiolítico) o *diazepam* (hipnótico-sedante), estos forman con el AAA un compuesto insoluble, este disminuye su Cp y el efecto farmacológico de ambos es más corto. Junto con *cafeína* (té, café, cocacola, pepsicola) o *ranitidina* (antagonistas histaminérgicos de receptores H_2), estos inhiben el metabolismo del AAA y este amplía su biodisponibilidad. Junto con *sales de oro*, *rifampicina*, *halotano* o *acetaminofén*, el AAA aumenta la hepatotoxicidad de estos.

Precauciones y contraindicaciones

Tener precaución en la selección óptima del AAA para el uso responsable de los mismos, p. ej., no enmascarar un cuadro clínico o agravarlo, para lo cual es relevante considerar las siguientes pautas: en primer lugar, precisar las posibles causas de la aparición aguda de dolor, fiebre o agitación, pues estos se pueden interpretar como síntomas; cuando, contrario a esta situación, son persistentes, se relacionan con una enfermedad. Segundo, con base al diagnóstico claro y preciso, definir los tratamientos farmacológicos, no farmacológicos o ambos. Tercero, en caso de la opción farmacoterapéutica, valorarla conforme a la edad, antecedentes del síntoma o enfermedad, historia de enfermedad ácido péptica (EAP), ICC, alteración hepática, tratamiento con anticoagulantes, RAM e interacciones.

No usar ASA en niños, especialmente en caso de fiebre alta inespecífica, sin conocer el origen de la fiebre por su asociación con el síndrome de Reye, una infección viral que afecta el SNC y el hígado. Está contraindicado el uso conjunto de AAA con Li^+; en caso de que sea necesario, reducir la dosis de este y monitorear el tratamiento. De igual manera, se contraindica el uso simultáneo de más de un AAA, lo que aumenta el riesgo de úlcera GI, hemorragia y alteración de la función renal hasta IR.

Tomar conciencia para aprender

- Hay que tener en cuenta la seguridad del paciente al elegir la prescripción/automedicación de los AAA, ya que pueden agravar la enfermedad base u ocasionar RAM como GI, CV, renal y hepática, entre otras.
- Tener cuidado extremo del uso de los AAA en ancianos/ mujeres embarazadas, ya que esta población tiene más FR de RAM gastrotóxica. En las embarazadas causar cierre prematuro del ductus arterioso.
- Apartir de la siguiente figura 54, elabore un un caso clínico sobre el uso crónico de un medicamento AAA de uso común en la APS.

Figura 54.
Referentes para elegir un determinado AAA en cada caso clínico en particular.

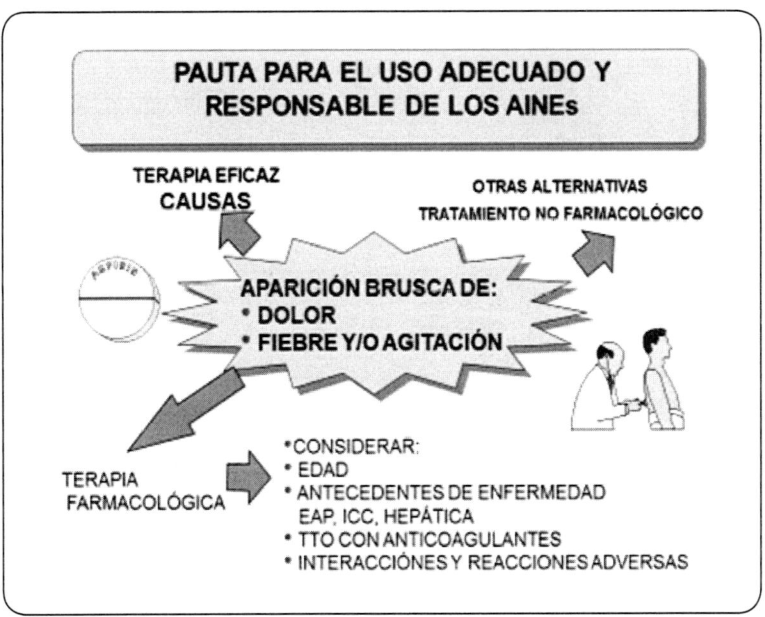

Fuente: elaborado por la autora.

Lecturas recomendadas

Gómez, C. (2003). "Los antihistamínicos y sus usos". *Cimed, 1*(1), 56. Retrieved from http://sibdi.ucr.ac.cr/boletinespdf/cimed12.pdf

Hang, H. P., Dale, M. M., Ritter, J. M. & P. K. M. (2004). "Mediadores químicos". *Farmacología*, 277-285.

Prado, E. & Gil, M. (2016). "Neumonitis intersticial por mesalazina en paciente con colitis ulcerosa". *Farma. Hosp., 40*(1), 55-57. https://doi.org/10.1136/bcr-2013-008724.8.

Ruiz, F. (2000). *Interacciones de los analgésicos : un enfoque práctico para el clínico*, 6-8.

UNIDAD SEIS

Medicamentos que actúan en el sistema endocrino

Son aquellos fármacos que ejercen su acción-efecto farmacológico sobre hormonas, esto es, moléculas bioquímicas mediadoras que se liberan en un lugar del organismo y modulan los efectos de células en otro sitio del mismo. La mayoría de las hormonas pasan al líquido intersticial y después a la circulación sanguínea, por donde se distribuyen a las células de todo el organismo. El sistema endocrino actúa controlando la liberación de hormonas o mediadores bioquímicos; las hormonas, junto con los neurotransmisores, ejercen sus efectos fisiológicos uniéndose a Res en la superficie o en el interior de las células diana, actúan a través de impulsos nerviosos y coordinan juntos funciones de todos los sistemas orgánicos, como se indica a manera de ejemplo en la siguiente figura 55.

Figura 55.
Perfil del MA-acción-efecto de hipoglucemiantes por VO e IV.

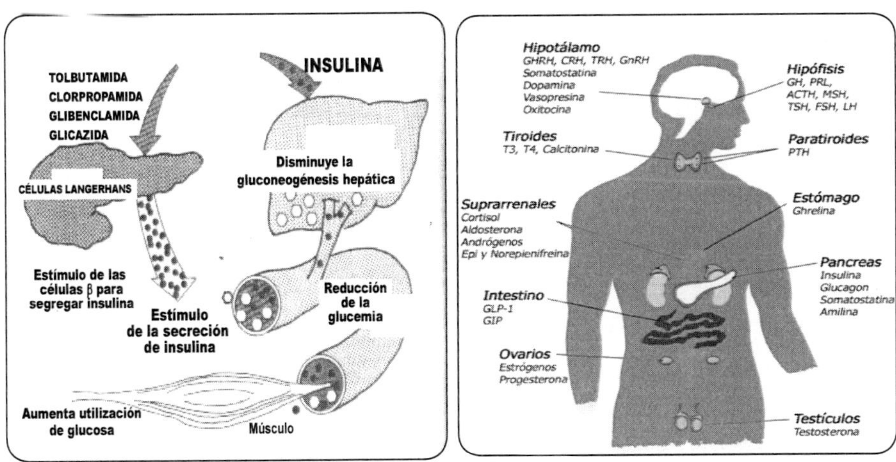

Localización de glándulas endocrinas productoras de hormonas en el organismo humano, Re de la Insulina, FF análogas que reduce la Cp de la glucosa. Fuente: elaborado por la autora.

Los efectos del sistema endocrino son más lentos que los efectos del sistema nervioso; aunque algunas hormonas actúan en segundos, la mayoría requiere de varios minutos para producir un efecto fisiológico o patológico.

Las hormonas son transportadas por la circulación sanguínea a todos los compartimientos del organismo, pero afectan solo a células diana, donde estas y los neurotransmisores se unen a Res glucoproteicos. P. ej., la hormona tirotrofina u hormona estimulante de la glándula tiroides (TSH) se une a células de esta glándula, pero no a células de los ovarios, porque las células ováricas no tienen receptores para la TSH. Los Rs, al igual que otras proteínas, se sintetizan y distribuyen constantemente; cuando existe un exceso de una hormona, el número de Res de esta decrece por un efecto compensatorio de regulación negativa. En contraste, cuando se produce una hormona en poca cantidad, el número de Res aumenta, fenómeno llamado regulación por incremento o regulación positiva.

En conjunto, todas las glándulas endocrinas secretoras de hormonas constituyen el sistema endocrino, donde actúan los fármacos. Las glándulas endocrinas son la hipófisis, tiroides, paratiroides, suprarrenal y pineal. Además, existen otros órganos y tejidos no clasificados como glándulas, pero que contienen células que secretan hormonas, tales como: el páncreas (insulina), los ovarios (estrógenos, progestágenos), testículos (testosterona). Las glándulas suprarrenales contienen progresivamente más tejido fibroso y producen menos *cortisol* y *aldosterona* con la edad avanzada, aunque la ADRE se mantiene normal. La siguiente tabla indica algunas de ellas:

Tabla 13.
Clasificación bioquímica de las hormonas endógenas.

Peptídica y proteica	Esteroidea	Derivadas de aa
Antidiurética	Cortisol	Adrenalina
Oxitocina	Corticosterona	Noradrenalina
GH*	Aldosterona	Dopamina
Insulina	Andrógenos	Histamina
	Estrógenos	Serotonina
	Progestanos	Melatonina
	Calcitriol	

* Hormona del crecimiento o somatotrópica.

El páncreas en las células beta (β) o islotes de Langerhan pancreáticos produce las hormonas polipeptídicas insulina y amilina, libera insulina lentamente con la edad y disminuye la sensibilidad de los R-insulina a la glucosa. Por esto, la Cp de glucosa aumenta más rápido y vuelve al estado normal con mayor lentitud en personas adultas que en jóvenes. Algunas glándulas endocrinas reducen su tamaño con la edad, pero su función puede ser normal o anormal. Así: la producción de hormonas de crecimiento (GH) reduce la atrofia muscular; la glándula tiroides regula la secreción de la tiroxina y el índice metabólico; como aumentar la grasa corporal e hipotiroidismo por una retroalimentación negativa de la hormona tiroxina-estimulante. Lo cual induce a un desequilibrio del eje fisiológico hipotálamo-hipofisis- glándulas suprarenales del organismo.

Capítulo 1

Medicamentos reguladores de la función de la insulina

Son fármacos que disminuyen la Cp de glucosa, hiperglucemia o diabetes mellitus (DM), un trastorno en la deficiente no utilización de la glucosa por falta relativa o absoluta de la hormona insulina, la cual transporta la glucosa de la sangre a otros sitios del organismo, donde debe cumplir su función bioenergética fisiológica, principalmente en el SNC y en el musculoesquelético. Se clasifican, desde la farmacología, según la vía de administración: por vía parenteral y por VO, de la siguiente forma:

1. Antihiperglucemiantes vía parenteral

Insulina zinc cristalina, insulina regular o cristalina de origen humano o bovino e insulina zinc o insulina NPH de origen humano, porcino o bovino. *Medicamentos antagonistas de la DM tipo 1.*

2. Antiperglucemínates por VO

Tolbutamida, glibenclamida, metformina, acarbosa, pioglitazona. *Medicamentos hipoglucemiantes DM tipo 2. VO.*

Farmacocinética

Los agonistas de la **insulina** se sintetizan por cambio bioquímico de la *insulina humana*; la trasformación biotecnológica de esta molécula ofrece ventajas frente a las **insulinas** convencionales, en cuanto a la A, el inicio y la duración de la acción farmacológica hipoglucemiante. Se dispone de tres FF de **insulina** de acción rápida: la **insulina lispro**, la **aspártica** y la **glulisina**.

Las FF de acción prolongada: la **insulina glargina**, **detemir** y **albulin** (en proceso de desarrollo), muestran un beneficio débil global frente a las insulinas convencionales en los diabéticos tipo 1. La FF de asociación de un análogo de **insulina** de acción rápida con un análogo de acción prolongada enseña un mejor efecto hipoglucémico nocturno en las personas con DM. La **insulina** se absorbe por vía parenteral (SC, IV, IM) y por vía pulmonar; por VO se inactiva en el TGI. Se clasifica de acuerdo al $t^{1/2}$E en cuatro tipos:

1) *De acción-efecto ultrarrápida:* **insulina lispro** y **aspartato**. Provienen de la inversión de los aa lisina y prolina en las posiciones 28 y 29 de la cadena del ADN de la insulina. Inicio rápido del efecto hipoglucemiante en unos pocos min y duración corta del mismo, de 4-5 h. Aplicar 5 min antes de comer.
2) *De acción-efecto rápida:* **insulina zinc**, llamada **cristalina regular sin amortiguador**. Inicio del efecto a los 30 min y de duración corta, entre 5-8 h. Aplicar 30-45 min antes de las comidas, solo por vía IV.
3) *De acción-efecto intermedia:* **insulina NPH**, **insulina regular**, **insulina lispro**, **aspartato** o **glulisina**. Se aplican 2-4 veces al día. Estas FF modifican la velocidad de A y permiten mantener la Cp por un tiempo más largo. Inician su efecto entre 2-5 h después de aplicadas y duran de 4-12 h. La **insulina NPH** es una FF que contiene protamina neutra (isofano) en una proporciónde 30 UI de insulina cristalina + 70 UI de insulina NPH.
4) *De acción-efecto larga:* **insulina glargina** y **Detemir**. El inicio del efecto es lento. La **glargina** se aplica 1 v/d para mantener la Cp basal de la insulina y reducir el riesgo de hipoglucemia nocturna que se presenta con la insulina regular cuando se aplica antes de acostarse. La **detemir** se aplica 2 v/d; el inicio del efecto se produce entre 1-1,5 h después de la inyección y dura 24 h o más.

En general, los cuatro tipos de **insulina** de origen sintético y biotecnológico simulan los efectos de la *insulina endógena*, pero se diferencian en el inicio y en la duración del efecto hipoglucemiante. La **insulina** se metaboliza en hígado y riñón y solo un 10 % se elimina inalterada por la orina; en IR es necesario ajustar la dosis. Se clasifica según su origen en tres tipos:

1) *Humana*. Es biosintética, obtenida por la tecnología genética recombinante del ácido desoxirribonucleico (ADN) de la insulina humana, a partir de la *Escherichia coli*, bacteria Gram (-) o de levaduras; esta tiene mayor pureza y menor incidencia de reacción de hipersensibilidad que las otras, por lo que tiene ventaja sobre estas.

2) *Porcina*. Difiere de la humana en un aa: la treonina se cambia por alanina en el grupo carboxi terminal de la cadena del ADN.
3) *Bovina*. Difiere de la humana por dos alteraciones adicionales de aa de la cadena A, la treonina se reemplaza por la alanina en la posición de la cadena A_8 y la isoleucina se reemplaza por la valina en la posición A_{10}.

La **tolbutamida**, **glibenclamida** y **metformina** se absorben bien por VO; se fijan a proteínas, como a la albúmina, fuertemente, entre 88-99 %, desde donde pueden ser desplazadas por otros fármacos. El metabolismo de las dos primeras es hepático y variable; en algunos casos, los metabolitos mantienen cierta actividad hipoglucemiante y se eliminan vía renal. La **metformina** no se fija a las proteínas plasmáticas y no sufre biotransformación. Por VO se elimina por orina en 12 h en forma activa. Su $t^{1/2}$E es de 2-4 h; debe administrarse de 2-3 v/d. Se diferencia de los otros hipoglucemiantes orales en el tiempo de la duración de acción. La **acarbosa** se absorbe poco.

FF, dosis y vías de uso terapéutico

Insulina zinc cristalina o insulina regular o cristalina de origen humano o bovino. FF sln inyectable 1.000 UI/10 ml. Dosis bolo 1 UI/kg seguido de 0,5 g de dextrosa IV; si la glucemia es superior a 400 mg/dl, el bolo de dextrosa no es necesario. Luego del bolo inicial, se debe iniciar infusión IV de insulina regular humana a dosis de 0,5-1 UI/kg/h junto con infusión de glucosa 0,5 g/kg/h si los niveles de glucosa no son muy elevados.

Insulina zinc o insulina NPH de origen humano, porcino o bovino. FF sln inyectable de 80-100 UI/ml. Dosis adulto Sc: 30-60 min antes del desayuno 1 v/d. Puede ser necesaria una dosis adicional 30 min antes de la comida o al acostarse.

Glibenclamida. FF VO tabl. 5 mg. Dosis de adulto: 2,5-20 mg/d repartidos en 2-3 tomas; la glibenclamida se presenta en tabletas micronizadas y no micronizadas, lo cual debe de tenerse en cuenta ya que no son bioequivalentes. Dosis inicial: 5 mg/d antes del desayuno.

Metformina. FF VO tabl. 500 mg, 850 mg y 1.000 mg; tabl. de liberación reg. 500 mg. Dosis adulto: se inicia con dosis de 500 mg 3 v/d o 850 mg 2 v/d con o después de las comidas, aumentando gradualmente a necesidad sin sobrepasar los 2.550 mg/d.

Acarbosa. FF VO tabl. 50 mg y 100 mg. Dosis adulto: diabetes tipo 2: 150-300 mg 3 v/d comenzando con dosis baja y ascenso gradual cada 6-8 semanas.

Pioglitazona. FF tabl. VO 15 mg y 30 mg. Dosis adulto: 15-30 mg/d, aumentado a necesidad, sin pasar de 45 mg/d. Puede combinarse con *tolbutamida, glibenclamida, metformina* e *insulina.*

Farmacodinamia y farmacoseguridad

Mecanismo de acción

La **insulina** está compuesta por dos cadenas de aa de dos subunidades, cada una de las cuales se une al Re en la superficie de sus células *diana* (glóbulos rojos, SNC, adipocito, hepatocito, gónadas, células endoteliales). Cada una de las subunidades de la estructura de la **insulina** se activa mediante la unión a su Re-enzima de la familia de la tirosincinasa.

La subunidad A está compuesta por proteínas extracelulares; es la forma activa mediante la autofosforilación y estimulación de otras proteínas diana e inhibe la acción de la enzima de la subunidad B, compuesta por proteínas extracelulares con dominio transmembrana e intracelular. No obstante, la unión de la **insulina** produce un cambio conformacional que reduce la actividad de la enzima tirosincinasa de las subunidades B.

La alteración de la secreción o de la acción de la **insulina** origina hiperglucemia, aunque esta es el estímulo principal de la producción de *insulina*. Las hormonas pancreáticas, la variación de hormona GI, neurotransmisores (ADRE, ACh) y nutrientes (aa, ácidos grasos, proteínas) ayudan a su liberación, hasta causar un síndrome metabólico.

La **tolbutamida** y la **glibenclamida** poseen mayor afinidad por los Rs pancreáticos, donde estimulan la secreción de *insulina* preformada en las células β pancreáticas; bloquean la salida de K^+ celular, fijándose de manera específica a la proteína SUR1 de la célula; inhiben la apertura de los canales de K^+ ATP-sensibles y despolarizan la membrana celular. Por consiguiente, abren los canales de Ca^{2+} y aumentan la concentración intracelular de este y su unión a la proteína calmodulina, lo que produce exocitosis y la liberación de **insulina preformada** de las células β del páncreas. Esto aumenta la sensibilidad y la tolerancia de la *insulina* a la glucosa. De igual modo, la **meglitinida**, un metabolito de la **glibenclamida**, se une a estos Rs y estimula la liberación de *insulina*.

La **metformina** presenta un MA diferente al de los otros hipoglucemiantes, pero no está muy claro; se cree que retarda la A de glucosa GI, reduce la Cp de glucagón, estimula el glicólisis en los tejidos y reduce la gluconeogénesis hepática. Por eso, no se debería considerar un fármaco hipoglucemiante estricto, pues restringe la resistencia de la *insulina* y, reduce la glucemia, los triglicéridos y la presión arterial en pacientes diabéticos. Estos efectos farmacológicos benefician el control de pacientes con enfermedad CV.

La **acarbosa** compite por los disacáridos y los oligosacáridos en los sitios activos de la enzima α-glucosidasa del yeyuno; de este modo, disminuye la A de los almidones y disacáridos y causa disminución de la Cp de glucosa. Contrario a los otros hipoglucemiantes, no estimula la liberación ni la acción de la **insulina**. La **pioglitazona**, por su parte, actúa solo cuando existe Cp alta o normal de la glucosa, estimula el efecto de la **insulina** secretada en las células β pancreáticas e inhibe la secreción de glucagón en las células α pancreáticas, mediante la inhibición de la enzima dipeptidil peptidasa-4 (DPP-4), e crece la acción de las incretinas, como el péptido-1, similar al glucagón, y el péptido insulinotrópico dependiente de glucosa; por consiguiente, tiene efecto terapéutico de regulación de la glucemia.

RAM/tóxicas

Las más frecuentes de la **insulina**: hipoglucemia seguida de hiperglucemia de rebote (efecto Somogyi), que conduce a daño cerebral, debido a la liberación de hormonas contrarreguladoras (glucagón, ADRE, NA, GH, cortisol, entre otras). La hipoglucemia se trata con glucosa VO (azúcar común) o dextrosa IV. Alergias: una reacción de hipersensibilidad mediada por IgE que origina refractariedad a la *insulina*, principalmente a la bovina y a la porcina. Local: irritabilidad en el sitio de la inyección, como infección, lipodistrofia (atrofia del tejido subcutáneo), lipoatrofia y lipohipertrofia, cuando la inyección se aplica en el mismo sitio. Resistencia inmunitaria, debida a la producción de anticuerpos de IgG contra la *insulina*, que disminuye su eficacia.

La **glibenclamida** y **tolbutamida** producen hipoglucemia, trastornos GI, reacciones cutáneas, fotosensibilidad, síndrome de Stevens Johnson; RAM/hematotóxicas: agranulocitosis, trombocitopenia y anemia hemolítica; hepatotóxicas: alteración de las enzimas transaminasas, ictericia colestásica y efectos cardiotóxicos leves. La **metformina** causa acidosis láctica que puede ser letal, RA GI (sabor metálico, anorexia, diarrea, dolor abdominal) y está asociada con el déficit de vitamina B12.

La **acarbosa** produce RAM GI: meteorismo, flatulencia, distensión abdominal, diarrea. Tiene la ventaja de que no estimula el apetito ni produce hipoglucemia, por lo que es útil en pacientes diabéticos obesos. La **pioglitazona** y **troglitazona** causan falla hepática severa y aumento en el riesgo de eventos CV, razón por la cual fueron suspendidas por la FDA, aunque en Colombia permanecen en el mercado.

Interacciones medicamentosas de interés clínico

La **insulina glargina** potencia su efecto hipoglucémico en coadministración con *glibenclamida, captopril, disopiramida, fenelzina, gemfibrozilo, fluoxetina, pentoxifilina, propoxifeno, ASA* o *sulfametoxazol*, mientras que lo reduce junto con *prednisolona, danazol, diazóxido, furosemida, glucagón, isoniazida, progestágenos, estrógenos, somatotropina, ADRE, salbutamol,* T_3 o T_4. Otros PA como *propranolol, clonidina,* $Litio^{2+}$ o *etanol* potencian o disminuyen su efecto hipoglucemiante.

La **insulina detemir** reduce la necesidad de **insulina**, *tolbutamida, propranolol, tranilcipromina, captopril* o *ASA*; mientras que la *hidroclorotiazida, prednisolona,* T_3, T_4, *ADRE, salbutamol, somatotropina* y *danazol* incrementan los requerimientos de **insulina.** Junto con el *propranolol*, la **insulina** enmascara los síntomas de hipoglucemia y retrasa la recuperación. Usada junto con *etanol*, este intensifica y prolonga el efecto hipoglucemiante de la **insulina**.

La **tolbutamida** y **glibenclamida** aumentan su efecto terapéutico en coadministración con *ASA, tranilcipromina, dipirona, gemfibrozilo, enalapril, metformina, cloranfenicol, tetraciclinas, warfarina, fluoxetina, clonidina, miconazol* o *etanol*. Por el contrario, los estrógenos, progestágenos, T_3, T_4, *fenitoína, glucagón, diazóxido* y *acetazolamida* disminuyen su efecto hipoglucemiante. La **metformina** en coadministración con vitamina B_{12} reduce la A de esta.

Usos terapéuticos

La **tolbutamida** y la **glibenclamida** se emplean en pacientes con DM tipo 2; sin embargo, para que el fármaco alcance la Cp de glucosa apropiada y, por ende, el efecto terapéutico deseado, se requieren restricciones y cambio en la conducta alimentaria diaria en forma continua. En los casos clínicos en que la **tolbutamida** o la **glibenclamida** no son toleradas, una alternativa es la **metformina** sola o asociada con **insulina** para mejorar el control de la glucemia en la DM tipo 1, cuando el efecto farmacológico de la **insulina** es inestable o se produce resistencia a la misma.

La **metformina** tiene ventajas frente a la **tolbutamida**, **glibenclamida** e **insulina**, debido a que produce hipoglucemia con menor frecuencia. Además, tiene efecto beneficioso en pacientes con hiperlipidemia, reduce la HTA, disminuye el peso corporal ligeramente y puede mejorar algunos signos de hiperandrogenismo. La **acarbosa** es una opción en pacientes con DM tipo II mal controlada con dieta, con o sin otros fármacos.

Precauciones y contraindicaciones

La **tolbutamida** y la **glibenclamida** están contraindicadas en pacientes con historia de estrés alto, IAM, traumatismo grave, ayuno, proceso infeccioso o en preparación anestésica; en estos casos, el fármaco no alcanza a estimular la secreción de **insulina** necesaria para disminuir la glucosa. La **metformina** está contraindicada en estados clínicos que faciliten la acidosis láctica (neuropatía, hepatopatía, neumopatía hipóxica, IC o shock). En general, todos los medicamentos hipoglucemiantes requieren de estudios a más largo plazo para garantizar la seguridad, las ventajas y precisar sus RAM sobre las complicaciones micro y macroangiopáticas de la DM.

Tomar conciencia para aprender

- El uso de la **insulina** debe ser individualizado a cada paciente, ya que las necesidades de esta son específicas para cada caso clínico particular según cada estilo de vida.
- Los pacientes deben tener un control estricto de su glucemia en sangre, para así llevar un seguimiento de la patología, haciendo los ajustes pertinentes y evitando la hipoglucemia ocasionada por el medicamento.
- La **metformina** es un medicamento que está indicado en pacientes obesos, ya que disminuye la hiperlipidemia y, ligeramente, el peso.

Capítulo 2

Medicamentos reguladores de la función de la glándula tiroides

Son medicamentos que ayudan a la regulación de la función y de la secreción de la glándula tiroidea, como la alteración de la secreción de las hormonas tiroxina (T_4), triyodotironina (T_3) y calcitonina, importantes en la maduración del SNC, el desarrollo, crecimiento y metabolismo energético del organismo. La estimulación de la función de la glándula tiroidea se define hipertiroidismo y la hipofunción de la glándula tiroidea se define hipotiroidismo. La clasificación farmacológica de estos medicamentos se presenta con base al tipo de alteración de la función tiroidea.

Clasificación farmacológica de antisecretores de la secreción tiroidea

Metimazol, propiltiouracilo, yodo/yoduros, yodo^{131} radioactivo y otros: propanolol o metoprolol. *Antagonistas del hipertiroidismo o antihipertiroideo.*

Tiroxina (T_4) y liotironina (T_3). *Antihipotiroideos de sustitución de la T_3 y T_4*[22].

Farmacocinética

El **metimazol**, **propiltiouracilo** y sln de **yodo** o **yoduro** se absorben en el TGI, tienen $t^{1/2}$E entre 6-15 h, se metabolizan rápido en el hígado y requieren

[22] La Cp de estas hormonas es estable a lo largo de su vida, excepto en el periodo neonatal y en caso de algunas patologías. Se transportan unidas a proteínas plasmáticas, *Thyroxin Binding Globulin* (TBG), *Thyroxin Binding Pre-Albumin* (TBPA) y albúmina, mediante una unión no específica. En forma libre circulan la T_4 (0,15 %) y la T_3 (0,3 %).

administración frecuente; atraviesan la placenta, se eliminan por la glándula mamaria y aparecen en la leche materna. La sln de *yodo* o *yoduro potásico*, administrada continuamente, alcanza su efecto máximo entre 10-15 d y luego va disminuyendo.

La tetrayodotironina (T_4) es un isómero natural de acción prolongada. Esta y la T_3 se absorben en grado alto por VO, alrededor de 99 %. Aunque la dosis es difícil de regular, debido a que el inicio de la acción es rápido y provoca RAM/ cardiotóxica; y, el efecto es un cambio súbito de la demanda metabólica. Se unen a las proteínas ligadoras de tiroxina y su metabolismo es igual al de las hormonas tiroideas endógenas. Después de interrumpir el tratamiento crónico, la acción terapéutica perdura por 72 h. El $t^{1/2}$E de la T_4 en la circulación es de alrededor de 5-7 d y el de la T_3 de 1-3 d. La Cp de la T_3 es alrededor del 2 % de la T_4.

FF, dosis y vías de uso terapéutico

Metimazol. FF VO tabl. 5 mg. Dosis inicial hipertiroidismo leve: 15 mg. Dosis inicial hipertiroidismo moderado: 30-40 mg. Dosis inicial hipertiroidismo severo: 60 mg c 8 h/d. Dosis mantenimiento: 5-15 mg/d 1-2 a . Dosis inicial niños: 0,4-0,6 mg/kg c 8 h/d. Mantenimiento: 0,2 mg/kg/d. Neonatos: 0,5-1 mg/kg c 8 h/d.

Propiltiouracilo. FF tabl. 50 mg y 100 mg. Dosis adulto: 400-800 mg 3 v/d durante 2 meses; mantenimiento: 50-100 mg/d durante 18 meses. Niños inicial: 4-6 mg/kg c 12-24 h/d; mantenimiento: 2 mg/kg/d.

Yodo/yoduros. Dosis de adulto: 130 mg/2 ml/d. Niños de 12-18 a. bajos en peso: 65 mg/1 ml/d. Niños de 3-12 a.: 65 mg/1 ml/d. Niños de 1 m-3a.: 32,5 mg/0,5 ml/d. Neonatos de 1 m: 16,25 mg/0,25 ml/d.

Yodo^{131} radioactivo. Dosis VO adulto: de 4-25 milicuries (80 microcuries/g de glándula).

Tiroxina[23] sódica anhidra, levotiroxina o tetrayodotironina (T_4). FF VO tabl. 20, 25, 50, 75, 100, 125, 150, 175 y 200 µg. Dosis adulto: oral 12,5-150 µg/d; IV o IM en pacientes que no pueden usas la VO: aproximadamente 80 % de la dosis oral diaria. Dosis niños: oral: 0-12 meses, 5-6 µg/kg/d; 1-5 años, 3-5 µg/kg/d;

[23] Equivalente a 65 mg de tiroides desecado/tiroglobulina a 100 µg de levotiroxina (T4) o a 25 µg de liotironina (T3).

6-10 años, 4-5 µg/kg/d; más de 10 años, 2-3 µg/kg/d, hasta alcanzar la dosis del adulto. IV o IM en recién nacidos que no toman medicamentos orales: 50-75 % de la dosis oral diaria (10-15 µg/kg/d).

Liotironina sódica o triyodotiroxina (T_3). FF VO tabl. 25 µg. Dosis adulto: 25-100 µg/d. Dosis niño: 5 µg hasta 20-50 µg/d; de los 3 años en adelante, se administra la dosis del adulto.

T_3 + T_4 sódica. FF VO tabl. **T_4** 120 µg + **T_3** 30 µg. Dosis de adulto: 1,6-2 µg/kg/d hasta 100 µg/d. Ajustar cada 2-4 sem., según necesidad clínica. Lactantes y mayores de 2 años: 4 µg/kg/d. Neonatos: 10-15 µg/kg/d.

Farmacodinamia y farmacoseguridad

Mecanismo de acción

El **propiltiouracilo** tiene una acción semejante al **metimazol**, antagonista competitivo de la yodación de la tiroglobulina (glucoproteína), necesaria para la síntesis de **tiroxina**. No inactiva la T_4, la T_3 circulante ni las acumuladas en la glándula tiroides. El **metimazol** es 10 v más potente que el **propiltiouracilo**. Este inhibe más rápido la conversión periférica de **T_4** inactiva a **T_3** activa (desyodinación), lo que favorece que la **T_3** estimule la síntesis de proteínas necesarias para el metabolismo normal a través de la unión a sus Res. El **Yodo** inhibe la yodación de la tiroglobulina, posiblemente porque inhibe la producción de H_2O_2 necesaria para este proceso. Analizar la figura 56.

Figura 56.
Referente del MA-acción-efecto y sitio de acción de los antihipertiroideos.

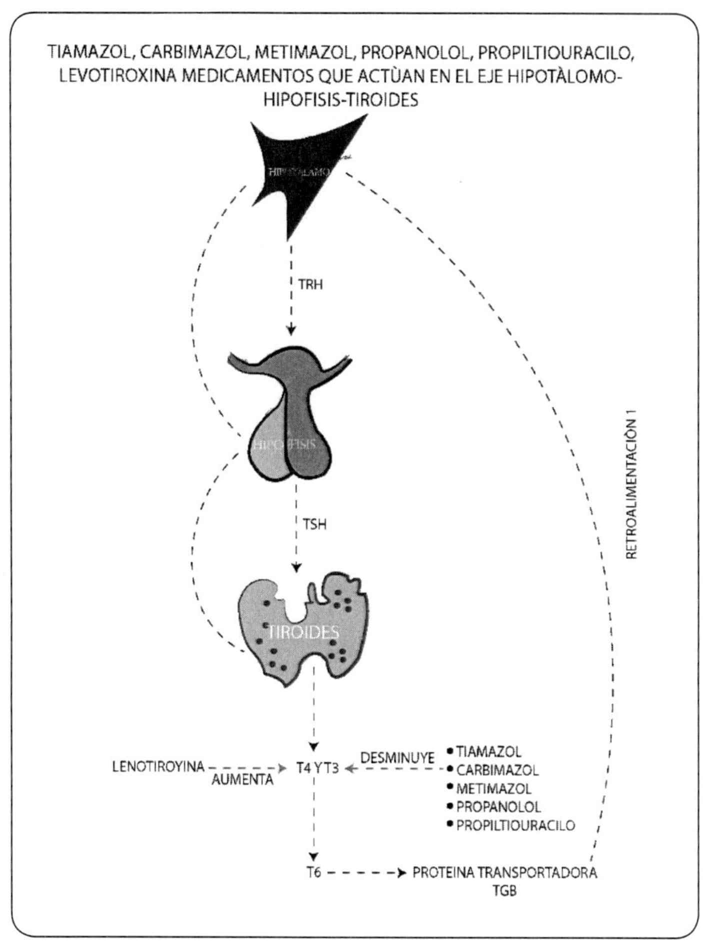

Fuente: elaborado por la autora.

La $\mathbf{T_4}$ es una prohormona fisiológica en la célula del organismo, se convierte en $\mathbf{T_3}$ y esta se une a los Res de afinidad alta, asociados con el ADN del núcleo. Sin la unión previa de la $\mathbf{T_3}$ endógena al ligando (PA), los Res reprimen la transcripción basal (silenciamiento genético) y cuando la T_3 se une a estos, origina una modificación celular conformacional que activa la transcripción de la síntesis proteica y la producción de ARNm.

Las células del organismo no son capaces de captar la hormona unida a las proteínas transportadoras, por consiguiente, estas responden a la hormona tiroidea libre. La potencia relativa de la T_3 es alrededor de 2-10 v más potente que la T_4, dependiendo del tipo de efecto biológico que se esté evaluando y la afinidad diferente por las proteínas transportadoras séricas. La Cp de T_3 libre es alrededor del 30 % de la de T_4 libre; a pesar de existir una Cp mayor de T_4, la T_3 se metaboliza a una velocidad mayor.

RAM/tóxicas

El **propiltiouracilo** y el **metimazol**, con frecuencia: inhiben la mielopoyesis y causan agranulocitosis, granulocitopenia, trombocitopenia, anemia aplásica y fiebre; síndrome parecido al LES; síndrome insulínico autoinmune (coma, hipoglucemia); periarteritis e hipoprotrombinemia. Con menos frecuente: nefritis. RAM menores: rash cutáneo, urticaria, náusea, vómito, diarrea, epigastralgia, artralgia, parestesias, pérdida del gusto, caída anormal de cabello, mialgias, cefaleas, somnolencia, neuritis, edema, vértigo, pigmentación de la piel, linfadenopatía y hepatitis (ictericia que persiste en la suspensión del fármaco).

El **yoduro potásico** causa hipersensibilidad (angioedema, erupciones cutáneas), fiebre, lagrimeo, conjuntivitis, dolor en las glándulas salivales y el síndrome pseudogripal. Las RAM graves de las $\mathbf{T_4}$ y $\mathbf{T_3}$ por sobredosis son: hipertiroidismo (HTA, angina de pecho, taquicardia, IC). Menos graves: resorción ósea insidiosa hasta osteoporosis. En el SNC: temblor, excitabilidad, insomnio, pseudotumor cerebral. TGI: anorexia, gastritis. Hipersensibilidad en piel, principalmente. Metabólicas: trastorno menstrual. Otras: pérdida de peso, intolerancia al calor y fiebre.

Interacciones medicamentosas de interés clínico

El uso conjunto de **metimazol** con *warfarina* o *heparina* potencia el efecto antagonista del anticoagulante sobre la vitamina K. El uso de **liotironina** junto con *insulina*, *clorpropamida*, *tolbutamida* o *metformina* disminuye la Cp del hipoglucemiante y, para tener el efecto antihipotiroideo, se requiere más dosis.

Las $\mathbf{T_4}$ y $\mathbf{T_3}$ interaccionan con la estructura endógena de la yodotironina y con medicamentos como *ASA*, *fenitoína* y *diclofenaco*; la estructura química de estos se parece a la estructura de las hormonas T_3 y T_4, por lo que compiten por la unión a las proteínas séricas de estas y las desplazan; por esto, la Cp de las formas libres de $\mathbf{T_4}$ y $\mathbf{T_3}$ aumenta hasta causar hipertiroidismo y el efecto de control del mecanismo endógeno produce una disminución de la Cp hormonal total para volver al equilibrio anterior. Esto requiere monitoreo de la Cp de hormona tiroidea libre para evitar el efecto tóxico de hipertiroidismo medicamentoso.

Usos terapéuticos

El **metimazol** y **propiltiouracilo** se indican en el tratamiento del hipertiroidismo por diferentes causas, como mixedematoso que requiera la acción rápida y el tratamiento urgente; bocio simple (no endémico), ocasionado por la tiroiditis linfocítica crónica (de Hashimoto) o carcinoma de la glándula tiroide dependiente de la hormona *tirotropina* estimulante de la tiroides (TSH) y de la función tiroide. El **yoduro potásico** se utiliza en la preparación de la cirugía de glándula tiroides de pacientes hipertiroideos y como tratamiento coadyuvante de la crisis tirotóxica grave.

Precauciones y contraindicaciones

La **liotironina (T_3)** está contraindicada en hipertiroidismo, insuficiencia suprarrenal no tratada, enfermedad de Addison, DM, ICC y cretinismo; en este último, se cuestiona el paso de la T_3 a la BHE.

Tomar conciencia para aprender

- Los medicamentos antihipotiroideos pueden agravar los problemas cardiacos de base, ya que tienen efecto cardioestimulante.
- Tener precaución rigurosa en la administración del **propiltiouracilo** y **metimazol** durante el embarazo, ya que pueden atravesar la placenta y causar malformaciones en el feto.
- En los pacientes en que la terapia antihipertiroidea no cause el efecto terapéutico deseado a largo plazo, se recomienda optar por un tratamiento definitivo como la cirugía o el **yodo** radioactivo.

Capítulo 3

Medicamentos moduladores de las hormonas sexuales

Son aquellos fármacos antagonistas o agonistas de hormonas sexuales endógenas femeninas (*estrógenos* y *progestágenos*) y de la *testosterona* (T), hormona sexual masculina (andrógenos), entre otras. Estas influyen en el control del sistema reproductor a través de una retroalimentación positiva o negativa del eje hipotálamo-hipófisis-ovarios/testículos (H-H-O/T), que estimula o inhibe la secreción de la hormona liberadora de gonadotropinas (GnRH) en el hipotálamo, la cual, a su vez, estimula la producción de la hormona estimulante del folículo (FSH), hormona luteinizante (LH) y hormona del crecimiento (GH), llamadas gonadotropinas, por células de la hipófisis, cuya secreción se regula por estímulos de tipo ADRE-α, noradrenérgico y PGs que aumentan la secreción hipotalámica de GnRH.

Los estímulos de los Rs de ADRE-β, dopaminérgicos, testosterona, progestágenos, endorfinas, prolactina y las situaciones de estrés disminuyen la secreción endógena de GnRH. De igual manera, el uso de hormonas sexuales exógenas (anticonceptivos orales, andrógenos) inhibe el mecanismo de retroalimentación de las hormonas sexuales del eje hipotálamo-hipófisis ovarios/testículos (H-H-O/T), necesario para la biosíntesis de las hormonas sexuales, la espermatogénesis y el ciclo menstrual para la ovulación, según la siguiente figura 57.

Figura 57.
Medicamentos moduladores de las hormonas sexuales.

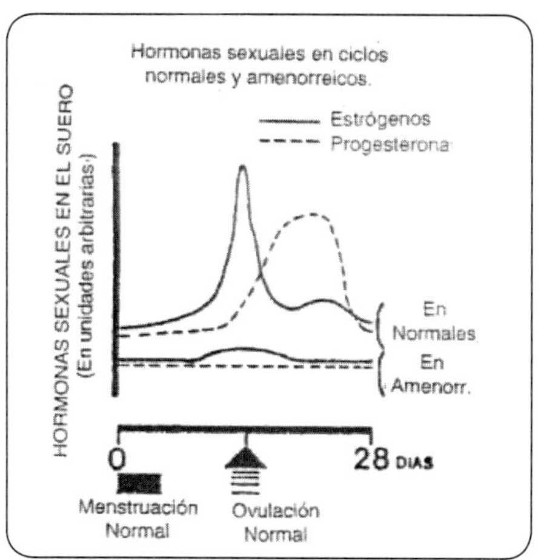

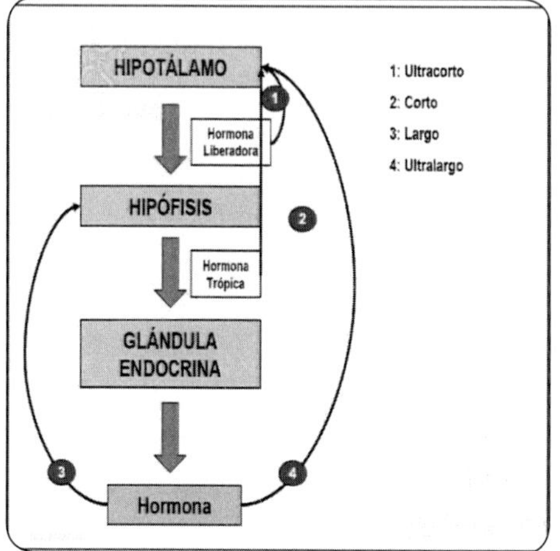

A la derecha, la función ovárica en el ciclo menstrual en el cual actúan los anticonceptivos orales. A la izquierda, el proceso del ciclo menstrual se desarrolla mediante un proceso de retroalimentación del eje hipotálamo-hipófisis-ovarios. Fuente: elaborado por la autora.

En la infancia y en la pubertad, la Cp de la FSH y de la LH son detectables a Cp baja; en estas etapas de la vida, la secreción gonadotrófica se duplica por un aumento de la Cp y de la frecuencia de los estímulos de liberación de la GnRH. La Cp de FSH y LH es relativamente constante en los hombres, mientras que en la mujer varía según la fase del ciclo menstrual y la secreción es más elevada. Además, un tumor hipofisario puede secretar, algunas veces, una o ambas gonadotrofinas.

El ciclo menstrual indica los cambios fisiológicos de la estimulación de la función ovárica y de la Cp de las hormonas sexuales, que inicia en la pubertad con la producción ovárica de estrógenos; estos estimulan el desarrollo mamario, distribución de la grasa y cierre de las epífisis de los huesos largos en la primera fase de la pubertad. En otra etapa de esta, se producen cambios significativos en el endometrio y un sangrado periódico (menstruación).

Cada ciclo comienza con el crecimiento de varios folículos por el estímulo de la FSH, cada uno de los cuales contiene un óvulo rodeado por células teca; a los 5-6 d, el folículo dominante inicia su desarrollo más rápido. Las células externas e internas de este folículo (célula teca) se multiplican por acción de la LH que produce y libera estrógenos, como se muestra en la figura 57. Estos estrógenos inhiben la FSH e impiden el crecimiento de los otros folículos que empiezan a crecer junto con el folículo dominante. En la mitad del ciclo menstrual, los estrógenos alcanzan su Cp máxima y las células de la teca empiezan a secretar *P*, que estimula una liberación temporal de las hormonas FSH y LH y se origina la ovulación.

Después de esta, el folículo desgranulado se llena de sangre (cuerpo hemorrágico), las células que rodean el óvulo proliferan y reemplazan la sangre formada por el cuerpo amarillo (cuerpo lúteo). Este produce estrógenos y progestágenos, hormona del embarazo que aumenta durante el resto del ciclo menstrual; cuando no hay fecundación, el cuerpo lúteo se degenera, disminuye significativamente la producción de hormonas, se convierte en cuerpo albicans y el endometrio se desprende, originando la menstruación. La edad promedio para el fin del ciclo menstrual (menopausia) es entre 30-50 años. En el hombre, los testículos tienen la función de producir testosterona (andrógenos).

Clasificación farmacológica de los fármacos reguladores de hormonas sexuales

Agonistas de estrógeno, progestágeno y andrógeno

Son fármacos con efecto anticonceptivo, principalmente. Modifican el mecanismo de la ovulación, fecundación y de la implantación del óvulo en la mujer e inhiben la espermatogénesis o varían la actividad de los espermatozoides, en el varón. Se clasifican farmacológicamente según su origen:

Natural: el **estradiol**, **estrona** y **estriol** (los Es, hormonas ováricas). Sintéticos por un cambio estructural de la molécula natural: el **etinilestradiol**, **quinestrol** y **dietilestilbestrol**. Los **Ps** sintéticos: el **norgestrel**, **levonorgestrel**, **gestodeno** y **medroxiprogesterona**. La **T**, la hormona sexual androgénica testicular más importante, se produce en los testículos, glándulas suprarrenales, ovarios y en la placenta, a partir del colesterol circulante. **T** sintética: la **metenolona**.

Etinilestradiol + levonorgestrel, estradiol, estrógenos conjugados, medroxiprogesterona, levonorgestrel, hidroxiprogesterona, testosterona, noretisterona, danazol. *Medicamentos anticonceptivos hormonales (anovulatorios).*

Tamoxifeno, espironolactona, ciproterona. *Medicamentos antagonistas de estrógeno, progestágeno y andrógeno.*

Clomifeno, hormona gonadotropina humana postmenopáusica. *Medicamentos estimulantes de la ovulación.*

Farmacocinética

El 17β-estradiol es el estrógeno natural que sintetiza el ovario, principalmente, pero también se produce en la placenta, testículos y corteza suprarrenal de ambos sexos en menor cantidad, mientras que la **estrona** y el **estriol** se producen en el hígado, en el cuerpo lúteo durante el ciclo menstrual, en el feto y en la placenta durante el embarazo (zona suprarrenal fetal + placenta), donde se produce **estriol** en concentración alta, un indicador de bienestar del feto, y se elimina por la orina. Los estrógenos naturales y sintéticos se absorben fácil a través de la piel y las membranas mucosas y alcanzan Cp óptima, donde se unen a la albúmina y a una globulina transportadora de hormonas sexuales.

La **progesterona** tiene una A poco efectiva por VO, la FF de uso por esta vía debe corregir esta desventaja; se une a las proteínas más del 90 %; su metabolismo es hepático y la excreción es por vía renal, como glucurónidos. La duración de la acción depende de la FF y de la vía de administración. La FF **progesterona enantato** tiene el $t^{1/2}$E más largo, seguida de la **cipionato** y de la **propionato**, y se elimina por vía renal.

Los **anticonceptivos** son la asociación de estrógenos y progestágeno en dosis variadas según la FF utilizada en tres asociaciones sinérgicas: 1) FF monofásica*:* contiene una dosis fija y constante del E y el P, se absorbe por VO y la suspensión está seguida de menstruación; 2) FF bifásica*:* el uso es secuencial, en los primeros 10-14 d se usa un estrógeno solo o asociado a una dosis pequeña de progestágeno; después del día 15 hasta 3 semanas se mantiene la misma dosis de estrógenos y se aumenta la de progestágeno; 3) FF trifásica: también de empleo secuencial, la dosis de estrógenos y progestágeno simula un patrón de relación fisiológica entre E/P a dosis diferencial en la fase inicial, intermedia y final del tratamiento. Las FF bifásica y trifásica reducen la cantidad total de progestágenos y la incidencia de sangrado a mitad de ciclo, cuando se usan dosis muy bajas de estrógeno.

La FF de dosis única de P presenta $t^{1/2}$E rápido y requiere alrededor de 12 h de uso diario continuo por VO. La FF depot presenta $t^{1/2}$E intermedio y se usa de forma IM mensual. Los implantes vía Sc de **levonorgestrel** 36 mg presentan $t^{1/2}$E prolongado y efecto anticonceptivo hasta 5 años; este se puede extraer y el efecto es reversible. En los preparados poscoito se usa prostágeno solo o estrógeno en dosis alta (p. ej., 2-5 mg/d de **etinilestradiol**); se prefiere la composición de 100 µg de **etinilestradiol** + 1 mg de **norgestrel** utilizada en las primeras 72 h poscoito y repetida a las 12 h.

El **tamoxifeno** se absorbe bien por VO y se metaboliza por hidroxilación en el hígado; el metabolito monohidroxilado tiene mayor potencia antiestrogénica y el dihidroxilado una menor. Presenta una cinética de eliminación bifásica, $t^{1/2}$E inicial de 7-14 h y $t^{1/2}$ terminal de 7 d por la bilis, esencialmente. El **danazol** se metaboliza en el hígado a metabolitos inactivos, su $t^{1/2}$E es de 4,5 h y se excreta por vía renal. La **ciproterona** se absorbe lentamente por VO, conviene administrarse después de las comidas, presenta un $t_{máx}$ de 3-4 h que se puede prolongar alrededor de 30-40 h; la Cp desciende con rapidez relativa porque pasa con facilidad las barreras celulares y los tejidos.

FF, dosis y vías de uso terapéuticos

Etinilestradiol + levonorgestrel. FF VO tabl. o gragea 0,035-0,05 mg + 0,250-0,50 mg. Desde el primer día de la menstruación, 1 tabl./d durante 21-28 d y descansa 1 semana, independiente de la aparición de sangrado.

Estradiol. FF VO tabl. o gragea 2 mg. Dosis adulto estrogenoterapia sustitutiva en insuficiencia ovárica primaria: 1-2 mg/d durante 21 d; repetir la dosis en forma cíclica después de 7 d de descanso. Antineoplásico en carcinoma de mama (progresivo inoperable): 1 mg 3 v/d durante 3 m por lo menos. En carcinoma de próstata (progresivo inoperable): 1-2 mg 3 v/d. FF transdérmica 25-50 µ/d. Dosis adulto: 1 sistema 2 v/sem. durante 3 sem.; repetir el ciclo después de 1 sem. de descanso. Iniciar con 0,05 mg y ajustarla según necesidad clínica; esta libera alrededor de 0,05-0,10 mg/d.

Estradiol cipionato. FF amp. IM 1,5-2 mg. Dosis de adulto, terapia de sustitución en hipogonadismo femenino: aplicar por intervalos mensuales. En síntomas menopáusicos: 1-5 mg c 2-4 sem.

Estradiol valerianato. FF gragea 10 mg. Dosis: 10-20 mg/d. Antineoplásico en carcinoma de próstata (inoperable y progresivo): 30 mg c 1-2 sem; ajustar la dosis según necesidad.

Estrógenos conjugados. FF VO grageas estrógeno 0,625 mg**.** Dosis adulto no ovulatorio en terapia de reemplazo hormonal: 0,3 mg-0,625 mg o 1,25 mg/día. FF crema vaginal 0,625 mg/g; se usa 1 g 1-3 veces a la semana.

Medroxiprogesterona. FF VO tabl. 5 mg; vía IM, liofilizado 50 mg para suspensión inyectable. Dosis de adultos en desequilibrio hormonal (hemorragia disfuncional uterina): 5-10 mg/d durante 5-10 d, iniciar el día 16 o 21 del ciclo menstrual. Dosis de adultos en carcinoma de endometrio o renal: FF IV o IM ampollas 400 mg-1 g/d y repetición de la dosis con intervalos de una semana.

Levonorgestrel. FF VO tabl. con o sin recubrimiento 0,03 mg. Dosis adulto: iniciar el primer día del flujo menstrual, una gragea/d sin interrupción. Tomarlas en el orden indicado en el envase durante los 35 días, independientemente de la aparición de sangrado. Es decir, una vez acabado el primer envase, se comienza el siguiente sin interrupción; no exceder en más de 3 h este intervalo. En mujeres lactantes: iniciar el **levonorgestrel** después de la sexta semana de posparto.

Hidroxiprogesterona caproato. FF VO 150 mg + *estradiol enantato* **10 mg.** FF IM amp. 1 ml cada mes en los primeros 5 d de iniciado el sangrado.

Testosterona éster (androgénica). FF IM sln inyectable 250 mg/ml. Dosis adultos para acción androgénica: 25 mg 1-2 v/d durante 3-4 d. En pubertad retrasada de varones: 12,5-25 mg 2-3 v/sem. durante 4-6 m.

T cipionato. FF sln IM, acción androgénica en climaterio, impotencia e hipogonadismo: 50-400 mg durante 2-4 sem. Antineoplásico: 200-400 mg durante 2-4 sem. Dosis pediátrica pubertad retrasada en varones: 25-200 mg durante 2-4 sem. por 4-6 m.

T enantato. FF IM sln inyectable, acción androgénica: 50-400 mg durante 2-4 sem. En cáncer: 200-400 mg por 2-4 sem.

Norestisterona enantato. FF VOP 50 mg + *estradiol valeranato* 5 mg. FF IM amp. de 1 ml cada mes en los primeros 5 d de iniciado el sangrado.

Danazol (androgénico, anti-E, anti-P y antigonadotrópico). FF VO cáp. y tabl. 100 mg y 200 mg. Dosis adulto endometriosis: 200-800 mg/d en 2 tomas por unos 4-6 meses. Enfermedad fibroquística de mama diagnosticada: 100-400 mg/d repartidos en 2 tomas. Profilaxis del angioedema hereditario: 400-600 mg/d repartido en 2-3 tomas.

Tamoxifeno (antiestrogénico). FF VO tabl. 10-20 mg. Dosis adultos: dosis habitual 20 mg/d por 5 años.

Espironolactona. FF VO. Ver tema cardiovascular.

Ciproterona (antiandrógenica). FF VO grageas 2 mg + 0,035mg *etinilestradiol*; tabl. 10 mg y 50 mg. En la mujer en algunos casos de alopecia andorgénica, acné e hirustismo, un esquema sencillo es el siguiente:2 mg + 0,035 mg *etinilestradiol* al día por 21 días. El tratamiento debe comenzarse el primer día del ciclo mestrual y se suspende 7 días para permitir la hemorragia por deprivación; debe esperarse efecto terapéutico de 6-8 meses de uso. En androgenización severa se usa el denominado esquema invertido de Hammerstein, que consiste en agregar *ciproterona* (10-100 mg/d) durante los primero 10 días del esquema anterior ciclícamente.

Ciproterona acetato. FF IM 300 mg 1 v/sem. Como antagonista de andrógenos: dosis inicial 200 mg/d durante 5-7 d junto con agonista LH-RH/3-4 sem. En mujeres: 10 mg 1 v/d desde el 1-15 d del ciclo. Si no causa hemorragia por deprivación en la semana de descanso terapéutico, debe excluirse la existencia de un embarazo. En niños de ambos sexos con pubertad precoz idiopática: dosis de acuerdo con el caso clínico y la superficie corporal, entre 1 gragea 2 v/d o 3 v/d, luego de las comidas.

Clomifeno citrato. FF VO tabl. 50 mg y 200 mg. Dosis inicial: 50 mg/d por 5 días, iniciando al 3° al 5° día del ciclo menstrual; si no se muestra respuesta, debe aumentarse la dosis en 50 mg/d hasta máximo 250 mg/d en situaciones especiales. Cuando se logra la respuesta, la dosis debe mantenerse cada mes por máximo 8 meses.

Hormona gonadotropina humana postmenopáusica. FF IM amp. FSH recombinante 50, 100, 300 y 600 U y LH recombinante amp. 75 U.

Hormona gonadotropina coriónica humana. FF IM amp. 5.000 UI/ml y amp. 250 U.

Farmacodinamia y farmacoseguridad

Mecanismo de acción

El **estradiol** y el **etinilestradiol** actúan a nivel celular al unirse a Re nucleares, creando un complejo F-R que forma dímeros acoplados a una secuencia determinada de nucleótidos, donde actúan regulando la trascripción del ADN. De igual manera, los progestágenos se unen a sus Res en el núcleo y en el citoplasma celular, donde se acoplan y promueven la transcripción del gen.

El mecanismo fisiológico de la asociación **estrógeno + progesterona** (anticonceptivos) se realiza mediante la acción-efecto farmacológico sinérgico de la disminución antagonista de la Cp de LH y FSH endógenos (gonadotrofinas) y evita el desarrollo del óvulo, de modo que se produce alteración de la motilidad de las trompas uterinas (Falopio) y del moco cervical, lo que impide el ascenso del espermatozoide. Algunas de las principales acciones y efectos fisiológicos de los estrógenos son el desarrollo del útero, ovarios, trompas uterinas (aparato reproductor femenino), las características sexuales secundarias (piel suave, grasa en las caderas, entre otras) y los efectos metabólicos: favorece balance (+) de N, Ca, Na y K, disminuye el colesterol y los fosfolípidos, aumenta los depósitos de Ca en el hueso.

Los efectos fisiológicos de la progesterona son: aumento de la viscosidad del moco cervical, secreción de enzimas endometriales, hemorragia uterina disfuncional, desarrollo insuficiente del cuerpo lúteo, pubertad precoz, anovulación crónica, mantiene la fase proliferativa del endometrio, disminuye el catabolismo en el organismo, aumenta el número de alvéolos mamarios y aumenta la T° basal. La **testosterona** y el **danazol** se unen al R-andrógeno intracelular de manera similar a los estrógenos e inducen síntesis de proteínas para la regulación de gonadotrofinas, espermatogénesis y cambios fisiológicos para la diferenciación y en el desarrollo sexual.

El **tamoxifeno** es antagonista de ciertas acciones bioquímicas y farmacológicas del **estradiol**, depende de su afinidad por el Re-antiestrógeno e inhibe la proliferación de diversos tipos de células tumorales mamarias humanas. La **ciproterona** antagoniza los Rs androgénicos e impide la acción de la **T** sobre los órganos sexuales secundarios en varones y en mujeres; además, actúa como antigonadotrófico y anticonceptivo. Analizar la figura 58.

RAM/tóxicas

El **estradiol** y el **etinilestradiol** causan hipersensibilidad mamaria, náuseas, vómitos, anorexia, retención hidrosalina, edema secundario y aumenta el riesgo de tromboembolismo, alteración del metabolismo de carbohidratos, hiperplasia endometrial y sangrado similar a la menstruación, con mayor frecuencia en el tratamiento hormonal sustitutivo posmenopáusico; por eso el estrógeno se debe usar de forma cíclica con un progestágeno. El t**amoxifeno** causa: náusea, vómito, sofoco, sangrado vaginal; en los primeros días del tratamiento, produce un pequeño aumento del tumor y dolor óseo debido a la acción estrogénica inicial. En pacientes con metástasis ósea, puede provocar hipercalcemia, leucopenia o trombopenia, aunque con poca frecuencia.

El **levonorgestrel**, **hidroxiprogesterona caproato** y **medroxiprogesterona** provocan en el SNC: habla balbuceante[24], depresión, cefalea, ataxia, visión do-

[24] Alteración de la vocalización y la articulación del lenguaje oral.

ble, exoftalmos, desmayo; SR: dolor torácico, falta de aire repentina, hemoptisis; SNP: dolor en brazos, ingle o piernas, debilidad muscular, parestesia; TGU: cambios en el flujo menstrual, poliuria dolorosa, secreción vaginal viscosa y blanca tipo coágulo; CV: HTA; TGI: dolor de estómago, hemorragia gingival; hormonales: nódulos en las mamas y secreción.

Figura 58.

Mecanismo y sitio de acción de los medicamentos moduladores de hormonas sexuales.

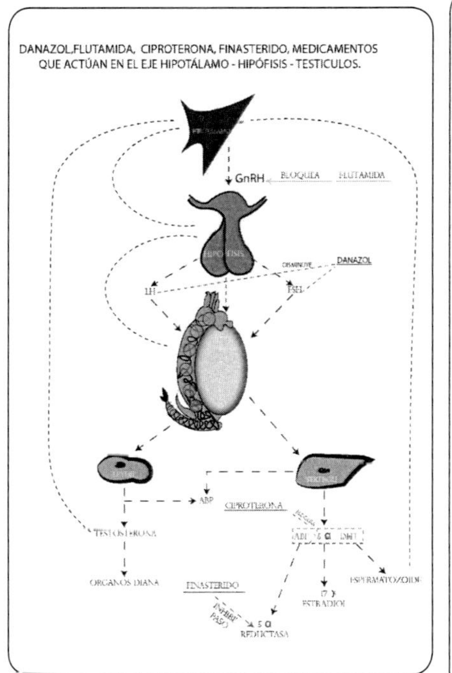

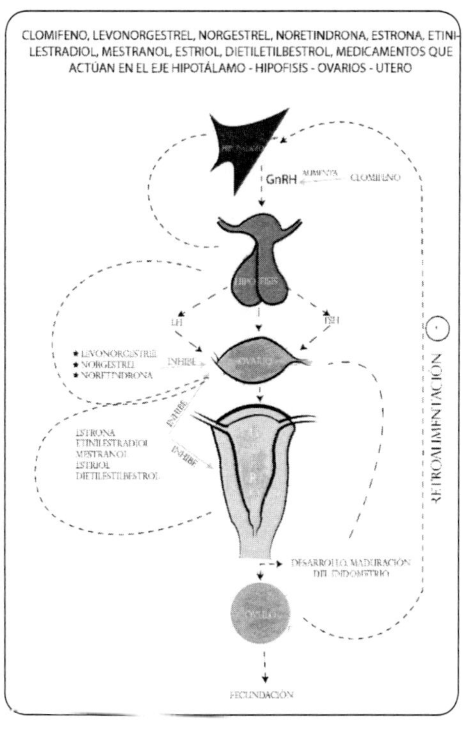

Fuente: elaborado por la autora.

Las RAM/tóxicas frecuentes de los anticonceptivos son: en el SNC: depresión, fatiga, cefalea, irritabilidad, vértigo; CV: HTA, vasculopatías, hipercoagulabilidad; TGI: disminución en la A de folatos; hormonal y metabólica, hiperglucemia transitoria, mastodinia, aumento de colesterol, alteración menstrual como hipermenorrea (común en diabéticas); otras: colelitiasis, cloasma, tipos de cáncer. Estas RAM dependen de la edad, dosis y tiempo de uso, razón por la que se desarrollaron FF con dosis bajas de estrógenos + progestágenos para disminuirlas; pero estas pueden provocar sangrados irregulares, debido a la descamación errática del endometrio hipotrófico.

La **T** muestra mayor incidencia de RAM/tóxica en mujeres: acné, hipertrofia del clítoris, alopecia, voz ronca o grave, alteraciones del ciclo menstrual. A dosis elevada: virilización. En el varón: erección frecuente, sensibilización de las mamas, irritabilidad vesical; a largo plazo se asocia con neoplasia hepática (carcinoma hepatocelular). En ambos sexos: confusión, disnea, mareo, cefalea persistente, cansancio y hemorragia no habitual, edema, coluria, acolia (orina, materia fecal) y anorexia. La **ciproterona** provoca sensación de cansancio y sedación; en el hombre causa efectos reversibles como ginecomastia, reducción de la libido, espermatogénesis y alteración del volumen de eyaculación.

Interacciones medicamentosas

El **estradiol** coadministrado con *hidrocortisona, prednisona, metilprednisolona* o *betametasona* inhibe el metabolismo y aumenta la Cp y el $t^{1/2}$E de los antiinflamatorios/antialérgicos potentes y, por consiguiente, el efecto terapéutico y RAM/tóxicas de estos. Junto con la *bromocriptina*, el **estradiol** interfiere el efecto de amenorrea de la bromocriptina. La coadministración de un estradiol con *fenitoína, eritromicina* o *ácido mefenámico* (hepatotóxicos) aumenta el FR de hepatotoxicidad de los anticonceptivos.

Los estrógenos interaccionan con la vitamina C; esta compite con ellos por reacciones de conjugación en el ID y facilita la A de estos. Al usar de forma simultánea estrógenos con *somatotropina*, esta acelera la maduración de la epífisis. El estrógeno coadministrado con *tamoxifeno* impide el efecto terapéutico de este e induce una proliferación del carcinoma de mama. Junto con *cimetidina, famotidina* o *ranitidina RAM*, el estrógeno aumenta el pH gástrico, la dsln del *tamoxifeno* y la pérdida del efecto protector de la cubierta entérica. Los anticonceptivos interaccionan con *rifampicina, carbamazepina, fenobarbital* o *griseofulvina*; estos aumentan el metabolismo, disminuyen la Cp y evitan los efectos terapéuticos hormonales de los anticonceptivos.

La **medroxiprogesterona** interacciona con *difenilhidantoína, rifampicina, carbamazepina* y *fenobarbital*; estos inducen la depuración y disminuye el efecto hormonal terapéutico del **Ps**. Los anticonceptivos utilizados conjuntamente con *diazepam, clordiazepóxido, propanolol, imipramina, teofilina* o *acetaminofén* disminuyen el metabolismo y aumentan la Cp biodisponible de estos y, por ende, sus efectos. El anticonceptivo junto con *warfarina* aumenta la depuración y disminuye la Cp y efecto anticoagulante de esta. Por el contrario, la *ampicilina* reduce la A intestinal del anticonceptivo y, por ende, disminuye su Cp y efecto anticonceptivo. La **T** utilizada junto con *fludrocortisona* aumenta la retención de NaCl, produce edemas y favorece el desarrollo de acné severo. Coadministrada con *warfarina*, la **T** aumenta el efecto anticoagulante de esta;

contigua a *tolbutamida*, *gliclazida* o *insulina*, disminuye la Cp de la glucosa y su efecto hipoglucemiante.

Usos terapéuticos

Las hormonas sexuales deben usarse por un tiempo corto y cuando sean realmente necesarias para tratar el hipogonadismo primario, disminuir efectos posmenopáusicos (pérdida de Ca^{2+}, aumento de T°, trastornos del sueño), evitar hemorragia uterina disfuncional y cáncer de mama. Los agonistas de estrógenos asociados a un progestágeno como abortivo son de elección terapéutica en hirsutismo.

El **tamoxifeno** es de uso en la quimioterapia del carcinoma de mama avanzado y coadyuvante del cáncer mamario después de la mastectomía de mujeres posmenopáusicas. El **levonorgestrel** y la **medroxiprogesterona**, solos o junto con un estrógeno, se utilizan en el reemplazo hormonal o para evitar la menstruación cuando los estrógenos están contraindicados. El **danazol** se usa en la endometriosis, enfermedad fibroquística de la mama, en pacientes que no responden a los analgésicos y en la profilaxis del angioedema hereditario (cutáneo, abdominal y laríngeo).

La **testosterona** es de uso en la insuficiencia testicular por criptorquidia, torsión bilateral, orquitis o síndrome de testículos ausentes, orquiectomía, deficiencia de LH-RH por disminución idiopática de gonadotropina, lesiones hipotálamo-hipófisis (tumor, radiación, trauma). La **ciproterona** es de elección terapéutica en pubertad precoz para inhibir o retrasar su comienzo y efectos fisiológicos (desarrollo de caracteres sexuales, cierre de las epífisis, menstruación precoz); en neurosis obsesivo-compulsiva, estados de hipersexualidad o sexualidad desviada en el varón; se usan en parches transdérmicos y vía vaginal en crema. Los naturales se metabolizan en el hígado más rápido que los sintéticos y presentan circulación enterohepática variable.

Precauciones y contraindicaciones

El **estradiol** y el **etinilestradiol** están contraindicados en mujeres con carcinoma de endometrio o mama, sangrado vaginal, enfermedad hepática o trastorno tromboembólico. También en el embarazo (si el nonato es un varón) o durante la lactancia del bebé de sexo masculino, ya que produce feminización. De igual modo, los estrógenos usados durante el embarazo tienen riesgo potencial de producir malformación genital no maligna (teratogénico), tanto en el nonato varón como en la hembra.

El **levonorgestrel**, **medroxiprogesterona** e **hidroxiprogesterona caproato** no deben ser usados en pacientes con cáncer de mama (diagnosticado o sospechoso), ACCV, ictericia colestásica, coronariopatía, tumor hepático (benigno o maligno), embarazo, hemorragia vaginal, tromboflebitis o neoplasia dependiente de estrógeno.

No utilizar **T** o **ciproterona** durante el embarazo, ya que causa feminización en el feto masculino y masculinización de los genitales externos en el feto femenino (clitoromegalia, desarrollo vaginal anormal y fusión de los pliegues genitales). Además, por su acción gestágena, provoca sangrado uterino y, por un mecanismo de retroalimentación negativa entre el eje hipotálamo-hipófisis-testículos, reduce su efecto endógeno.

En general, los agonistas y antagonistas de las hormonas sexuales están contraindicados: 1) a largo plazo, ya que aumentan el riesgo de cáncer de mama, cuello de útero, vagina e hígado; 2) durante el embarazo y la lactancia se excretan por la leche materna, inhiben la lactancia y disminuyen la calidad de la leche; 3) en historia de malformación congénita. De igual manera, no se debe iniciar el tratamiento sin antes asegurarse de que no existe la posibilidad de un embarazo, tanto en mujeres con ciclo regular como irregular. Una vez obtenido el efecto clínico deseado, se debe continuar con la menor dosis posible, sin modificar el esquema posológico indicado, y no interrumpir el tratamiento indicado por el médico especialista. Deben ingerirse entre las 4-6 h de la mañana para evitar la retroalimentación negativa, teniendo en cuenta los conceptos de la cronofarmacología.

Tomar conciencia para aprender

- Existen reportes que la asociación estrógeno + progestágeno puede ocasionar FR mayor en pacientes con antecedentes en tromboembolismo, por lo cual se debe tener cuidado con el paciente que tiene antecedentes familiares o algún otro factor extremo en usar anticonceptivos que pueda contribuir a esto.

- El **clomifeno** está contraindicado en tratamiento prolongado, ya que puede contribuir a cáncer de ovario.

- Tener precaución rigurosa con el uso de la **T** en niños, ya que puede llevar al cierre temprano de la epífisis. Realizar seguimiento de esta también en adultos, ya que puede ocasionar anomalías en la próstata, hasta cáncer.

Capítulo 4

Medicamentos antiinflamatorios, antialérgicos e inmunosupresores potentes[25]

Son antagonistas de los síntomas y signos de la inflamación, reacción de hipersensibilidad o de inmunosupresión severa, provocada por estímulos diferentes de xenobióticos como un germen infeccioso, isquemia, interacciones antígeno-anticuerpo, lesiones térmicas, alimentos, entre otros. El organismo produce una serie de PA que median los procesos inflamatorios, entre ellos la *histamina*, la *bradiquinina*, PGs y los leucotrienos (LC), en los eventos inflamatorios agudos, y las interleucinas (IL), en los procesos crónicos.

La inflamación se produce por un daño celular que estimula la liberación de enzimas lisosomales de los leucocitos. A partir de los fosfolípidos se sintetiza el ácido araquidónico, el cual se metaboliza por dos vías: 1) la vía de la enzima COX: por esta se sintetizan las PGs (tienen efecto sobre los vasos sanguíneos, las terminales nerviosas y las células implicadas en la inflamación) y los tromboxanos; 2) la vía de la lipooxigenasa: por esta se sintetizan los leucotrienos, los cuales causan broncoconstricción, alteración en la permeabilidad vascular y efecto quimiotáctico sobre eosinófilos, neutrófilos y macrófagos.

[25] Son fármacos de origen sintético derivados del **cortisol** o la **hidrocortisona**, hormonas endógenas originadas en la corteza suprarrenal en la zona fasciculada, cuya estructura química es semejante a la de las hormonas glucocorticoides. Estos fármacos regulan el equilibrio del eje hipotálamo-hipófisis-glándulas suprarrenales.

Clasificación farmacológica

Hidrocortisona, prednisona, metilprednisolona, betametasona, dexametasona, beclometasona. *Antiinflamatorios, antialérgicos vasodilatadores e inmunosupresores potentes.*
Zafirlukast, montelukast. *Medicamento profiláctico antiinflamatorio antileucotrienos.*

Farmacocinética

Los medicamentos sintéticos antiinflamatorios, antialérgicos e inmunosupresores potentes (glucocorticoides), se absorben bien por las vías de uso terapéutico en porcentaje variable, dependiente de la solubilidad de la FF; las sales hidrosolubles se absorben en forma rápida y las poco hidrosolubles en forma lenta. Estos fármacos se unen a las proteínas plasmáticas en menos porcentaje que el *cortisol*, debido a que pierden la capacidad de unión a la glicoproteína transcortina[26], cuyo ritmo de unión se pierde con el estrés psicofísico, estados patológicos (depresión, síndrome de Cushing) o por la administración farmacológica en concentraciones elevadas permanentes de glucocorticoides (hipercortisolismo).

Por esto pasan a los tejidos de forma más rápida y, en consecuencia, su biodisponibilidad es superior a la del **cortisol**, generalmente. Se clasifican farmacológicamente con base a su potencia, como se indica en la tabla 13: el $t^{1/2}$ de acción corta a media para la **hidrocortisona**, **prednisona** y **meprednisona**; de acción intermedia para la **parametasona** y de acción larga para la **fluprednisolona**, **dexametasona**, **betametasona** y **flumetasona**.

Estos medicamentos presentan metabolismo hepático mediante una isoenzima I β-hidroxilasa de efecto alto en el hígado, tejido adiposo, hueso y otros tejidos, la cual activa los precursores que potencian el cortisol endógeno circulante y convierte el profármaco **cortisona** a **cortisol**; además, activa los profármacos sintéticos **prednisona** y **metilprednisolona** y aumenta la fracción libre en la Cp de estos mediante una reacción que puede ser bidireccional; por consiguiente, aumenta su efecto farmacológico.

---

[26] Es una α-globulina específica de la familia de las serpinas (A_6serpina), fijadora de glucorticoides (CBG), elaborada por el hígado y codificada genéticamente. Transporta las hormonas suprarrenales como el **cortisol** y los derivados sintéticos.

Tabla 14.
Parámetros farmacodinámicos de antiinflamatorios potentes.

Fármaco	Potencia*	Retención Na^+ (u/h)**	Dosis (mg)***
Hidrocortisona	1	1 en 8-12	20,00
Prednisolona	5	0,3 en 12-36	5,00
Metilprednisolona	5	0 en 8-12	5,00
Triamcinolona	5	0 en 12-36	0, 00
Betametasona	25-40	0 en 36-76	0,75
Dexametasona	30	0 en 36-76	0,75

*Antiinflamatoria, inmunosupresora y antialérgica comparada con la *hidrocortisona*. **Unidades/hora. ***Dosis equivalente a la acción de la *hidrocortisona*.

Otra isoenzima II presente en tejidos únicamente expresa Rs mineralocorticoides (RM), inactiva el **cortisol** y permite que la hormona aldosterona actúe, originando numerosos derivados esteroideos que se metabolizan y se inactivan mediante reacciones de conjugación. El **cortisol** parce ser una hormona hidromineral, porque presenta afinidad mayor por RM que la aldosterona; no obstante, esto no ocurre por el metabolismo prerreceptor por las isoenzimas 11β-hidroxiesteroide deshidrogenasa (11β-HSD).

FF, dosis y vías de uso terapéutico

Hidrocortisona acetato. FF crema 1 % y loción 0,5 %.

Hidrocortisona succinato Na^+. FF polvo para inyección de 100 mg. Dosis: terapia shock o crisis suprarrenal aguda: 100-500 mg; IV o IM en crisis suprarrenal aguda: 50 mg/kg. Terapia crónica sustitutiva: 25-50 mg IM.

Prednisona. FF VO tabl. 5 mg. Dosis en terapia crónica sustitutiva: 5-10 mg/d; antiinflamatorios e inmunodepresores: 1-2 mg/kg/d VO hasta la remisión de la enfermedad. En caso de ser necesario el tratamiento prolongado, una vez la enfermedad tratada se encuentre en remisión, puede recurrirse al esquema de tratamiento por días alternados (ADT), que se utiliza para disminuir la aparición de RAM tóxicas de los glucocorticoides por los tratamientos prolongados como, p. ej.: (mg) día 1: 60, día 2: 40, día 3: 70, día 4: 30, día 5: 80, día 6: 20, día 7: 90, día 8: 10, día 9: 95, día 10: 5, para luego reducir 5 mg de la dosis mayor cada semana: 90: 5… 85: 5… 80:5 etc., hasta alcanzar la dosis de mantenimiento.

Metilprednisolona succinato sódico. FF iny. 40 mg/ml con y sin *lidocaína*; tabl. de 4 y 16 mg; emulsión y crema 0,1 %. Dosis en crisis suprarrenal aguda: IM 30 mg/kg dosis única o repartida 2-3 veces en shock séptico.

Betametasona Na^+. FF tópica crema al 0,05 % (también se encuentra asociada a *gentamicina* y *ácido salicílico*), ungüento 0,1 %. Dosis de adultos: 3-6 mg/kg en dosis única o fraccionada.

Betametasona fosfato disódico. FF IM amp. 6 mg/ml y 12 mg/2 ml.

Betametasonafosfato + betametasona acetato. FF IM amp. 1 ml, vial 2 ml y jeringa prellenada 1 ml. Las dosis maternas son 2 inyecciones de 12 mg de *betametasona* IM con un intervalo de 24 h entre ellas. Dosis adulto: 0,028-0,125 mg/kg con intervalos de 12-24 h. Dosis pediátrica: insuficiencia adrenocortical: 0,017 mg/kg/d. Adultos dosis intraarticular en tejidos blandos: hasta 9 mg; repetir según necesidad clínica. Dosis adulto intraarticular: 1,5-12 mg, dependiente del tamaño de la articulación afectada; intrabursal 6 mg, repetidos según necesidad.

Dexametasona. FF IM, Sc, intraarticular o IV de 4 mg/ml-16 mg/ml, repetidos según evolución clínica, cada 1-3 sem. Dosis de adulto: 0,5-9 mg/d DU o en varias dosis. Dosis pediátrica: 0,0233 mg/kg o 0,67 mg c 8 h/m^2 de superficie corporal/d. En prueba diagnóstica síndrome de Cushing: VO 1 mg DU por la noche o 0,5 mg c 6 h durante 48 h.

Beclometasona dipropionato. FF inhalador 50, 200, 250 µg por puff, 200 dosis. Dosis en adultos: inh.: 2 puff 3-4 v/d. Dosis niños: 1-2 puff 2-4 v/d.

Zafirlukast. FF VO tabl. 20 mg. Dosis adulto: 20 mg 2 v/d, por tiempo prolongado.

Montelukast Na^+. FF VO tabl. 4 mg y 5 mg recubierta o masticable. Dosis adulto: 10 mg/d. Niños de 2-6 a.: 4 mg; de 6-16 a.: 5 mg en la noche.

Farmacodinamia y farmacoseguridad

Mecanismo de acción

La **hidrocortisona**, **prednisona**, **metilprednisolona**, **betametasona** y **dexametasona** interaccionan con Res de dos clases: 1) tipo I, tienen afinidad igual por los Rs-glucocorticoides (RG) y RM. Estos últimos inhiben la dilatación vascular, reducen la trasudación líquida y la formación de edema, disminuyen el exudado celular y reducen el depósito de fibrina alrededor del área inflamada;

2) tipo II, presentan mayor afinidad y fijación exclusiva a los RG, los cuales están en la mayoría de las células del organismo, incluido el cerebro; mientras que los RM se encuentran solo en riñón, glándulas salivales, en algunas áreas del cerebro y en el corazón. De ahí que la principal acción farmacológica es glucocorticoide y no la mineralocorticoide.

Los glucocorticoides causan acción-efecto antiinflamatorio y antialérgico potente, semejante a la hormona endógena glucocorticoide, cuando se unen a sus Res en el citoplasma y forman el complejo Re-glucocorticoide; este pasa al núcleo y se liga a sus Res en el núcleo de las células biológicas, donde origina la transcripción de réplicas iguales de ácido ribonucleico mensajero (ARN_m), produciendo copias múltiples de una sola proteína y altera el ADN nuclear. Dicha proteína interacciona con secuencias de aa específicos de ADN y regula la expresión de los genes que responden al glucocorticoide, el cual confiere especificidad a la inducción de la transcripción genética. Así, estos PA modulan la transcripción positiva o negativa al estimular o antagonizar, respectivamente, la síntesis de una determinada proteína. El proceso requiere tiempo, razón por la cual la acción-efecto fisiológico-farmacológico y clínico de estos antiinflamatorios aparece después de un periodo de latencia de varias horas.

Los **glucocorticoides** producen acciones-efecto farmacológicas múltiples, tales como la acción vasodilatadora, además de:

Estimulación del metabolismo intermediario normal. Favorecen la gluconeogénesis mediante el incremento de la captación de aa por el hígado y el riñón y la elevación de la actividad de las enzimas gluconeogénicas. Provocan el catabolismo de proteínas (excepto en el hígado) y la lipólisis, lo que suministra las unidades básicas y la energía necesaria para la síntesis de glucosa.

Incremento de la resistencia al estrés. Al elevar la Cp de glucosa en plasma, los glucocorticoides suministran al organismo la energía requerida para combatir el estrés causado por trauma, terror, infección, hemorragia o enfermedad debilitante. Causan una HTA leve, quizá por estímulo α_1-ADRE sobre vasos pequeños.

Alteración de la Cp de células sanguíneas. Disminuyen y redistribuyen los eosinófilos, basófilos, monocitos y linfocitos desde la circulación hacia el tejido linfoide. En contraste, incrementa la Cp de hemoglobina, eritrocitos, plaquetas y leucocitos polimorfonucleares.

Acción antiinflamatoria y antialérgico potente. El MA exacto es complejo y no es preciso. Se acepta la teoría de la disminución e inhibición de linfocitos y macrófagos periféricos, efectos relacionados con la acción antagonista de la enzima fosfolipasa A_2, mediada por la elevación de la enzima *glicoproteína lipocortina*, la cual bloquea la síntesis de ácido araquidónico (precursor de PGs y LEU) a partir de los fosfolípidos de los alimentos que se unen a la membrana celular. Los glucocorticoides también suprimen los efectos de numerosos mediadores químicos de la inflamación, al inhibir el acceso de leucocitos al foco inflamatorio; afectan más la inmunidad celular que la humoral e interfieren la función de los fibroblastos y de las células endoteliales, es decir, la capacidad de reducir el efecto inflamatorio agudo y suprimir el sistema inmunológico.

Afectan la homeostasis del sistema endocrino del eje hipotálamo-hipófisis-glándula suprarrenal. Esto altera la Cp de glucocorticoide endógeno e inhibe la síntesis de corticotropina y de la hormona estimulante de la glándula tiroide, en tanto que incrementa la producción de GH y se altera la homeostasis de la retroalimentación hipotálamo-hipófisis-glándula suprarrenal.

El **zafirlukast** actúa mediante la acción antagonista potente de algunos leucotrienos peptídicos (LTC_4, LTD_4 y LTE_4) y de ácidos grasos derivados del metabolismo oxidativo del ácido araquidónico por la vía de la enzima 5-lipooxigenasa, los cuales producen hiperacción inflamatoria del músculo liso bronquial y reacción lenta de la anafilaxis. El **montelukast Na^+** inhibe los Res cisteinil-leucotrienos ($CysLT_1$). Observa la figura 59.

RAM/tóxicas

La **hidrocortisona**, **prednisona**, **metilprednisolona**, **betametasona** y **dexametasona** presentan con frecuencia en el TGI: RAM/gastrotóxica potente, estimula la producción de secreción gástrica (pepsina y HCl), exacerba la enfermedad ácido péptica —EAP— (dolor epigástrico, indigestión, melenas, ulcerogénicos). SNC: cambio psíquico (depresión, insomnio, irritabilidad, fobias, euforia, nerviosismo, alucinación), inmunosupresión (aumento de la susceptibilidad a las infecciones oportunistas) y cataratas. Metabólicas: hiperglucemia (poliuria, polidipsia, aumento del apetito), síndrome de Cushing, retención Na^+ (HTA, edema, aumento de peso). Poco frecuentes: desequilibrio endocrino, trastorno en la menstruación, balance negativo de N^{2+} y de Ca^{2+} (catálisis de proteínas, miopatía grave y osteoporosis), arritmias, alteración respiratoria, anafilaxis, artralgias, hiperuricemia, nefropatía, alteraciones de la próstata, paniculitis, cambio en el cabello, HTA severa, anemia, pseudotumor cerebral, papiledema, cardiomiopatía hipertrófica y pancreatitis.

La **beclometasona dipropionato** produce en cavidad bucal: irritación, disfonía, boca seca y moniliosis; en el esófago: candidiasis y broncoespasmo. El **zafirlukast** causa, entre los más graves: RAM/hematotóxica (agranulocitosis, trombocitopenia y alteración de la coagulación), hipersensibilidad (urticaria, angioedema), hepatotóxica (aumento de enzimas hepáticas[27], hepatitis), síndrome Churg Strauss.

Figura 59.

Perfil del sitio del MA-acción-efecto antiinflamatorios potentes.

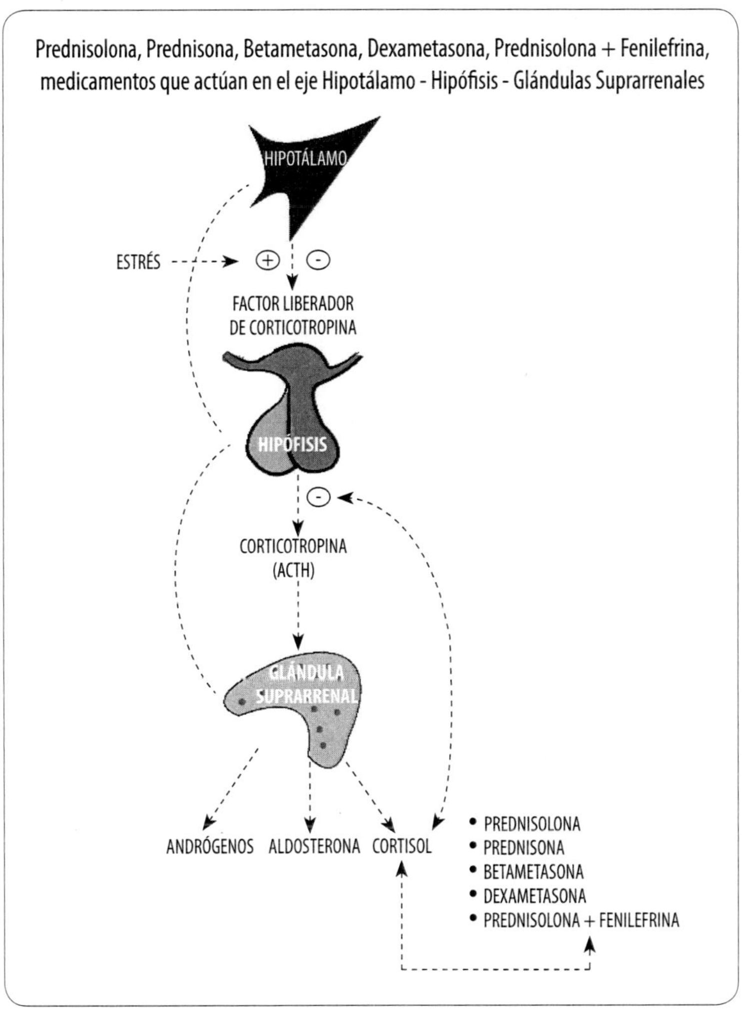

Fuente: elaborado por la autora.

[27] Aspartato aminotransferasa (AST), antes llamada aspartato glutamicooxaloacética (GOT); alanino aminotransferasa (ALT), antes llamada alanina glutámico pirúvica (GPT).

Interacciones medicamentosas de interés clínico

La **hidrocortisona**, **metilprednisolona**, **prednisona**, **betametasona** y **dexametasona** interaccionan con *fenitoína*, *carbamazepina* y *rifampicina*; estas inducen el metabolismo y disminuyen la Cp y los efectos del glucocorticoide. Junto con *etinilestradiol* o *dietilestilbestrol*, estos inhiben el metabolismo y aumentan la Cp y efectos del glucocorticoide. Utilizados junto con *acetaminofén*, *anticonceptivos orales* o *atorvastatina* (hepatotóxicos), los glucocorticoides potencian el riesgo hepatotóxico. Además, interactúan con el *etanol* y el *ASA* (AAA), los cuales incrementan el efecto gastrotóxico del glucocorticoide y este, a su vez, disminuye la Cp (subterapéutica) del AAA.

Tanto los glucocorticoides como la *β-metildigoxina*, *furosemida* y *anfotericina B* eliminan potasio; cuando se administra un glococorticoide junto con alguno de estos, se produce una interacción farmacológica de potencia que sinergiza la eliminación de K^+, lo que conduce a una RAM/cardiotóxica. Los glucocorticoides interaccionan con *hidróxido de* Al^{3+}, el cual disminuye la A y efectos farmacológicos de estos. Contiguo a *heparina* o *warfarina*, el glucocorticoide altera el TP y el INR, incrementa el riesgo de sangrado y disminuye el efecto terapéutico del anticoagulante. Administrado simultáneamente con vacunas (virus vivos u otras inmunizaciones), el glucocorticoide potencia la replicación de los virus en estas y, en consecuencia, presenta un efecto antagonista en el paciente (desarrollo de virosis). Contiguo al *ketoconazol* a altas dosis, este inhibe la esteroideogénesis, interacción útil en el síndrome de Cushing.

Al usar glucocorticoide junto con *haloperidol* u otros antipsicóticos, ambos aumentan los efectos sobre el SMEP. Los glucocorticoides interaccionan junto con hormonas sexuales, las cuales aumentan los efectos tóxicos y terapéuticos de estos. Asimismo, administrados a pacientes con IH e IR, elevan la Cp de la fracción libre y sus propias RAM/tóxicas. La **prednisolona** coadministrada con *isoniazida* incrementa el metabolismo hepático y la excreción del AT, al tiempo que disminuye su Cp y efecto antituberculoso.

Usos terapéuticos

Se usan en estados graves de edema angioneurítico y del TR (asma, rinitis alérgica, maduración pulmonar del nonato); como coadyuvante en anafilaxia por medicamentos, alimentos, toxinas de insectos o reptiles, entre otros; en dermatología (seborreica, psoriasis, dermatitis atópica o contacto); para control inflamatorio e inmunológico del colágeno, si los AAA no son efectivos (artritis reumatoidea, polimialgias reumáticas, arteritis temporal, carditis reumática, polimiositis, granulomatosis de Wegener, poliarteritis nodosa, LES); en patologías hemáticas (anemia hemolítica adquirida, leucemia); oculares (uveítis aguda, conjuntivitis alérgica); del TGI (colitis ulcerosa, inflamatoria, enfermedad de Crohn); hepáticas (necrosis subaguda, hepatitis activa, cirrosis crónica alcohólica o no); neurológicas (trauma de médula espinal, edema cerebral tumoral o metástasis); renales (síndrome nefrótico); reacciones inmunológicas (rechazo de trasplante de un órgano); supresión del eje hipotálamo-hipófisis-glándula suprarrenal; hipercalcemia aguda; miastenia grave; insuficiencia suprarrenal secundaria (enfermedad de Addison). En vómito profuso por antineoplásico, junto con **sulpirida**, **ondansetrón**, **hidrocortisona**, **metilprednisolona**, **dexametasona**, **prednisona** o **betametasona**. En la profilaxis del asma, en especial en la inducida por la ASA y el ejercicio, son útiles el **zafirlukast** y el **montelukast**.

Precauciones y contraindicaciones

No utilizar **hidrocortisona**, **prednisona**, **metilprednisolona**, **betametasona** o **dexametasona** en pacientes con historia de EAP, hepática, cardiopatía, HTA, infección, osteoporosis, alergias, glaucoma de ángulo abierto, IR, hipertiroidismo, hiperlipidemia, hipoalbuminemia, miastenia gravis o tuberculosis. Tener precaución de uso en población vulnerable (niños, adulto mayor, embarazo, lactancia, desnutridos, cardiopatía, sida); considerar la variabilidad intra e interindividual alta de las RAM/tóxicas y evaluar el balance R/B en el uso prolongado sobre la base de los criterios clínicos. La suspensión del tratamiento debe hacerse en forma gradual y no súbitamente, debido a que puede ocasionar una insuficiencia suprarrenal.

Vigilar el desarrollo de hiperglucemia, glucosuria, retención de Na^+ con edema o HTA, hipopotasemia, úlcera péptica, osteoporosis e infecciones ocultas. El uso dermatológico del glucocorticoide debe hacerse con sumo cuidado por periodos prolongados, según el R/B, considerando que se absorbe por piel en cantidad suficiente para producir efectos sistémicos. En general, según los expertos de la OMS y la OPS, solo se debe utilizar con base en criterios clínicos definidos, en la dosis más baja posible y de manera intermitente.

El tratamiento crónico con dosis alta de un glucocorticoide debe tener monitoreo cuidadoso, por la aparición de RAM/tóxicas como infección secundaria por alteración del sistema inmunológico, trastorno del crecimiento y madurez ósea en niños y desmineralización inmune ósea de embarazadas, adultos mayores y posmenopáusicas; además, en dosis terapéutica durante el primer trimestre del embarazo, puede producir muerte fetal, malformaciones congénitas y paladar hendido. El **zafirlukast** y el **montelukast** están contraindicados en antecedentes de alteración hepática y en niños.

Tomar conciencia para aprender

- Lavarse bien la boca después de cada dosis de antiinflamatorios glucocorticoide inhalado, ya que este causa inmunosupresión, lo que puede inducir a una candidiosis oral.
- Antes de iniciar el tratamiento, se debe descartar que los pacientes tengan FR o con síntomas de infecciones, pues estas se pueden agravar o aparecer hasta estadios avanzados.
- Tener precaución extrema en utilizar en pacientes adultos mayores, ya que puede agravar una osteoporosis y aumentar el FR de una fractura.

Actividad académica de acompañamiento al estudiante

1. Después de analizar con atención la siguiente figura 60 como referente, el estudiante debe crear un crucigrama con este contenido teórico académico de la farmacología, centrada en la seguridad del ser humano.

Figura 60.
Recapitulación faramcodinamia de medicamentos AAA.

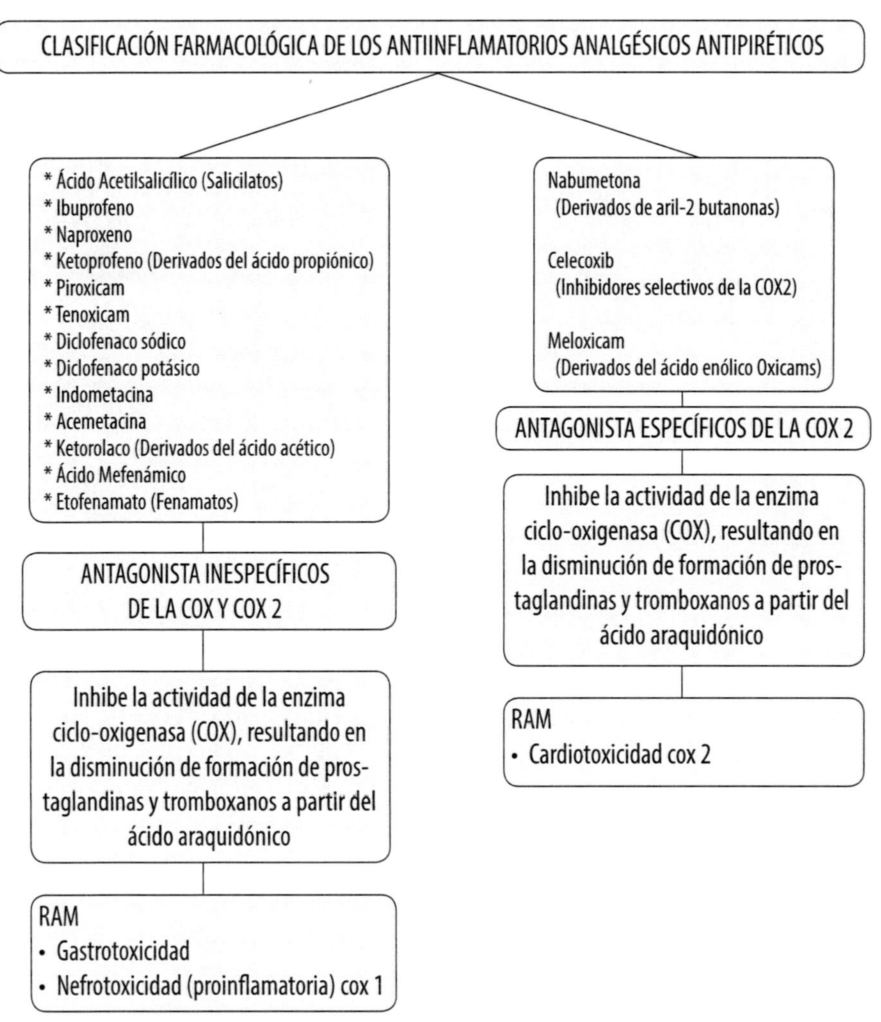

Fuente: elaborado por la autora.

2. Después del estudio consciente de los medicamentos inflamatorios-antialergicos-inmunosupresores, crear una sopa de letras sobre la RAM tóxicas probables, para tener en uso responsable de estos fármacos.

Lecturas recomendadas

Franz, M. J., Warshaw, H., Daly, A. E., Green-Pastors, J., Arnold, M. S. & Bantle, J. (2003). "Evolution of diabetes medical nutrition therapy". *Postgraduate Medical Journal*, *79*(927), 30-35. https://doi.org/10.1136/pmj.79.927.30

González, M. A. & Prats, E. M. (n.d.). *La necesidad de una segunda oportunidad.*

Gruber, C. & Tschugguel, W. (2002). "Production an actions of estrogens". *English Journal*, *346*(5), 340-352. https://doi.org/10.1016/S0960-0760(01)00184-4

Lévi, F., Okyar, A., Dulong, S., Innominato, P. F. & Clairambault, J. (2010). "Circadian Timing in Cancer Treatments". *Annual Review of Pharmacology and Toxicology*, *50*(1), 377-421. https://doi.org/10.1146/annurev.pharmtox.48.113006.094626

Quera Salva, M. A, Hartley, S., Barbot, F., Álvarez, J. C., Lofaso, F. & Guilleminault, C. (2011). "Circadian rhythms, melatonin and depression". *Current Pharmaceutical Design*, *17*(15), 1.459-1.470. https://doi.org/10.2174/138161211796197188

UNIDAD SIETE

Medicamentos que actúan sobre el Sistema Respiratorio (SR)

Son medicamentos que tienen acción-efecto farmacológico-clínico en diferentes procesos de la relajación de las vías aéreas, como del músculo liso bronquial y en la modulación de la hiperactividad inflamatoria bronquial, caracterizada por episodios agudos del SR (disnea, apnea, sibilancias), exacerbados por alérgenos (toxinas de gérmenes, nicotina, THC, PA tóxicos de origen industrial o ambiental), ciertos ejercicios, cambios de T°, vasculitis emocional o idiopática. El tratamiento del asma debe ser preventivo e integral; es importante el uso de un medicamento broncodilatador junto a otros tratamientos no farmacológicos para el control de los síntomas de la exacerbación.

Estos medicamentos se clasifican farmacológicamente según su MA en: profilácticos, agonistas de la relajación del SR y antagonistas de procesos alérgicos o inflamatorios.

Capítulo 1

Medicamentos broncodilatadores

Clasificación farmacológica

Salbutamol, terbutalina, epinefrina. *Medicamentos broncodilatadores agonistas de los receptores β-2 ADRE.*

Teofilina, aminofilina. *Medicamentos broncodilatadores derivados de las xantinas.*

Ipratropio bromuro. *Medicamentos broncodilatadores antagonistas de la ACh.*

Medicamentos antiinflamatorios potentes y broncodilatadores. Revisar el tema arriba descrito.

Cromoglicato Na⁺. *Medicamentos profilácticos de la broncoconstricción.* Revisar el tema de profilácticos de la *histamina* arriba descrito.

Farmacocinética

El **salbutamol**, **terbutalina** y **fenoterol** se absorben por VO solo en un 10 % de la dosis administrada, debido a que tienen efecto del primer paso; alcanzan la $Cp_{máx}$ en un $t_{máx}$ de 2-4 h y tienen un $t^{1/2}$ de entre 3-8 h. Por vía inhalatoria, el 80-90 % de la dosis inicial se deposita en la boca y su mayor parte se deglute; se distribuye a la orofaringe, laringe y tráquea. La **ADRE** tiene una acción-efecto farmacológico broncodilatador corto, inferior a 1 h.

La **teofilina** se absorbe por VO según la FF: en comprimidos no recubiertos y líquidos se absorbe rápido en el ID por completo y alcanza una Cp adecuada entre 30-60 min, en contraste con las grageas con cubierta entérica y las FF de liberación prolongada, que presentan una A más lenta. De igual modo, la A rectal es más lenta e irregular y menos aconsejable, salvo en aquel caso que no se tolere la FF oral. Normalmente se une a las proteínas plasmáticas entre un 53-65 %, excepto en lactantes prematuros y adultos con cirrosis hepática, en quienes lo hace a porcentaje menor. Se distribuye en el tejido graso considerablemente, atraviesa la placenta y se excreta en la leche materna.

Su metabolismo es hepático y se convierte a cafeína en todos los grupos etarios. Se excreta por orina sin modificación alrededor de 10 %. En una concentración inferior a 20 mg/ml, presenta una cinética de eliminación de primer orden y a concentración superior, la cinética depende de la dosis. La **teofilina** presenta un $t^{1/2}$ muy variable: en prematuros se alarga, mientras que en pacientes obesos, con enfermedad hepática o con IC se acorta; en niños y en fumadores (después de dejar de fumar), la farmacocinética de la **teofilina** puede no ser normal hasta un periodo de 3 meses a 2 años.

La **aminofilina** está compuesta por los PA *teofilina* y *etilendiamina,* la cual se disocia en el organismo para liberar el PA, la xantina, el PA responsable del efecto broncodilatador terapéutico.

El **ipratropio bromuro** presenta A mínima sistémica y no atraviesa la BHE. La poca cantidad de PA que se absorbe se metaboliza en el hígado. Su efecto broncodilatador se evidencia entre 5-15 min y dura alrededor de 3-4 h. Se elimina en forma inalterada por vía fecal en un 90 %.

FF, dosis y vías de uso terapéutico

Salbutamol sulfato. FF VO tabl. 2 mg y 4 mg; jarabe 0,04 % (equivalente a *salbutamol* basa) 120/170/200 ml. FF sln amp. 0,5 mg/ml. FF aerosol 100, 200 y 400 µg por puff/60 dosis ; sln nebulización 5 mg/ml fco. 20 ml .Dosis adultos VO: 2-4 mg 3-4 v/d; sol. inh.: 0,4-1 ml 3-4 v/d; inh.: 2 puff c 4-6 h. Niños VO: 3-6 años 0,1 mg/kg 3 v/d; 6-12 años 2 mg 3-4 v/d; mayores de 12 años 2-4 mg 3-4 v/d; sol. nebulizada de 0,15-0,3 mg/kg c 20 min 3 v/d; inh.: 2 puff c 4 h.

Terbutalina. FF amp. 0,5 mg/ml, 1 ml. FF VO jarabe 1,5 mg/5 ml (0,03 %); tabl. 2,5 mg y sln nebulización 1 % 10 ml 0,5 µg por puff. Dosis adultos VO: 2,5-5 mg c 6 h o 3 v/d; inh.: 1 puff a necesidad; inyectable 0,25 mg SC repetir 15-30 min. Niños VO: menor de 12 años 0,05 mg/kg/dosis 3 v/d; mayor de 12 años 2,5 mg 3 v/d; inh.: mayor de 12 años 1 puff a necesidad; inyectable 0,25 mg SC repetir 15-30 min, si es menor de 12 años 0,005-0,01 mg/kg/dosis SC cada 20 min.

Epinefrina. FF 27 mg/ml sol. Para nebulización. Dosis adultos y niños: niños mayores de 4 años: 1-3 inhalaciones c 4 h, máximo 12 inhalaciones en 24 horas.

Teofilina. FF VO cáp. tabl. 125 mg, 200 mg y 300 mg. Dosis adulto usual VO: 12-16 mg/kg/d dividido en dos tomas; la dosis debe reducirse a la mitad en personas de más de 60 años. Dosis niños por VO: iniciar con 6-8 mg/kg/dosis, para ir incrementando hasta 10 mg/kg/dosis c 12 h.

Aminofilina. FF IV sln 240 mg/10 ml. IV bolo inicial de 6 mg/kg disuelta en 20 ml de dextrosa al 5 % o en sln salina gota a gota en 20 min. Disminuir la dosis a la mitad en pacientes con tratamiento crónico, adultos mayores de 60 a. y pacientes con hepatopatía o cardiopatía. Mantenimiento niños: 1 mg/kg/d. Adolecentes: 0,8 mg/kg/d. Adultos sanos fumadores: 0,8 mg/kg/d. Adultos sanos no fumadores: 0,5 mg/kg/d. Mayores de 60 a.: 0,3 mg/kg/d. ICC: 0,1-0,2 mg/kg/d. Insuficiencia hepática: 0,1-0,2 mg/kg/d.

Ipratropio bromuro. FF 5, 9, 18 y 20 µg por puff/200 dosis y solución a inhalar, 0,25 mg fco. 15-20 ml. Puede usarse simultáneamente con la *teofilina*, *cromoglicato disódico* o con un *agonista* β_2*-ADRE*. Dosis adultos: inh.: 2-3 puff 4 v/d y 1-2 ml 4 v/d. Dosis niño: inh.: 1-2 puff 4 v/d; sol. inh. 0,4-1 ml 4 v/d.

Farmacodinamia y farmacoseguridad

Mecanismo de acción

El **salbutamol** y la **terbutalina** estimulan los Re-ADRE-β_2, localizados en gran número en el músculo liso bronquial; ahí, antagonizan la liberación de mediadores de la inflamación del SR (citocinas inducidas por el antígeno) sobre las células inflamadas y disminuyen la presión arterial pulmonar. Paralelo a esto, activan las proteínas Gs y aumentan el AMPc, por lo que disminuyen el tono muscular (broncodilatación), aumentan la conductancia de Ca^{2+} y K^{1+} en las células bronquiales y originan la hiperpolarización de la membrana, relajación del músculo liso bronquial y la estimulación de la motilidad ciliar. Además, presentan mayor resistencia a la enzima COMT, mejor seguridad y mayor duración del efecto, entre 4-8 h, que los glucocorticoides de $t^{1/2}$E corta.

La **teofilina** y la **aminofilina** actúan por la inhibición de la enzima fosfodiesterasa y el bloqueo de los Rs-adenosina. La acción antagonista de dicha enzima explica el efecto farmacológico antiinflamatorio del broncodilatador e inmunomoduladora en las vías aéreas, mientras que el antagonismo de los Re-adenosina se relaciona con la disminución de la fatiga del músculo diafragmático y la estimulación de la respiración durante la hipoxia.

De ahí los efectos de dilatación de los vasos pulmonares, aumento del flujo sanguíneo, disminución de la hipertensión pulmonar y la concentración alveolar de CO_2 y, en consecuencia, la relajación del músculo liso del SR. El **ipratropio bromuro** inhibe de manera competitiva e inespecífica los Re-ACh-M en el músculo liso bronquial; por consiguiente, antagoniza los Rs colinérgicos de la superficie de los mastocitos en el SR, antagonizando la acción broncoconstrictora de la ACh y el efecto vagal eferente. De esta forma, inhibe la liberación de mediadores inflamatorios potenciada por la ACh y causa un efecto de broncodilatación local más limitado que un efecto sistémico.

RAM/tóxicas

Entre las más frecuentes del **salbutamol** y la **terbutalina** se encuentran, en el SNC: agitación, excitación, cefalea, tinnitus, mareo, aumento del apetito, nerviosismo, somnolencia. SCV: HTA, taquicardia, epistaxis por aumento del factor VIII de coagulación. TGI: cólico, náusea, vómito, constipación, diarrea. TR: irritación faríngea, tos. Otros: malestar general, rash cutáneo.

Para disminuirla las RAM de los broncodilatadores cuando el uso es por VO por más de 3-4 v/d, se recomienda administrarlos vía inhalatoria, la cual presenta una duración más prolongada del efecto; además, se están desarrollando nuevas FF cuya eficacia se prolonga por más de 10 h. Las RAM menos frecuentes y más graves son: vasculitis, extrasístole ventricular, nefrotoxicidad, pigmentación ocular con la administración tópica, edema pulmonar y hepatotoxicidad.

La **teofilina** tiene un ITE que limita su uso; la incidencia y gravedad de sus RAM/tóxicas tienen relación directa con su Cp. Causa en el SNC, principalmente por vía IV: irritabilidad, inquietud, insomnio, convulsiones; SCV: de forma IV rápida provoca hipotensión, bradicardia severa, taquicardia extrasístole. TGI: reflujo gastroesofágico, náusea, vómito, dolor epigástrico, diarrea. Otras: hiperglucemia, hipersensibilidad e hiperuricemia.

La **aminofilina** se encuentra en la FF **teofilinato de etilendiamina**; produce urticaria o dermatitis exfoliativa, entre otras. El tratamiento de la intoxicación aguda es sintomático; administrar *diazepam* IV para tratar las convulsiones y *lidocaína* para evitar la taquiarritmia. El **ipratropio bromuro** presenta, con mayor frecuencia: retención urinaria, sabor metálico o desagradable, xerostomía (boca, garganta), tos, cefalea, mareos, nerviosismo, rash cutáneo, urticaria, alteración del TGI. Menos frecuentes: estomatitis, cambios en la visión (borrosa u otros), palpitaciones, congestión nasal, temblor, insomnio, cansancio, debilidad no habitual.

Interacciones medicamentosas de interés clínico

El **salbutamol**, **terbutalina** y **epinefrina** interaccionan con el *propranolol* (Bß-ADRE no cardioselectivo); este antagoniza el efecto broncodilatador y potencia el efecto de broncoconstricción en asmáticos. Coadministrado con *teofilina, betametasona, furosemida, β-metildigoxina, Metimazol* (hormonas tiroideas) o *levodopa*, el broncodilatador potencia su efecto y riesgo de arritmia. Ingerido simultáneamente con *tranilcipromina, amitriptilina, halotano, cafeína, epinefrina* u otro estimulante del SNC, aumentan el riesgo de arritmia ventricular severa y la RAM/neurotóxica.

Junto con *nitroglicerina* o *dinitrato de isosorbide*, el estimulante ADRE-β_2 potencia el efecto antianginoso de estos; en contraposición, disminuye el efecto hipoglucemiante de la *metformina, glibenclamida* y *fenformina*. La *aflatoxina* B_1, *cafeína*, derivados de *arilaminas heterocíclicas* y los *cancerígenos* son inductores e inhibidores de la isoenzima CYP1A_2, por lo que aumentan o disminuyen, respectivamente, el metabolismo hepático de los *estimulantes* ADRE-β_2. Estos estimulantes interaccionan también con la ingesta de alimentos: hacen crecer el metabolismo de una dieta hiperproteica y baja en carbohidratos (disminución del valor nutricional) y, por el contrario, incrementan los niveles séricos de una dieta hipercalórica e hipoproteica (aumento de peso).

La **teofilina** coadministrada con *fenobarbital, fenitoína, rifampicina, ritonavir, anticonceptivos* o *nicotina* (inductores del CYP_{450}) aumenta el metabolismo hepático, disminuye la Cp y, en consecuencia, su efecto broncodilatador no es eficaz. Por su parte, la *cimetidina, eritromicina, ketoconazol* y *claritromicina* (inhibidores del CYP_{450}) aumentan la Cp de la **teofilina** y potencian las RAM/tóxicas de esta (taquicardia, hipotensión severa, paro cardiorrespiratorio, coma hasta la muerte).

La coadministración de **ipratropio bromuro** con *beclometasona* por vía inhalatoria hace que esta aumente el riesgo de toxicidad de los propelentes fluocarbonados del aerosol, por lo que se recomienda aplicar el inhalador con un intervalo de más de 5 min entre uno y otro. Junto con *atropina* u otro medicamento anti-ACh muscarínico, el **ipratropio** potencia los efectos de estos. Este broncodilatador anticolinérgico puede usarse simultáneamente con *teofilina, cromoglicato disódico* o un agonista β_2-ADRE.

Usos terapéuticos

El salbutamol, terbutalina y fenoterol son de uso en la terapia respiratoria obstructiva de adultos (enfisema, bronquitis, estados de broncoespasmo agudo y crónico) y tienen acción uteroinhibitoria betamimética (amenaza de parto prematuro), ya que presentan menos RAM. La epinefrina se usa por vía IVo Sc en el tratamiento de crisis asmática aguda-grave del niño, prolongación del efecto anestésico, paro cardiorrespiratorio e hipersensibilidad aguda. En cambio, se utiliza inhalado en casos de asma leve o pacientes con síntomas intermitentes ocasionales. El **ipratropio bromuro**, junto con un *ADRE-*β_2, *teofilina* o *cromoglicato* Na^+, es una segunda opción en el tratamiento de la EPOC de pacientes que no responden a otros broncodilatadores. Los glucorticoide se usan en el tratamiento de la hiperactividad bronquial aguda, según caso clínico y tolerancia del paciente a estos.

Precauciones y contraindicaciones

No utilizar más dosis de la recomendada por el médico. Está contraindicado el **uso excesivo** reiterado del **salbutamol** o de **beclometasona** (broncodilatadores en aerosol), ya que inducen RAM como broncoespasmo e hipoxemia en el estado agudo, debido a que los Rs pierden sensibilidad por fatiga celular; estas RAM son reversibles con la administración IV de un antiinflamatorio potente vasodilatador (glucocorticoide). No se debe congelar la FF aerosol, sln o jarabe ni agujerear, romper o quemar el envase del aerosol, incluso vacío.

Tener precaución rigurosa con: 1) la administración IV de **salbutamol** (suprime el trabajo de parto) o **epinefrina** en embarazadas, pacientes con historia de DM, HTA, cardiopatía isquémica, hipertiroidismo o feocromocitoma (valorar R/B estricto); 2) enseñar al paciente la técnica adecuada de cómo administrarse el inhalador, cómo utilizar un nebulizador o una combinación de nebulizador y respirador; 3) concientizar al paciente de la importancia de leer las instrucciones antes del empleo y consultar al médico o farmacéutico cuando su estado clínico no mejora después de utilizar la dosis habitual; esto puede ser un signo de complicación grave del broncoespasmo y requiere de la reevaluación de la terapia y los criterios clínicos; 4) aplicar cada inhalación de una en una con un intervalo de 1-2 min hasta máximo dos para que el efecto sea eficaz; si los síntomas clínicos no mejoran en los 30 min posteriores a la aplicación, consultar con el médico inmediatamente; 5) alejar la sln del aerosol de los ojos; la aspersión accidental produce irritación, visión borrosa temporal, conjuntivitis, dolor ocular; 6) enjuagar la boca y la garganta después de aplicar cada dosis del inhalador con agua suficiente para ayudar a evitar la sequedad; 7) no administrar simultáneamente por vía inhalatoria β_2-ADRE con un *glucocorticosteroide* o *ipratropio bromuro*; dejar pasar al menos un fármaco 5 min entre el empleo de cada uno; 8) la interacción farmacológica de Re-*ADRE-*β_2 con *epinefrina* desarrolla tolerancia con el uso excesivo/ prolongado.

La **epinefrina** debe ser usada solo por personal capacitado y teniendo en cuenta: 1) usarla con precaución en lactantes y niños, pacientes con historia de enfermedad de Parkinson, CV, glaucoma de ángulo estrecho, IR, psiconeurótica o shock cardiogénico (traumático o hemorrágico); 2) mantenerla refrigerada; 3) se debe retirar lentamente después de uso prolongado, para evitar el aumento de hiperreactividad bronquial ("rebote"); 4) no administrarla intraarterial; la vasoconstricción produce necrosis de los tejidos y muerte de las células de los sitios de la inyección; 5) aplicarla intraglútea profunda para prevenir la gangrena gaseosa por *Clostridium welchii*; 6) previamente a la administración intracardiaca o IV, diluir 0,5 ml de una sln de 1 mg/ml hasta 10 ml con NaCl 0,9 %, ya que la estabilidad de esta se altera fácilmente por alcális y agentes oxidantes; descartar el sobrante y no utilizar la sln si presenta color rosáceo o pardo, precipitación o turbidez.

La **aminofilina** no se debe mezclar en la misma jeringa con otros medicamentos; añadirla por separado a la sln del equipo de venoclisis y reemplazar este equipo al menos una vez cada 24 h. Es posible que sea necesario ajustar la dosis. Está contraindicado mezclar **teofilina** o **aminofilina** con otro medicamento para aplicar por vía IM; esto produce dolor local persistente, severo e induración hasta 48 h. La amp. de **aminofilina** debe almacenarse a T° ambiente o refrigerada y examinar visualmente antes de la aplicación la presencia de partículas, cristalización o cambio de color, en cuyo caso no se debe utilizar. Aunque el efecto terapéutico por IV es más rápido, se debe reservar esta FF para un tratamiento en fase aguda; hasta donde sea posible utilizar las FF de A rápida por VO (líquida, enema rectal o comprimido no recubierto o masticable).

Consultar al médico inmediatamente si aparece algún signo de toxicidad como gripe, fiebre o diarrea, entre otros; asimismo, si la dosis de **teofilina** u otro broncodilatador no se tolera, se debe suspender la medicación y, una vez desaparezcan los signos de toxicidad, reanudar la terapia con una dosis menor. Todas las dosis deben calcularse para un peso corporal ideal muscular, en especial con la **teofilina**, pues esta se distribuye en el tejido graso.

Tener las siguientes precauciones en el uso de la **aminofilina**: 1) para el uso por vía IV, diluir 24 mg/ml en glucosa al 5 % o en NaCl 0,9 % y aplicar lentamente, a una velocidad de 24 mg/min, para evitar una disminución de la presión arterial hasta colapso circulatorio periférico; 2) ingerirla FF VO al menos con 250 ml de agua, con el estómago vacío y, si es necesario, con o después de una comida ligera para disminuir la irritación GI; 3) las FF cáp. y comprimido en DUD deben tomarse en la mañana en ayuno, todos los días a la misma hora; 4) la Cp de la **teofilina** incrementa por variables como: más de 50 años, obesidad, hepatopatía, ICC, EPOC, infección viral aguda, dieta rica en proteína y pobre en carbohidrato, vacuna para la influenza A. El aumento de la Cp extiende la excreción de la **teofilina**, que tiene un ITE, por lo que se requiere la individualización de la dosis y no cambiar una FF por otra, ya que puede haber diferencia significativa en la biodisponibilidad intraindividual e interindividual de una marca comercial a otra; 5) la Cp de este PA disminuye por variables como: niños de 1-16 a., consumo de cigarrillo, ingestión de carne asada al carbón; estos inducen un efecto broncodilatador subterapéutico.

Actividad académica de acompañamiento al estudiante

Después de comprender y aprender el contenido de los conocimientos de la farmacología del SR:

1. Analizar la figura 61, comprender y aprender la clasificación farmacológica de antiinflamatorios del SR, crear una sopa de letras sobre el tema.

Figura 61.
Clasificación farmacológica de broncodilatadores antinflamatorios potentes.

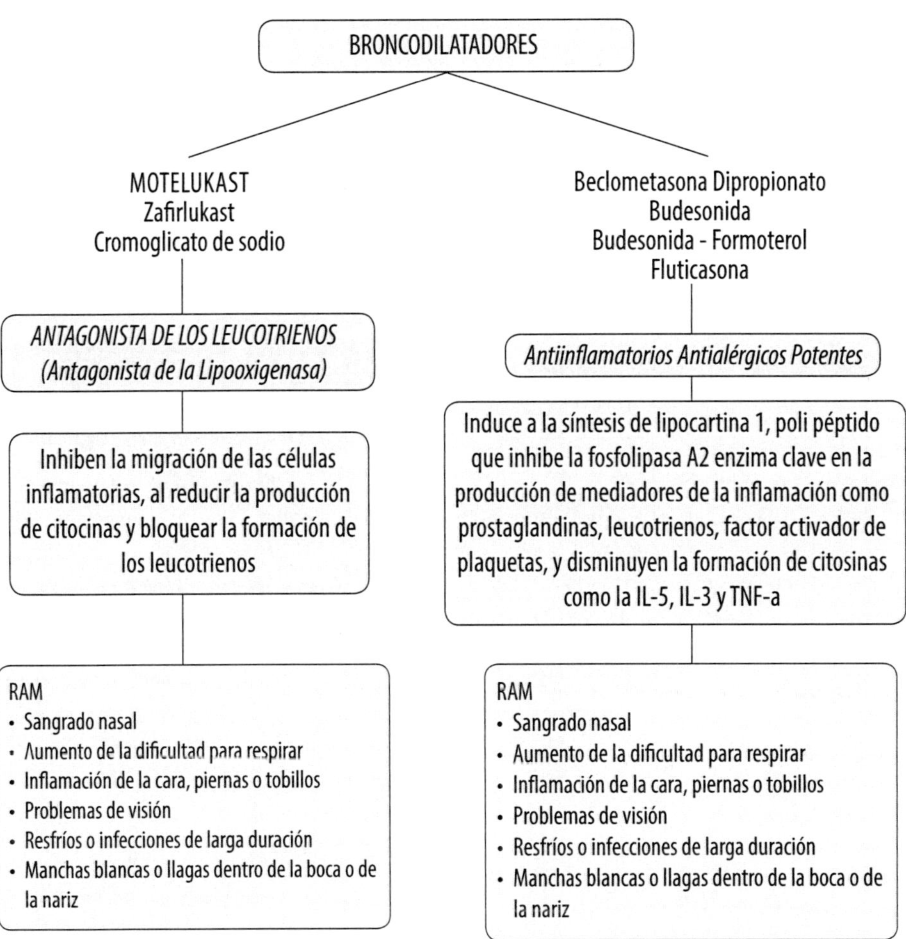

Fuente: elaborado por la autora.

Figura 62.
Clasificación y farmacodinamia de medicamentos de acción-efecto en el SR de broncodilatadores.

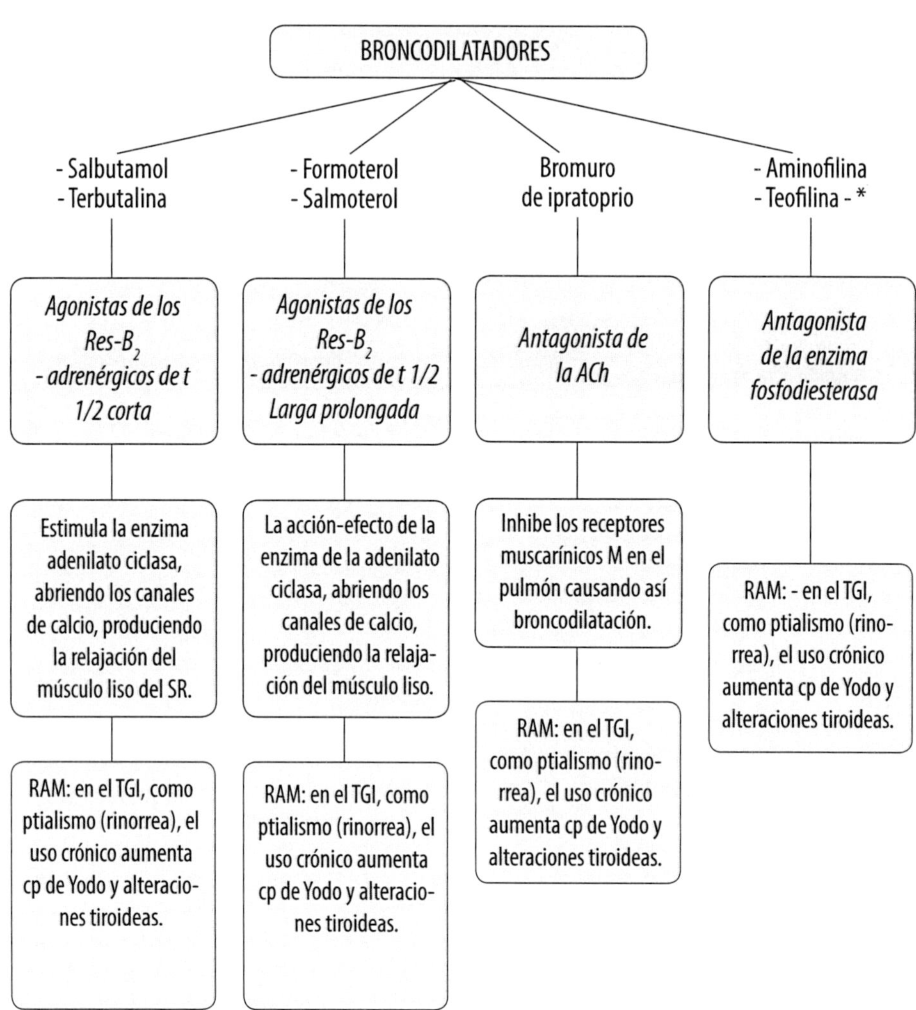

Fuente: elaborado por la autora.

Capítulo 2

Medicamentos antitusivos

Son aquellos fármacos que antagonizan los estímulos irritantes e inflamatorios por xenobióticos (virus, químicos, polvo, T°) a los Rs del centro de la tos en el bulbo raquídeo del tronco encefálico (SNC), allí se coordina la contracción de la musculatura glótica, torácica y abdominal para regular el patrón normal de la respiración y de la tos. El estímulo de este centro de la tos provoca la tos mediante un mensaje a los músculos del pecho, diafragma y pared abdominal para que se contraigan; aunque esta sea básicamente un reflejo, la tos se puede originar o inhibir voluntariamente.

Clasificación farmacológica

Se clasifican según el sitio de acción farmacológico en:

Codeína, dihidrocodeína y dextrometorfano. *Hipnótico-sedante-analgésicos.* Los dos primeros actúan principalmente en el centro de la tos en el SNC.

Clofedianol, clobutinol, zipeprol, entre otros. *De acción periférica.*

Difenhidramina y prometazina. *Antihistaminérgicos de Re-H_1.* El efecto farmacológico antitusivo no es su efecto principal (es un efecto colateral).

Farmacocinética

La **codeína** se absorbe bien por VO y se metaboliza a *morfina* alrededor del 10 %, lo que explica su efecto analgésico.

FF, dosis y vías de uso terapéutico

Dihidrocodeína bitartrato. FF VO jarabe de 2,42 mg/ml/120 ml y EQ. A gotas 13,6 mg/ml; cáp. 25 mg. Dosis adulto: VO: 5-10 ml c 6-8 h; 1 cáp. BID. Dosis niños: VO 0,6 mg/kg/d c 6-8 h; 5 ml c 12 h.
Dihidrocodeína mesilato. Tabl. 4,5 mg. Dosis adulto: 1 tabl. c 12 h.

Dextrometorfano. FF VO jarabe (0,2-0,3 %)/120 ml. Dosis adultos: 15-30 mg (c 6-8 h). Dosis niños: 1 mg/kg/d 3-4 v/d.

Dextrometorfano + **clembuterol** (ADRE-β_2 + *guayacolato de glicerilo* (mucolítico).

Farmacodinamia y farmacoseguridad

Mecanismo de acción

La **dihidrocodeína** y el **dextrometorfano** antagonizan la tos directamente en el *bulbo raquídeo o médula oblonga* en el encéfalo, donde se controla la tos, el vómito, el estornudo, la deglución. La **codeína** presenta efecto antitusivo más potente que analgésico. Revisar el tema en el capítulo de hipnótico-sedante-analgésicos potentes.

Usos terapéuticos

La **dihidrocodeína** y el **dextrometorfano** se usan para la tos de tipo irritación, en aquellos casos que esta afecte en grado alto el bienestar del paciente. Se debe establecer la causa de la tos para evitar el círculo vicioso entre la irritación-broncoespasmo-tos; de igual forma, se debe indagar, previamente al uso del antitusivo, si el paciente está utilizando fármacos como **captopril** o **propranolol** (causantes de RAM tos) para decidir la intervención conveniente, según el caso particular[28].

---

[28] En el caso de pacientes con historia de enfermedad que cause tos, como el asma, el medicamento de elección es un broncoespasmolítico. En la EPOC: el *bromuro de ipratropio*. En tuberculosis: la combinación de varios antiinfecciosos. En signos de escurrimiento nasal posterior a rinitis o sinusitis: antiinfeccioso, antialérgico, descongestionante o ambos. En reflujo gastroesofágico: procinético antisecretor gástrico. En enfermedad CV: tratar la IC.

Precauciones y contraindicaciones

No usar la **dihidrocodeína** o el **dextrometorfano**, especialmente en niños menores de 2 a., sin diagnosticar la causa de la tos irritativa, para identificar si esta representa un peligro cardiopulmonar o una alteración de la vida normal del paciente (conciliar el sueño, concentrarse en su trabajo habitual). Aprovechar las bondades de la terapia no farmacológica coadyuvante: beber alrededor de 3 l de agua al día, ingerir demulcentes (azúcar o miel de abeja) y tener una higiene óptima de la cavidad bucal y de la garganta, lo que causa hidratación y alivio sintomático de la irritación local.

Está contraindicada la aplicación tópica en el cuello y en el tórax de ungüentos con mentol, alcanfor y aceite esencial de eucaliptus, debido, en primer lugar, a que no son antitusivos y, segundo, a que durante la inhalación se puede liberar una gotita de aceite y transportarse por la tráquea a los pulmones e inducir una neumonía lipoide, de mayor riesgo en los niños. Considerar que los broncodilatadores tienen mejor efecto terapéutico en los niños que los antitusígenos.

Capítulo 3

Medicamentos mucolíticos y expectorantes

Clasificación farmacológica

Los mucolíticos son fármacos que metabolizan las moléculas complejas de las glucoproteínas del moco, a moléculas más pequeñas y se puedan eliminar más fácil; por tanto, disminuyen la viscosidad, fluidifican y estimulan la expectoración, lo que facilita la eliminación de las secreciones. Mientras que los expectorantes estimulan la fluidificación de las secreciones, esencialmente; sin embargo, el agua es el mejor fluidificante.

N-acetilcisteína, **carboximetilcisteína**, **guayacolato de glicerilo** (**guaifenesina**), **guayacolato de glicerilo** + *bromhexina*, **ambroxol**, **yoduro de K^+** y **yoduro de K^+** + *teofilina*. Los dos primeros tienen principalmente acción mucolítica, mientras que los otros tienen más acción expectorante; no obstante, sus aspectos farmacocinéticos y farmacodinámicos son semejantes.

Farmacocinética

La **N-acetilcisteína** se absorbe rápidamente en el TGI y se transporta al hígado vía circulación portal. Alcanza la $Cp_{máx}$ en un $t^{1/2}$ entre 30 min-1 h después de la administración de una dosis de 200-600 mg. Su $t^{1/2}E$ es alrededor de 6 h. Se metaboliza como N-acetilcisteína, N, N-diacetilcisteína y L-cisteína; esta última se metaboliza en glutatión, taurina y sulfato.

FF, dosis y vías de uso terapéutico

N-acetilcisteína. FF VO jbe. 4 % (200 mg/5 ml) 2 g; sobres por 1,5, 2 y 3 g; solución al 10 % para nebulizar. Dosis adulto y niños: oral 100-300 mg 3 v/d, inh.: 4 ml por sesión, 2 v/d; dosis inh. Niños 2 ml por sesión, 2 v al día.

Farmacodinamia y farmacoseguridad

Mecanismo de acción

La **N-acetilcisteína**: 1) estimula los mecanismos mucolítico, de fluidificación y de expulsión de secreciones bronquiales, induciendo el movimiento ciliar bronquial, e impulsa la secreción hacia la faringe y la eliminación por expectoración; 2) estimula el reflejo de la tos y rompe las moléculas de mucinas en moléculas más pequeñas y menos viscosas para facilitar su eliminación; 3) antagoniza el metabolito hepatotóxico (oxidante potente) del *acetaminofén*, al disminuir la concentración del glutatión endógeno, aumentado por el metabolito hepatotóxico. 4) la N-acetilcisteína en antagonista del metabolito activo tóxico del acetaminofen y también presenta acción-efecto farmacológica anti-oxidante. Aunque la eficacia farmacológica de la sln por inhalación para eliminar secreciones de la mucosa nasal es menor. Los *mucolíticos* facilitan la tos productiva mediante la fluidificación de las secreciones que facilitan su eliminación. Se han realizado investigaciones sobre **N-acetilcisteína** y **ambroxol** enfocadas en pacientes con enfisema y bronquitis crónica, en los cuales se les describe efecto antioxidante a estos PA. No obstante, los estudios experimentales requieren mayor evidencia clínica.

RAM/tóxicas

La **N-acetilcisteína** por vía IV puede producir reacción pseudoanafiláctica con signos clínicos como broncoespasmo, angioedema, taquicardia, hipotensión, HTA, urticaria, estomatitis, náusea, vómito, dolor de cabeza e incluso fiebre.

Interacciones medicamentosas de interés clínico

La **N-acetilcisteína** interacciona con *carbamazepina*; esta induce el metabolismo, reduce la Cp y, en consecuencia, el efecto desintoxicante sobre el hígado del mucolítico.

Usos terapéuticos

La **N-acetilcisteína** se indica en enfermedad respiratoria de base (bronquitis u obstructiva) que produzca expectoración viscosa y en intoxicación con *acetaminofén*.

Precauciones y contraindicaciones

Prudencia rigurosa, en pacientes con antecedentes de fenilcetonuria o de hipersensibilidad a la **N-acetilcisteína**. No abusar del efecto expectorante de estos medicamentos en una variedad de patologías del SR superior e inferior sin un diagnóstico claro y preciso.

Tomar conciencia para aprender

La diferenciación adecuada entre el MA-acción-efecto farmacológico-clínico de un broncodilatador, expectorante, antitusivo y un mucolítico para el uso responsable por prescripción/automedicación de estos; y, prevenir complicaciones respiratorias probables por estos medicamentos.

Actividad académica de acompañamiento al estudiante.

Teniendo en cuenta el análisis de la elección de un fármaco de uso en la APS, a partir de:

1. La figura 63 elaborar un crucigrama, como auto-evaluación de la comprensión-aprendizaje de los PA expectorantes de uso en APS.
2. Con la figura 64 elaborar una sopa de letras.

Figura 63.
Perfil de la farmacodinamia: MA-acción efecto de expectorantes en el SR.

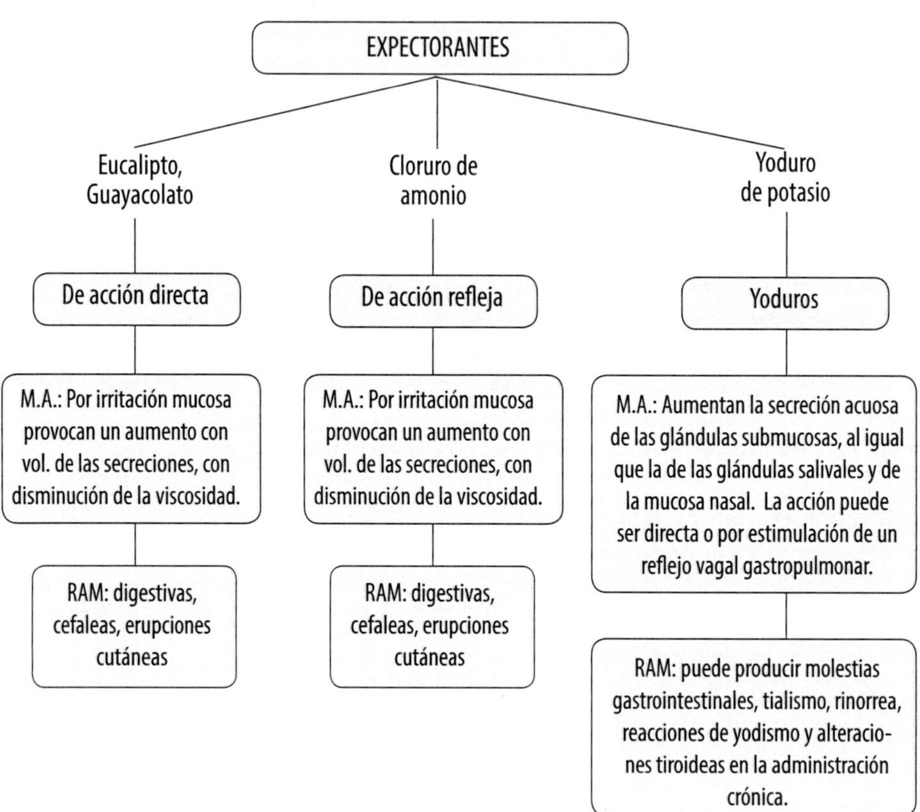

Fuente: elaborado por la autora.

Figura 64.
Perfil de la farmacodinamia: MA-acción efecto de mucolíticos en el SR.

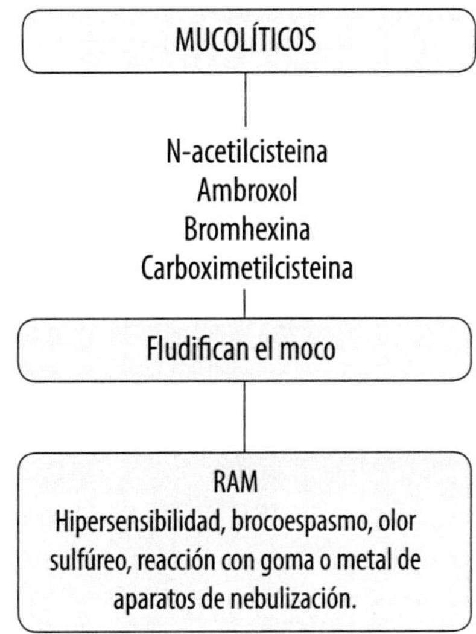

Fuente: elaborado por la autora.

UNIDAD OCHO

Farmacología del tracto gastrointestinal y hepático

En esta unidad se estudian los medicamentos que regulan la secreción gástrica, la motilidad gástrica, la motilidad del intestino, la formación y excreción de la bilis. El compartimiento del TGI en condiciones fisiológicas produce secreciones digestivas hormonales en las células parietales de la mucosa gástrica por estimulación de la ACh, NA e histamina. Para el uso adecuado de estos medicamentos, es importante mantener el equilibrio del TGI mediante el control fisiológico de factores protectores: la PG_{E2} y PG_{A1} (inhibidoras de la secreción gástrica endógena de HCl y de las enzimas pepsina, gastrina, entre otras), el bicarbonato de Na^{+} y el mocus gástrico. Además, es necesario tener en cuenta los FR endógenos y los FR exógenos que alteran la homeostasis gástrica. Analizar la siguiente figura 65:

Figura 65.

Referentes fisiopatológicos gástricos y donde actúan los antihistamínicos H_2.

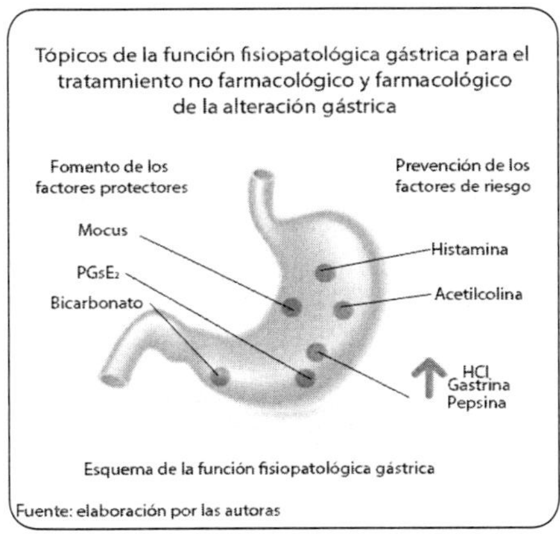

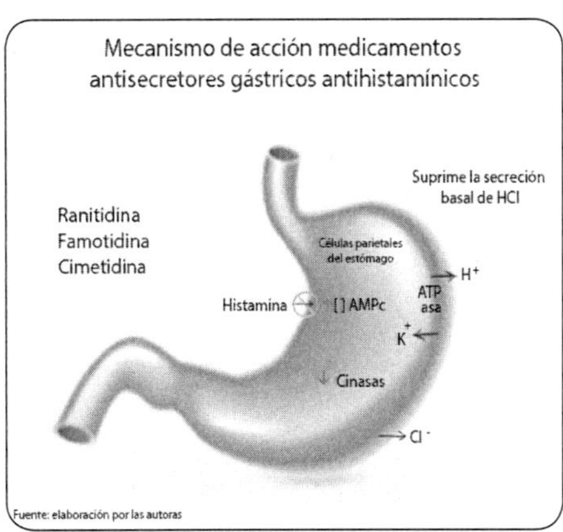

Fuente: elaborado por la autora.

El desequilibrio entre protección y agresión (endógena y exógena) en el TGI desprotege la mucosa de este sistema y la expone al contacto directo con las secreciones gástricas nocivas y demás sustancias agresivas, dando lugar a un proceso inflamatorio, desde una irritación gástrica (gastritis) que causa inflamación y disfagia (dolor para tragar), pasando por enfermedades crónicas como úlceras (cráter o cavidad de diferentes grados de severidad clínica), hasta enfermedades severas como hemorragia gástrica y diferentes tipos de cáncer de alta letalidad. Para el uso correcto de los medicamentos y prevención de las enfermedades crónicas y graves del TGI, se requiere diagnosticar las causas de la enfermedad y la necesidad de tratamiento farmacológico, no farmacológico o ambos para cada individuo en particular. Por lo anterior, la mejor prevención y terapia es educar para que el ser humano practique estilos y hábitos alimentarios saludables.

En caso de inflamación leve o ausencia de esta se podría intentar solo la terapia no farmacológica con dieta no irritante rica en fibra y técnicas de relajación para disminuir el estrés. No obstante, las enfermedades del TGI representan un grave problema de SP. La clasificación farmacológica de estos medicamentos se hace de acuerdo al MA.

Capítulo 1

Medicamentos reguladores de secreciones gástricas

Son fármacos antagonistas y neutralizantes de la acidez gástrica (local o sistémica) y que, además, ayudan a estimular el mecanismo de defensa del TGI en la EAP, esofagitis, gastritis, úlcera gástrica y duodenal.

Clasificación farmacológica

$Al(OH)_3$ + $Mg(OH)_2$, $Al(OH)_3$ + $Mg(OH)_2$ + dihidroxicarbonato hidratado (*almagato*), **$Al(OH)_3$ + $Mg(OH)_2$ + simeticona** (*magaldrato*) y **ácido algínico + bicarbonato de Na + carbonato cálcico** (*almasilato*). *Antiácidos no absorbibles de acción local en el tracto gastrointestinal, no sistémica.*

Bicarbonato Na^+. *Antiácidos absorbibles o fármacos de acción sistémica.*

Ranitidina. *Antagonistas de los receptores histaminérgicos H_2.*

Omeprazol. *Antagonistas de los receptores de la bomba de protones.*

Sucralfato, subcitrato de bismuto, subsalicilato de bismuto, misoprostol. *Citoprotectores de la mucosa gástrica.*

Farmacocinética

El **$Mg(OH)_2$** VO tiene efecto farmacológico laxante, libera el ion Mg^{2+} que aumenta la motilidad intestinal, mientras que el *$Al(OH)_3$* libera Al^{3+} (insoluble, astringente y desnaturalizante de proteínas), tapa los poros y protege la mucosa lesionada. El **trisilicato de Al** (amino dihidroxialuminio acetato), en TGI libera el silicio que forma un gel por solidificación y retrasa el vaciado gástrico. De ahí, un efecto mayor y más lento de neutralización de HCl.

La **famotidina** tiene una A incompleta, no es depurada por hemodiálisis y su biodisponibilidad es de un 40-50 %. Esta y la **cimetidina**, **ranitidina** y **nizatidina** son bien toleradas y no producen alcalosis; se metabolizan en el hígado y se eliminan por la orina. El **omeprazol** se absorbe mejor que un anti-H2 administrado en una sola dosis antes de las comidas y, preferiblemente, en la mañana. El pH ácido degrada su A y disminuye su Cp; mientras que un pH básico aumenta su Cp y su biodisponibilidad.

FF, dosis y vías de uso terapéutico

Hidróxido de aluminio, $Al(OH)_3$. FF VO suspensión 6 g por cada 100 ml, tabl. 234 mg. Dosis adultos: 400-800 mg 3 v/d.

$Al(OH)_3$ + hidróxido de magnesio, $Mg(OH)_2$, con o sin simeticona (el *magaldrato*). FF VO suspensión *$Al(OH)_3$* al 2-6 % + *$Mg(OH)_2$* 200 mg + 200 mg + 20 mg por cada 5 ml y tabl. 200 mg + 200 mg + 50 mg. Dosis adultos: 15-30 ml o 1-2 tabl. una hora después de la comida y antes de acostarse. Dosis niños: 6-12 años 10 ml una hora después de cada comida y antes de acostarse; niños mayores de 12 años igual al adulto.

Bicarbonato de sodio. FF VI amp. 10 mEq/10 ml. Dosis adulto: 0,5-1 mEq/kg en bolo hasta alcanzar un pH no inferior a 7,3. En cardiotoxicidad, 1-2 mEq/kg/1-2 min en bolo; hasta un pH de 7,5-7,55. Para alcalinizar orina: 1-2 mEq/kg/4 h en infusión continua hasta un pH urinario de 7,5-8 y pH plasmático inferior a 7,55.

Ranitidina. FF VO tabl. o tabl. efervescentes 150 y 300 mg; jarabe 150 mg/10 ml; FF IV amp. 50 mg/2 ml. Dosis adulto: úlcera duodenal y gástrica benigna y gastritis: 150 mg c 12 h o 300 mg en la tarde o en la noche durante 4-8 semanas. Prevención de recurrencias: 150 mg en la tarde o al acostarse. En el síndrome de Zollinger-Ellison se inicia con 150 mg c 12 h y se va ajustando de acuerdo a la respuesta individual hasta un máximo de 900 mg/d. En profilaxis de úlceras de estrés 50 a 100 mg IV o 150 mg VO 2-4 horas antes del procedimiento. Cuando se requiere el uso parenteral, se puede administrar IM 50 mg c 6-8 h sin diluir o IV diluida en 20 a 100 ml de solución salina o dextrosa al 5 % para administrar en inyección o infusión en un período de 5-20 min o 2 horas, según el caso, sin sobrepasar 400 mg/d. Dosis en niños: 50-150 mg/d por VO o 0,5 a 1 mg/kg IV.

Omeprazol. FF VO cáp. 10, 20, 40 mg, comprimido 10 y 20 mg; FF IV amp. 40 mg. Dosis adulto: úlcera duodenal 20-40 mg antes del desayuno por 6 semanas; en úlcera gástrica 40 mg antes del desayuno por 4-8 semanas. Prevención de recurrencias 20 mg/d antes del desayuno. En el síndrome de Zollinger-Ellison las dosis son individualizadas. En sangrado digestivo secundario o úlcera péptica 40 mg en infusión en 20-30 min y continuar con 8 mg/hora a necesidad. Dosis niños: 0,7-3,5 mg/kg/d.

Sucralfato. FF VO tabl. 500 mg y 1 g; tabl. masticable 500 mg 1 g; susp. sobres 1 g/5 ml o susp. 20 g/100 ml. Dosis adulto: úlcera gástrica o duodenal 1 g antes de las comidas y antes de acostarse por 4-6 semanas. En prevención de recurrencias a la mitad de la dosis diaria.

Subcitrato de bismuto. FF VO tabl. 120 mg. Dosis adulto tetraconjugada: 1 tabl. 4 v/d + 1 tabl. *omeprazol* +500 mg *tetraciclina* o *amoxicilina* 4 v/d durante 7 d + 250 mg de *metronidazol* 4 v/d los últimos 3 d.

Subsalicilato de bismuto. FF VO tabl. 262 mg; susp. 1,7 y 1,75 g por cada 100 ml. Dosis adulto: en úlcera péptida y gastritis antral crónica 30 ml 4 v/d, 30 min antes de cada comida y dos horas después de la última comida del día por 4 semanas. Dosis niños: 3-9 años 10 ml 4 v/d; 9-12 años 15 ml 4 v/d; mayores de 12 años igual al adulto.

Misoprostol (agonista PGE_2). FF VO tabl. 200 µg. Dosis adultos: prevención de la úlcera péptica inducida AINES 800 µg divididos en 4 dosis (con las comidas y antes acostarse).

Farmacodinamia y farmacoseguridad

Mecanismo de acción

Los antiácidos no absorbibles de acción local actúan mediante una reacción química de neutralización entre el fármaco antiácido y el HCl gástrico; esta aumenta el pH del estómago, disminuye la hipersecreción gástrica e, indirectamente, reduce la actividad de la enzima pepsina. La potencia de estos medicamentos se valora por el efecto neutralizante[29] rápido y poco efecto de rebote, en el siguiente orden: *hidróxido de Mg* > *carbonato de Ca* > *hidróxido de Al*. No obstante, si se aumenta el pH por encima de 4, inducen la liberación de gastrina, lo que eleva la secreción de HCl (reacción de rebote).

[29] Para neutralizar aproximadamente 1 mEq de HCl gástrico, se necesitan entre 15 mEq y 20 mEq de **magaldrato**.

Los **antihistamínicos H_2** son antagonistas competitivos de los Res-H_2 de la *histamina*, por lo que disminuyen las secreciones gástricas del HCl alrededor de un 50 % hasta 10 µ/ml y aumentan el pH alrededor de 3,5. La **ranitidina** antagoniza el estímulo de secreción de HCl por estrés durante el sueño. La **famotidina** es la más potente de los anti-H_2 y posee el mayor $t^{1/2}E$ y el efecto terapéutico de inhibir la secreción gástrica. Ver figura 64 .

El **omeprazol** es antagonista específico de la enzima ATPasa dependiente H^+/K^+ (bomba de protones), responsable de la secreción activa de H^+ en la célula parietal de la mucosa gástrica, inhibiendo la secreción ácida basal inducida por cualquier PA irritante (químico, alimento graso). Los fármacos inhibidores de la bomba de protones presentan mejor efecto farmacológico que los medicamentos anti-H_2 en la curación y prevención de la esofagitis, en el alivio sintomático y en la disminución de las compilaciones secundarias de la enfermedad de reflujo gastroesofágico (ERGE).

El **sucralfato** actúa mediante una interacción farmacológica que requiere de un pH ácido para unirse a radicales libres y a las proteínas del tejido necrótico de la úlcera, paralela a la liberación de prostaglandinas E_2 que inhibe la retrodifusión de protones; además de absorber ácidos biliares. Así, impide el contacto directo de cualquier PA agresivo a la mucosa GI. El **subcitrato** o **subsalicilato de bismuto** es un coloide que se une al tejido necrótico del nicho ulceroso y libera la PGE_2 citoprotectora. El **misoprostol** actúa como agonista sintético de la prostaglandina E_1, causa vasodilatación de la circulación sanguínea y produce bicarbonato y moco gástrico (citoprotectores); también estimula la síntesis proteica para proteger la mucosa gástrica y ayudar a la potencia sexual.

La **propantelina**, antagonista no selectivo de de los Re-muscarínicos M3-ACh, estos disminuyen la secreción gástrica y relaja la musculatura GI (espamolítica). Analizar la figura 66.

RAM/tóxicas

Más frecuentes: en IR el **$Al(OH)_3$** produce hiperfosfatemia y osteoporosis al liberar el ion Al^{+3}, el cual reacciona con los iones de fosfato (PO_4^{+2}) y de Ca^{2+} de los alimentos en el intestino, originando fosfato de Al^{+3}, el cual no se elimina por el riñón y produce alteración metabólica grave. En el caso de hipofosfatemia, esta RAM del Al^{+3} se convierte en efecto terapéutico (prolonga este efecto secundario lento y poco potente). De igual forma, las trazas de **Al^{+3}** se pueden depositar en articulaciones y provocar un estado artrítico incapacitante. En IR se pueden absorber trazas de ion **Mg^{2+}**, las cuales son cardiotóxicas (arritmias severas) y neurotóxicas (depresión marcada del SNC). La A de **$Ca(CO)_3$** origina

Figura 66.
Perfil del MA-acción-efecto farmacológico antagonista de la secreción gástrica.

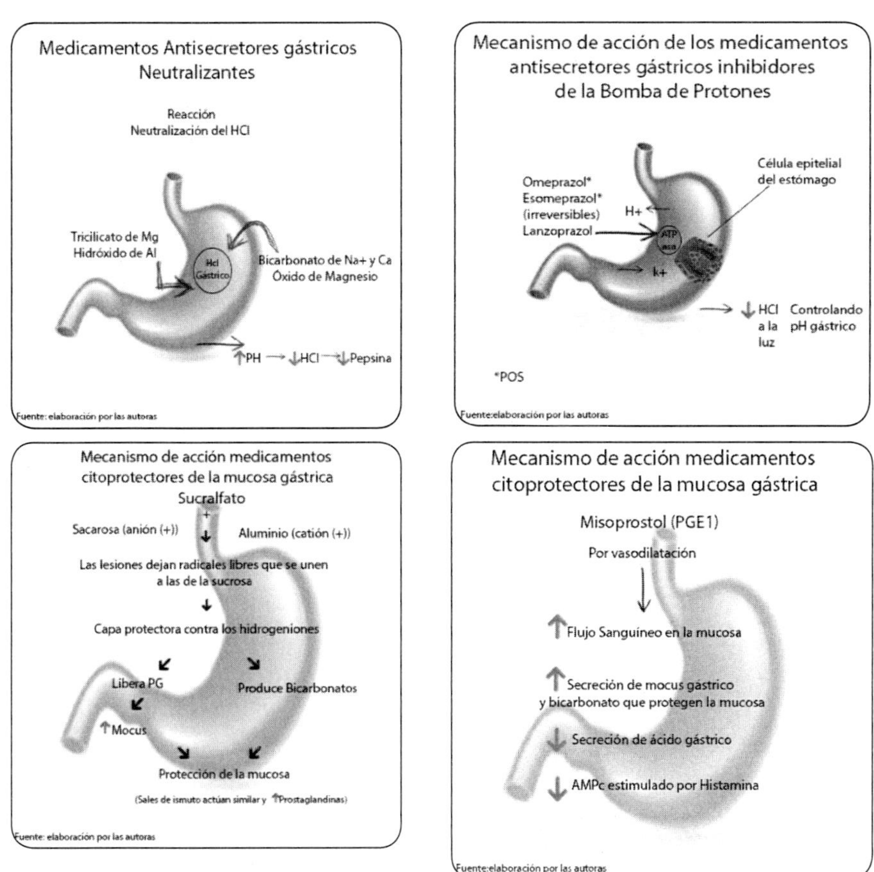

Fuente: elaborado por la autora.

hipercalcemia y cálculos en vías urinarias (nefrocalcinosis); si se absorbe una pequeña cantidad, produce estreñimiento y cierto grado de alcalosis (hasta calcemia) y desequilibrio en los iones P y Ca^{2+}. Los antiácidos impiden el intercambio de iones y la salida de H_2O y producen heces resecas y polvorientas.

Los **anti-H_2** (principalmente la **cimetidina**) reportan RAM en adultos mayores, reversibles a la suspensión del fármaco, de tipo: 1) metabólico estrogénico en los hombres: galactorrea, ginecomastia, disminución del tamaño de la próstata, oligospermia, disminución de la libido; 2) osteomuscular: artralgias; 3) hematotóxico: neutropenia, anemia, agranulocitosis; 4) TGI: carcinoma gástrico, náusea, vómito, constipación, dolor abdominal, pancreatitis e inhibición transitoria reversible del factor intrínseco; 5) hepatotóxico a altas dosis y en tratamientos por más de un año: anormalidad de las enzimas hepáticas AST y ALT (hepatitis e ictericia tipo colestática, hepatocelular o mixta); 6) neurotóxico: mareos, apatía, depresión, cefalea, insomnio, movimientos coreiformes, hipertermia, cambios en la presión intraocular, visión borrosa, confusión, convulsiones, agitación, delirio, alucinaciones, manía. La **ranitidina** produce porfiria en pacientes trasplantados y con mielosupresión.

Las RAM/tóxicas más reportadas del **omeprazol** son de tipo dermatotóxico: fotosensibilidad, dermatitis exfoliativa, eritema multiforme, urticaria; metabólico: hipoglucemia, ginecomastia; TGI: náuseas, flatulencia, constipación, diarrea, vómito. Con menos frecuencia, efectos de tipo hematotóxico: agranulocitosis, trombocitopenia, pancitopenia, anemia hemolítica, neutropenia; cardiotóxico: taquicardia, angina, bradicardia; en el SNC: cefalea, vértigo, anorexia, astenia. Entre los principales efectos está el anti-ACh: visión borrosa, estreñimiento, retención urinaria, xerostomía. Las RAM tóxicas son poco frecuentes, se reporta casos de nefritis intersticial aguda, déficit en la Cp de vitamina B12, Ca y Mg; una posible asociación con los estados de demencia, cáncer gástrico e IRC.

Entre las RAM/tóxicas de la **pirenzepina** están: hematotóxica: agranulocitosis, trombocitopenia; anti-ACh: visión borrosa, estreñimiento, retención urinaria, xerostomía. El **sucralfato** ocasiona con frecuencia en el TGI: náusea, diarrea, mareo, calcicosis en la mucosa gástrica, indigestión, dolor abdominal, estreñimiento y efectos anti-ACh. RAM menos frecuentes en el SNC: somnolencia, debilidad, vértigo, dolor de cabeza, disartrias, contracciones mioclónicas, letargo y encefalopatía en pacientes con falla renal. Dermatóxicas: rash cutáneo, urticaria, prurito. Musculares: dolor de espalda. En neonatos: obstrucción intestinal y perforación ileal.

El **subcitrato** o **subsalicilato de bismuto** a altas dosis presentan RAM frecuentes de tipo: hematotóxico: crece la Cp de hemoglobina; neurotóxico: confusión, deterioro de la memoria, alucinaciones; nefrotóxico: falla renal aguda; hepatotóxico: aumento de las transaminasas; TGI: oscurece las heces y la lengua, náuseas, diarrea, gastritis. Entre las RAM menos frecuentes se encuentran: hipotensión, dolor de cabeza, desaliento, rash.

El **misoprostol** presenta RAM menos frecuentes de tipo: hematotóxico: trombocitopenia, anemia, púrpura; cardiotóxico: hipotensión, HTA, arritmia, flebitis; neurotóxico: ansiedad, depresión, fatiga, mareo, neurosis, somnolencia, fiebre; nefrotóxico: glucosuria, poliuria, disuria, hematuria; neumotóxico: disnea, neumonía; en el sistema musculoesquelético: calambres, artralgias, mialgias. A dosis alta presenta RAM graves: hipotensión y aborto; frecuentes en el TGI: sangrado, gingivitis, náusea, vómito, flatulencia, diarrea, dolor abdominal; en piel: dermatitis, rash, alopecia; en el SNC: cefalea; ginecológicas: menorragia, dismenorrea.

Interacciones medicamentosas de interés clínico

Los antiácidos de acción local a un pH fisiológico > 4 en general producen alcalinización de la mucosa, aumento de la gastrina a nivel antropilórica y una hipersecreción continua de HCl. Esto no permite la activación de la pepsina, enzima proteolítica que se activa a partir del pepsinógeno en un pH menor de 4. Por tanto, si el antiácido eleva el pH por encima de 4, no produce proteólisis y las proteínas no se metabolizan de forma adecuada, lo que induce un efecto de rebote, aun después de recuperar el pH intragástrico.

En IR, las FF de **sales de Mg^{+2}** y **Al^{+3}** interfiere la A y disminuyen la biodisponibilidad y efecto farmacológico de PA ácidos como *etambutol, propranolol, isoniazida, ciprofloxacina, norfloxacina, cimetidina, ranitidina, oxitetraciclina, digoxina* y *sales de hierro*; el **$Ca(CO)_3$** y el **$Al(OH)_3$** administrados simultáneamente liberan iones Ca^{+2} e iones Al^{+3}, respectivamente, y producen estreñimiento, mientras que el **magaldrato** libera iones de Mg^{+2} y produce diarrea.

La **cimetidina**, **ranitidina**, **famotidina** y **nizatidina** modifican la A de otros fármacos al cambiar la secreción ácida gástrica. P. ej., junto con *sucralfato* o *ketoconazol*, estos aumentan el pH GI y disminuyen la A y biodisponibilidad del anti-H_2; la **cimetidina** inhibe el metabolismo de la *fenitoína* en el CYP_{450}, aumenta la Cp y potencia el efecto anticonvulsivante y RAM de esta; la **ranitidina** contigua al *acetaminofén* aumenta la hepatotoxicidad de este.

El **omeprazol** interacciona con el *diazepam*, la *fenitoína* y la *warfarina*, inhibe el metabolismo y prolonga el $t^{1/2}$ de estos, lo que aumenta su Cp y efectos tóxicos. El **omeprazol** disminuye la secreción ácida gástrica; por consiguiente, cuando se usa junto con *ampicilina, sales de hierro* o *ketoconazol*, interfiere la A de estos.

El **sucralfato** usado junto con **$Al(OH)_3$** aumenta la Cp del ion Al^{+3} en pacientes con insuficiencia renal; contiguo a un antiácido disminuye la adsorción al nicho ulceroso, por lo que se debe administrar de uno en uno, con una diferencia de 1-2 h; junto con *fenitoína, oxitetraciclina* o *vitaminas liposolubles* (A, D, E y K), disminuye la A de estos medicamentos; coadministrado con *oxitetraciclina*, inhibe el efecto antiinfeccioso de esta al formar complejos insolubles inactivos. La coadministración de **subcitrato** o **subsalicilato de bismuto** junto con *ranitidina* o *famotidina* interfiere la adsorción de los primeros al nicho ulceroso; por consiguiente, se deben administrar con una diferencia de 1-2 h entre uno y otro. El **misoprostol** junto con *Mg (OH)*$_2$ o un fármaco laxante aumenta la frecuencia y severidad de la diarrea; en general, interacciona con alimentos y medicamentos antiácidos, a los que les retarda la A.

Usos terapéuticos

Las **sales de** $\mathbf{Mg^{+2}}$ y $\mathbf{Al^{+3}}$ son indicadas en EAP leve, estados críticos de hiperkalemia, paro cardiaco, acidosis metabólica e intoxicación por *clorimipramina*. El **bicarbonato** $\mathbf{Na^{+}}$ se utiliza más que el *citrato sódico* y los *fosfatos alcalinos* como antagonista de la secreción gástrica. El o**meprazol** es el medicamento de elección en la hipersecreción gástrica por irritantes, el síndrome de Zollinger Ellison y la ERGE.

El **subcitrato** o **subsalicilato de bismuto** son usados, junto con *omeprazol, amoxicilina* y *metronidazol*, como parte del tratamiento de la úlcera por *Helicobacter pylori*, considerada un factor de riesgo para el cáncer gástrico. El **misoprostol** es de elección en úlcera gastroduodenal; gastroduodenitis por *ASA, ibuprofeno*, entre otros, y en precirugía, mientras el paciente recupera sus condiciones hemodinámicas generales.

Precauciones y contraindicaciones

No utilizar el **omeprazol** por periodos prolongados ni con altas dosis en niños, embarazadas, durante la lactancia o en pacientes con historia de hipersensibilidad o hipersecreción de gastrina; debe usarse con precaución extrema en cualquier tipo de glaucoma y en prostatitis, al igual que la **pirenzepina** y la **propantelina**. La FF $\mathbf{Al(OH)_3 + Mg(OH)_2}$ alivia el dolor de la gastritis y la úlcera, pero no favorece la cicatrización de la misma ni impide la recaída por la alteración gástrica. Además, se puede absorber y producir desequilibrio electrolítico, originando una alcalosis sistémica con signos y síntomas como confusión mental, convulsiones, estados de tetania (despolarización tetánica) y somnolencia, entre otras RAM.

Tomar conciencia para aprender

Demanda razonar el uso real de los anti-secretores gástricos, sobre la base de la acción-efecto sobre el TGI. Considerando que en las dos últimas décadas, se observa el aumento exponencial del uso de anti-secretores gástricos, máxime el omeprazol. Sin el análisis consciente de las RAM y contraindicaciones en aquellos pacientes que puedan tener una RAM de hipersensibilidad al PA o una interacción de interés clínico, p. ej., con el Albendazol, ketoconazol (benzoimidazoles) o a algunos de los excipientes de la FF. Asimismo, la necesidad de más consciencia de las interacciones del omeprazol, p. ej., no usar contiguo al nelfinavir y atazanavir, esta interacción disminuye la Cp de ambos fármacos.

Actividad académica de acompañamiento al estudiante

Después de estudiar el contenido de la farmacología de los medicamentos anti-secretores gástricos, analizar el impacto social-clínico-económico del uso irresponsable, sin un diagnóstico preciso, sobre la base de la farmacodinamia de los anti-secretores gástricos, representada en los siguientes mapas conceptuales, las figuras 67, 68 y 69. Por cada una de ellas, elaborar una sopa de letras que indique la auto-evaluación de la comprensión y aprendizaje del tema farmacológico desarrollado.

Figura 67.
Medicamentos antisecretores y su mecanismo de acción.

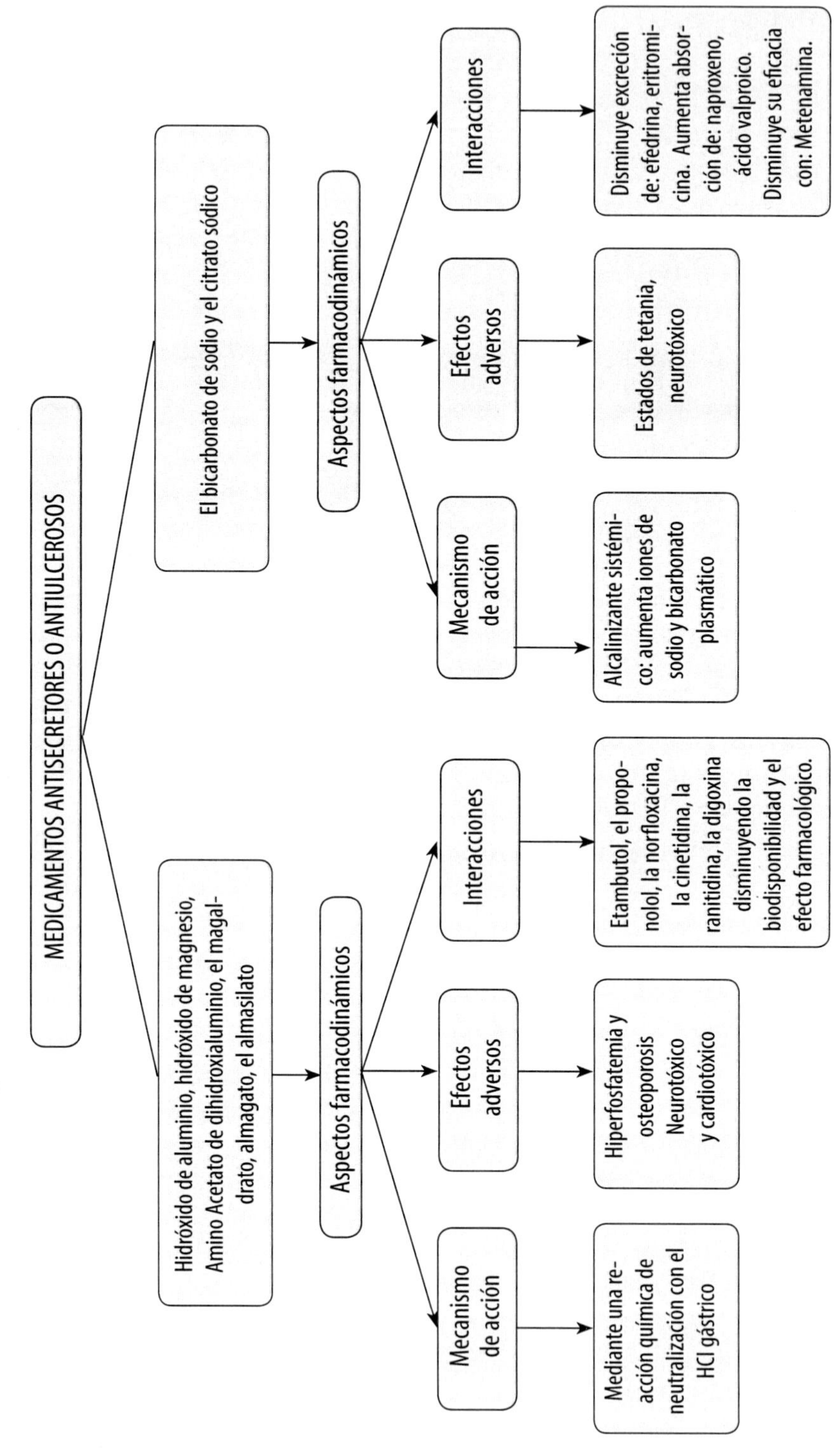

Fuente: elaborado por la autora.

Figura 68.
Medicamentos antisecretores y su mecanismo de acción.

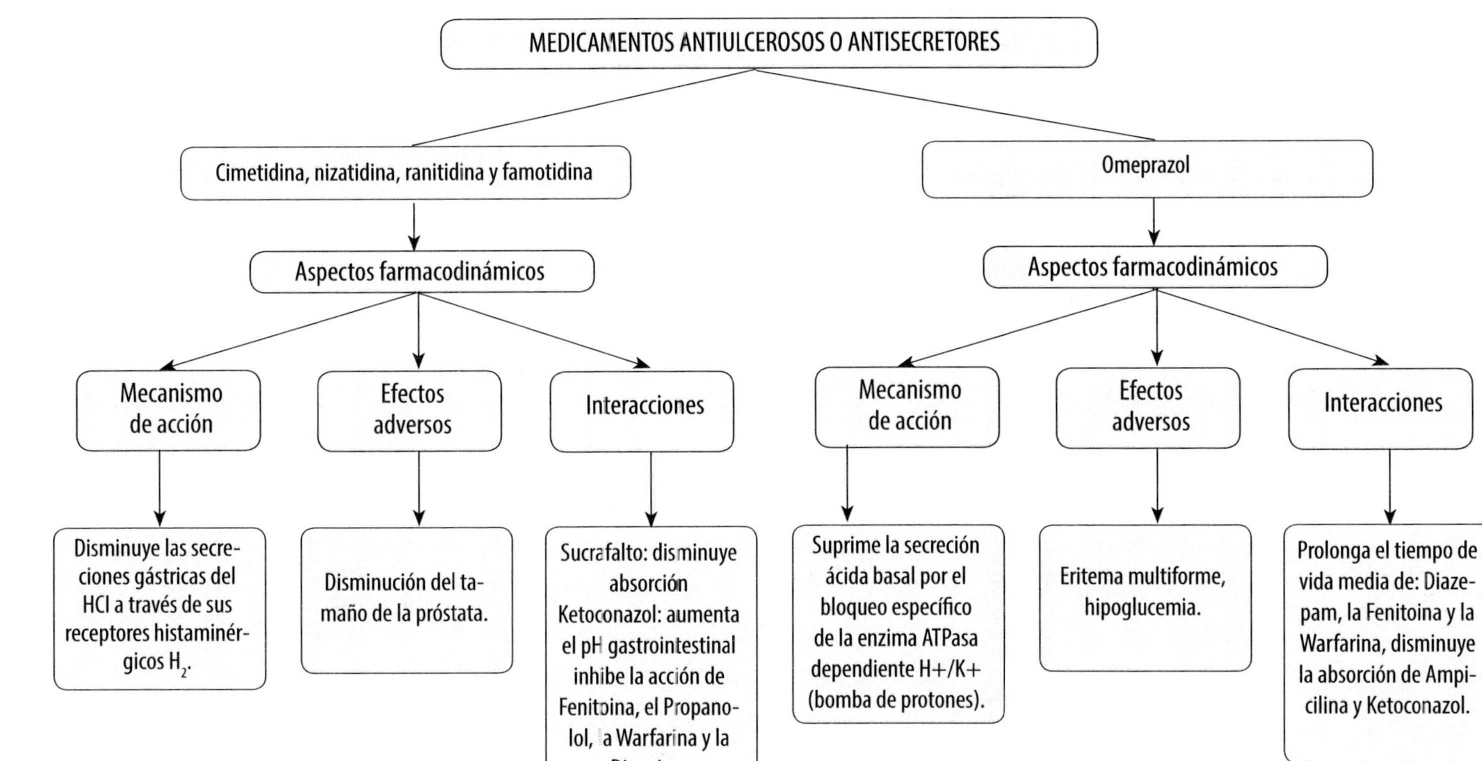

Fuente: elaborado por la autora.

Figura 69.
Medicamentos antisecretores y su mecanismo de acción.

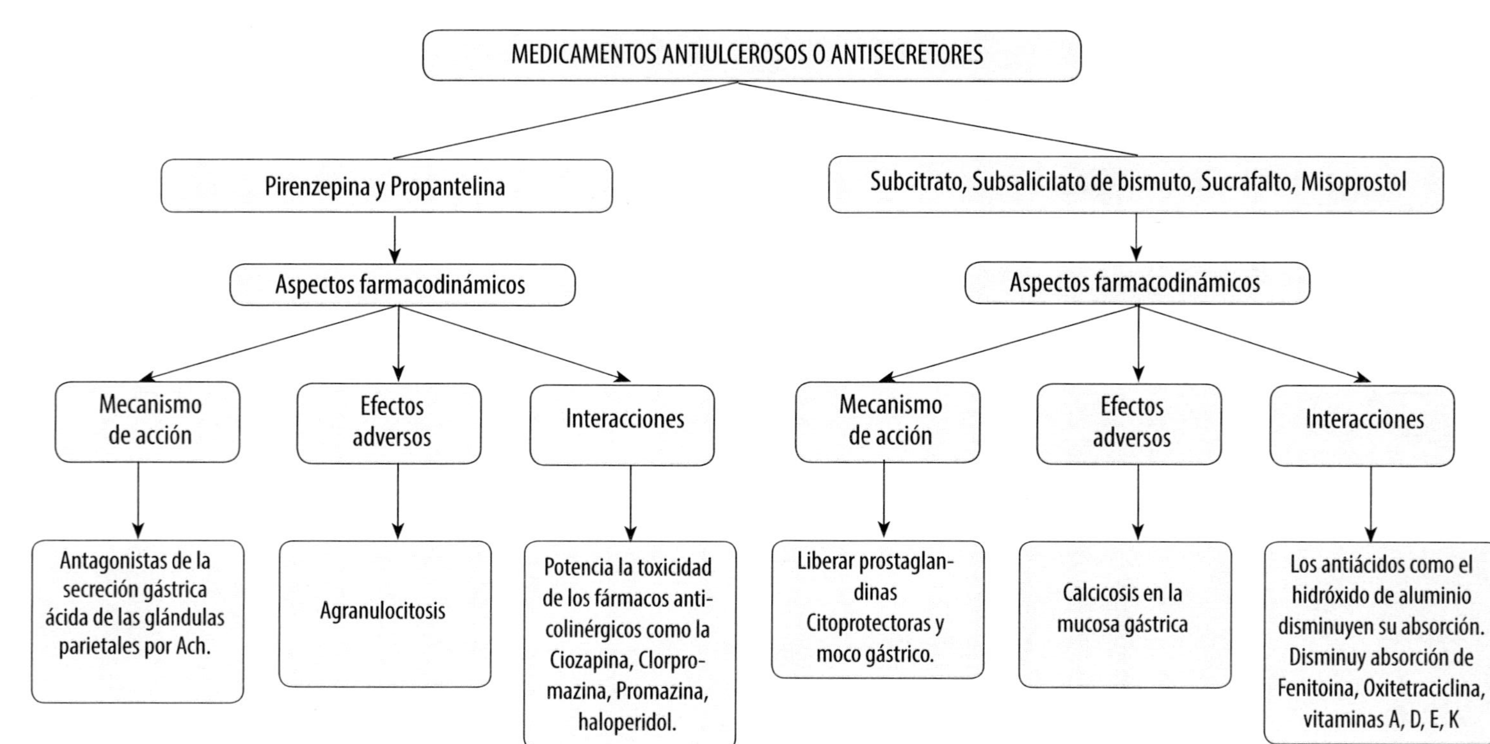

Fuente: elaborado por la autora.

Capítulo 2

Medicamentos reguladores de la motilidad GI

Son fármacos antagonistas de Rs de diferentes tipo: ACh-M_1 (*atropina, propantelina, escopolamina*), serotoninérgicos 5-HT_3 (*ondansetrón*), cannabinoides (*nabilona* y *dronabinol*). Aumentan la motilidad y estabilizan el proceso digestivo al inhibir las acciones de las neuronas de SERO, el principal neurotransmisor mediador del peristaltismo GI, que se libera en las células epiteliales de la mucosa gástrica en respuesta a un estímulo químico o mecánico, y las acciones de las neuronas colinérgicas en el TGI. Por eso, aumentan la acción farmacológica de motilidad y de equilibrio del tránsito del bolo alimenticio, cuyos efectos del estímulo se transmiten a través de motoneuronas excitatorias reguladas por la ACh y sustancia P; mientras que las motoneuronas inhibidoras están moduladas por el óxido nítrico, el péptido intestinal vasoactivo, el ATP y el péptido hipofisario de la enzima adenilciclasa en el hipotálamo y en la corteza cerebral.

Clasificación de fármacos de acción-efecto regulador de la motilidad GI

Metoclopramida, ondansetrón, trimebutina, domperidona, cisapride, prednisolona, sulfasalazina. *Medicamentos antieméticos con efectos procinéticos.*

Farmacocinética

La **metoclopramida**, **domperidona** y **cisapride** se utilizan por VO y tienen biodisponibilidad baja, debido a su metabolismo de primer paso. La **cisapride** por VO se absorbe mejor que la **metoclopramida** y presenta mayor biodisponibilidad; cuando se ingiere antes de las comidas se adsorbe rápido en el ID. Su acción se inicia entre 10-15 min vía IM; de 30-60 min VO y de 1-3 min vía IV. Su $t^{1/2}$A es de 4-6 h; se distribuye por el organismo ampliamente (cruza la BHE y la placenta) y exhibe M hepático en el CYP_{450} por las isoenzimas $3A_4$. La **sulfasalazina** se convierte en *sulfapiridina + ácido 5-aminosalicílico* en el intestino un metabolito activo que no se absorbe, el cual ocasiona acción-efecto antinflamatoria intestinal. El **imatinib** se excreta por vía hepatobiliar.

FF, dosis y vías de uso terapéutico

Metoclopramida. FF VO tabl. 10 mg; comprimido 10 mg; jarabe 5 mg/5 ml; sol. oral 4 mg/ml (gotas). FF IV amp. 10 mg/2 ml. Dosis adulto: 10 mg (50 gotas) 3 v/d, 15 min antes de las comidas. Vía IM o IV lenta 10-20 mg dosis única. Dosis niños: 0,5-1 mg/kg/d; de 1-4 años: 1-2 mg (5-10 gotas) 2-3 v/d; de 5-14 años: 2-5 mg (10-25 gotas) 3 v/d. La misma dosis puede aplicarse IV lenta o IM en las situaciones que lo ameriten. La dosis diaria total no debe excederse de 0,5 mg/kg de peso.

Ondansetrón. FF tabl. 4 mg y 8 mg y sol. iny. 4 mg/2 ml y 8 mg/4 ml. Dosis adultos: en quimioterapia: 8 mg por inyección IV o IM lenta, inmediatamente antes de la quimioterapia, seguida por 2 dosis IV o IM adicionales de 8 mg separadas a las 2 y 4 horas. Se puede continuar con 8 mg 2-3 v/d durante 5 días. En náuseas o vómitos postoperatorios: una sola dosis de 4 mg por vía IM o IV lenta en la inducción de la anestesia. Dosis niños: 5 mg/m^2 inmediatamente antes de la quimioterapia, seguida por 4 mg vía oral durante 5 días.

Farmacodinamia y farmacoseguridad

Mecanismo de acción

La **metoclopramida** y la **domperidona** estimulan la motilidad GI y el efecto antiemético de acción sobre el SNC; son antagonistas de Res histaminérgicos $5HT_3$, dopaminérgicos D_2 y Rs ACh de las neuronas del plexo mientérico. El **ondansetrón** es antagonista selectivo de Res histaminérgicos $5HT_3$.

Estos fármacos procinéticos actúan sobre la zona quimiorreceptora del gatillo (ZQG) en el SNC, donde el medicamento incrementa el umbral del efecto antiemético cuando se origina el vómito. En los nervios periféricos (viscerales), disminuyen la sensibilidad y la transmisión de estímulos de sustancias irritantes del TGI o que están circulando por el torrente sanguíneo a la ZQG. Estas acciones farmacológicas originan los efectos deseados de vaciamiento gástrico y antiemético; este último en la ZQG, centros medulares y periféricamente en las terminaciones del vago. Por eso, estimula la motilidad gástrica del músculo liso GI, incrementa la acción contráctil y su tono en reposo; estimula las contracciones del esófago y la presión del esfínter esofágico inferior.

Sus efectos farmacológicos son disminución del reflujo gástrico y aumento de las contracciones del antro para mejorar el peristaltismo de este, el duodeno y acelerar el vaciamiento gástrico; relajación del esfínter pilórico y el bulbo duodenal, al tiempo que incrementa el peristaltismo en el duodeno y en el yeyuno para apresurar el tránsito intestinal del duodeno a la válvula ileocecal y disminuir la distensión abdominal; también disminuye el umbral del inicio de los reflejos peristálticos, sin efecto estimulante sobre las secreciones gástricas, biliares ni sobre la secreción pancreático-duodenal; pero sí aumenta la presión de la vesícula, el conducto biliar y relaja el esfínter de Oddi, por lo que aumenta la evacuación biliar para emulsionar las grasas y antagoniza la distensión abdominal.

La *domperidona* y la **cisapride** actúan semejante a la **metoclopramida**, estimulan la ACh en el plexo mientérico mediada por Res 5-HT_4 en el TGI alto y bajo; pero la **cisapride** no tiene efectos sobre Res D_2 y extiende sus efectos procinéticos hasta el intestino grueso. Analizar la siguiente figura 70.

Figura 70.
Perfil del MA-acción-efecto de procinéticos farmacológico.

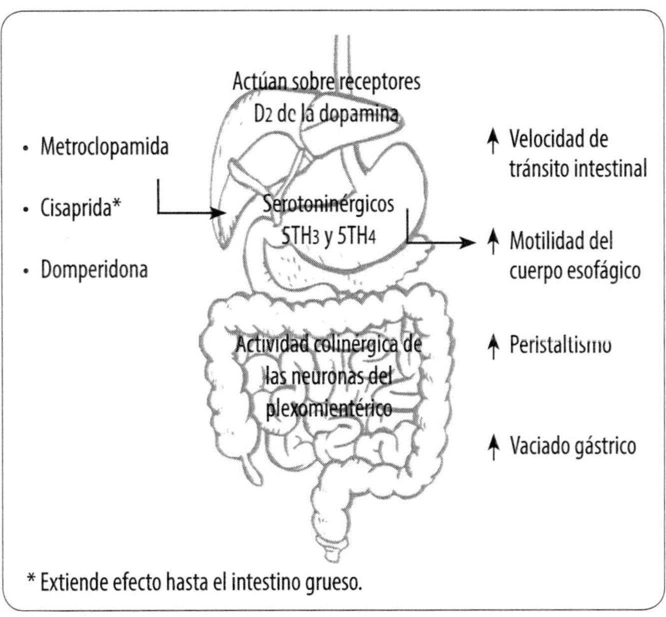

Sitios donde actúan los medicamentos procinéticos.
Fuente: elaborado por la autora.

La **trimebutina** estimula el vaciamiento gástrico y la liberación del péptido intestinal vasoactivo, gastrina y glucagón; regula el peristaltismo intestinal y es analgésico potente, debido a que agoniza los Res mi (μ), delta (δ) y kappa (κ). La **prednisolona** y la **sulfasalazina** son antagonistas de la inflamación intestinal crónica; su MA parece ser por inhibición de radicales libres y de sustancias inflamatorias como los LEU. El **imatinib** es antagonista competitivo de la isoenzima tirosincuinasa Bcr-Abl de las enzimas tirosinas quinasas y de las enzimas tirosincinasas de Rs del factor de crecimiento derivado de las plaquetas (PDGFR). Este MA del **imatinib** estimula la acción antiinflamatoria en la leucemia mieloide crónica y en tumores GI de células estromales.

RAM/tóxicas

La **metoclopramida** tiene efectos de tipo hormonal: aumento transitorio de aldosterona con retención de líquidos; estimula la secreción de prolactina, causando galactorrea, ginecomastia y desórdenes menstruales. Neurotóxico: somnolencia, mareo, fatiga, ansiedad. CV: taquicardia e HTA. En el TGI: constipación. Menos frecuentes a altas dosis: neurotóxico: irritabilidad (agitación, sensación de pánico), efecto extrapiramidal y agranulocitosis. La **cisapride** está retirada del mercado de algunos países por su efecto cardiotóxico: taquicardia ventricular, fibrilación ventricular, taquicardia helicoidal (*torsades de pointes*) y prolongación del QT; en el TGI: náusea, vómito, diarrea, dolor abdominal, constipación y flatulencia; SR: rinitis, sinusitis, tos, IRA; otros: reacciones de hipersensibilidad, insomnio, cefalea, artralgias. El **imatinib** es hepatotóxico, presenta alteraciones dermatológicas inflamatorias (exantema, edema) en boca-manos-pies, dolor abdominal, mialgias, cefalea, entre otros.

Interacciones medicamentosas de interés clínico

La **metoclopramida** interactúa con *acetaminofén, diazepam, ASA, dantroleno, ciclosporina A* o *etanol*; estos aumentan la A y, por ende, la biodisponibilidad y efecto farmacológico del procinético. Por el contrario, la **metoclopramida** junto con *cimetidina* y *β-metildigoxina* les disminuye a estos la A gástrica y biodisponibilidad, debido a su efecto procinético. Junto con *bromocriptina, levodopa + benseracida, fluoxetina* y *sertralina* produce efecto sinérgico aditivo en frecuencia y severidad de los signos extrapiramidales. Junto con *etanol, clonazepam, fluoxetina, haloperidol* o cualquier medicamento depresor del SNC, estos aumentan su efecto depresor. Coadministrada con *morfina, codeína, heroína, meperidina* o cualquier fármaco *anti-ACh*, estos antagonizan el efecto procinético de la **metoclopramida** sobre la motilidad GI. Concomitante con *tranilcipromina* o *fenelzina*, provoca un aumento de la presión arterial.

La **cisapride** interactúa con *cimetidina*, *fluconazol*, *omeprazol* y *metronidazol*; estos medicamentos compiten por el mecanismo metabólico de la isoenzima CYP $3A_4$ en el CYP_{450} del hígado, inhiben el M de la **cisapride**, le aumentan la Cp e inducen RAM/cardiotóxicas (taquicardia, fibrilación ventricular), que se observan en el ECG como una prolongación del intervalo QT, y convulsión.

Usos terapéuticos

La **metoclopramida** se utiliza en procedimientos de intubación, biopsia, estudios radiográficos del TGI, para facilitar la endoscopia del intestino delgado, en premedicación de anestesia general y postoperatorio, trastorno de motilidad GI (dispepsias como estasis gástrica o ERGE), gastroparesia diabética, antiemética en vómito por migraña, radioterapia, quimioterapia del cáncer y prevención de neumonía por aspiración en urgencias o cesáreas.

La **cisapride** se usa cuando falla el tratamiento con otros medicamentos procinéticos; como coadyuvante a otras alternativas de modificación de conductas de vida, principalmente en niños y neonatos con reflujo gastroesofágico severo y persistente; en pseudoobstrucción intestinal crónica, gastroparesia diabética documentada y desórdenes de la motilidad GI. La **prednisolona**, **sulfasalazina** y **domperidona** se usan, según criterio clínico, en enfermedad de Crohn y colon irritable (antiinflamación intestinal grave crónica).

Precauciones y contraindicaciones

No utilizar un procinético o antiemético en pacientes con historia clínica de obstrucción intestinal, feocromocitoma, síntomas extrapiramidales (especialmente en adultos mayores y niños) o HTA. Aunque la **metoclopramida** y la **cisapride** previenen la neumonía por aspiración durante el parto, y no es claro que produzcan alteración grave en el embarazo, se deben usar por corto tiempo y con precaución. La **cisapride** está contraindicada en menores de 18 a.; se relaciona con muerte súbita, anemia hemolítica, presencia de anticuerpos antinucleares, acidosis, fotosensibilidad y efectos tóxicos en el SNC (convulsiones, confusión, depresión, amnesia, apnea) y CV (arritmias *torsades de pointes*). Su uso se restringe a estricta evaluación clínica periódica y del ECG.

Capítulo 3

Medicamentos reguladores de la motilidad intestinal

Clasificación farmacológica

Loperamida. *Medicamentos antidiarreicos depresores del peristaltismo intestinal.*

Colestiramina, **caolín + pectina.** *Medicamentos antidiarreicos protectores y adsorbentes intestinales.*

Elixir paregórico. *Medicamento antidiarreico, hipnótico-sedante-analgésico potente, derivado de la morfina.*

Farmacocinética

El **elixir paregórico** es un alcaloide de origen natural de la planta *Papaver somniferum*. El **difenoxilato**, la **loperamida** y la **trimebutina** son de origen sintético, análogos de la *meperidina* (hipnótico-sedante-analgésico potente); estos fármacos se convierten en el organismo los metabolitos activos en ácido difenoxilico o en difenoxina metoxilada o hidroxilada, originando una desesterificación mediante una reacción bioquímica de una reacción de glucuronación. El **difenoxilato** tiene un $t^{1/2}$ de alrededor de 4,4 h; la **loperamida** tiene uno aproximado de 10 h y no atraviesa bien el encéfalo.

FF, dosis y vías de uso terapéutico

Loperamida. FF VO cáp. y tabl. de 2 mg. Dosis adultos: iniciar con 1-2 tabl. y continuar con 1 tabl. después de cada deposición diarreica, sin sobrepasar las 8 tabl. al día.

Colestiramina. Sobre de 4 g. Dosis adultos: 3 sobres al día.

Caolín pectina. FF VO susp. 15 ml con 3 g + 0,06 g. Dosis adultos: 15 ml c 3 h.

Farmacodinamia y farmacoseguridad

Mecanismo de acción

La **loperamida, el elíxir paregórico** y **la trimebutina** antagonizan el peristaltismo y los movimientos propulsivos de evacuación intestinal de las heces. Por su fijación a la musculatura circular y longitudinal, inhiben la liberación de ACh y tienen una acción farmacológica astringente potente (anti-ACh), por lo que aumentan el tono muscular liso y retrasan o inhiben el peristaltismo intestinal, en este caso la diarrea. Paralelo a esto, actúan mediante una acción farmacológica antisecretora de toxinas en los enterocitos del intestino, cuyo mecanismo está relacionado con su acción agonista sobre los Res μ (analgésicos) de la pared intestinal. Son los antidiarreicos más potentes, debido a que son constipantes musculotrópicos y antiespasmódicos intestinales (calman el cólico) y disminuyen rápido el número de deposiciones. Por tal razón, los usan irracionalmente en el tratamiento sintomático de diarrea[30], sin un diagnóstico preciso. La l**operamida** también inhibe la liberación de PGs y aumenta el tono del esfínter anal. No es claro todavía si su MA predominante es la acción antiperistáltica o la acción antisecretora en el intestino.

Las **sales de bismuto** (el *subnitrato de bismuto, subcarbonato de bismuto, subgalato de bismuto* y *subsalicilato de bismuto*) tienen un MA adsorbente y de protección potente. La FF **pectina + caolín** tiene un MA antidiarreico sinérgico adsorbente, ya que la **pectina** contiene ácido poligalacturónico purificado, obtenido de la extracción ácida de hidratatos de carbonos de la cáscara de frutas cítricas y manzana; y el **caolín** es un silicato de Al^{3+} hidratado. La **metilcelulosa** y el **carbón activado** son PA orgánicos que adsorben toxinas, venenos y gases en el TGI.

El **ácido tánico** y **tanato de albúmina** (taninos), presentes en el té y en el café (vegetales), precipitan proteínas (toxinas) sobre la superficie de las células de la mucosa intestinal y forman una barrera protectora contra estas; en consecuencia, tienen una acción astringente. Son *antidiarreicos protectores, adsorbentes intestinales* y absorben la humedad, ya que tienen una estructura

[30] Sin embargo, la OMS sostiene que no hay evidencia de que controle el curso de la diarrea aguda ni que disminuya la pérdida de fluidos.

química porosa y protectora mecánica de xenobióticos (gérmenes o toxinas). También recubren la mucosa inflamada y adsorben xenobióticos, lo que impide la acción irritante de toxinas de bacterias o tóxicos con la mucosa intestinal. Esta acción farmacológica disminuye la estimulación motora propulsiva por xenobióticos en el intestino y causa un efecto de constipación (antidiarreico). Sin embargo, ensayos clínicos bien controlados no evidencian la eficacia de los antidiarreicos. Las **sales de bismuto** y el **caolín** tienen cierto efecto protector local sobre la piel dañada, pero poco potente en personas normales. Analizar la figura 70 en página siguiente.

RAM/tóxicas

Entre las más relevantes de los antidiarreicos depresores del peristaltismo intestinal están: la **loperamida** y el **elíxir paregórico** en el SNC a altas dosis: produce FD física y psicológica, por lo que se asocia con *atropina* para disminuir esta; somnolencia, depresión respiratoria, coma, anorexia, euforia, sedación, mareos, letargo. TGI: vómito, dolor abdominal, íleo paralítico, megacolon. SCV: bradicardia, taquicardia, falla cardiaca. Piel: prurito. La **trimebutina** tiene mayor riesgo de producir megacolon tóxico, el cual aumenta si existe antecedente de colitis ulcerativa, ya que, al disminuir el peristaltismo, se forma un tercer espacio y las toxinas se pueden absorber. El **caolín** y **pectina** ocasionan xerostomía y somnolencia.

Interacciones medicamentosas de interés clínico

El **difenoxilato**, **loperamida**, **trimebutina** o **elíxir paregórico** administrados junto con *fenobarbital*, *diazepam*, *alcohol*, *THC* o cualquier depresor del SNC produce una acción depresora sinérgica y riesgo de depresión respiratoria potente. La *colestiramina* disminuye la A, biodisponibilidad y efecto farmacológico antidiarreico de la **loperamida**.

Usos terapéuticos

La **trimebutina** se usa, principalmente, para estabilizar el colon irritable.

Los antidiarreicos protectores y adsorbentes intestinales tienen muy poco uso terapéutico; pueden ser convenientes en flatulencia severa, intoxicación digestiva, diarrea en fase aguda de origen infeccioso (excepto viral). El **carbonato de calcio** se usa en hiperclorhidria.

Figura 71.
Perfil del MA-acción-efecto de fármacos que modulan el peristaltismo intestinal.

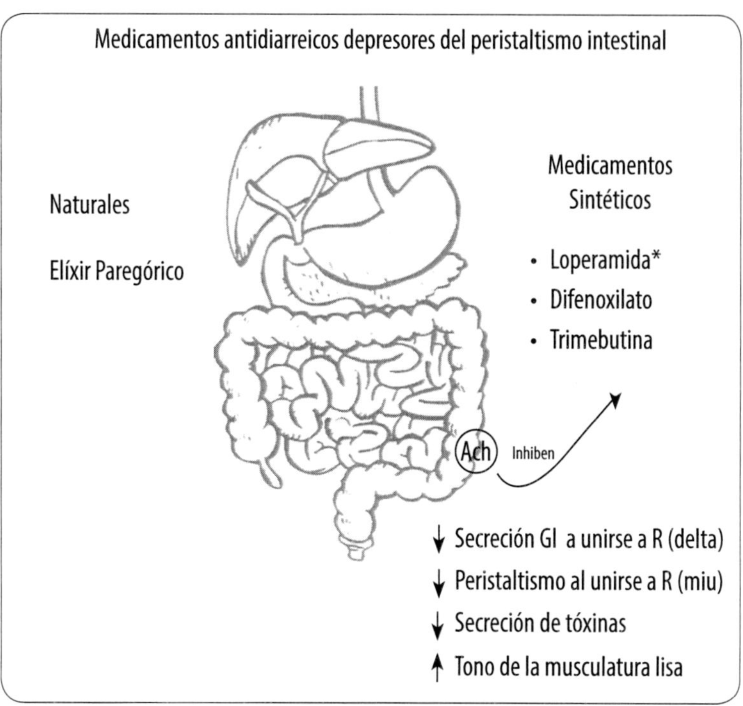

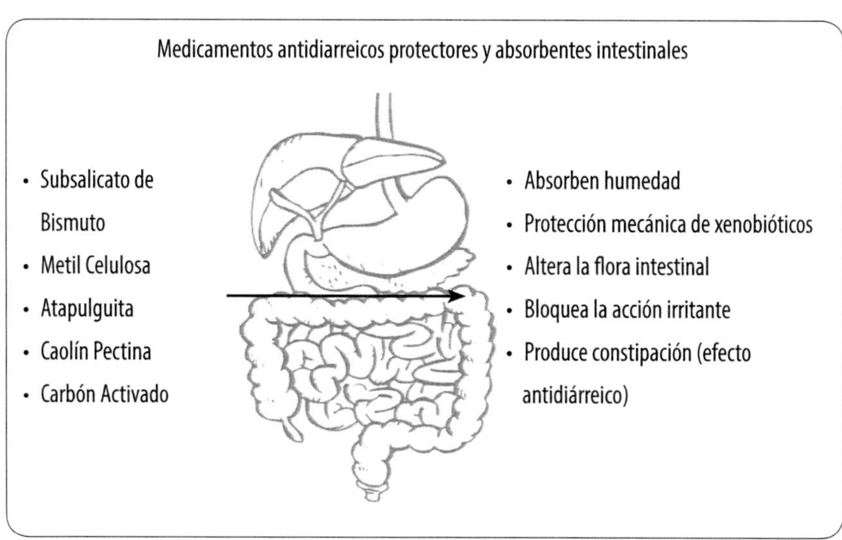

Fuente: elaborado por la autora.

Precauciones y contraindicaciones

No usar **difenoxilato**, **loperamida**, **trimebutina** o **elixir paregórico** en pacientes con historia de megacolon tóxico, colitis ulcerativa aguda, colitis causada por un tóxico o bacterias, como *Shiguella*, *Salmonella* y *E. coli* (productoras de enterotoxinas). El antidiarreico elimina el mecanismo de defensa del organismo (la diarrea). También están contraindicados en el embarazo, la lactancia, niños menores de 2 a., pacientes con insuficiencia hepática o renal y por periodos prolongados, debido al riesgo de FD. Por tal razón, la **loperamida** es muy controlada en Europa.

El tratamiento no farmacológico es la alternativa más importante debido a que presenta menos efectos tóxicos, además de ser eficiente y menos costoso que el tratamiento farmacológico. Para evitar una deshidratación excesiva y las consecuencias de esta, es necesario regular los líquidos y electrolitos perdidos durante la enfermedad, por lo que se le debe recomendar al paciente ingerir el agua equivalente a la deposición, inmediatamente después de esta, y comer alimentos bajos en grasas y muy ricos en Na^{+} y K^{1+} (banano, naranja, pera, manzana, guineo, repollo, brócoli). En cumplimiento de la función social del farmacéutico en APS, este debe inducir al paciente a llevar conductas de vida saludables, factores que se reflejan en la calidad del trabajo y el estudio. Entre las alternativas de tratamiento están:

Rehidratación oral estándar (ROS). Es el tratamiento de primera opción; coadyuvante en todos los tipos de diarrea, esencialmente la diarrea de origen viral, la más común. Debe ser acompañado de la ingesta de K^{+} de 1,5 g, el cual se puede ingerir en dos vasos grandes de jugo de naranja o en la ingesta de dos bananos grandes, para el restablecimiento del equilibrio iónico y para retonificar la mucosa intestinal. Con una alimentación normal, esta es parte importante de cualquier método de rehidratación oral, sin sustancias irritantes y grasosas (fritos en paquete, enlatados, gaseosas). Tener en cuenta que el H_2O se absorbe solo en forma isotónica. La fórmula casera de la ROS de la OMS/UNICEF se prepara en un litro de H_2O mezclando los siguientes compuestos:

* Glucosa (un azúcar elemental, miel o melaza): 20,0 g
* Cloruro sódico (sal de mesa): 3,5 g
* Cloruro potásico: 1,5 g
* Citrato trisódico dihidratado: 2,9 g; o bicarbonato sódico: 2,5 g

Tratamiento con agentes biológicos. Para la diarrea no complicada, en especial cuando se altera la flora normal por gérmenes infecciosos y por medicamentos antiinfecciosos. Son bacterias o levaduras atenuadas que contribuyen a restituir la flora intestinal e impide la proliferación de enteropatógenos.

Tomar conciencia para aprender

El uso responsable de los fármacos reguladores de la motilidad intestinal, considerando que la diarrea es un mecanismo de defensa, razón por la cual, el uso de los antidiarreicos, solo debe ser en casos muy agudos que origine una deshidratación severa: p. ej., cuando la causa de la diarrea es un germen infeccioso, este se debe identificar mediante examen coprológico. A fin de seleccionar el antiinfeccioso específico contra el germen causante de la diarrea y hacer uso racional del fármaco, solo cuando sea realmente necesario.

Actividad académica de acompañamiento al estudiante.

Después de estudiar, comprender y aprender el perfil farmacodinámico representado en la figura 72, elaborar un crucigrama que muestre la autoevaluación y aprendizaje farmacológico del tema.

Figura 72.
Farmacología de fármacos que regulan la motilidad intestinal.

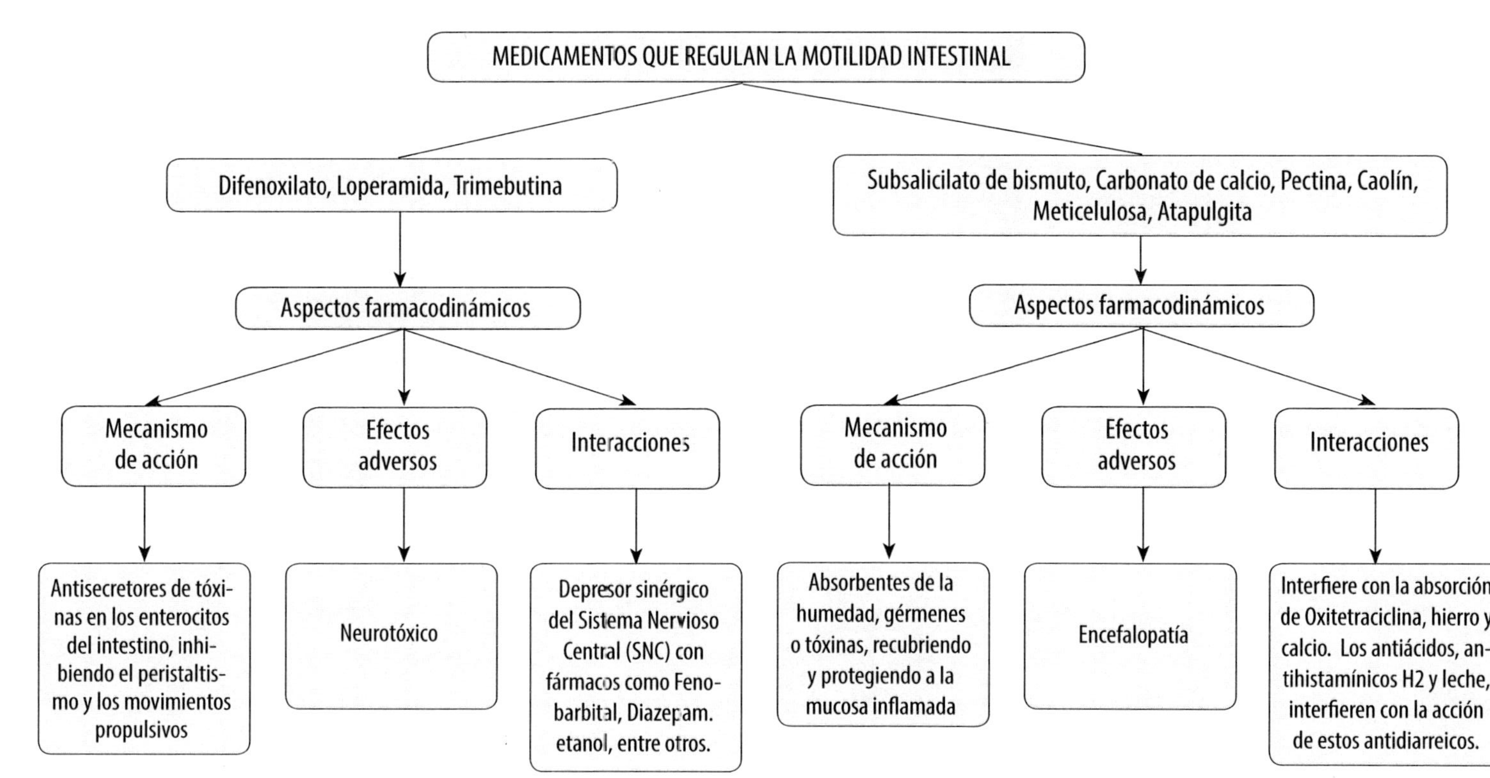

Fuente: elaborado por la autora.

Capítulo 4

Fármacos antagonistas del estreñimiento o anticonstipantes

Son aquellas medicinas que estimulan el peristaltismo intestinal y antagonizan la desecación de las heces, denominada estreñimiento[31].

Clasificación farmacológica

Docusato sódico, dioctil sulfosuccinato sódico, aceite mineral y glicerina. *Laxantes emolientes y lubricantes.*

Psyllium (semillas de *Plantago*), **carboximetilcelulosa, metilcelulosa, esterculia agar**, salvado y cáscara de ***Ispaghula*** (derivados vegetales). *Laxantes formadores de bolo fecal.*

Lactulosa, polietilenglicol. *Laxantes osmóticos.*

Bisacodilo, fenolftaleína, hojas de ruibarbo, áloe y sen (senósidos A y B) y **aceite de ricino.** *Catárticos glucósidos de origen vegetal.*

$NaSO_4$, fosfato y bifosfato de Na^+, $MgSO_4$, hidróxido y citrato de Mg^{2+}. *Purgantes salinos derivados de sales de Na^+ y Mg^{2+}.*Analizar la siguiente figura 73.

---

[31] Cuando se hacen menos de 3-5 deposiciones por semana, aunque esta es una condición muy subjetiva, dependiente de las conductas de vida. Según la OMS, previo al uso terapéutico de estos fármacos, deben considerarse otras alternativas diferentes a la farmacológica y evitar la utilización no óptima de los **anticonstipantes**, sin conocer la causa específica del estreñimiento, como lesiones estructurales del colón, recto y ano. Secundario a procesos sistémicos (endocrino-metabólicos), enfermedad del colágeno o de origen neurológico o crónico idiopático; reposo prologado o una RAM.

Figura 73.
Perfil del MA-acción-efecto de medicamentos anticonstipantes.

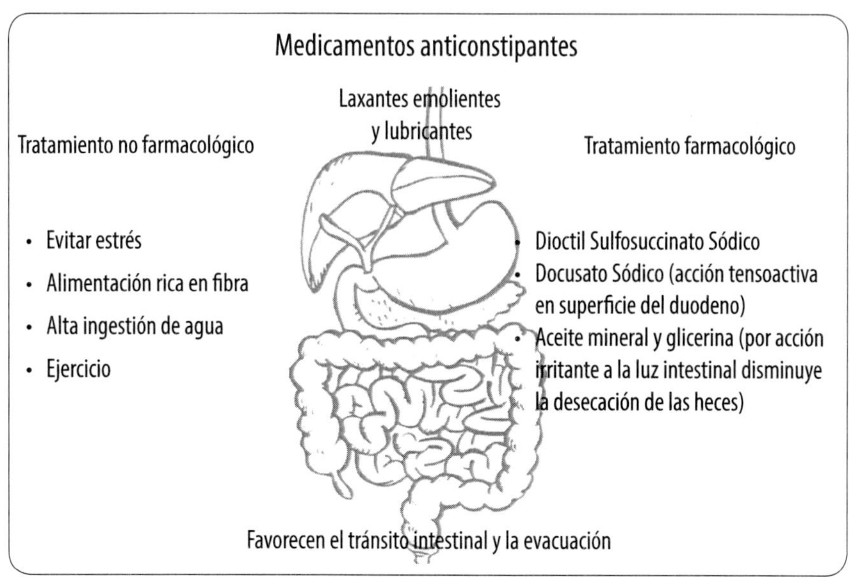

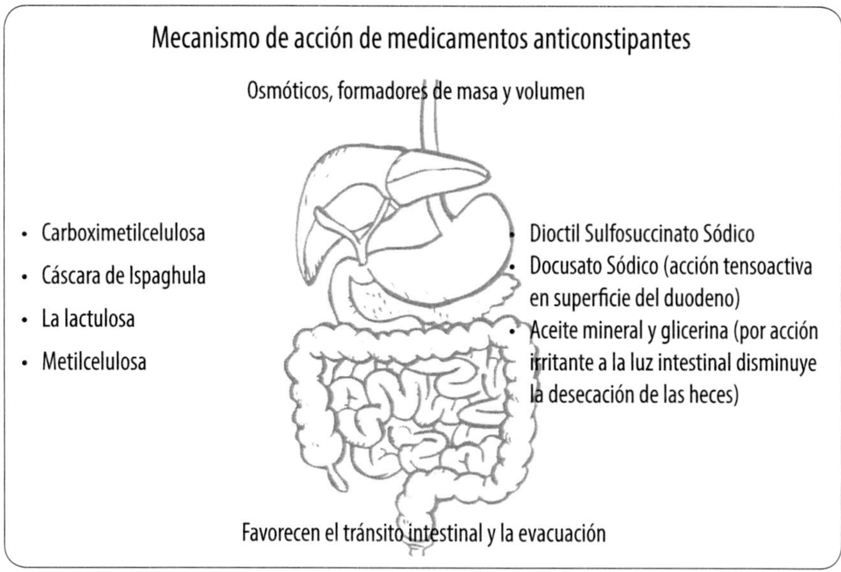

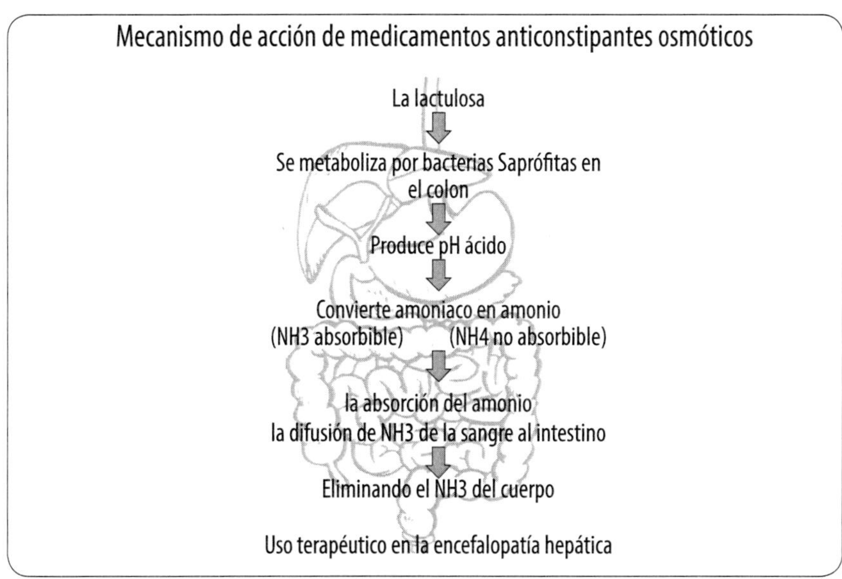

Fuente: elaborado por la autora.

Farmacocinética

El **docusato sódico** o el *dioctil sulfosuccinato sódico* tienen un $t^{1/2}$ de la defecación entre 10-14 h. El aceite mineral o cristal y la glicerina emulsionan las heces en un corto de $t^{1/2}$= 2-15 min. Los laxantes formadores de bolo fecal son coloides hidrófilos (polímeros de polisacáridos) que no son destruidos por los procesos fisiológicos de la digestión en el TGI. El **psyllium** y el salvado de trigo son fármacos de origen natural con un contenido alto de fibra soluble (pectinas) y poco contenido de fibra insoluble (celulosa y hemicelulosa); absorben 40 v su volumen; tienen un $t^{1/2}$E de 6-8 h y su efecto laxante puede tardar varios d.

De los *laxantes osmóticos*, la **lactulosa**, disacárido galactósido-fructosa semisintético, se absorbe poco y retiene agua. El $t^{1/2}$E es de 2-3 d. Los **catárticos salinos** se administran por VO o por vía rectal en FF enema. Los **senósidos A y B** son de origen vegetal derivados del antraceno. La **fenolftaleína** está asociada con *aceite mineral* o *parafina líquida* en FF gragea entérica por VO y supositorios vía rectal; colorea la orina de un color marrón amarillento a rojo, al aumentar el pH urinario. El **aceite de ricino**, aceite de castor (*Ricinus communis*) se convierte en el organismo a ácido ricinoleico triglicérido y disminuye la A. Los catárticos y purgantes tienen un $t^{1/2}$ de inicio corto del efecto, entre 15-30 min, y este se alarga hasta que se termina su excreción por el colon. Las hojas de **ruibarbo**, **aloe** y **sen** son senósidos de origen vegetal derivados del antraceno, cuyo PA es la *emodina*; parte de ellas se excreta en la orina y parte en la leche materna.

FF, dosis y vías de uso terapéutico

Docusato sódico, dioctil sulfosuccinato sódico. FF VO tabl. 8,6 mg de *senósido*/[+]50 mg *docusato sódico*. Dosis adulto: 1-2 tabl. al acostarse. Niño peso < de 30 kg: 1-2/d en la noche.

Lactulosa. FF VO jarabe o sol. con 66,7 g/100 ml; sobres 10 g/15 ml. Dosis adulto:15-30 ml/d o 1-2 sobres. Dosis niños menores de 1 a.: 5 ml; de 1-5 a.: 10 ml; de 6-12 a.: 15-30 ml.

Farmacodinamia y farmacoseguridad

Mecanismo de acción

El **dioctil sulfosuccinato sódico** y el **docusato sódico** actúan por una acción irritante débil en la luz intestinal y disminuyen la desecación de las heces y su consistencia, lo que hace más fácil el tránsito del contenido intestinal. Su MA es similar a un surfactante iónico (agente tensoactivo o detergente), disminuye la tensión superficial entre H_2O-lípidos en el duodeno, hidrata el bolo fecal y aumenta el deseo de defecación.

El **psyllium**, la **carboximetilcelulosa** o la **metilcelulosa** actúan por una estimulación del peristaltismo intestinal y aumentan la capacidad de la luz del intestino de retener agua y el volumen de evacuación de las heces, efecto terapéutico laxante suave. La **lactulosa** actúa produciendo una diarrea osmótica, debido a que las enzimas disacaridasas intestinales no la hidrolizan; por esto, altera el metabolismo de las bacterias y estimula la incorporación de amonio (neurotoxina) dentro de las proteínas bacterianas para impedir que crucen la BHE; así, reduce la cantidad disponible de reabsorción intestinal de esta neurotoxina. Además, la **lactulosa** se fermenta en el colon por bacterias saprofitas y se convierte en ácido láctico y en ácido acético mediante una reacción de hidrólisis; estos compuestos acidifican el medio, disminuyen el pH colónico y el amonio se convierte en amoniaco. En consecuencia, la **lactosa** evita la encefalopatía hepática por amonio al reducir la A de este por difusión no iónica y originar el crecimiento de lactobacilos no productores de amonio.

El **bisacodilo**, **fenolftaleína**, las hojas de **ruibarbo**, **aloe** y **sen** (senósidos A y B) y el **aceite de ricino** (catárticos glucósidos), mediante una reacción química de hidrólisis por enzimas bacterianas del colon, hidrolizan los enlaces del glucósido y liberan metabolitos activos derivados de antraceno; estos se absorben, ejercen un efecto estimulante directo sobre el plexo mientérico del colon e inducen el reflejo peristáltico intestinal y la secreción de agua y electrolitos por contacto directo con la mucosa del colon rectal; en consecuencia, tiene n un efecto osmótico y disminuyen la A de agua y de electrolitos, lo que aumenta la defecación rápida líquida.

El **$NaSO_4$, fosfato** y **bifosfato de Na^+** y **sulfato, hidróxido y citrato de Mg^{+2}** actúan mediante una osmosis potente y mantienen un volumen mayor de líquido fecal en la luz intestinal. Esto estimula el peristaltismo intestinal y el desplazamiento de un contenido alto anormal del intestino delgado al colon, a causa del reflujo y la distensión de la pared intestinal; por tanto, se produce un efecto potente de la evacuación de heces líquidas en minutos hasta alrededor de 1 h después de administrado.

RAM/tóxicas

El **aceite mineral** y la **glicerina** por VO, por escurrimiento nasofaríngeo, puede pasar a los pulmones y producir una neumonía química (lipoide, RAM grave). Esto es similar a lo que ocurre con el Vick VapoRub® por vía tópica, con mayor frecuencia en niños y adultos mayores. El **psyllium**, la **carboximetilcelulosa** y la **metilcelulosa** tienen poco efecto irritante, pero efecto osmótico alto en el TGI, especialmente en la luz intestinal.

La **fenolftaleína** colorea la orina de un color marrón amarillento a rojo, mancha la ropa interior y se puede confundir con hematuria. Los **catárticos** y **purgantes** producen en el TGI: flatulencia y retortijones acompañados de calambres abdominales; en piel: exantema fijo de naturaleza alérgica. El uso prolongado desarrolla tolerancia, deterioro de las vellosidades intestinales y alteración de la fisiología intestinal, ocasionando atonía del colon, mala A de vitaminas liposolubles y lesiones morfológicas como la melanosis coli. Tener precaución al utilizarlos en pacientes con antecedentes de insuficiencia hepática, desnutrición, trastornos electrolíticos o avitaminosis. No existen estudios clínicos concluyentes comparativos sobre los fármacos estimulantes de la motilidad intestinal, pero persiste la creencia tradicional desacertada de que tienen efecto antiparasitario.

Usos terapéuticos

En la prevención de complicacion de enfermedades de base como: constipación, hemorroides, diverticulosis y CCV y en casos de reposos prolongados. El **aceite mineral** y la **glicerina** en FF supositorio se prefieren en el tratamiento de niños y adultos mayores; no obstante, su uso crónico inhibe la A de vitaminas liposolubles (avitaminosis) y produce alteración hepática. El **docusato sódico** o el **dioctil sulfosuccinato sódico** son de uso en estreñimiento por reposo prolongado o temporal, en fisuras anales, embarazo, coadyuvante en la terapia del síndrome de colon irritable. La **carboximetilcelulosa** y la **metilcelulosa** se usan en IAM. La **lactulosa** es de elección en encefalopatía hepática, debido a que el amonio tiene muy poca A. En la recuperación de un posinfarto y en la preparación prequirúrgica o de procedimientos de imagenología, **el aceite de ricino**, los **senósidos** y el **bisacodilo** son eficaces para la defecación y limpieza del colon para procedimientos quirúrgicos o colonoscopia.

Interacciones medicamentosas

El ingerir en forma simultánea un laxante, catártico o purgante con otro medicamento disminuye la A de la mayoría de los medicamentos al estimular el peristaltismo intestinal.

Precauciones y contraindicaciones

No usar en forma crónica los medicamentos *antagonistas de estreñimiento o anticonstipantes*; estos solo se deben utilizar en la constipación funcional que no responde a otras medidas higiénicas no farmacológicas y se deben suspender tan pronto como sea posible. El uso crónico de **aceite mineral**/o **glicerina**, máxime en niño/adulto mayor; debe ser con cuidado rigoro, estos PA de *anticonstipantes* inhiben la A de vitaminas liposolubles A, C, D, E, K(avitaminosis) y producen alteraciones hepáticas. Solo son de uso terapéutico para evitar complicaciones por una constipación en ciertas patologías, arriba mencionadas.

El **psyllium**, la **carboximetilcelulosa** y la **metilcelulosa** se deben administrar al menos con ½ litro de agua para disminuir la atonía esofágica por obstrucción mecánica de la vía intestinal y evitar posible ahogamiento con el bolo alimenticio; además, aumentar el volumen de residuos sólidos no absorbibles y bacterias e incrementar la capacidad de producir deshidratación intestinal . Los fármacos para prevenir el estreñimiento en FF VO o FF supositorio por vía rectal están contraindicados en obstrucción intestinal y en deshidratación. Usar con prudencia alta en pacientes que tienen RAM estreñimiento por el uso de algún medicamento, algún trastorno subyacente intestinal (colon espástico) o antecedentes de patologías como hipotiroidismo o diabetes.

Tratamiento no farmacológico

Estudios clínicos y observacionales sugieren los beneficios de la relación causa-efecto de los hábitos de vida saludable en la práctica cotidina. Los hábitos de vida saludables se plantean como factores protectores (FP) codyuvantes de la prevención y el tratamiento adecuado en cada caso particular en la mayoría de enfermedades como las del TGI y SCV.

Por ello, se recomienda una dieta alimentaria higiénica, a un horario correcto, rica en fibra (avena en hojuelas, trigo, maní, uvas, piña, papaya, granadilla), frutos secos (nueces, avellanas, almendras, anacardos, nueces de macadamia, pistachos o piñones) y acompañada de aceite vegetal; una *dieta mediterránea*; alta ingestión de líquidos (agua antes de acostarse e inmediatamente al levantarse y jugos naturales con poca o sin azucar); no ingerir grasa animal, harinas refinadas, gaseosas, ni bebidas etílicas; hacer ejercicio constante, mínimo 30 min/d, y evitar el estrés para lograr un buen metabolismo y tránsito intestinal.

Tomar conciencia para aprender

La diferenciación de la clasificación y la conceptualización farmacológica de los anti-constipantes, aplicables a la promoción de la salud; mediante el tratamiento no farmacológico y farmacologico, este último solo cuando sea necesario. Según estudios clínicos y observacionales sugieren que los beneficios de los hábitos alimentarios saludables en la práctica cotidina, son FP codyuvantes de la prevención y el tratamiento adecuado en cada caso particular de la mayoría de enfermedades del TGI y SCV.

Por ello, se debería educar en forma permanente a la población en general a que se apropie de una dieta alimentaria higiénica, a un horario correcto, rica en fibra (avena en hojuelas, trigo, maní, uvas, piña, papaya, granadilla), frutos secos (nueces, avellanas, almendras, anacardos, nueces de macadamia, pistachos o piñones) y acompañada de aceite vegetal; una dieta mediterránea; alta ingestión de líquidos (agua antes de acostarse y al levantarse; ingerir la fruta como tal, preparar los jugos naturales con poca o sin azúcar); no ingerir grasa animal, harinas refinadas, gaseosas, ni bebidas etílicas; hacer ejercicio constante, mínimo 30 min/d, y evitar el estrés cotidiano para lograr un buen metabolismo y tránsito intestinal.

Actividad académica de acompañamiento al estudiante

Después de estudiar, comprender y aprender la farmacología de los anti-constipantes, sobre la base de la comprensión de las siguientes figuras 74 y 75. A partir del aprendizaje adquirido en cada una de la figuras, elaborar un crucigrama que revele la autoevaluación de este tema farmacológico.

Figura 74.
Perfil farmacológico de anticonstipantes.

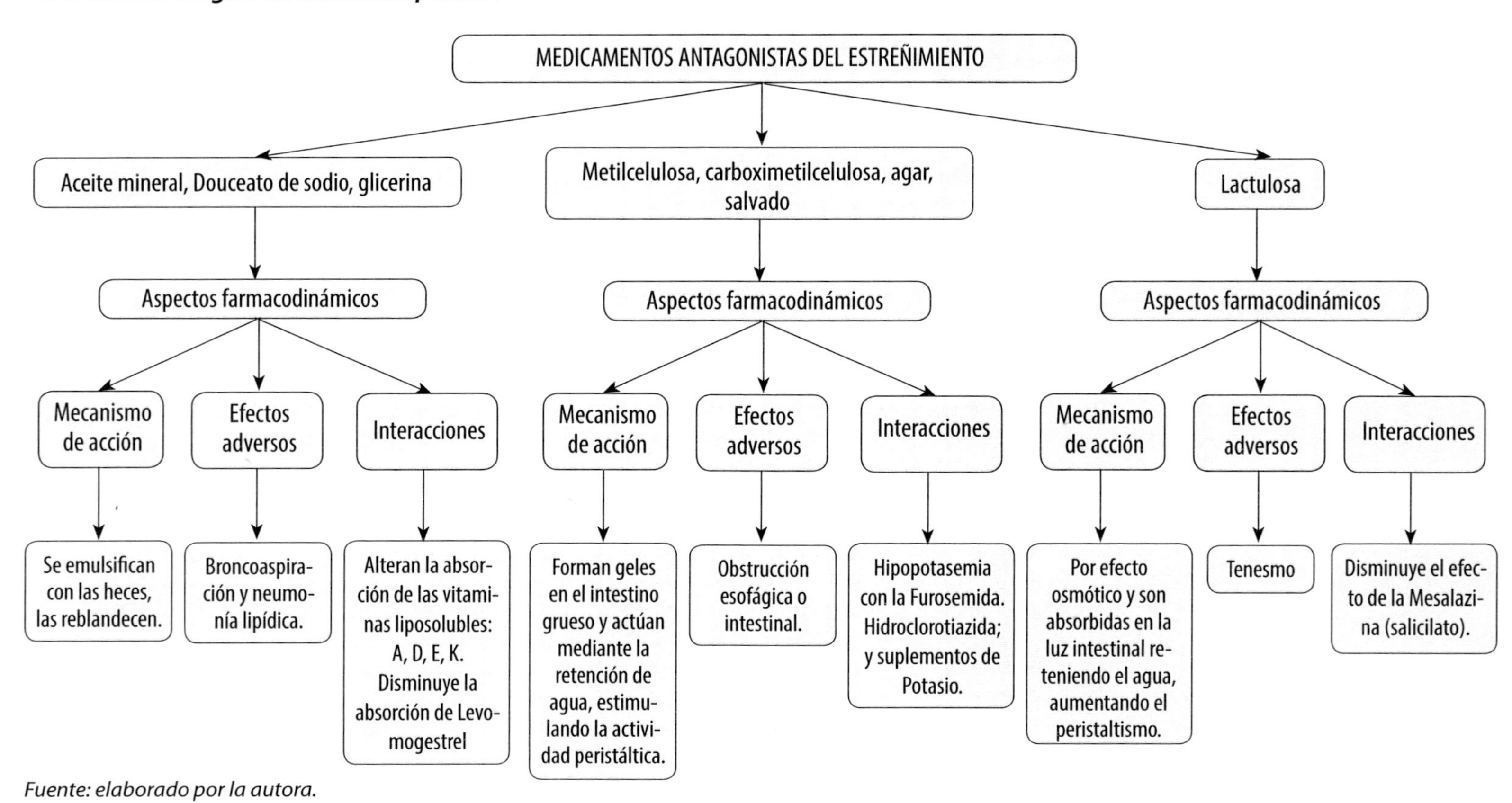

Fuente: elaborado por la autora.

Figura 75.
Perfil farmacológico de anticonstipantes.

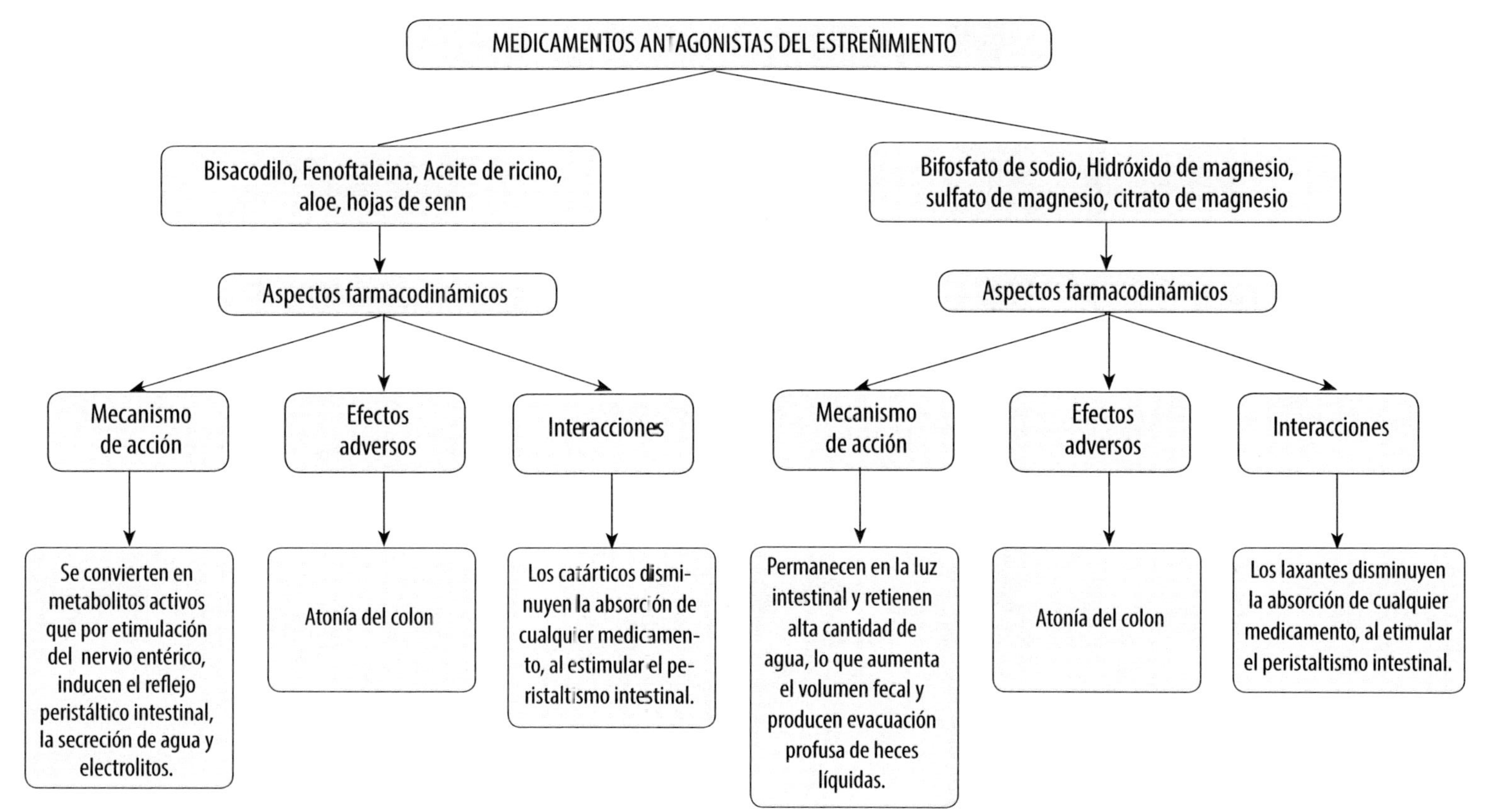

Fuente: elaborado por la autora .

Capítulo 5

Farmacología hepática y de las vías biliares

Medicamentos espamolíticos biliares y espamolíticos intestinales. La **propantelina**, la **atropina**, la **buprenorfina**.

Medicamentos hepatoprotectores. La **silimarina**, aunque la industria farmacéutica le atribuye protección hepática en el hígado graso y en la cirrosis alcohólica en animales de experimentación, no se le conoce el MA y no existen estudios clínicos científicos concluyentes en humanos que comprueben su efecto terapéutico hepático protector. Su uso es principalmente por automedicación del común de la gente. La **glucosa** en el hígado actúa como material energético e impide la utilización de ácidos grasos en procesos cirróticos.

La **lactulosa** es un hepatoprotector de la amoniemia (Cp de amonio) que, ayuda a la prevención de la encefalopatía hepática por el ion amonio (NH_4^+), neurotóxico. Esto ocurre cuando el hígado no puede metabolizar sustancias nitrogenadas provenientes del intestino, donde deben ser transformadas por el *Clostridium perfringes* y la flora intestinal en ácido láctico, el cual disminuye el pH y facilita la conversión del NH_4^+ proteico en NH_3 (amoniaco) y luego este en el hígado se transforma en urea por reacciones bioquímicas, así: $NH_3 \Rightarrow NH_4^+ \Rightarrow$ Urea. Pero cuando existe daño hepático, esta reacción no ocurre y se acumula el ion NH_4^+, una de las causas de encefalopatía hepática.

Los **ácidos biliares**, el **ácido glicocólico**, **cólico**, **dehidrocólico**, **desoxicólico** y el **ácido taurocólico** son fármacos **coleréticos**, actúan mediante la estimulación de enzimas lipasas pancreáticas, provocan la emulsión de las grasas, disminuyen la tensión superficial intestinal y ayudan a la disminución de la formación de cálculos biliares. Entre sus RA tóxicas están: diarrea, disminuyen la A de las vitaminas liposolubles (A, D, E, K), de los **anticonceptivos orales** y de la **oxitetraciclina**. El **sulfato de Mg^{2+}** y la **peptona** son colagogos.

Lecturas recomendadas

Fernández, D. G., Mancipe, L. C. & Fernández, D. C. (2010). "Intoxicación por organofosforados". *Revista Med, 18*(1), 84-92. https://doi.org/10.18359/rmed.1314

James, L. P., McCullough, S. S., Lamps, L. W. & Hinson, J. A. (2003). "Effect of N-acetylcysteine on acetaminophen toxicity in mice: relationship to reactive nitrogen and cytokine formation". *Toxicological Sciences, 75*(2), 458-467. https://doi.org/10.1093/toxsci/kfg181

Lanas, Á. & Narduli, G. (n.d.). *Lesiones gastrointestinales por AINE: lesiones y medidas de prevención.*

Mintegi Raso, S. (2010). "Intoxicaciones medicamentosas". *Protocolos Diagnóstico-Terapéuticos de Urgencias Pediátricas*, 145-151. https://doi.org/10.4321/S1137-66272003000200005

Prado, E. & Gil, M. (2016). "Neumonitis intersticial por mesalazina en paciente con colitis ulcerosa". *Farma. Hosp., 40*(1), 55-57. https://doi.org/10.1136/bcr-2013-008724.8.

Glosario

Ablación. Una técnica cardiaca mecánica para tratar de eliminar un foco arritmogénico, por la introducción de un catéter vía vena femoral (ingle derecha) hasta el sitio donde se inicia la arritmia, allí se emiten ondas de radio (radiofrecuencia).

Agranulocitosis medicamentosa. Un PA incapacita la médula ósea para producir los suficientes granulocitos y glóbulos blancos (neutrófilos, eosinófilos y basófilos), los cuales contribuyen al sistema de defensa del organismo. La produce la dipirona, ácido mefenámico, metimazol, propiltiouracilo, fenitoína, diclofenaco y el rituximab.

Anemia aplástica medicamentosa. El PA causa alteración de la médula ósea, esta no produce glóbulos rojos y blancos, ni plaquetas suficientes para el organismo. La ocasiona el **cloranfenicol**, **5-fluorouracilo**, **doxorrubicina**, **metotrexato** y la **dipirona**, entre otros. Se aumenta el riesgo del paciente de adquirir infecciones o hemorragias leves hasta fatales.

Angina de pecho (*angor pectoris*). Un dolor retroesternal opresivo a nivel del tórax, un síntoma general inducido por un desbalance entre la demanda de O_2 del organismo (flujo sanguíneo disminuido), por el ejercicio físico o por emociones fuertes, y el aporte de sangre oxigenada deficiente por el SCV. Mejora con el reposo o farmacoterapia vasodilatadora.

Atetosis. Movimientos heterogéneos, de tipo involuntario, descoordinado, súbito, rápido, repetitivo; más común en manos (movimientos de hiperextensión y flexión de los dedos).

Catártico. Fármaco que por contacto directo con la mucosa del ID y el colon irrita y estimula el peristaltismo, induciendo heces líquidas y abundantes de potencia moderada.

Colagogos. Son PA colecistoquinéticos, aumentan y aceleran la evacuación de la bilis al colédoco y al duodeno, por estímulo de la contracción de la vesícula biliar y del colédoco.

Coleréticos. Son PA estimulantes de la producción del volumen de la secreción de ácidos biliares por el hígado y aumento de la fluidez de la secreción biliar, por disminución de la tensión superficial y la emulsificación de grasas en el intestino, facilitando su evacuación.

Colitis pseudomembranosa. Se asocia con el uso de un antiinfeccioso, en especial de acción amplia; este reduce la flora saprófita del TGI y provoca la proliferación de bacterias patógenas, como la bacteria anaerobia facultativa *Clostridium difficile*. Este germen causa sobreinfección GI, libera toxinas en gran cantidad (citotóxica, enterotóxica), estas provocan irritación e inflamación severa, lesionando los tejidos GI y del colon; caracterizada por la aparición en el interior del colon de placas blancas llamadas pseudomembranas y diarrea sanguinolenta profusa hasta desequilibrio electrolítico grave.

Eicosanoides. Son PA de 20 o más átomos de carbonos, sintetizados a partir del *ácido araquidónico*, el precursor más abundante en el ser humano, a partir del *ácido linoleico* y de los fosfolípidos de los alimentos.

Eritrasma. Infección bacteriana de la piel superficial, producida por el *Corynebacterium minutissimum*, caracterizada por máculas irregulares bien definidas de color marrón rojizo localizadas en la zona intertriginosa (genitocrural, axial, inframamaria).

FF enema. Sln en volumen de alrededor de 500 ml para administrar por vía rectal.

Fracción de eyección. También llamado volumen sistólico, el volumen de sangre que expulsa el ventrículo izquierdo del corazón en la sístole del latido cardiaco. Es decir la relación de la función mecánica del corazón entre el volumen de la sístole y de la diástole en %. En un corazón normal, debe ser mayor al 50 %.

HEM. Derivado de la hemoglobina, similar a al hierro.

Hemostasia. Es la homeostasis del fluido sanguíneo, un mecanismo de defensa, mediante estimulación de procesos fisiológicos complejos, en los cuales intervienen factores de tipo extravascular, endovascular y del endotelio vascular, los cuales detienen el sangrado y la pérdida de sangre por un vaso(s) sanguíneo(s) lesionado(s).

Hiperactividad inflamatoria bronquial. Un caso frecuente es el asma y puede ser inducida por múltiples alérgenos, como infección, partícula de origen industrial y ambiental; pelo de animal; PA de alguna sustancia química (RAM/tóxica); por ejercicio, vasculitis o idiopática, los cuales inducen una reacción inmunológica mediada por la IgE, cuyos síntomas y signos clínicos persistentes son: disnea, tos, opresión torácica y sibilancias, cuando el paciente se expone al alérgeno implicado en la fase alérgica aguda y crónica.

Hospedero. Es aquel ser vivo que alberga un huésped (germen), cuya relación puede significar salud o enfermedad, vida o muerte.

Laxante. Medicamento de potencia débil que estimula el peristaltismo del colon; lubrica, emulsiona y suaviza las heces (ablandándolas), sin llegar a ser líquidas.

Purgante. PA insoluble en la luz intestinal y retiene agua en cantidad alta, aumentando el volumen fecal, el peristaltismo y un efecto potente de evacuación de heces líquidas; p. ej., sln hipotónica, isotónica o hipertónica salina; esta última produce vómito.

Reacción de Jarisch-Herxheimer. RAM/tóxica de hipersensibilidad a ciertos fármacos antiinfecciosos bactericidas y parasiticidas que produce liberación masiva de toxinas por algunos gérmenes como el *Estreptococos spp*, *Treponema palidum*, *Leptospiras spp y Filarias spp*; y estas producen una reacción aguda febril, acompañada de dolor de cabeza, escalofríos, malestar general, náusea, mialgia y artralgia (dolor en músculo y articulación).

Resistencia vascular periférica (RVP). Aquella fuerza en los vasos pequeños (arteriolas, vénulas) máxima que se opone o facilita el flujo sanguíneo, al disminuir o aumentar el diámetro, regulada por el SNA. Si la RVP aumenta, la presión arterial se eleva y viceversa.

Síndrome fetal humano. RAM/tóxica, p. ej., por la **fenitoína**, **carbamazepina**, por una reacción química de oxidación mediada por la enzima epóxido hidroxilasa, que origina metabolitos activos neurotóxicos en el nonato y causa paladar y labio abierto, alteración craneofacial, deficiencia del crecimiento y de extremidades hasta retardo mental.

Síndrome Churg Strauss. RAM/tóxica multisistémica de hipersensibilidad, p. ej., por la **prednisolona, betametasona** o agentes biológicos, por una reacción inmunosupresora de la función renal y de la función v usual , que induce glomerulonefritis y vasculitis retiniana

Síndrome de Cushing. RAM/tóxica por la **prednisolona, betametasona**, caracterizada por alteración del metabolismo de carbohidratos (hiperglucemia, aumento del apetito), de lípidos que se distribuyen inadecuadamente en la cara, espalda y abdomen (acné, cara de luna y espalda de búfalo), catálisis de proteínas (cabello fino, extremidades delgadas y débiles), del calcio (osteoporosis, cataratas); trastorno del sistema inmunológico y otras.

Reacción de Hoigné. RAM/neurotóxica (ataxia, confusión, alucinación, convulsión hasta fatal), p. ej., por **penicilina procaínica**, semejante al shock anafiláctico, sin efecto en piel.

Síndrome de Ménière. Signo de una enfermedad de base o RAM/tóxica de un PA que causa daño al oído interno, efecto crónico progresivo, tipo vértigo, sordera nerviosa.

Síndrome de Steven Johnson. RAM/tóxica de hipersensibilidad dérmica (piel, mucosas), por **fenitoína**, **dipirona**, **sulfametoxazol** u otros PA, ocasionado rash, eritema, urticaria, edema, vesículas, desprendimiento de tejido hasta necrólisis epidérmica tóxica. Semejante a una quemadura grave y extensa, cuya complicación de desequilibrio electrolítico y de sobreinfección agrava el cuadro clínico.

Síndrome Reye. Enfermedad de base o RAM/tóxica asociada al uso de ASA (salicilatos); surge después de una infección viral reciente o durante la recuperación de la misma, por los virus *varicela zóster* y *virus influenza*, máxime en niños menores de 5 a, y se tipifica por una encefalopatía y hepatopatía aguda, acompañada de una degeneración grasa de vísceras. No está claro si el uso de la ASA produce o exacerba el síndrome Reye.

Tiempo de protrombina (TP). El TP anormal se prolonga por una RAM/tóxica por medicamentos u otras causas diferentes: deficiencia o alteración de los factores de coagulación, obstrucción de la vesícula biliar (cálculos o tumores) y patología hepática (hepatitis, cirrosis, cáncer de hígado). Es el tiempo mediante el cual se monitorea la función de los factores de la coagulación I, II, V, VII y X.

Trombosis. RAM/tóxica o antecedente clínico; una patología contraria a la hemorragia, producida por la formación de un trombo (coágulo o tapón) dentro de la vasculatura. Esta es debida a tres factores: 1) lesión de la pared vascular, 2) alteración del flujo sanguíneo y 3) coagulabilidad anormal de la sangre.

Abreviaturas

a: año
A: absorción
aa: aminoácidos
AAA: analgésico, antipirético, antiinflamatorio
ACCV: accidente cerebro cardiovascular
ACh: acetilcolina
AChE: enzima acetilcolinesterasa
AD: aurícula derecha
ADRE: adrenalina
AI: aurícula izquierda
AINEs: antiinflamatorios no esteroideos
AL: anestésico local
Amp.: ampolla
AMPc: monofosfato cíclico de adenosina
ANM: antagonista neuromuscular
anti-ACh: anticolinérgico
AP: antiparkinsoniano
APS: atención primaria en salud
APST: agente psicotrópico
AQP: aquoporina
ARA-II: antagonista de los receptores de la enzima angiotensina II
ASI: actividad simpaticomimética intrínseca
ASA: ácido acetilsalicílico
ASV: arritmia supraventricular
Bβ: betabloqueador
BCC: bloqueador de canales de Ca^+
BHE: barrera hematoencefálica
BNM: bloqueante neuromuscular
BT: bacilo tuberculoso
BTP: barrera transplacentaria
BZD: benzodiacepina
c: cada
cáp.: cápsula
CC: clearance de creatinina
CCV: cerebrocardiovascular
CIM: concentración inhibitoria mínima
CIVD: coagulación intravascular diseminada
CME: concentración mínima efectiva
comp.: comprimido
COMT: catecol-o-metiltransferasa
Cp: concentración plasmática
$Cp_{máx}$: concentración ortoplasmática máxima
CV: cardiovascular
CYP: citocromo P450
d: día
D: distribución
DAD: dextrosa en agua destilada
dl: decilitro
Do: dopamina
dsln: disolución
DU: dosis unitaria
DUD: dosis única diaria
E: eliminación
EAP: enfermedad ácido péptica
ECG: electrocardiograma

EIC: enfermedad isquémica cardiaca
EP: enfermedad de Parkinson
ERGE: enfermedad de reflujo gastroesofágico
F: fármaco
FC: frecuencia
FDA: de la sigla en inglés Administración de Medicamentos y Alimentos, agencia del Gobierno de Estados Unidos.
FF: forma farmacéutica
FP: factor protector
FR: factor de riesgo
FSH: hormona estimulante del folículo
g: gramos
GC: gasto cardiaco
GH: hormona del crecimiento
gt: gota
h: hora
HA: ácido débil
HAD: hormona antidiurética
HAPM: heparina alto peso molecular
HB^+: base débil
HBPM: heparina bajo peso molecular
HCTZ: hidroclorotiazida
HNF: heparina no fraccionada
HTA: hipertensión arterial
IAM: infarto agudo del miocardio
IAP: inhiben agregación de plaquetas
ICC: insuficiencia cardiaca congestiva
ID: intestino delgado
IECA: inhibidor enzima convertidora angiotensina
IH: insuficiencia hepática
IM: intramuscular
INR: relación normalizada internacional
IOT: orotraqueal
IR: insuficiencia renal
IT: índice terapéutico
ITE: índice terapéutico estrecho
IV: Intravenosa
Ke: constante de eliminación
kg: kilogramo
L: liberación
LADME: liberación-absorción-distribución-metabolismo-eliminación
LCR: líquido cefalorraquídeo
LES: lupus eritematoso sistémico
LEU: leucotrieno
LH: hormona luteinizante
l: litro
m: mes
M: metabolismo
MA: mecanismo de acción
MAO: monoaminooxidasa
mcg: microgramos
ME: médula espinal
mEq: miliequivalentes
mg: miligramo
min: minuto
ml: mililitro
mmHg: milímetros de mercurio
mRNA: ácido ribonucleico mensajero
MU: muscarina
NA: noradrenalina
NI: no ionizado
NP: neuropéptidos
NSA: nódulo sinoauricular
OMS: Organización Mundial de la Salud
OPS: Organización Panamericana de la Salud
PA: principio activo
PAD: presión arterial diastólica
PAS: ácido paraminosalicílico
PASis: presión arterial sistólica
PCR: paro cardiorrespiratorio
p. ej.: por ejemplo
PFP: proteínas fijadoras de penicilina

PGs: prostaglandinas
PM: peso molecular
PT: protrombina
QRS: complejo que representa en la gráfica del electrocardiograma la despolarización ventricular
QT: intervalo onda entre Q y T
RAA: renina-angiotensina-aldosterona
RAM: reacción adversa a medicamentos
R/B: riesgo/beneficio
Re: receptor específico
ReG: receptor especifico glucorticoide
RM: receptor mineralocorticoide
Re-M: receptor específico muscarínico
Re-N: receptor específico nicotínico
RP: resistencia periférica
Rs: receptores
RT: rango terapéutico
R/U: riesgo/utilidad
RVP: resistencia vascular periférica
s: segundos
Sc: subcutáneo
SCV: sistema cardiovascular
SENF: servicio de entrega del fármaco
sem.: semana
SEP: sistema extrapiramidal
SERO: serotonina
SFH: síndrome fetal humano
sln: solución
SM: sustancias mensajeras
SN: sistema nervioso
SNAS: sistema nervioso autónomo simpático
SNAPS: sistema nervioso autónomo parasimpático
SNC: sistema nervioso central
SP: sistema periférico
SS: estado estacionario
susp.: suspensión
T: testosterona
t: tiempo
$t^{1/2}$: tiempo de vida media
$t^{1/2}$A: tiempo medio de absorción
$t^{1/2}$E: tiempo medio de eliminación
tabl.: tableta
TB: tuberculosis
TCD: túbulo colector distal
TEC: trauma encefalocraneano
TG: tracto gástrico
TGI: tracto gastrointestinal
TGU: tracto genitourinario
THC: tetrahidrocannabinol
TIRA: tiramina
$T_{máx}$: tiempo máximo
To: tiempo de retardo
TOC: trastorno obsesivo-compulsivo
TP: tiempo de protrombina
TTP: tiempo de tromboplastina parcial
TR: tracto respiratorio
TSH: glándulas tiroideas
TSV: taquicardia supraventricular
TV: taquicardia ventricular
UNM: unión neuromuscular
UI: unidad internacional
UP: unión a proteínas
v: veces
V_{da}: volumen aparente de distribución
VEV: volumen extravascular
Vd: volumen de distribución
VI: vía intravenosa
VIH: virus de la inmunodeficiencia humana
VIV: volumen intravascular
VO: vía oral
Vo: velocidad
VoA: velocidad de absorción

VoD: velocidad de distribución
VoE: velocidad de eliminación
$Vo_{máx}$: velocidad máxima
vs.: versus
VS: volumen sistólico
VT: ventana terapéutica
ZQG: zona quimiorreceptora del gatillo

Referencias bibliográficas

Aldrete, J. & Paladino, M. (2007). *Farmacología para anestesiólogos, intensivistas,emergentólogos y medicina del dolor.* Rosario: Editorial corpus.

Brunton, L. (2011). *Goodman & Gilman's the pharmacological basis of therapeutics.* Weinheim: McGraw-Hill Medical.

Carod, F. (2005). *Síndromes neurológicos*, 49-57.

Corvalán C., K. T. (1999). *Environment and sustainable development: identifying links and indicators to promote action.*

Flórez, J. (2014). *Farmacología humana.* Barcelona: Elsevier Masson.

Isaza, A. & otros (2014). *Fundamentos de farmacología en terapéutica.* Bogotá: Editorial Médica Celsus.

Jawetz, E., Melnick, J. & Adelberg, E. (2008). *Microbiología médica.* México: Manual Moderno.

Katzung, B. (2016). *Farmacología básica y clínica.* México: McGraw-Hill Educación.

Lorenzo, P. & otros (2013). *Velázquez. Manual de farmacologia básica y clínica.* Madrid: Editorial Médica Panamericana .

Lullmann, H., Mohr, K. & Hein, L. (2010). *Farmacología: texto y atlas.* Madrid: Editorial Médica Panamericana .

Mycek, M., Harvey, R. & Champe, P. (2004). *Farmacología.* México: McGraw-Hill.

Page, P. (1997). *Farmacología integrada.* Madrid: Editorial Harcourt.

Prats, G. (2013). *Microbiología y parasitología médicas.* Madrid: Editorial Médica Panamericana.

Polo, N. (1997). "Necrólisis tóxica epidérmica asociada al consumo de fármacos". *Farma. Hosp., 21*(4), 239-241.

Plaza, J., Álamo, M., Torres, P., Fuentes, Á. & López, F. (2010). "Interacciones de medicamentos y eventos adversos en fármacos utilizados en una unidad de cuidados intensivos". *Revista Médica de Chile, 138*(4), 452--60. https://doi.org/10.4067/S0034-98872010000400009

Rang, H. (2016). *Farmacología.* Madrid: Elsevier.

Velasco, A. & otros (2003). *Farmacología fundamental.* Barcelona: McGraw-Hill Interamericana.